TRAITÉ
DU DÉLIRE.

TOME I.

DE L'IMPRIMERIE DE CRAPELET.

TRAITÉ
DU DÉLIRE,

APPLIQUÉ

A LA MÉDECINE, A LA MORALE
ET A LA LÉGISLATION;

Par F. E. FODERÉ,

PROFESSEUR DE MÉDECINE LÉGALE ET DE POLICE MÉDICALE,
A LA FACULTÉ DE MÉDECINE DE STRASBOURG, ET MÉDECIN
DU COLLÉGE ROYAL DE LA MÊME VILLE.

Vix bonum absque malo; mentis humanæ est vigilare, indagare,
prævidere, et cuique medicinam apponere.

TOME PREMIER.

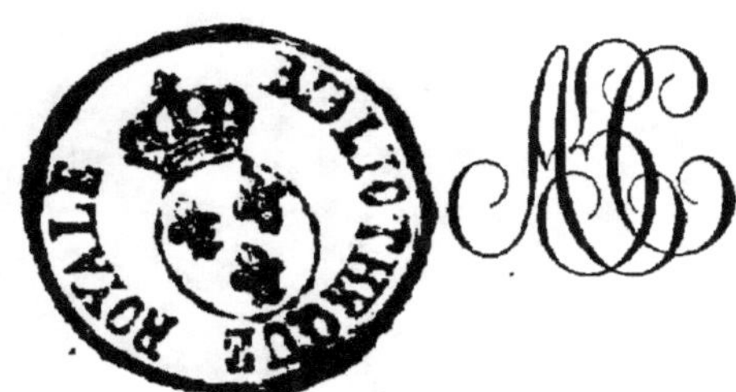

A PARIS,

Chez CROULLEBOIS, Libraire de la Société de Médecine et de la
. Direction générale des Mines, rue des Mathurins, n° 17.

1817.

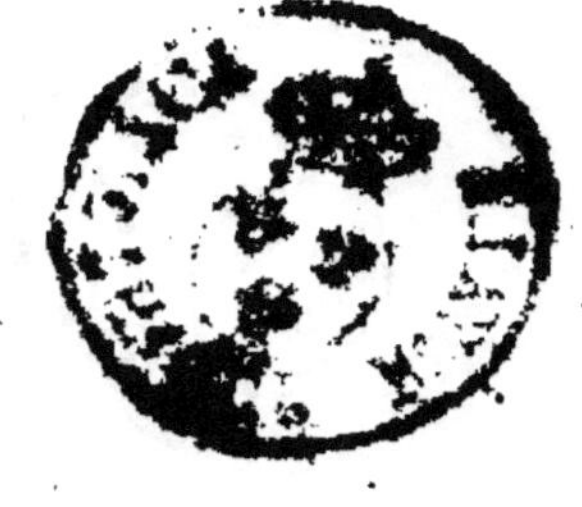

PRÉFACE.

IMPORTANCE des recherches sur la nature, les causes, le siége, le traitement curatif et préservatif du délire; contradictions de l'esprit humain à ce sujet; rapport des crimes avec la fréquence du délire et des suicides; voies par lesquelles on peut atteindre la vérité dans cette partie de la science de l'homme; travaux préparatoires pour la confection de ce Traité; dessein et division de tout l'ouvrage.

DEPUIS surtout que les sectes empiriques ont pris le dessus, que la spéculation est tombée en défaveur, et que l'on a demandé à grands cris des observations, comme si l'on en était au dépourvu, il s'est accumulé une quantité immense de faits en physiologie, pathologie et thérapeutique, dont la science ne pourra que profiter, s'il se trouve assez d'hommes patiens et laborieux pour les trier, les classer, et les rapporter aux cadres des maladies auxquelles ils conviennent; onéreux, au contraire, et plutôt propres à embrouiller, s'ils restent dans l'état où ils se trouvent maintenant.

Nous avons donc besoin de ce travail, et au milieu du bouleversement général des idées anciennement reçues, il me semble qu'on doit être affamé de doctrines d'où l'on puisse enfin partir comme de points fixes; d'autant plus que, malgré soi, on a conservé les mots anciens et les mots modernes, sans oser, par suite d'une fausse honte, s'avouer l'acception des premiers, et sans pouvoir se comprendre avec les derniers.

Doute mesuré, critique, jugement, impartialité, indépendance de la mode, de l'esprit de parti, de l'avidité des places, du charme attaché aux grands noms, seront indispensables pour écrire ces Traités; et, si je ne me trompe, il faut à celui qui veut instruire en médecine, les mêmes qualités que pour écrire l'histoire : *Mihi, nec Otho, nec Galba, nec Vitellius, sed veritas.* Il faudra aussi se garder de cet enthousiasme pour les choses nouvelles, qui séduit si fort notre jeunesse, sans cependant se dépouiller de celui que nourrit en nous le spectacle de ce qui est toujours beau et toujours vrai, qui nous empêche de vieillir, et sans lequel la nature même reste sans nerf et sans vigueur !

Pour ma part, sans être plus sage qu'un autre, je me suis occupé du délire, soit par la haute importance que j'ai toujours trouvée à ce sujet, soit parce que des recherches de ce genre se sont rencontrées à chaque pas sur le chemin de mes études, soit pour avoir été frappé plusieurs fois dans ma vie de circonstances éclatantes qui s'y rapportent, et qui n'ont pu être effacées de mon esprit. Par exemple, une de ces circonstances, est cette contradiction insigne qui n'a dû échapper à personne, savoir : que nous convenons tous que la raison est ce qui nous distingue des bêtes ; qu'elle est la véritable échelle de Jacob, du sens mystique de l'Écriture, *qui réunit le ciel à la terre,* et que cependant nous faisons tout ce que nous pouvons pour nous rapprocher de la folie. J'ai cherché de bonne foi, en m'étudiant moi-même, à délier le nœud de cette contradiction ; j'ai cru la médecine et la morale intéressées à cette solution ; et si j'en suis venu à bout, il ne sera pas difficile de faire de mes principes, qui, du reste, sont aussi vieux que le monde, les plus heureuses applications.

Que la folie soit sur la terre plus maîtresse que la raison, on en a la preuve dans ce goût du merveilleux, si anciennement et si universellement répandu ; dans le progrès d'autant plus rapide des superstitions qu'elles ont été plus absurdes ; dans ce principe presque inné de tous les habitans de la terre, de résister avec une incroyable obstination à tout ce qui porte le cachet de la vérité, pour s'abandonner aveuglément à tout ce dont la fin, l'objet et le dessein sont incompréhensibles ; dans le succès des charlatans et des empiriques de toutes les classes et de tous les ordres, d'autant plus rapide, qu'ils promettent des choses impossibles ; enfin on voit cette tendance vers la folie dans ce grand nombre d'institutions anciennement établies, et conservées d'âge en d'âge, pour sacrifier de temps à autre à cette bizarre déesse, et lui prouver que les faibles humains lui ont conservé des autels, comme on les avait conservés, dans le polythéisme, à la Peur, à la Vengeance, et à tous les emblèmes de ce qu'il y a de plus animal : telles sont les institutions des Bacchanales, des Saturnales, des mystères de Cérès, des Ergastes, dont l'illustre capitaine Cook avait également trouvé une image parmi les grands des îles de la mer du Sud. Les fêtes des fous, qui avaient succédé aux Saturnales dans tous les pays chrétiens, accompagnées d'orgies et de gestes les plus indécens, mêlés aux choses sacrées, dont Du Tilliot pour la France (1), et Kotzebue pour l'Allemagne (2), nous ont conservé les titres originaux, qu'on retrouve encore chaque année à Aix et à Tarascon, et qu'Érasme, de Rotterdam, avait si finement ridiculisés, au grand chagrin des ecclésiastiques de son temps (3). Telle est encore la licence qu'avaient accordée à la populace plusieurs républiques du moyen âge, et les démagogues de nos jours, dont cette populace faisait un si étrange usage ; et telles sont nos

______

(1) Fête des fous. *Genève,* 1741.

(2) Annales des Voyages, par Malte-Brun, tom. III, pag. 276.

(3) Dictionnaire de Bayle, vie d'Érasme, et Éloge de la Folie.

fêtes de carnaval, et la plupart de celles insti-
tuées pour célébrer de grands événemens, ou
quelque sujet religieux, dans lesquelles on offre
ou on tolère tout ce qui est propre à faire dévier, du moins momentanément, du sentier de
la raison. Qu'ajouterai-je qui ne soit connu?
Qu'il suffise de remarquer que de toute part,
dans tous les temps, chez toutes les nations,
nombre de monumens attestent que les hommes ont reconnu quelque chose de forcé dans
l'état permanent de raison, et quelque chose
de plus heureux, de plus conforme à leur nature, dans l'abandon des règles de la morale et
de la sagesse!

Et pourtant chacun trouve honteux de passer pour fou; et la vue d'un sage, ou le spectacle de la vertu, qui est la raison par excellence, interrompt momentanément le torrent
des plus grandes extravagances! Pourquoi cela?
demanderai-je encore. N'est-ce pas parce que
nous sommes composés de deux natures, dont
l'une nous lie à l'univers matériel, et l'autre
à la raison suprême, dont l'une suscite les passions qui tiennent à la propagation et à la conservation de chaque être, et dont l'autre cherche à régulariser ces actes; dont l'une, appartenant aux choses *finies*, s'alimente d'objets
tangibles, et dont l'autre se nourrit, au contraire, de plaisirs qui ne sont pas sensibles, qui
appartiennent plus à l'infini qu'au temps très-
limité de notre vie; dont l'une, enfin, est enne-

mie de la monotonie, tandis que l'autre reste constante dans ses affections, parce que la vérité n'est qu'une, et ne peut pas changer! Pour moi, après avoir long-temps divagué avec les autres, je me suis répondu par l'affirmative, et je me vois appuyé tacitement de tous les bons esprits, puisque la législation d'aujourd'hui, qui est bien la plus parfaite qui ait jamais existé, a réellement pour base ces deux natures. Après avoir consacré le principe de la supériorité de l'une, parce que seule elle conduit aux actes avoués par la morale et par la vertu, notre législation actuelle a eu pareillement égard à l'autre, quoique très-inférieure, et elle a cru devoir calculer les résultats de sa puissance toujours active pour la classification des délits, et pour celle de leur punition.

Ainsi, en poursuivant toujours la même idée, la perfection consisterait à maintenir un équilibre exact dans l'antagonisme de ces deux forces ; ce qui, loin d'être facile, est au contraire de plus en plus négligé. Il est en effet très-évident que si la première, livrée à elle-même sans frein et sans mesure, est une source féconde de délires, l'abus de l'autre conduit pareillement à la folie. Nous ne pouvons trop nous dissimuler que, de même que le créateur des mondes a dit à l'Océan, *tu resteras là, et tu ne dépasseras pas ces bornes,* il n'ait également dit à la raison humaine : *Voilà tes limites, au-delà tu flotteras sans guide et sans boussole.* L'on verra, j'espère, avec nous, dans la première et cinquième Section de cet ouvrage, que le délire est devenu d'autant plus fréquent, qu'on a plus fait de progrès en civilisation, et que, dédaignant les élémens que l'assentiment unanime des peuples avait regardés comme fondamentaux, on a cru pouvoir se créer une route nouvelle. A côté d'une maladie devenue plus que jamais fréquente, nous voyons des crimes de plus en plus nombreux, et d'une espèce en quelque manière différente de ce qu'ils étaient avant ce haut point de civilisation, portant l'empreinte du caractère délié des hommes de nos jours, et des motifs secrets qui occupent toutes leurs pensées; de sorte qu'on aperçoit un rapport réel entre les causes qui poussent au crime et celles qui produisent la folie, causes que nous avons eu l'intention de mettre dans la plus grande évidence.

Mes recherches sur les rapports entre les climats, les institutions sociales, et le nombre relatif des aliénés, m'ont donné presque la certitude que l'Angleterre, par exemple, le pays le plus civilisé du monde, dont la puissance, la grandeur et la fortune tiennent si fort à l'artifice, est aussi l'empire qui compte un plus grand nombre de délirans, et qui voit ce nombre se multiplier de plus en plus: or, cet accroissement rapide est en même temps accompagné de condamnations dans les cours d'assises, qui deviennent chaque année plus nombreuses, comme cela se voit par l'état suivant :

Nombre des accusations criminelles, en Angleterre, depuis 1808 jusqu'au 1ᵉʳ janvier 1815.

En 1806........ 4375
1809........ 5550
1810........ 5146
1811........ 5557
1812........ 6576
1813........ 7174
1814........ 6500 (1).

Il paraîtrait, d'après les papiers publics, que cette proportion aurait été encore plus forte en 1815 et 1816, du moins à en juger par l'état de trouble auquel ont été livrées diverses provinces de l'empire britannique. Je regrette de ne pouvoir présenter les mêmes renseignemens pour la France et les autres États, ces sortes de comparaisons, si on les fait, n'étant pas rendues publiques; mais d'après l'égoïsme matériel si fort répandu aujourd'hui, et surtout d'après le grand nombre de suicides, devenus aussi communs dans toutes les classes qu'ils étaient rares autrefois sur le continent, je ne puis me dissimuler le passage de la même contagion sur toutes les parties du sol européen, et des autres continens où les sociétés

____

(1) Extrait du *Morning Chronicle* du 22 mai 1815, inséré dans le Moniteur du 29 suivant. ·

humaines sont régies par les mêmes maximes.
Il existe par conséquent une liaison, un rapport entre la santé des hommes et les maladies
du corps social, dont nous essaierons de découvrir la trame en traitant des causes du
délire; et si l'on trouve quelque vérité à ce que
nous en dirons, l'on en conclura avec nous,
et avec plusieurs écrivains anglais qui en ont
fait la remarque avant moi, que la morale ne
saurait régner aussi long-temps que les élémens
d'aliénation se trouveront aussi généralement
répandus : bien plus, l'on pourra prévoir quelle
est celle de toutes les nations qui se trouve le
plus menacée d'une prochaine catastrophe (1).

L'on a donc un nouveau motif, indépendam-

---

(1) On insinue, dans une lettre insérée au *Moniteur* du
14 août 1816, qu'il n'est pas certain que les crimes soient
plus fréquens aujourd'hui en France qu'avant la révolution,
et on y blâme les journaux de nous entretenir des attentats
horribles qui se commettent de temps à autre. Il serait bien
à désirer que cette assertion ne fût pas contredite par l'observation du nombre toujours croissant des accusés aux
diverses cours d'assises, depuis l'époque de leur institution
jusqu'à ce jour. Quant à la publicité à donner à ces causes
hideuses et pénibles, je suis entièrement de l'avis de l'auteur
de la lettre, qu'elle devrait être épargnée à la délicatesse des
lecteurs français, qui ne se délectent certainement pas de
ces scènes horribles comme les Anglais; d'autant plus qu'en
rendant ces récits trop populaires, on familiarise la multitude avec les crimes et leur punition ; et je n'ai que trop vu,
dans les différens jurys dont j'ai été membre, toujours les
mêmes personnes parmi les spectateurs, venant écouter aux
débats de dangereuses leçons, et presque toujours aussi les
mêmes accusés, que la punition n'avait pas corrigés, et
qu'une nouvelle peine ne faisait pas changer de visage.

ment du point de vue médical, de s'occuper plus que jamais du délire, de sa guérison et de sa prophylactique : en vain les esprits superficiels regarderont-ils comme impossible d'arrêter cette tendance presque naturelle des choses, et voudraient-ils qu'on se contentât d'opposer des chaînes aux furieux, des supplices aux coupables : il est aussi beau en législation qu'en médecine de prévenir la naissance de ce qu'on aurait à extirper, et je ne puis cacher ici que j'ai l'intime conviction de la possibilité d'améliorer le sort de la condition humaine : ainsi, la médecine, dont on néglige un peu trop la partie morale , a de tous côtés des liaisons intimes avec les diverses branches de la félicité humaine, et de l'humble chaumière où elle réduit une jambe cassée ; elle peut encore s'élever, comme Descartes l'avait annoncé, à ce qui maintient la tranquillité et la durée des empires.... Mais nous vivons dans un monde où l'on ne se contente plus des assertions , et où l'on veut des preuves ; les deux natures de l'homme dont j'ai parlé, et sur l'existence desquelles sont assis les fondemens de ce traité, ont été tour à tour admises et rejetées ; il faut par conséquent que j'en montre la réalité, pour qu'on ne me reproche pas d'avoir bâti sur du sable.

A part les vérités révélées , toutes nos connaissances tirent leur origine du raisonnement et de l'expérience, lesquels doivent se rencontrer et s'aider réciproquement dans l'examen

que nous faisons d'un sujet quelconque, si
nous ne voulons être induits en erreur (1).
J'observerai à ceux qui ne savent invoquer
que l'expérience que, quoique le principe,
(*que, dans des circonstances semblables, la
même cause produira les mêmes effets,*) soit
généralement vrai en lui-même, il se trouvera cependant très-souvent faux dans l'application, parce que l'expérience seule ne saurait
nous offrir qu'une répétition d'effets, sans nous
éclairer sur les causes; ce qui fait que nous
nous trouvons exposés à identifier des cas qu'il
aurait convenu de distinguer : habitués comme
nous le sommes à voir tels effets accompagner
la présence de telles substances, de tels organes,
nous ne pouvons concevoir qu'ils puissent
avoir lieu sans ces substances et ces organes, et
nous sommes entièrement désappointés quand
ces événemens se présentent. Cela vient évidemment de ce que l'expérience ne saurait
nous éclairer sur l'essence des causes, et qu'à
l'aide de ce seul instrument, nous ne pouvons
apercevoir que des phénomènes. Si nous appliquons au contraire le raisonnement à l'expérience, et que nous portions notre attention

---

(1) C'est pour ne s'être pas appuyé de ce double fondement que Léibnitz a dit (*Opera omn., part. 1, p.* 44 *et
seq.*) que les corps inorganiques ne sont que des illusions, et
qu'ils disparaîtraient bientôt, si nous avions des sens plus
parfaits. Comment Léibnitz aurait-il pu administrer la
preuve d'une semblable proposition?

à classer les phénomènes d'après leurs caractères de ressemblance et de dissemblance, nous ne tardons pas, par suite d'une opération naturelle à notre esprit, à remonter, de classification en classification, *à la causalité*, c'est-à-dire, à des causes nécessairement aussi différentes que les phénomènes qu'elles produisent. Ce n'est même que par-là que nous avons la certitude de l'existence des choses ; car nous faisons tous ce raisonnement tacite : *un très-grand nombre de propriétés existent, mais le néant ne peut avoir des propriétés, donc les choses existent.* Ce n'est aussi que par-là que nous parvenons à pressentir l'existence de choses dont il n'est pas encore question : ainsi, par exemple, François Bacon a été amené, par cette seule manière de raisonner, à prédire la découverte des gaz, dont certainement l'on n'avait de son temps aucune idée : *Cognitio humana, dit-il, determinata hactenùs fuit speculatione et visu ; ita ut quidquid oculos fugeret sive propter tenuitatem corporis, aut partes exiles, aut subtilitatem motûs, parùm sit exploratum. Hæc tamen naturam maximè regunt, illisque posthabitis, vera analysis institui nequit, aut judicari naturæ processus, spiritus, aut pneumatica, quæ omnibus tangibilibus insunt, vix agnoscuntur, etc.* (1).

Je ne demande au lecteur que la seule con-

---

(1) *Silva silvarum*, cap. 96.

dition de ne pas vouloir se tromper lui-même ,
pour convenir avec moi de la facilité avec laquelle la nature de l'homme peut être connue
par l'application de ce procédé ; pour sentir
que de ce grand nombre de propriétés ou de
phénomènes qui se présentent comme un immense tableau à son intelligence , il peut de
première distribution former trois classes :

A. Celle des choses inertes et passives , qui
n'obéissent qu'à un moteur , ou la classe de la
matière en général ;

B. Celle des choses actives douées de la spon-
tanéité, et de la puissance assimilatrice , ou la
classe des êtres vivans en général (1) ;

C. Celle des êtres doués au suprême degré ,
non-seulement de toutes les autres propriétés ,
mais encore de la propriété collective de tous
les êtres possibles, ou de la pensée , la classe de
l'homme.— Or, en ne m'arrêtant qu'à ce dernier
chef, je prouverai, j'espère, à la deuxième Section de cet ouvrage , que l'homme peut aussi
bien être analysé et divisé en deux principes
distincts que nous analysons un sel neutre, le
sulfate de soude, par exemple, lequel nous sé-
parons en acide et en alcali ; principes sur les-

____

(1) J'avertis qu'en même temps que je reconnais que l'activité plus grande dont jouissent les corps vivans tient à une
cause particulière , je ne leur refuse pas, en tant que corps,
les simples forces matérielles dont le Créateur a muni tous
les corps de la nature ; mais l'on sent combien cette discussion serait étrangère ici.

quels il n'y a point de contestation, quoique
dans le fait ils ne diffèrent que par leurs propriétés, ou par les phénomènes opposés qu'ils
présentent à l'observation.

Nous aurons même un avantage de plus que
dans beaucoup de sciences physiques : ce ne
sera point en effet par des phénomènes isolés,
par des accidens, que nous substantifierons la
cause d'où émanent les effets que nous distin-
guerons, mais par des phénomènes constans,
toujours les mêmes depuis la création. Eh !
qu'y a-t-il de plus constant que les propriétés
de l'homme ? Ouvrez les annales du monde,
les plus anciennes comme les plus modernes,
celles d'Israël comme celles de l'Egypte, de la
Grèce et de l'Inde, celles des Romains et des
Carthaginois comme celles des Français et des
Anglais de nos jours : feuilletez, lisez, compa-
rez, et vous trouverez toujours l'homme tel
que vous le voyez maintenant, que vous vous
voyez vous-même, mu par deux principes de
propriétés distinctes, sur lesquelles agissent et
réagissent les propriétés des substances dont il se
trouve entouré, et produisant toujours les mêmes effets. C'est sur ces observations de phénomènes immuables que sont fondées les lois sociales qu'on a appelées à juste titre *positives*.

Voilà qui est dit, abstraction faite de la maladie ; eh bien, dans ce dernier état, l'homme
n'est pas moins toujours le même à quelques
variations près. La race des Asclépiades a re-

cuelli dans les temples les observations des maladies; Hippocrate en a fait un corps, et rien n'a changé jusqu'à ce moment : médecine égyptienne, médecine grecque, médecine juive, médecine hindouse, médecine chinoise, médecine même des nations sauvages, partout la doctrine est fondée sur l'observation des phénomènes les plus constans dans les maladies : les médicamens même, que nous disons nouveaux, ne le sont que pour un hémisphère; les deux hémisphères, réunis par la continuité des mers et des terres, par le génie de l'homme, par nos besoins mutuels, réagissent l'un sur l'autre, et concourent pour la même unité; et jusqu'aux superstitions particulières à chaque peuple, celui qui lit dans le grand panorama de l'univers, y trouvera bien moins à ridiculiser, puisqu'il les verra fondées sur l'observation de leur analogie avec la faiblesse de la nature humaine.

Rien n'est donc mieux connu que l'homme, soit en santé, soit en maladie; et cette constance des phènomènes, que l'homme lui-même a été forcé de remarquer pour son propre bien-être, suffit pour répondre à l'étonnement peu réfléchi de certaines gens qui répètent jusqu'à satiété que la médecine proprement dite (1)

____

(1) Je dis *la médecine interne*, car on ne conteste pas à la chirurgie, qui n'est pourtant qu'une branche de la médecine, qu'on peut difficilement en séparer, des progrès réels, fondés sur le perfectionnement des connaissances anatomiques, et

n'a pas fait les mêmes progrès que les autres
sciences. C'est qu'ils ne savent pas voir que
dans l'homme tout a déjà été observé, et qu'il
n'y a qu'à se conduire d'après les lois connues
de la vie, pour obtenir tous les heureux résultats qu'il est possible d'avoir dans une carrière
très-limitée; tandis que dans le règne inorga-
nique les formes et les combinaisons, variant
et se succédant à l'infini, permettent d'innover
et de changer à chaque instant le langage et
les théories....

Je me trouve entraîné par mon sujet à établir une comparaison, à parler du sort de plusieurs sciences étrangères à celle de l'homme, et
de ces accidens auxquels on rattache des théo-

---

sur la hardiesse des opérateurs. Cependant, si l'on y fait
bien attention, l'on verra que ce n'est aussi que par une
étude bien approfondie de l'homme, et par l'application des
connaissances générales du médecin, que plusieurs hommes
illustres de différens pays sont devenus, non pas simplement
de grands opérateurs, mais de grands chirurgiens; car il
ne suffit pas d'opérer, mais il faut guérir. Ce ne sera même
qu'en faisant marcher de front les deux études à la fois
qu'on pourra concilier les différences observées entre la chirurgie anglaise et la chirurgie française, sur lesquelles un
de nos grands chirurgiens, M. le docteur Roux, vient de
publier un beau travail. Ces différences étant si grandes,
relativement à la réunion immédiate des plaies, aux préparations à faire subir aux malades, au traitement des frac-
tures, aux opérations des anévrismes et de la fistule, etc.,
il n'est pas possible que les méthodes adoptées par l'une et
l'autre nation soient également bonnes; car il n'y a qu'une
seule chirurgie: mais l'on a bien et mal rencontré dans l'un
et l'autre pays; et l'application rigoureuse de l'analyse introduite dans la médecine interne est le seul moyen propre
à combler ces lacunes de la médecine opératoire.

ries qui sont bientôt renversées par d'autres accidens; l'éclat de ma profession en sera relevé, et j'aurai occasion de faire sentir les lacunes de l'expérience.

La chimie, par exemple, était très-différente, du temps de Becher, de ce qu'elle fut sous Maquer et Rouelle; on ne la reconnut plus sous Lavoisier, et il s'est déjà passé des siècles depuis ce savant, notre contemporain, jusqu'à l'époque où nous écrivons. De nouveaux faits amènent chaque jour de nouveaux principes qu'on généralise, en opposition avec ce qu'on reconnaissait peu auparavant comme des vérités, et les théories chimiques qui paraissaient satisfaisantes et complètes il y a dix ans, sont maintenant caduques et vicieuses à plusieurs égards, et il est presque impossible de rattacher les nouveaux faits à ces théories, signe évident de leur imperfection.

Geofroy et Bergman eurent l'espoir de se rapprocher de Newton, par la découverte, entre les molécules des corps, de la loi des affinités électives et réciproques; aujourd'hui l'on soutient que ces affinités n'existent pas par elles-mêmes, mais qu'elles sont identiques avec l'attraction électrique ou galvanique; et l'on applique ce que l'on nomme pole positif et négatif de l'appareil électro-moteur perpétuel, ou de la pile voltaïque, à toutes les décompositions, et à toutes les combinaisons. La nature acide ou alcaline d'un corps ne dépend plus de son es--

sence, mais de l'état de son électricité; si cet état est toujours négatif, il est acide; s'il est toujours positif, il est alcalin; et comme cet état peut devenir réciproque, il en résulte nécessairement la conséquence, qu'un corps peut fort bien ne pas toujours être ce que nous croyons qu'il soit.

Qui aurait osé, il y a quelques années, révoquer en doute les lois d'affinité élective, de l'acide sulfurique et de la potasse? Aujourd'hui ces deux corps s'isolent, se séparent par le concours d'une substance invisible : on prend deux petites coupes d'or de forme conique, on met dans l'une du sulfate de potasse dissous dans l'eau, et dans l'autre de l'eau pure; on établit ensuite la communication entre les deux vases, avec de l'amiante humectée. Lorsqu'on met en communication le pole positif de la pile voltaïque avec la solution saline, et le pole négatif avec l'eau pure, la première devient acide, et la seconde alcaline : il y a donc, ou il paraît y avoir une véritable décomposition du sel neutre, sans intermède visible. Voilà l'expérience; mais quelle en est la raison? Des *forces* ou des *énergies* électriques étant des mots vides de sens, on est forcé, quoiqu'on ne le voie pas, d'admettre un fluide : quel est-il? est-il identique avec l'électrique? y a-t-il deux fluides distincts, résineux et vitreux, positif et négatif? ou s'en est-il formé un nouveau par suite de la décomposition de l'eau (1)? S'il y a deux fluides, comment s'entassent-ils? et se condensent-ils à l'un des poles de la pile, et ce, dans un milieu, dans une solution liquide, qui, dans toutes les parties de l'appareil est conducteur de sa nature? Voilà la difficulté, et difficulté que j'opposerai aux objections que des chimistes pourraient me faire dans quelques parties de ce traité.

Continuons. Dans le milieu du siècle dernier, les chimistes croyaient encore que tous les corps inflammables contenaient du phlogistique, ou de l'hydrogène. Le principe n'ayant pas été démontré, Lavoisier et les autres savans établirent la nécessité de la présence de l'oxygène dans tous les corps qui soutiennent la combustion, ou qui forment des acides : aujourd'hui l'on croit que différens corps sont capables de produire des acides, de la lumière et de la chaleur sans oxygène; tels sont l'hydrogène, la chlorine ; l'iode, la fluorine, etc.,

---

(1) L'humidité me paraît d'une nécessité indispensable dans la réduction des métaux par la pile voltaïque : chaque année, dans mes cours publics de médecine légale, dans la partie pratique des poisons, où je montre les moyens de les reconnaître et de les analyser, lorsqu'il s'agit de prouver, par la voie sèche, la vérité des résultats obtenus par les réactifs, j'emploie la pile, comparativement à l'action du feu et à celle des flux ; or, je réduis très-bien, par ce moyen, les métaux blancs et les métaux jaunes dans leur état salin, dissous par l'eau ; mais je ne suis pas encore parvenu à opérer cette réduction, lorsque ces sels métalliques sont dans un état de siccité parfaite.

et le nombre des hydracides est déjà assez grand.

Schéele avait trouvé que l'acide muriatique étant distillé sur le manganèse (per-oxyde de manganèse) , s'y déphlogistiquait. Lavoisier avait cru voir au contraire qu'au lieu d'y perdre, cet acide acquérait un nouveau principe , l'oxygène ; de là les merveilles publiées sur l'acide oxy-muriatique , pour la destruction des contagions. Maintenant nous revenons à l'idée de Schéele : plusieurs chimistes, surtout M. Davy, regardent l'acide muriatique comme formé de parties égales en volume de gaz hydrogène et de chlore (oxy-muriatique), et par conséquent comme un composé qui quitte son hydrogène , lorsqu'il est chauffé avec le per-oxyde de manganèse ; tandis que , d'une autre part , cette simplicité du chlore est contestée par d'autres chimistes non moins célèbres , MM. Berzélius, professeur suédois , et Hildebrand, professeur à Erlangen , qui reviennent l'un et l'autre au système de Lavoisier.

Jusqu'ici , un métal avait été un corps dur, sonore , malléable, plus pesant que l'eau, plus ou moins brillant , et le plus grand nombre de ces conditions était nécessaire pour constituer le caractère métallique. Suivant les auteurs de la philosophie chimique actuelle, il n'y aurait plus que des métaux, et notre globe serait une masse métallique : nous avons le *sodium* , le *potassium* , le *barium* , le *calcium* , le *stron-*

tium , etc. etc. ; et quoiqu'ils soient mous à
l'instant de leur manifestation , et plus légers
que l'eau , et quoiqu'on soit indécis si ce sont
des hydrates , des hydrores, ou des métaux dé-
gagés d'oxygène, on n'en reçoit pas moins à
leur égard, à cause de leur brillant momentané , la théorie à laquelle on ne songeait plus,
du célèbre auteur de la physique souterraine.

Qu'est-ce que la chaleur? qu'est-ce que la
lumière? La première est tantôt un fluide , et
tantôt elle ne l'est pas. Suivant M. Arsted,
dans des considérations imprimées à Berlin ,
en 1812 , elle est produite par l'extinction des
deux électricités; la lumière a la même origine, etc. Tout ce que je pourrais ajouter à cet
égard, ne serait qu'une nouvelle preuve que
là où l'on se pique le plus d'exactitude, on ne
fait que tourner autour du même cercle; ne
servirait qu'à montrer un nombre innombrable
d'acides et d'autres corps nouveaux , qui naissent aujourd'hui et qui meurent demain ; misérables enfans du désir de la célébrité, n'ayant
d'autres usages que celui de torturer l'esprit
et la mémoire de ceux qui sont obligés de se
tenir au courant, et de faire dévier un art
utile du véritable but de sa destination (1)!

---

(1) Ce sera bien pis encore, lorsque le docteur Wollaston
sera parvenu à populariser sa chimie microscopique , ou
corpusculaire , ou des cristaux primitifs : alors ceux qui ne
s'occuperont que des masses, ne seront plus que des chimistes
du second et du troisième rang.

Nous approchons-nous des mathématiques appliquées, ces sciences d'où ceux qui les cultivent se permettent souvent de regarder avec pitié les autres connaissances, à cause de leur inconstance et de leur mobilité ; peut-être trouverions-nous déjà des doutes sur la simplicité et la certitude, ou la vraisemblance de la théorie newtonienne, relativement à l'explication des phénomènes des marées et des vents alisés, dans la nouvelle théorie du mouvement diurne de la terre, de M. Wood, dans laquelle ce professeur américain, se fondant sur les propriétés de la cycloïde et de l'épicycloïde, d'après l'examen de ce qui se passe dans le double mouvement d'une roue de carrosse ou de char, en a conclu, pour une inégalité de vitesse des différens points de la terre, et pour une variation dans la force centrifuge de chaque point de la surface de la terre pendant une révolution diurne, affectant nécessairement les fluides et les liquides dont elle est entourée (1) ; et aussi, relativement à la nature et aux propriétés de la lumière, dans les recherches faites en France par MM. Arago et Petit, sur les puissances réfractives et dispersives de certains liquides et des vapeurs qu'ils forment ; et en Allemagne, dans celles de M. Grotthouff, sur la phosphorescence des corps inorganiques, desquelles il

---

(1) Biblioth. britannique, juin 1811, p. 197 ; juillet, *id.*, p. 298 et suiv.

résulterait , contre le grand Newton , que la lumière est une substance simple et non composée (1)..... Mais cette étude nous écarterait trop de notre sujet ; nous sommes loin d'ailleurs d'y être suffisamment préparés : seulement le lecteur aura pu voir dans cette digression, qu'il n'est point de science à laquelle on ne puisse faire des objections : *Tradidit mundum hominum disputationibus !*

Notons pourtant qu'on rencontre moins de vacillations dans les sciences d'application à nos besoins journaliers , déduites de l'observation non interrompue des propriétés des différens êtres , des lois qui les régissent., et de la chaîne qui les réunit en un tout systématique : les observations astronomiques commencées sans prétention dès l'origine du monde, et continuées depuis , ne cessent pas d'avoir des résultats certains ; celle des lois de la statique , reconnues pareillement dès les temps les plus anciens, continue à multiplier nos ressources et notre puissance, en nous montrant chaque jour de nouvelles applications des forces mortes. La morale, la première des sciences , soit par son antériorité , soit par sa grande utilité , n'a pas discontinué d'être la seule , à travers les révolutions et les différens âges du monde, qui portât à celui qui en suit les règles la jouis-

---

(1) Biblioth. britann., ou Biblioth. universelle, tom. I , publié en mai 1816. *Sciences.*

sance du vrai bonheur. A côté d'elle, je ne crains pas de placer la médecine, parce qu'elle s'appuie également sur des principes immuables, simples, facilement aperçus de tous les hommes, et ayant pour eux l'assentiment unanime de tous les peuples ; il serait aisé de faire voir à ses adversaires qu'on confond presque toujours l'art avec l'artiste, que l'éloquent auteur qui a dit qu'il voudrait le médecin sans la médecine ne connaissait rien à la nature humaine, et qu'enfin l'on n'oublie si facilement tout le bien qu'elle fait que parce qu'elle ne peut pas faire l'impossible.

Après avoir montré l'esprit dans lequel ce Traité est conçu, je dois encore, pour le faire accueillir de ceux qui me liront, et pour le distinguer de tant d'écrits éphémères et inutiles, faire connaître les préparatifs qui ont précédé sa composition, les soins que je lui ai donnés, les raisons qui me l'ont fait publier, les matériaux qui ont servi à sa confection, puis en exposer le plan et la distribution.

Dabord, je ferai remarquer qu'un penchant particulier m'a porté, depuis que j'ai commencé à exercer la médecine, à m'occuper des maladies de l'esprit. Jeune encore, j'ai été frappé de la dégradation de plusieurs de mes semblables dans le pays qui m'a vu naître ; et j'ai publié mes recherches sur les causes du goître et du crétinisme, que le monde savant a reçues avec bienveillance, il y a plus de vingt-cinq ans.

J'ai cherché depuis à pratiquer dans les hôpitaux d'insensés, et j'ai souvent passé des journées entières avec ces malades, avec les mélancoliques et les hypocondriaques, dans le but de les étudier. Ce que j'ai écrit là-dessus dans la première édition de mon Traité de médecine légale, qui a paru il y a vingt ans, et dans la seconde, publiée en 1815, annonce suffisamment que je n'ai jamais perdu ce sujet de vue. Je puis ajouter, sans en tirer pourtant aucune vanité, que je n'ai fait qu'observer les hommes pendant ce quart de siècle, de troubles et d'agitations, et que je ne m'y suis occupé qu'à démêler les motifs secrets de leurs bonnes et de leurs mauvaises actions : j'ai été assez heureux pour conserver mon indépendance, rester étranger à toute vue d'ambition, et pouvoir continuer à juger d'après les règles du bon sens et de l'équité; avantage que j'ai dû aux mœurs patriarcales de nos montagnes, et aux leçons de morale qui m'ont dirigé dans le printemps de mes jours. Cette sorte d'impassibilité ne donne certainement pas les biens après lesquels court le plus grand nombre; mais elle procure la paix de l'âme, et nous laisse la liberté de nous livrer sans interruption à nos études favorites.

Cependant tout ce travail préparatoire, et les notes nombreuses que j'avais recueillies n'eussent probablement jamais servi qu'à me diriger dans ma pratique, sans une circonstance que je demande la permission de consigner ici, parce qu'elle forme un trait assez saillant dans le cours de ma vie. Etant venu à Strasbourg, pour y disputer au concours la chaire que j'occupe, je m'y suis trouvé aussitôt bloqué par les armées étrangères; et resté isolé après le concours, au milieu du tumulte des armes, sans pouvoir rejoindre ma famille, j'ai dû chercher à occuper d'aussi malheureux loisirs; et mes idées, ainsi que mes notes sur le sujet actuel, sont venues en foule s'entasser, comme attirées par les circonstances qui m'environnaient. Un second blocus suscité l'année d'ensuite par un événement inouï, est venu encore ajouter à mes matériaux..... Assis sur les débris de tant de souvenirs, de tant de victoires, de tant d'héroïsme, de tant de vertus et de tant de crimes, non loin de ce fleuve célèbre qui en fut tant de fois le témoin, je voyais les passions humaines s'agiter avec fureur autour de moi; les unes pour conserver un pouvoir qui s'échappait; les autres, dans leur égarement, pour donner une apparence de liberté et de bonheur au fardeau de la plus honteuse servitude. Je voyais, dans ce dénoûment, sept siècles de la puissance romaine commencer et finir en vingt-cinq ans!.... Il appartient à un autre Gibbon de transmettre aux siècles à venir l'histoire de cette courte lueur; mais comme le délire y a joué un des principaux rôles, de là naquit aussi l'occasion d'exercer la plume des médecins. Depuis long-temps d'ailleurs

ceux-ci avaient pu voir le nombre des aliénations aller en croissant, les penchans vicieux,
ainsi que les crimes, se multiplier, comme nous
l'avons déjà dit, en proportion, et le sort des
aliénés, tant pour leur guérison que pour les
soins, être, en général, très-misérable. Tout se
réunissait donc, tant du côté de la morale que
de celui de l'humanité, pour engager à donner
à cette branche importante de ma profession
l'attention la plus spéciale.

Sans doute les fruits que j'attends de cet
écrit seront extrêmement tardifs; sans doute
les hommes ne se corrigeront pas, puisqu'il est
dans leur nature de s'égarer; mais il est toujours quelques petits détails dont on profite;
et tout le bien qui existe aujourd'hui n'est que
le résultat de ces petits détails, qui, pris isolément, auraient pu être regardés comme rien :
ainsi les roches les plus dures ont été creusées
et ont formé des vallons par l'action lente et
successive des différens élémens. Sans doute
aussi, en dernière analyse, ce pauvre genre
humain finit par faire pitié, et n'inspirer
qu'un froid égoïsme à la plupart de ceux qui
l'ont observé; mais il est en même temps des
âmes pour qui le servir est un besoin, semblables à ces femmes sensibles qui, dans la vieillesse comme dans la jeunesse, ont un objet pour
leurs affections! *Deus est mortali juvare mor-
talem, et hæc ad æternam gloriam via.* PLIN.
Cet amour du genre humain, une fois fondé

sur de si nobles motifs, ne peut guère s'exhaler
qu'avec le dernier soupir!

Il est facile de voir qu'un travail didactique
sur une maladie qui embrasse le physique et le
moral de l'homme, ainsi que les rapports qu'il se
trouve avoir avec la nature entière, doit nécessairement mettre à contribution un plus grand
nombre de connaissances, que s'il ne s'agissait
que d'une simple fièvre ou de telle autre affection locale de nos organes. Les philologues, les
voyageurs et les historiens fournissent ici presque autant d'éclaircissemens que les livres de
médecine; c'est pourquoi je me suis empressé
de les consulter. Quant aux livres de l'art,
après les différens ouvrages classiques qui traitent de la médecine en général, et qui sont les
fondemens de toute doctrine rationnelle, ceux
publiés en Angleterre et en France par les
différens médecins attachés aux établissemens
d'aliénés étaient les sources les plus riches en
observations, en expériences et en raisonnemens sur cette maladie; c'est pourquoi je dois
citer avec reconnaissance les Mémoires de
MM. Masson-Cox, Haslam, Tuke; les Observations de MM. de La Rive, Flajani, etc., insérés par extraits dans les tomes 1, 8, 31, 32,
33 et 59 de la Bibliothèque britannique; les
écrits *ex professo* de M. Pinel, ou insérés dans
l'Encyclopédie, ou dans le Dictionnaire des
Sciences médicales; ceux de son disciple, M. Esquirol, publiés, tant dans plusieurs volumes de

ce Dictionnaire que dans le Journal général de Médecine. Ce journal, celui de M. Leroux, la Bibliothèque médicale, les Annales de Littérature médicale étrangère, qui s'imprimaient à Gand ; le Journal de M. Hufeland, et quelques autres publiés en Allemagne, etc. etc., m'ont pareillement fourni un grand nombre de matériaux.

Comme je suis naturellement porté à rendre à chacun ce qui lui est dû, je ne puis m'empêcher d'insister sur les éloges dus à M. Esquirol pour ses excellens articles insérés dans le Dictionnaire ci-dessus ; il s'est montré partout digne disciple de son illustre maître, et l'article *Folie* du seizième volume, met le sceau à tous les précédens ; l'auteur a su y mettre à profit les documens des observateurs anglais nommés plus haut, et ceux d'une plus longue expérience. Comme j'aurai occasion de le citer plusieurs fois, je me contenterai de dire ici que j'ai vu avec plaisir un habitant de la capitale sentir tous les vices de nos mœurs et de notre éducation actuelle, leur influence pour la propagation de la folie, et avoir le courage d'avouer (pag. 180 et suiv.) que ce changement opéré dans le caractère aimant des Français d'autrefois a encore eu plus de part dans la fréquence des délires et des suicides que les tourmentes politiques.

Tous ces écrits, et un grand nombre d'autres que j'ai dû mettre à contribution, renferment une foule d'observations précieuses, qui sont les élémens de cet ouvrage, mais qu'il fallait ranger en corps de doctrine pour les rendre vraiment utiles. Tout homme judicieux qui est au courant de tout ce qui se publie doit bien voir qu'au milieu de tant de richesses littéraires, nous sommes, relativement aux opinions et aux théories qui coordonnent les faits, comme dans une tour de Babel (1); et que, comme je

(1) Si l'on veut avoir un exemple familier des contradictions d'opinions et de langage, présentées par les écrivains qui s'occupent de la science de l'homme, il n'y a qu'à lire les journaux, les encyclopédies et les dictionnaires, auxquels concourent un grand nombre de personnes : on y trouvera tout à la fois, et même souvent répétés dans le même volume, la défense de la médecine humorale et celle du solidisme, excluant la première; les éloges des théories chimiques appliquées aux phénomènes de la vie, et ces théories bannies même de ce qui n'est qu'accessoire. Ici, l'on reconnaît qu'il y a des remèdes fondans spécifiques; là, il n'y a que des remèdes excitans des propriétés vitales. On ne voit pas moins de variations dans les doctrines chirurgicales; et cette branche de l'art, qu'on aurait crue positive, qui s'en glorifiait même, semble aussi ne s'être agrandie que du champ illimité des conjectures et de la controverse. Puis chacun prend un ton exclusif, et traite son mot comme les romanciers et les panégyristes. Sans m'écarter de mon sujet, je vais puiser quelques exemples y relatifs, de ces variations, dans le seizième volume du Dictionnaire des Sciences médicales, que je lis en ce moment. Ainsi l'auteur du mot *fonctions*, comparant l'homme à une machine, enseigne *qu'on peut assimiler les fonctions à chacun des ressorts qui entrent dans la composition d'une machine quelconque* (p. 244 et suiv.). Plus bas, que la sensibilité dépend des sens; *qu'elle peut se composer d'un plus ou moins grand nombre de sens; donner seulement à l'animal les avertissemens proprement nécessaires à sa conservation matérielle, ou, comme chez l'homme, le faire jouir en outre*

J'ai dit en commençant, la critique qui choisit et qui corrige est plus que jamais nécessaire. Sous ce seul rapport, si pourtant je ne suis pas trop présomptueux, je pourrai dire, avec un savant académicien, qu'il n'est pas moins glorieux de corriger ce qui est mauvais que de donner le premier ce qui est bon ; mais j'espère

---

de notions vraiment morales, lui donner la raison (p. 253). Au contraire, au mot *forces*, le savant et profond auteur de cet article, en parlant des *forces intellectuelles*, est souvent obligé de recourir au mot *âme*, et de se réunir à Platon et à Hippocrate pour reconnaître en nous deux volontés, l'une *instinctive*, et l'autre *raison innée*. Examinant ensuite toutes les forces de l'organisme, il se demande avec raison si tant de merveilles qu'il présente peuvent être assujetties, comme dans nos machines, au compas ou à la balance (p. 359 et suiv.)? A *force médicatrice*, l'érudit auteur de ce mot s'élève pareillement contre la comparaison de l'économie animale avec une machine à ressorts ; il fait sentir la disparité qu'il y a entre un ressort mécanique recevant son élasticité à coups de marteau, et la puissance qui inspire ou la faim ou le dégoût, qui débarrasse sa propre organisation, ou la soulage convenablement à son gré ; qui se répare et se reconstruit d'elle-même, et se propage par sa propre autocratie, etc. (p. 417 et 425). Plus bas (p. 516), cette puissance est de nouveau méconnue ; ici, le cerveau est le foyer de l'intelligence, de la pensée, le centre de la vie extérieure, de tous nos mouvemens, en un mot, de toutes nos sensations, *et il se consume souvent de ses propres feux ;* mais auparavant, au mot *force musculaire*, la prééminence du cerveau et des nerfs avait été contestée ; tandis qu'au mot *fondement* (p. 315), il avait été question de *nature conservatrice*, puis du *triumvirat* de l'estomac, du système cérébral, et de l'appareil génital, etc. etc. Quel est le jeune médecin qui ne s'embrouillera pas dans ce labyrinthe ? et c'est ce que je ne vois que trop dans les examens de nos candidats. Je ne me dis pas possesseur du fil d'Ariadne, mais je crois qu'il est du devoir des professeurs de faire connaître ces écueils.

que le lecteur distinguera encore cette production de tout ce qui a paru jusqu'à présent, par
bien d'autres points d'utilité; il verra que j'ai
suivi un plan beaucoup plus simple que tous
mes devanciers, composé de parties plus distinctes, infiniment plus utile aux aliénés et à
ceux qui se destinent à en entreprendre le
traitement; qu'enfin j'ai cherché à compléter
la monographie du délire aigu et chronique, et
de leurs annexes, tant pour la pratique médicale que pour les relations de la médecine avec
la morale et la législation.

L'ouvrage est divisé en sept Sections :

L'expérience d'un seul homme a peu de
poids; elle en acquiert par celle de ses pré-
décesseurs et de ses contemporains; elle a toute
la valeur qu'on peut désirer lorsqu'elle est en
harmonie avec ce qui a toujours été vu, senti
et observé. C'est ce qui rend l'érudition indispensable en médecine; science qui repose essentiellement sur le témoignage des siècles, et
sur les opinions que le temps et l'inconstance
des hommes ont respectées. J'ai donc cru devoir commencer par l'esquisse historique des
opinions anciennes et modernes sur les causes
et le siége du délire; par le tableau des variations que le traitement de cette maladie a
éprouvées, par les points de pratique sur lesquels les médecins ont toujours été d'accord,
et par un aperçu des établissemens consacrés
chez les différens peuples à la réclusion ou au

traitement des insensés : c'est là ma première Section, fondement de ma partie pratique, et dans laquelle le lecteur, sans avoir l'embarras des recherches, pourra remarquer qu'à bien des égards, notre temps a enfanté, sur ce point médical, peu de choses nouvelles.

La seconde Section est consacrée à l'analyse de l'homme vivant, travail qui m'était nécessaire pour asseoir mon jugement sur la partie de notre être qui devient le siége de la folie. Il n'y a rien ici de métaphysique, tout est simple et à la portée de tout le monde. Je sais bien qu'on a beaucoup écrit sur les passions; mais je n'ai pris personne pour modèle ; je suis un commençant en botanique, qui se trouve dans un pré émaillé de fleurs, qui les décrit toutes, et qui les classe ensuite d'après leurs différens caractères : ainsi je parviens à désigner ce qui est de la partie animale, et ce qui n'appartient qu'à la partie mentale : même, en profitant de quelques occasions favorables, j'ai pu, jusqu'à un certain point, donner un aperçu de ce que serait l'homme dénué de ses sens. J'avoue que, sans trop étendre ce sujet, je m'y suis cependant arrêté avec quelque complaisance, parce que je me sens heureux de tout ce qui ennoblit l'homme, et que les facultés de mon âme s'affaissent lorsque je pense qu'on aurait voulu nous réduire au même état de tout ce qui rampe ou qui marche à quatre pieds.

Dans la troisième Section, je définis, je décris et je classe les différens délires : mes descriptions sont, autant que possible, d'après nature, et j'ai vu de mes propres yeux le plus grand nombre des originaux. Je me suis beaucoup attaché à séparer les folies partielles, qui n'exigent que quelques soins bien entendus, d'avec le délire universel, qui veut des mesures beaucoup plus compliquées. Je traite, dans cette section, des différences de la folie proprement dite d'avec l'hystérie, l'hypocondrie, les vapeurs et autres vésanies ; je donne l'historique de quelques délires épidémiques, et j'aborde la grande question de la périodicité.

La quatrième Section est consacrée à l'examen physiologique de l'état des sens et des diverses fonctions des aliénés; j'y donne l'historique d'un assez grand nombre de terminaisons de la folie; j'y expose les signes de curabilité et d'incurabilité; j'y recherche les causes des récidives, et j'étends ce qui tient au pronostic, autant pour ce qui regarde la guérison du malade que pour les précautions à prendre avant de le faire rentrer dans la société.

La cinquième Section traite des causes et du siége de la folie; ici, je recherche l'influence que peuvent avoir sur la production du délire le climat, l'éducation, la religion, le genre de vie et les diverses institutions humaines : dans les causes prochaines, j'examine ce que peuvent les passions, ce que peuvent les causes physiques ; j'envisage les diverses lésions du cerveau et des nerfs, et je considère en détail les deux grandes divisions des causes, suivant qu'on les présume dans le cerveau même, ou dans un lieu éloigné de ce département; enfin, de preuves *négatives* en preuves *négatives*, je parviens, par une longue série de faits inexplicables autrement, à la preuve *positive* du véritable siége du délire. Je ne suis point de l'avis de ceux qui osent enseigner que la connaissance du siége et de la nature de la folie n'est pas nécessaire pour la guérison des aliénés; ils se contredisent d'ailleurs en nous avertissant que telle folie guérit lorsqu'elle ne dépend pas d'une lésion organique : je pense, au contraire, que, malgré quelques succès épars, l'empirisme adopté par le plus grand nombre de ceux qui exercent la médecine, pour s'épargner la peine de raisonner, est le premier et le principal obstacle aux progrès de cette science.

Dans la sixième Section, consacrée au traitement, j'indique (ce que personne n'avait encore fait avant moi) les aliénations qui ne doivent pas être traitées dans un hôpital, et celles qui doivent l'être : je donne un plan de ces établissemens tel qu'il me paraît qu'ils devraient être ; j'en établis le régime et la police, et j'entre dans tous les détails concernant les malades et ceux qui les soignent, suivant les degrés et les espèces de la maladie; mes médications, qui ne sont que l'application de ce qui a déjà été confirmé par l'expérience et l'observation, sont distribuées d'après ce que nous connaissons des propriétés vitales; de manière que tout ce qui a été proposé et prôné par les différens auteurs y trouve sa place naturelle, et pourra être jugé avec plus de fondement bon à conserver ou à rejeter. Je termine par le traitement du délire aigu, j'en assigne les différentes espèces, et je donne, dans la frénésie essentielle, un exemple de manie de plusieurs années réduite à un type très-aigu de quelques jours, comme cela se remarque parfois pour la phthisie pulmonaire. Cette Section, la plus longue de toutes, était aussi une des plus importantes, puisque nous n'aurions fait que spéculer vainement, si nos recherches n'avaient pas eu un but bien déterminé d'utilité pratique : aussi osons-nous nous flatter que les praticiens ne trouveront nulle part autant de détails que dans cet ouvrage sur le régime physique et moral, et sur le traitement médical des aliénés.

Dans la septième Section, qui regarde autant ceux qui s'occupent de sciences morales et politiques que ceux qui ne cultivent que la médecine, nous appliquons à la médecine légale et la police médicale toutes les notions que nous avons sur les causes, le siége et le caractère des différens genres de délire aigu et chronique, tant pour ce qui concerne la pratique journalière des tribunaux que pour ce qui regarde la morale, l'éducation des deux sexes et l'art 'de garantir les hommes de la génération de la folie. Nous y présentons des vues sur les moyens de prévenir ces répétitions si fréquentes de suicides. Un chapitre y est consacré aux mesures de surveillance nécessaires à la garantie de la liberté individuelle, et pour assurer l'exécution des moyens propres à la guérison des aliénés, ou du moins à leur bien-être, lorsqu'on ne peut pas les guérir. Nous n'avons été précédés en ceci que par un auteur écossais, qui, comme nous, a gémi du malheureux état dans lequel se trouvent plongés, dans plusieurs établissemens, et ceux qui sont réellement insensés, et ceux qui ne le sont pas. Puisse cette Section mériter un regard des législateurs et des magistrats pour en obtenir des réglemens propres à effacer une tache aussi opposée à l'état de civilisation et à la philanthropie dont on se pique si fort dans le siècle où nous écrivons !

Pour terminer cette longue Préface, que je n'ai cependant pas cru devoir abréger, j'ajouterai que je me suis aussi particulièrement appliqué, dans cet écrit, à redresser les imperfections de langage qui se sont glissées dans la plupart des livres modernes, et qui font une confusion de ce qui devrait être très-distinct : l'on sait assez combien il importe de distinguer chaque chose par un nom qui lui convienne uniquement, et qui la sépare d'une autre. Ainsi, en parlant du physique et du moral de l'homme, nous assignerons aux mots *moral* et *moralité* leur véritables acceptions ; nous ne parlerons pas, avec la plupart de nos auteurs actuels, de l'exaltation où de l'affaissement des *organes intellectuels ;* car il n'y a point d'organes intellectuels, mais il y a des organes destinés plus spécialement au service de l'intelligence ; nous ne dirons pas, avec des poètes et des médecins, qu'il y a des *liqueurs intellectuelles*, le café, par exemple ; mais qu'il y a des liqueurs qui affectent les organes dont se sert l'intelligence. Nous nous garderons bien de transporter à cette intelligence nos idées reçues sur les maladies corporelles, et de dire avec quelques-uns que nous faisons *une étude pathologique des facultés de l'âme ;* nous nous attacherons au contraire à prouver que le mot *folie* n'est pas synonyme d'*aliénation mentale ;* que l'âme ne peut pas être malade, du moins dans le sens que la médecine attache à ce mot, et que l'on a confondu, excepté dans un petit nombre d'écrits, l'altération des fonctions des sens avec celle de la faculté pensante ; faculté qui ne peut être sujette, comme le corps, ni aux phlegmasies, ni aux débilités ; qu'ainsi rien n'est plus ridicule que de voir nommer la manie *une phlegmasie morale* (1). Je pense bien n'être pas le seul à m'apercevoir de l'absurdité de ces métaphores; mais une fausse honte, la crainte des pas rétrogrades, et d'autres motifs, empêchent d'en convenir; ainsi, par exemple, qui est-ce qui ne verra pas dans les faits suivans que le siége du délire n'était pas dans le *mens*, mais bien dans l'altération des fonctions des sens? Qui est-ce qui n'y apercevra pas un principe qui juge bien lorsqu'il n'est pas trompé, et qui juge mal quand ses ministres sont infidèles ? « Un jeune fou croit être dans la cour » d'un souverain, et devient furieux lorsque » les domestiques se familiarisent avec ce prince » de sa création. M. Esquirol lui fait bander » les yeux pendant deux jours, et son délire » cesse; mais le bandeau étant retiré, le délire » reparaît. Reil rapporte qu'une dame voyant » des spectres, des monstres, tombait dans un » délire convulsif; sa femme de chambre lui » ayant posé les mains sur les yeux, dans le » dessein de la contenir, la malade s'écria aussi- » tôt : Je suis guérie ! etc. etc. (2) ».

Le délire veut-il une médecine active, ou l'expectation lui est-elle plus convenable? Cette question, qu'un médecin d'un grand savoir a cherché à résoudre pour toute la médecine, et dont la solution dépend, en général, des

____

(1) Journ. génér. de Médec., tom. 56, p. 68.
(2) Dictionn. des Sciences médicales, tom. 16, p. 162.

circonstances où l'on se trouve, est du plus grand intérêt dans le traitement de la maladie actuelle, et je crois être parvenu à donner une réponse qui me paraît sans réplique, et à prouver que, de tous les maux, le délire est celui qui guérit le moins seul, et qui a le plus besoin d'une médication constamment, mais en même temps prudemment active.

L'on trouvera chez les historiens de la médecine, Le Clerc, Freind, et surtout dans Sprengel, l'exposition de plusieurs des opinions que j'énonce dans cet écrit, et de principes que j'admets comme vrais. Je ne sais si les anciens philosophes, entr'autres Platon, et son immortel· disciple le philosophe de Stagyre, ont conçu ces opinions avant les faits, ou si ce sont les faits qui les ont fait naître; pour moi, je ne crains pas d'affirmer que je les ai reçues de cette seconde manière, et que je n'ai nullement été influencé par aucune doctrine adoptée sans examen. La marche des études auxquelles je me suis livré depuis plus de trente ans se trouve assez bien tracée dans le livre de Galien, *de optimá Sectá*, et je n'ai pas à m'en repentir, puisque les méthodes thérapeutiques auxquelles cette marche m'a conduit, ont plusieurs fois surpassé mes espérances. M'écarterai-je des routes battues pour courir après la vaine gloire d'élever ou de restaurer une secte? Et quel temps moins favorable pourrait-on choisir pour le prosélytisme? Il ne peut me rester (qu'on en soit bien convaincu), après avoir fourni honorablement les trois quarts de ma carrière, que le désir de faire connaître la vérité, d'essayer si je puis faire épargner quelques larmes, et rendre la médecine à sa première et principale destination.

A Strasbourg, le 1er septembre 1816.

TRAITÉ DU DÉLIRE,

APPLIQUÉ

A LA MÉDECINE, A LA MORALE, ET A LA LÉGISLATION.

PREMIÈRE SECTION.

Esquisse historique et critique des opinions anciennes et modernes sur la nature, la cause et le siége de la folie; des efforts faits de tous les temps pour la guérir, et des établissemens fondés à ce sujet, en raison des progrès de cette maladie.

CHAPITRE PREMIER.

Opinions successives sur la nature, la cause et le siége de la folie.

§. Ier. L'HISTOIRE de nos opinions, en fait d'une science quelconque, est en même temps celle des limites de notre entendement. Elle pose les colonnes au-delà desquelles il n'est plus possible de

faire des découvertes ; et quoiqu'elle humilie
notre esprit, elle lui est pourtant infiniment utile
par l'économie du temps, par la prompte appré-
ciation qu'il se trouve en état de faire d'opinions
qu'on donne comme nouvelles ; par la direction
donnée à l'attention plutôt vers les phénomènes
que vers les causes ; enfin, si le plus grand nombre
de suffrages en faveur d'une opinion peut former
une autorité respectable, cette histoire nous fournit abondamment le genre de preuves dont la
plupart des hommes sont obligés de se contenter.
Le fruit de ces recherches n'est pas moins de nous
faire découvrir la liaison établie entre des sciences, en apparence, très-éloignées, et surtout de
la médecine, avec les diverses institutions humaines.

Telle est la fin où m'a conduit le genre de travail par lequel je commence ce Traité, et que
j'avais entrepris pour m'aider à me former une
opinion sur la cause et le siége de la folie. J'ai
trouvé que les idées des philosophes et des médecins de tous les siècles avaient continuellement
roulé autour des quatre points suivans : L'action
d'un être surnaturel ; celle de la bile ; celle d'un
fluide invisible, partie de nous-mêmes ; l'état
particulier de tension ou de relâchement de nos
solides. Ces opinions, d'abord pures, ont été plus
ou moins par la suite mélangées les unes avec les
autres, et avec d'autres suppositions imaginées
successivement, surtout depuis qu'on a commencé à cultiver l'anatomie ; mais enfin elles
font encore aujourd'hui le fond du tableau des

plus brillans systèmes, et le feront jusqu'à la fin des siècles, car nous sommes condamnés à remonter sans cesse le même rocher !

Nous allons les exposer succinctement les unes après les autres ; viendra ensuite le tour des opinions des modernes, greffées, comme on le verra, sur ces arbres antiques, et tout aussi peu satisfaisantes, malgré un si grand nombre de découvertes.

§. 2. D'autant que l'histoire des premières sociétés, depuis la grande catastrophe, nous est connue, nous savons que les Egyptiens et les Grecs exposaient les malades sur les places publiques, pour que les passans pussent donner leur avis sur la nature et le traitement de la maladie ; on a trouvé le même usage établi chez plusieurs peuples nouvellement découverts en Asie et en Amérique, et dans quelques îles grecques où il a été conservé. Pour ce qui regarde la folie, ses phénomènes singuliers engagèrent généralement, dans les premiers temps de la médecine, à la considérer comme l'effet de la présence d'un dieu, d'un démon, ou comme une incantation. Ne craignons pas de nous arrêter un instant sur ce peuple ancien, le peuple hébreu, dont les opinions ont servi de règle à toutes les nations qui ont adopté par la suite ses livres religieux et la plupart de ses usages. Nous tirerons ce que nous allons en dire de la lecture de ses livres, des histoires de la médecine par Rey, Freind, Blach et Kurt Sprengel ; en particulier, d'une dissertation inaugurale sur la médecine des Hébreux, soutenue à Halle le 19 novembre 1798, sous la présidence du même professeur Kurt Sprengel, par M. Meyer Lewin (1).

Sous les patriarches, le bien, le mal, tout venait de Dieu ; l'invoquer, le fléchir, était regardé comme le seul moyen de chasser les maladies. Arrivés en Egypte, les Hébreux y adoptèrent la plupart des préceptes de médecine établis, et avec eux plusieurs opinions déjà reçues sur les anges et les démons, et des recettes superstitieuses, telles que l'érection du serpent d'airain, etc. Nous voyons que Moïse avait vaincu par des prodiges plus étonnans que les leurs les prestigiateurs égyptiens (2) : l'Écriture nous assure aussi que Salomon avait le don de calmer les maux par des charmes, et de chasser les démons par des incantations (3), dons qui furent pareillement exercés par les prophètes Élie, Élisée, Naéman, Isaïe et autres. La tribu de Lévi s'était long-temps arrogé le droit d'exercer la médecine d'après les idées ci-dessus, et en traitant les malades uniquement par les sacrifices et les invocations, au point qu'on assure qu'Ézéchias supprima un traité de Salomon sur la cure des maladies par les remèdes naturels, de peur que les remèdes sacrés de la tribu de Lévi ne fussent abandonnés.

Durant leur dispersion chez les Mèdes et les Assyriens, les Hébreux combinèrent avec ceux de leur religion plusieurs dogmes de Zoroastre,

---

(1) *Analecta historica in Medicinam Hebræor.* Hall., 1798.
(2) *Bibl. sacr. Exodi*, cap. 7.
(3) *Ibid., lib. Regum. III.*

tels que ceux des deux principes, des émanations
et de l'existence des génies, déjà alors pareillement établis dans l'Inde. De là naquit le fameux
code de la théosophie orientale, la *Kabbale ,*
d'après lequel le monde était rempli de génies et
de démons, auteurs de tous les biens et de tous les
maux, qu'on invoquait ou qu'on évoquait par
l'unique secours de paroles sacrées. L'on sait
quelle quantité d'individus, et même de pourceaux et d'autres animaux, étaient parfois tourmentés de l'esprit malin , tandis que le nombre de
ceux qui se disaient visités et animés de l'esprit
du Seigneur, était, dans d'autres circonstances,
tout aussi considérable.

§. 3. Il faut voir dans le traité de Jamblichus, sur
les mystères des Égyptiens, des Chaldéens et des
Assyriens , l'assemblage extravagant de toutes ces
fictions inouïes de quelques cerveaux creux de
l'Orient, desséchés par l'abstinence, qui ont régi
le monde pendant plus de trois mille ans, qui
font encore rêver plusieurs têtes européennes ,
et qui forment dans l'Indoustan toute la science
des bramines. Jamblichus, illuminé lui-même, a
recueilli sur ce sujet les idées de Mercure Tris-
mégiste, de Pythagore, de Platon, de Proclus,
de Porphyre et de Psellus, et en a composé un
ouvrage de 543 pages. On y lit par quels moyens
ces sectaires parvenaient à se spiritualiser, et à
communiquer avec les génies, les démons et les
sylphes que leur imagination avait créés : le point
principal était l'abstinence des viandes et des
liqueurs fermentées, ainsi que la contemplation ;

. ce qui se trouve aussi recommandé dans les livres
de Moïse (1). Après ces documens, l'auteur nous
donne tout entier le livre de Michel Psellus sur
les démons, et il nous apprend, comme une chose
dont il était persuadé, que c'est par leur intermédiaire qu'on acquiert l'esprit prophétique, qu'ils
sont la cause de tous ces maux extraordinaires que
les *médecins ignorans* attribuent à la bile noire ;
il donne en même temps l'histoire d'une femme en
couche, devenue maniaque, parlant des langues
qu'elle ignorait, et guérie par des enchantemens (2).
Telle était son erreur à cet égard, qu'ayant raconté
comment un homme était devenu prophète, savoir : qu'on l'avait mené de nuit sur une mon-
tagne, où on lui avait fait avaler le suc d'une
certaine herbe, et on lui avait frotté les yeux
avec de certains onguens (3) ; il ne s'aperçoit pas,
dis-je, que la prétendue arrivée des démons
n'était autre chose que l'effet du narcotisme !

§. 4. Je n'occuperais pas le lecteur de ces détails
fastidieux, si je ne les croyais utiles à la morale,
à la médecine et à la législation. Cette fausse philosophie, dont les ministres du polythéisme savaient si bien profiter, en procurant, par le secours
des gaz et des plantes somnifères, des songes et
des illusions à ceux qui venaient les consulter ;
- cette fausse philosophie s'étendit bientôt par toute

______

(1) *Bibl. sacr. in libr. Levitic. et Numer.*
(2) *Jamblichus., de Mysteriis Ægypt.*, p. 334 et seq.
Genevæ, 1607.
(3) *Jamblichus, loc. cit.*, p. 344.

la Grèce et dans ses colonies d'Italie. Des idoles vendant des oracles s'élevèrent de toute part ; Socrate, dit le plus sage des hommes, eut son génie familier ; et le *divin* Platon en fut si fort convaincu, qu'il étendit encore la doctrine de son maître. En traitant de la folie (pour ne pas m'écarter davantage de mon sujet) il en fit deux espèces, l'une provenant du corps, et l'autre produite par un dieu, par les Furies, par les Euménides (2). Long-temps après lui, Cicéron disait aussi que nul ne peut être grand poète ou grand devin sans entrer dans une espèce de fureur. Il est facile de juger par les livres attribués à Hippocrate, *de Insaniá et de Morbo sacro,* que l'opinion générale de son temps faisait des esprits la cause de toutes les maladies nerveuses.

L'on ne connaît que trop l'influence qu'eut la doctrine de Platon sur l'art de guérir, et sur les opinions religieuses pendant près de deux mille ans ; influence qui s'est exercée malgré les progrès de la médecine naturelle, et la censure des écrivains de la plus grande autorité. On ne peut lire, sans en être humilié, l'histoire de la médecine et des médecins, surtout en Allemagne, jusqu'à la fin du seizième siècle. On y voit la théosophie orientale, des paroles et des figures mystiques, l'astrologie, la magie, la chiromancie, la négromancie, et autres folies continuellement mises à la place des documens des anciens pères de l'art, par des maîtres insensés, la plupart vagabonds, ivrognes et sans

(1) *Plato in Phæd.*

mœurs, et pourtant suivis d'un nombre immense
de disciples. Certes, l'on serait étonné de cette vogue, si l'on n'avait égard au penchant général de
ce temps-là pour tous les genres de superstitions,
à ce que ces fictions favorisaient l'ignorance et la
paresse, et qu'elles dispensaient des travaux anatomiques et de l'étude des sciences naturelles,
même de la peine de méditer et de réfléchir, peine
plus grande qu'on ne l'imagine pour la plupart
des hommes. Toujours un système facile l'empor-
tera sur celui qui exige beaucoup de soins et de
veilles pour être appris ; il est plus court de croire
que d'étudier : nous en avons eu des exemples de
nos jours, dans les étonnans succès de Mesmer et
de Cagliostro, et même dans l'avidité avec laquelle le système de Brown a été saisi par une im-
mensité de soi-disant médecins, quoique d'ailleurs
bien plus raisonnable et supérieur aux folies dont
je viens de parler.

§. 5. C'est sans doute déjà un très-grand reproche
à faire aux idées théosophiques, que d'avoir retardé les progrès de l'art de guérir ; mais elles sont
plus déplorables encore, parce qu'elles ont perverti la morale ; que, par l'ignorance qu'elles ont
créée, elles ont donné lieu à la démence, et
qu'elles ont fait couler des torrens de sang et de
larmes. On ne rencontrait que sorciers et possédés ; c'était une vraie épidémie qui, d'après les
mesures que l'on prenait, fut aussi meurtrière
que beaucoup de pestes. On rapporte que dans la
seule principauté de Trèves on fit périr en peu
d'années six milles cinq cents personnes accusées

de sorcellerie (1). Jean Wyerr, contemporain de
Paracelse, et son antagoniste, indigné de ces horreurs, écrivit avec force contre ce fanatisme, et
surtout contre la prétendue existence des maladies démoniaques; mais il ne persuada pas même
les médecins. Le procès de la maréchale d'Ancre,
celui d'Urbain Grandier, et tant d'autres qui
souillent les annales de nos tribunaux, sont venus
après. Wyerr prouva, dans un ouvrage qui devrait
être connu de tout le monde, que les possédés et
les sorciers n'étaient que des êtres insensés ou mélancoliques, ou des femmes hystériques; que le
cauchemar est une maladie réelle, que la méta-
morphose des sorciers en loups n'est qu'une fable, et que les onguens magiques dont on se servait contre les sorciers et les possédés étaient
précisément des moyens narcotiques, stupéfians
et énivrans, qui dérangent l'imagination (2). L'on
voit avec douleur des médecins illustres de ce
temps-là, tels que Fracastor, n'avoir pas le courage de se rendre à l'évidence.

J'ai dit que ces folies avaient favorisé le crime
et la démence : je trouve en effet, dans l'histoire
de ces temps-là, que des hommes astucieux, profitant de la crédulité publique, imitaient les prêtres des faux dieux, exerçaient des vengeances
ou se procuraient des héritages, par la connais-

---

(1) Histoire pragmatique de la Médecine, par Kurt
Sprengel, tom. III, chap. 9.

(2) *Wyer. Præstig. dæmon.*, lib. vii, cap. 22 ; lib. iii,
cap. 5, 10, 14 et 15.

sance qu'ils avaient acquises des plantes vénéneuses ; jamais il n'y eut autant d'empoisonneurs
que dans ces siècles de sorciers ; et lorsque je considère que le même torrent charriait à la fois tous
les crimes et toutes les impiétés, j'ai de la peine à
croire, comme je le dirai encore dans un autre
lieu, que cette grande rigueur des lois ne s'exerçât
que sur des innocens, et que les yeux des magistrats fussent tellement fascinés, que de prendre
toujours l'illusion pour la réalité.

Quant à la production de la démence, je puis
assurer qu'il est de fait que telle est la faiblesse de
l'esprit humain, que de pouvoir se croire réellement sorcier ou magicien. J'ai vu plusieurs de ces
pauvres imbécilles, non-seulement dans la classe
des laboureurs et des pâtres, mais encore dans celle
des commerçans, être bien persuadés qu'ils pouvaient faire merveille avec tels signes ou telles paroles, et je ne suis jamais parvenu à les convaincre
du contraire. La croyance que le peuple a en eux
augmente même tellement la leur, que, de petits
sorciers de bonne foi, ils deviennent des sorciers
méchans et redoutables. Dans les procès que j'ai
lus du dix-septième siècle, plusieurs de ces insensés allèrent gaîment à la mort, persuadés
qu'ils étaient invulnérables ; ils avaient souffert
des piqûres d'aiguille pour montrer leur insensibilité, et ils ne s'aperçurent de leur erreur que
quand ils éprouvèrent l'ardeur des flammes. Qu'il
soit honteux, au dix-neuvième siècle, de parler
encore de ces croyances nées de l'impossibilité, de
se rendre raison de phénomènes surprenans, j'en

conviens ; mais la honte retombe sur ceux qui négligent d'éclairer les peuples : quant à nous, nous voyons qu'il est encore utile de signaler les maux qu'elles peuvent occasionner : les lumières n'ont encore percé que chez une très-faible partie des diverses nations de l'Europe, surtout en France ; le reste a encore ses *gris-gris*. « Les Grecs de l'Albanie, dit un voyageur moderne digne de foi, croient encore aux épreuves du feu et de l'eau, et aux communications avec le diable, qui, selon leurs idées, peut posséder le corps d'une femme, et non celui d'un homme. Malheur à la femme sujette à des maux de nerfs ou à des convulsions ! car, si l'autorité publique ne vient pas à son secours, elle risque d'être brûlée vive. Nous en avons vu un exemple à Castel-Novo, en 1799, où le clergé était déjà assemblé pour brûler une jeune fille de dix-neuf ans, et prêt à allumer le bûcher, lorsque le commandant autrichien•, le général Brody, après avoir fait tous ses efforts pour la sauver, fut enfin obligé d'employer la baïonnette pour dissiper la foule (1) ». J'ai vu en 1811, à Marseille, dans la rue Longue des Capucins, une pauvre femme, vieille et mélancolique, courir le risque d'être mise en pièces par une foule fanatique, qui l'accusait d'avoir donné un sort à une malade qu'elle avait été visiter, parce que celle-ci, après la visite, s'était trouvée plus mal. Et dans le mois de juillet

____

(1) Annales des Voyages, par Malte-Brun. 1809, tom. IV, p. 169.

1815 , un pauvre berger fut torturé et ensuite rôti par des particuliers de la ville d'Orléans, qui prétendaient qu'il avait donné un sort à leur fils attaqué d'une maladie incurable, et qui le torturèrent jusqu'à la mort dans la chambre du malade. Ce malheureux, qui ne s'en doutait pas, avait été désigné comme magicien par une femme qui se croyait elle-même aussi magicienne, et qui avait usé en vain de tout son savoir. Les parens partageaient cette crédulité; le patient seul ne savait ce qu'on voulait dire (1). Combien d'autres exemples ne pourrais-je pas encore rapporter !

§. 6. L'opinion la plus répandue après celle que je viens d'énoncer, est celle qui fait consister la cause de la folie dans le *melæna* ou la bile noire, dans un sang brûlé, ou dans une pituite vitreuse qui obstrue le cerveau. « Ceux qui deviennent fous à cause de la pituite, dit un auteur ancien, ne font aucun tumulte et ne vocifèrent pas ; ceux qui le sont par la bile sont portés à frapper, à mal faire, et ne peuvent demeurer tranquilles. La bile est portée au cerveau par les veines, et par elle, le sang s'échauffe et devient brûlant ; si elle reprend la même voie pour s'en retourner, l'homme redevient tranquille (2) ».

Il restera toujours du doute, savoir si cette doctrine est du premier Hippocrate (car je suis

---

(1) Journal de Paris , 3 août 1815.

(2) *Hippocrat. in libr. de Insaniâ, de Morbo sacro, de Insomniis, de Virgin. morbis, de Morb. popular. libr. v,* edit. Haller. (Med. princip.)

assez porté ici à admettre la version de Suidas qui compte sept médecins du même nom (1), ou si lui-même l'avait puisée chez quelques-uns des philosophes ses contemporains , tels qu'Empédocle, Gorgias, Hippias, Prodicus, Zénon , Parménide, et surtout Démocrite d'Abdère, dont Suidas suppose que le vieillard de Cos avait été le disciple. Il est du moins prouvé par le témoignage de tous les historiens (2), et par les lettres des Abdéritains à Hippocrate, et de celui-ci à Philopœmen, lesquelles sont du moins extrêmement anciennes; il est, dis-je, prouvé, que Démocrite s'occupait à fouiller dans les entrailles des animaux pour y découvrir la cause de la folie , et qu'il croyait l'avoir trouvée dans la bile, qu'il disait être l'origine de toute fureur, lorsqu'elle est redondante (3). Il ne serait donc pas impossible qu'Hippocrate eût pris de lui cette opinion.

§. 7. Il faut pourtant remarquer que Démocrite était en même temps de la secte théosophiste dont il a été parlé ci-dessus : l'on apprend, par la lettre des Abdéritains, qu'il croyait que l'air était rempli de génies, et qu'il était attentif au chant des oiseaux (4). L'on apprend d'ailleurs de Diogène de Laërce , d'Aulugelle, et de Pline le naturaliste, qu'il s'occupait aussi de magie, suivant la doc-

---

(1) Ibid., tom. IV, p. 325.

(2) Histoire de la Médec., par Daniel Leclerc, Ire Partie, p. 88.

(3) *Med. princip.*, tom. IV, *Epistolæ*, p. 288.

(4) Ibid., p. 273.

trine cabalistique, mélangeant les choses naturelles avec les opinions dont il était imbu, et dont il ne pouvait se dépouiller. Ainsi arriva aux médecins du seizième et dix-septième siècles, qui, lorsque Wyerr et autres bons esprits les eurent éclairés sur l'absurdité des idées reçues, revinrent à la doctrine humorale, mais voulurent du moins que la bile fût l'intermédiaire dont le démon se servait pour tourmenter le pauvre genre humain.

Or, Hippocrate ne paraît pas avoir admis cette double hypothèse, embrassée ensuite par Platon, par Hérophile, par Théophraste et par plusieurs autres. Le médecin de ce nom, dont les écrits font autorité, s'en tint sévèrement aux causes naturelles, et tourna en ridicule les hommes de son temps qui cachaient leur ignorance sous le voile de la Divinité, et prétendaient guérir les maladies par des incantations, des expiations et des aspersions d'eau lustrale (1). Il a parfaitement connu la folie sympathique, c'est-à-dire, celle qui est la suite de l'état maladif d'un organe, et il donne, à cette occasion, la description très-vraie de ces visions et de cette mélancolie dont sont affligées dans les pays chauds les filles et les femmes stériles, par la suppression ou l'irrégularité de l'écoulement menstruel, et qui les porte quelquefois à se donner la mort, comme la chose la plus douce et la plus agréable (2). Loin qu'il

---

(1) *Hippocr., de Morbo sacro*, cap. 11.

(2) Id., *In libr. de Morbis muliebr., et de Virgin. morbis.*

participât aux idées abstruses de son siècle, le divin vieillard était parvenu, par l'observation, à porter de la nature humaine un jugement tel, qu'ainsi que nous aurons occasion de le faire voir, les bons esprits qui sont venus ensuite n'ont rien pu y ajouter de meilleur.

§. 8. Galien, sectateur de la philosophie de Platon et d'Aristote, chercha à l'accommoder à la doctrine d'Hippocrate, qu'il avait pris pour maître et pour modèle, non sans lui faire violence et le mutiler en bien des endroits. L'on sait le rôle qu'il a fait jouer à ses quatres humeurs, et notamment à l'atrabile. Hippocrate avait placé le siége de l'âme dans le cœur et dans le sang; Galien la mit dans le cerveau; et le premier, il s'avisa de diviser ce viscère en départemens pour chaque opération de l'entendement. Le siége de la perte de la mémoire se trouve, selon lui, dans la partie postérieure de la tête; celui de l'aliénation mentale était dans la partie moyenne, siége ordinaire de la pensée; celui de l'imagination dépravée était dans les ventricules antérieurs du cerveau, département de l'imagination. L'une des quatre humeurs, munie de l'une des qualités opposées, froid, chaud, etc., portée dans l'un de ces départemens, en suspendait ou en détruisait naturellement les fonctions; l'on devait se conduire en conséquence dans le traitement (1).

Ces fictions du médecin de Pergame eurent autant de succès que la Cabale; elles furent adop-

______

(1) *Galenus, de Morbis affect.*, lib. iii.

tées par Alexandre de Tralles (1), Aétius, Oribase, et autres dont nous aurons occasion de
parler; et si l'on en excepte quelques modifications amenées per l'esprit du temps, elles passè-
rent de siècle en siècle dans les écoles d'Alexan-
drie, de Salerne, de Cordoue, de Salamanque,
de Montpellier, de Paris, et des diverses contrées
de l'Italie et de l'Allemagne, professées et soutenues par Avicenne, Rasès, Plater, Sennert,
Wyerr, Lindanus, Rivière, Houllier, Baillou,
Ettmuller, Rancin, Sidenham, Savonarola, Ra-
mazzini, etc. etc., jusqu'à Boerhaave et son commentateur, qui ont renchéri sur les qualités de
l'atrabile et de la pituite visqueuse; et jusqu'à
Stoll, qui a dérivé de la bile la plupart des maladies qui nous affligent. Nous verrons cette doctrine encore professée par la plupart des modernes, et des médecins en faire la base de leur
traitement, quoique influencés d'ailleurs par des
opinions plus à la mode. L'observation avait cependant appris que la présence d'une bile altérée
dans l'organe qui lui sert de réservoir ne suffit
pas pour produire la folie : on s'objectait que
l'atrabile est une humeur trop âcre pour qu'elle
puisse séjourner, puisqu'elle corrode la terre sur
laquelle elle tombe, et qu'elle occasionne d'ailleurs

---

(1) Alexander Trallian., lib. 1, cap. 17 ; Aétius. Tetrab.
III. L'on a remarqué depuis long-temps que Galien, comme
philosophe, a très-bien disserté sur les penchans et les in-
clinations vicieuses (Voy. son livre *de Dignoscendis animi
morbis, et quòd animi mores sequantur corporis tempe-
riem*), mais qu'il a tout embrouillé comme médecin.

l'éléphantiasis et autres maladies auxquelles les aliénés ne sont pas sujets. Ces réflexions, qu'on trouve dans les écrits du dix-septième siècle, ne faisaient cependant pas ouvrir les yeux; mais on supposait toujours que la bile passait dans le sang; et lorsque la découverte de la circulation eut amené des changemens aux opinions reçues, l'on n'en plaça pas moins encore, avec Démocrite, le siége de la fureur dans les hypocondres.

§. 9. Le troisième mode d'expliquer la cause de l'aliénation mentale, était celui de supposer une matière subtile, gazeuse, l'air (*spiritus*, *flatus*) circulant avec le sang, remplissant toutes les cavités, obstruant les vaisseaux du cerveau, et empêchant ainsi le sang, qui est *la matrice de toute prudence*, d'y aborder en suffisante quantité. Cette secte, qu'on a nommée *pneumaticienne*, est d'une haute antiquité, et l'on en trouve les premiers détails dans le livre *de Flatibus*, que les uns attribuent à Hippocrate, et que les autres lui contestent. Quoi qu'il en soit, ce système a certainement servi à l'auteur de plusieurs de ces livres hippocratiques pour imaginer son *impetum faciens*, n'y ayant certainement rien d'aussi mobile et d'aussi propre que l'air à produire le mouvement. C'était d'ailleurs là la doctrine favorite des stoïciens, ou de Zénon, que nous avons dit contemporain d'Hippocrate (§. 6), qui enseignaient que l'âme du monde était répandue partout (*ubique diffusa*); de manière que toutes choses se trouvaient contenues dans le même et unique souffle de la Divinité. Ce souffle, suivant l'expression d'Arétée de

Cappadoce, était l'air, dont l'harmonie produisait la vie et la santé, et dont l'inégale distribution, l'excès de sécheresse ou d'humidité, produisaient la maladie (1).

Arétée n'a pourtant pas cru pouvoir appliquer son sytème à la manie et la mélancolie ; il en place le principal siége dans les viscères, tandis que le cerveau et les sens le sont de la frénésie : leur cause est dans la rétention d'une évacuation quelconque, sanguine, bilieuse ou séreuse, mais principalement dans celle d'une bile noire, âcre, mordicante, qui, d'après l'expression d'Homère, remplissait de fureur les entrailles des Atrides, qui remonte jusqu'au diaphragme, produisant des vents et des rapports de poisson pourri (1). Jusqu'ici Arétée (auteur dont je parlerai souvent) n'aurait pu me servir d'occasion pour mettre la secte des pneumaticiens au rang des autres ; mais

---

(1) L'admission du principe appelé *pneuma* a été jugée nécessaire dans presque toutes les écoles. Nous le trouvons dans les écrits de Platon (*Plato in Timœo*, à p. 400, *ad* p. 500), dans ceux d'Aristote, d'Hérophile, d'Hérasistrate et de Galien. On le retrouve au sivième siècle dans ceux d'Aétius et d'Alexandre de Tralles ; au douzième, dans ceux de l'arabe Averrhoès, etc. ; et il a joué un grand rôle dans les théories depuis Sylvius jusqu'à nos jours. Les Anciens prétendaient que le *pneuma*, ou gaz, ou éther, présidait à l'audition, dans le sens de l'ouïe ; à la vision, dans le sens de la vue, etc ; et ils y avaient été en grande partie amenés par l'observation des flammes qui voltigent devant les yeux quand on reçoit un soufflet, etc. etc.

(1) *Aret. de caus. et sign. diuturn. morb.*, lib. 1, cap. 5, p. 55 ; cap. 6, p. 59 et 65, edit. Halleri.

il y revient plus souvent dans la pratique que dans la théorie, ayant fait un très-grand usage des ventouses : elle mérite d'ailleurs que nous nous y arrêtions, parce qu'elle a fait la base du système de deux hommes très-originaux et très-spirituels, qui, dans le seizième siècle, ont traîné à leur char un nombre immense de disciples, Paracelse et Van Helmont et dont les idées, regardées d'abord comme extravagantes et insensées, ont pourtant à leur tour donné naissance aux doctrines reçues aujourd'hui, des sympathies, des irradiations, et des mille manières ; enfin, d'imaginer et de concevoir comment les affections d'une partie éloignée peuvent porter du trouble dans les fonctions de l'entendement..

§. 10. Le premier de ces auteurs, moins connu que le second, à cause de l'obscurité de son langage, de ses folies, et de sa vie errante, mérite que j'en occupe un instant le lecteur : Auréole-Philippe Théophraste Bombast de Hohenhaëm, dit *Paracelse*, né à Villach en 1494, mort dans un cabaret, à Salzbourg, le 24 septembre 1541, qui précéda Luther de cinq ans, se crut né pour réformer la doctrine de Galien et des Arabes, dont il brûla publiquement tous les livres, disant que les courroies de ses souliers en savaient plus qu'Avicenne et le médecin de Pergame, et professant hautement que *celui-là ne doit pas être à autrui, qui peut être son propre maître*. Faisant un mélange informe des idées de son temps, il annonça pompeusement une nouvelle médecine, fondée sur quatre colonnes ; la philosophie, l'as-

trologie, l'alchimie et la cabale, ou la magie;
mais à travers on y découvre les idées de Zénon,
ou le pneumaticisme, secte qui a long-temps dominé dans les sciences physiques et morales. C'est
ce que Paracelse laisse voir dans ses commentaires sur la première section des Aphorismes
d'Hippocrate, et spécialement dans le premier
aphorisme, en commentant la sentence *judicium
difficile*. « Nous jugeons, dit notre auteur, ce
que nous ne voyons pas, et d'après ce que nous
pensons; et nous pensons ce que nous ignorons,
ce qui fait que nous nous trompons. Notre imagination nous fait voir les choses qui sont au dedans de nous comme si elles étaient sous nos
yeux; et nous les nommons, nous en discourons
comme si nous les avions vues. La fausseté du
jugement vient de ce que nous ne pouvons percer
dans les secrets de la nature; nous ne pouvons
même être assurés de notre jugement sur un ulcère ouvert à nos yeux, parce qu'ils n'en découvrent que le corps et non *l'esprit*, dans lequel est
le fondement de la vie et de la maladie (1) ». Cet
esprit, il l'appelait *adech*, ou l'homme invisible;
il dérivait du *limbe*, ou du monde universel; il
était souvent errant dans le corps, et alors il
était appelé *periodus* (2). On voit par là quel
était l'esprit qui dominait déjà en Allemagne, et
qui me paraît avoir toujours été le même jusqu'à

(1) *Paracèls. Opera omn.*, tom. I; *Commentar. in
Aphor. Hippocr.*, p. 765.
(2) Ibid., tom. III, *in finem. Bitiskii dictionnar. in
vocabulo Paracelsi.* Genevæ, 1658.

ce jour ; on voit, dis-je, dans cet auteur bizarre, un mélange confus du théosophisme, du pneumaticisme, du réalisme, du dualisme, et du kantianisme de nos jours.

Paracelse définit la manie : « Un défaut de raison, avec une imagination forte et obstinée ». il observe que cette situation met de nouveau en évidence les mœurs et le caractère, que l'éducation avait appris auparavant à cacher et à dissimuler (*est enim mania abditorum morum ac proprietatum, quas homines ante de industriâ occultabant dissimulabantque, certa quædam promptrix et ostentatrix*. (Observation très-fine : le naturel ressort effectivement dans la manie et dans l'ivresse, qui est une manie temporaire, comme il est ressorti dans nos orages politiques. Mais, alchimiste de son métier, il fait du corps un alambic, et il déduit la manie de vapeurs qui montent à la tête, et qui y éprouvent une sorte de réverbération : ces vapeurs s'élèvent des environs du diaphragme ou des extrémités des membres, et la manie varie suivant que la vapeur vient de dessous ou de dessus le diaphragme ou des membres du corps ; elle varie aussi suivant que cette vapeur, parvenue au cerveau, se dissipe, ou qu'elle s'y fige et se réduit en eau. Même théorie pour les autres espèces de folie, même pour la catalepsie et l'épilepsie : traitement en conséquence (1).

______

(1) *Paracelsi Opera omnia*, tom. I ; *de Morbis amentium*, Tract. 1, p. 363 et seq.

Quelque extravagantes et ennuyeuses que nous paraissent aujourd'hui les opinions de Paracelse, elles sont pourtant l'origine de la pompe de nos pharmacies, et du verbiage emphatique dans lequel le vulgaire a si souvent cru retrouver la santé. Je vois à la suite du char triomphal de ce charlatan les noms de médecins qui ont joui d'une grande célébrité, et qui ont acquis de grandes richesses dans le courant des seizième et dix-septième siècles; tel que, Thurnesser, Bodeinstein, Toxites, Siloranus, Pierre Séverin, Gonthier d'Andernach, don Zellini, Ellinger, Conrad Gesner, Carriether, Martin Ruland, Amwald, Penot, Arragos, Duchesne, Paulmier, Robert Fludd, Swinger, Dœring, Croll, etc. etc., presque tous médecins de princes et d'empereurs, avides de la médecine spagirique. J'y vois la fondation de l'ordre des frères de la Rose-Croix, et du magnétisme animal; celle des signatures ou des plantes en rapport avec les astres; celle des synergies, des sympathies et des antipathies; misérables mélanges d'astrologie, de magie, d'alchimie, de liturgie, de physique, de spiritualisme, etc. etc.

Ces siècles furent pourtant aussi ceux où l'on vit renaître le goût de la médecine grecque et de l'anatomie, où se firent les plus belles découvertes, où naquit la chirurgie, où se montrait de toute part une noble indépendance des opinions jusques alors tyranniques, de Galien et des Arabites. Comment se fait-il que tant de rêveries aient pu germer à côté des vérités les plus positives? La réponse à

cette question me paraît facile : les médecins les
plus hippocratiques d'alors n'étaient cependant
pas assez satisfaits des explications fournies par
les découvertes anatomiques ; ils crurent entrevoir quelques vérités dans ce ramas d'extravagances ; ils pensèrent qu'il était raisonnable de
distinguer avec Paracelse l'anatomie des morts
d'avec la grande anatomie, ou l'anatomie des
vivans ; un esprit, ou un *pneuma*, centre d'unité
dans chaque corps vivant, d'avec l'âme pensante ;
opinions d'ailleurs, qui avaient traversé les siècles
dans leur pureté, quoique habillées de divers
couleurs, et dont l'admission leur paraissait nécessaire ! Les hommes instruits et modérés prirent
donc de Paracelse ce qu'il avait de bon, tandis
que les ignorans et les fanatiques, dont le nombre
est toujours très-grand, enchérirent même successivement sur ses extravagances ; ce qui les a
perpétuées sous différentes formes (1).

§. 11. Van Helmont, autre auteur original et
orgueilleux, suivit les mêmes idées, quoiqu'il ne
cite, ainsi que Paracelse, aucun de ses maîtres.
Après avoir décrit avec une éloquence vigou-
reuse la démence religieuse, avec ses haines, ses
scrupules, sa crédulité, ses idées d'enchantement, ses anxiétés, sa pâleur, sa maigreur, ses
craintes, avec les efforts inutiles que fait dabord
l'esprit humain, pour se débarrasser de ces idées

----

(1) Voyez, sur l'influence des opinions de Paracelse, Cra-
ton, Epistol., lib. iii ; Haller, Biblioth. med. pract., tom. I
et II ; Sprengel, Histoire de la Médecine, tom. III.

I.

fatigantes , qu'il reconnaît d'abord pour des chimères , il ajoute, qu'il finit enfin par y succomber , par prendre les émanations d'une *archée furibonde*, pour sa propre intelligence. Il fait dériver chez l'homme cette *archée* de la rate, et chez la femme , de l'utèrus. Interprétant ensuite à sa guise cet aphorisme du père de la médecine, *quibus vena fortiter in hypochondrio pulsat, iis mox mens ægrotat*, il en tire, pour son *duumvirat*, des conclusions qu'il croit incontestables (1). Nous ne nous y arrêterons pas davantage ici, parce que nous y reviendrons dans les autres chapitres, Van Helmont ayant été l'origine des théories déduites de la rate et d'autres viscères, par plusieurs auteurs qui sont venus ensuite, et qui devront passer par notre examen.

§. 12. Moins ancienne que ces trois premières, mais cependant d'une haute antiquité, est la secte des méthodistes, ou solidistes, qui a fait de si grands progrès dans les temps modernes. Nos solides, suivant cette secte facile, sont ou trop tendus ou trop relâchés, ou bien dans un état mixte : toute la médecine consiste à relâcher ce qui est trop resserré, à resserrer ce qui est trop lâche ; et enfin, dans le mixte, à obvier à ce qui est en excès ou en défaut. D'après *Cœlius Aurélianus*, qui est un des principaux auteurs de cette secte, la manie ou la fureur doit être placée parmi les maladies par astriction : « C'est le genre

______

(1) *J. B. Van Helmont, Ortus medicinæ, promissa, venatio scientiarum, et jus duumviratûs*, p. 239 et pass.

nerveux (*omnis nervositas*), et surtout la tête, qui souffrent dans cette maladie, ainsi que les sens, dont nous savons, dit-il, que l'origine est dans la tête. La mélancolie n'est pas moins une maladie d'astriction , quelquefois mixte, mais dans laquelle l'estomac souffre plutôt que la tête (1) ». L'on trouve donc dans cet auteur la racine de la théorie des névroses, si généralement admise par les modernes ; et l'on y trouve aussi les premiers élémens du traitement moral de l'aliénation mentale, dont l'on a fait gloire, plusieurs siècles après, comme d'une découverte, à quelques savans, heureusement ombragés par l'insouciance dans laquelle on est tombé dans notre profession , depuis trente à quarante ans, pour l'étude des anciens classiques.

§. 13. Descartes, ayant établi le siége de l'âme dans la glande pinéale , laquelle portée sur un pédicule, était supposée jouir d'un certain mouvement, n'eut plus aucun pas à faire pour admettre aussi comme vrai , que les changemens mécaniques du cerveau et des nerfs étaient la cause de la sensation et de la pensée (2). Mallebranche s'empara de cette idée, pour établir son système métaphysique sur la passibilité de la matière, et sur son obéissance constante à l'activité divine (3) ; et

---

(1) *Cœl. Aurel. Morborum chron.*, lib. 1, cap. 5, p. 77 ; cap. 6, p. 92.

(2) *R. Cartes. princip. philos.*, pars. IV, *de Homine*, p. 112 et seq.

(3) Mallebr., Recherch. de la Vérité, p. 107.

depuis lors il devint d'un usage général en physiologie d'attribuer les sensations et la pensée aux mouvemens et aux changemens des fibres du cerveau, organe que Leuwenhoec avait déjà regardé d'une structure fibrillaire, qu'on décida ensuite être glanduleuse, et qui n'est plus aujourd'hui ni fibre ni glande. Les médecins chémiatres, les mécaniciens et les mathématiciens, s'en emparèrent aussi pour expliquer la formation des maladies. L'effervescence vicieuse de la bile avec le suc pancréatique provoquait, suivant les premiers, un esprit qui mettait la glande et les nerfs en mouvement comme des cordes de clavecin (1); et suivant les autres, les maladies dépendaient de la figure et de la grosseur des parties constituantes des humeurs, relativement aux pores, des flexuosités, des courbes et du diamètre des vaisseaux; enfin, pour les vésanies, des différens degrés de vibration des nerfs, de l'affaiblissement ou de l'irrégularité du ton des fibres, etc. (2); et il faut convenir que les pauvres malades ont eu long-temps à souffrir de ces diverses hypothèses appliquées à l'organisme, comme autant de certitudes.

Mais l'esprit de Paracelse et de Van Helmont planait toujours sur les écoles, quel que fût leur système. Les médecins impartiaux voyaient bien que la théorie des fermens, des atomes, des angles

____

(1) *Sylvius, Praxis medica*, lib. 1.

(2) Cheyne, *de Naturâ fibræ*, Londin., 1725; de la Maladie anglaise, id., 1733.

et des courbures des vaisseaux, ne s'arrêtait qu'aux conditions physiques de l'organisme, sans atteindre la véritable cause de la vie. Georges-Ernest Stahl, professeur à l'université de Halle, élevé dans les principes de Sylvius et de Willis, fut un de ceux qui en sentit le plus l'insuffisance, et qui s'est mérité la reconnaissance de la postérité, par la distinction précise qu'il a établie entre les corps inertes et les corps vivans. Il avait été précédé dans sa réforme et dans ses idées, sur l'action immédiate de l'âme, par Jean Swammerdam et Claude Perrault; mais il alla beaucoup plus loin qu'eux, et fit de l'autocratie une application générale à toutes les branches de la médecine. Il est à regretter que ce beau génie, voulant imiter Newton dans sa supposition d'une force unique, ait donné à l'âme plusieurs fonctions contradictoires et incompatibles, qu'il ait confondu les mouvemens volontaires avec les involontaires, la pensée avec les actions vitales, et qu'il ait été par là forcé à rendre son agent tantôt matériel, tantôt immatériel, répondant (quoique très-religieux) aux objections que lui faisait Léibnitz, sur l'impossibilité que le corps pût être régi par une puissance immatérielle, qu'il donnait à l'âme l'étendue et la matérialité, et qu'il n'attendait l'immortalité que de la grâce divine (1). Au demeurant, quoique la doctrine de Stahl ait singulièrement perfectionné la médecine-pratique, je la trouve de peu de valeur dans l'étiologie et le trai-

____

(1) Stahl, *Negot. otios.*, p. 102-103.

tement de la folie. Je ne puis regarder que comme fort hypothétique tout ce qu'il dit des mouvemens toniques de la veine-porte, et plus encore de l'affinité qu'il établit entre l'hypocondrie, les hémorrhoïdes, la goutte, la mélancolie et les affections calculeuses, qu'il fait toutes dériver de la lenteur du sang qui parcourt cette veine (1).

Stahl eut pour successeurs et promoteurs de sa doctrine, sous diverses modifications, Carl, Gall, Michel Alberti, Richter, Gœlike, Juncker, Nenter, professeur à Strasbourg; Cheyne, dont nous avons parlé précédemment, et qui se fit éclectique; Nicholls, Jean Tabor, Whytt, Thomas Simson, Sauvages, Casimir Médicus, Lecat, Jonhston, Bordeu, Lacaze, Marin Robert, Barthez, et plusieurs autres, sur quelques-uns desquels nous aurons occasion de revenir.

§. 14. Tels sont les principaux systèmes qui ont servi de base à toutes les théories médicales possibles, surtout relativement à l'aliénation mentale. Soit qu'on les ait admis dans leur pureté, soit qu'ils aient été mélangés, modifiés, perfectionnés, accrus des recherches faites en idéologie ou dans les sciences naturelles, on les retrouve partout dans le fond du tableau; partout on peut y remonter comme à la source de tout ce que l'esprit humain a imaginé depuis l'époque où il a commencé à se replier sur lui-même. C'est à ce dernier résultat que m'ont conduit des recherches

____

(1) Id., *Theor. med.*, p. 1036, et *de Vená port. portâ malorum.*

immenses faites chez les auteurs de tous les âges et de tous les pays, et dans une collection de thèses de la bibliothèque de notre Faculté, soutenues sur la folie, à Strasbourg, et dans les plus célèbres universités de France et d'Allemagne, depuis l'année 1600 jusqu'à ce jour (1); thèses qui expriment assez bien les opinions des différentes époques auxquelles elles ont été écrites, et qui ont presque toutes pour bases les données suivantes :

Manie occasionnée par l'ardeur et l'effervescence des esprits, divisée en essentielle et sympathique, cette dernière provenant de quelque viscère du bas-ventre, l'une et l'autre ayant pour causes internes des humeurs viciées, et pour causes éloignées les pays chauds, les alimens et les vins chauds, les exercices violens, les veilles, la continence forcée, la suppression des évacuations, les passions d'âme, les démons, les narcotiques, les philtres, etc.; humeur mélancolique mise en effervescence par un acide volatil, montant au cerveau comme dans un alambic, et faisant mouvoir la glande pinéale comme une cloche; esprits animaux séparés par le cerveau, combattant avec des gaz produits de la fermentation dans l'estomac, ou avec un éther fourni par l'atmosphère; vapeurs sombres obstruant les ventricules du cerveau; fibres nerveuses ramollies, incapables de vibrer; âme mise en action par le

---

(1) Ces thèses sont au nombre de quarante, dont trois soutenues à Strasbourg, en 1619, 1654 et 1669.

combat des acides et des alkalis; âme présidant
aux fonctions de la vie, et donnant ses ordres
dans les songes, le somnambulisme, l'extase, etc.;
conjonction des astres, opposée à la température
actuelle du cerveau, etc. : telles sont les causes
répétées jusqu'à satiété, et tel est le monstrueux
mélange qu'on fit pendant deux siècles, de la chimie, de l'astrologie, de la magie, avec l'autocratie,
pour se rendre raison d'une maladie aussi mal
comprise qu'indignement traitée.

§. 15. On retrouve encore la plupart de ces
opinions dans tous les ouvrages du dix-huitième
siècle, et du siècle actuel, mais arrangées d'une
autre manière, et présentées avec plus d'art, d'ordre et de clarté. Les ouvrages publiés dans la
période que je viens de nommer étant presque
les seuls qu'on lise aujourd'hui, je vais parler
avec plus de détails de la doctrine qu'ils contiennent, et des modifications que les nouvelles découvertes ont fait subir aux idées transmises avec
la vie, de génération en génération.

D'une part, Frédéric Hoffmann, émule et contemporain du célèbre Boerhaave, mais bien inférieur en génie, rappelant le système du solidisme, s'efforce de substituer aux premières explications la doctrine du spasme; et il est secondé
successivement par Kaw Boerhaave, Sanctorini,
Baglivi, Willis, Gaubius, Haller, Cullen, etc.
etc.; d'une autre, le goût des recherches anatomiques étant devenu général dès la fin du dix-
septième siècle, Bonnet, Morgagni, Willis, Meckel, etc., s'attachèrent à rechercher les causes

de la folie dans le cerveau, proclamé dès la plus
haute antiquité, comme centre unique des sensations ; on accusa successivement une conformation vicieuse du crâne, un défaut d'organisation
du cerveau, des compressions de ce viscère par
des indurations scrophuleuses ou vénériennes,
par l'induration de la glande pinéale, par des
dilatations vasculaires, par des coups violens
portés sur la tête, etc. etc. Meckel, en particulier,
par des travaux opiniâtres sur ce sujet, crut reconnaître, en pesant comparativement le cerveau
des fous, et celui des personnes qui ont conservé
jusqu'à la fin de leur vie l'intégrité de leur raison,
que souvent, dans les premiers, le cerveau est
plus léger et plus sec. Il trouva, dans d'autres
aliénés, des points d'ossification adhérens à la
dure-mère et aux lobes du cerveau, les méninges calleuses, épaissies, des foyers de suppuration, etc. etc. (1).

Vogel, et plusieurs autres auteurs illustres dont
nous aurons occasion de parler, adoptèrent ces
opinions, non pourtant sans quelque réserve.
L'art de douter introduit par Bacon, et singé par
Descartes, qui avait fait justice de ce qui n'était
qu'hypothèse, avait également appris à ne pas
donner une confiance absolue à tout ce qui
se présentait aux yeux. L'on observa que, chez
plusieurs fous, l'examen du cerveau après la
mort, n'avait présenté aucune lésion, qu'au

____

(1) Mémoires de l'Académ. des Scienc. de Berlin, année
1760.

contraire, on en avait trouvé dans des sujets qui avaient toujours été fort raisonnables ; que dans un grand nombre de maladies qui n'ont rien de commun avec l'aliénation, l'ouverture de la tête, comme celle du bas-ventre, présente fort souvent des altérations qui ont été plutôt l'effet que la cause de la maladie ; enfin, qu'on connaît plusieurs exemples de folie où les malades ont parfaitement guéri ; ce qui n'eût pu avoir lieu, s'il eût existé des liaisons organiques dans le cerveau. Je dois dire que j'avais déjà trouvé ces objections dans les écrits de Paracelse et de Van Helmont, ce qui faisait rejeter par ces auteurs, comme inutile, l'anatomie des morts, et préconiser ce qu'ils appelaient l'anatomie des vivans. Dans ces derniers temps, on a cru pouvoir appeler de ce nom l'hypothèse du docteur Gall, qui prétendait avoir trouvé dans le cerveau autant d'organes que nous sommes capables d'affections ; mais l'on s'est fortement trompé, et ce système, qui a fait quelque temps fortune parmi les girouettes de Paris, ne l'eût pas faite parmi les savans, s'il fût venu il y a cent cinquante ans.

Une chose fort remarquable, c'est que le perfectionnement de l'anatomie, qui a été poussé aussi loin qu'il pouvait l'être sur la fin du dernier siècle, loin de produire comme la chose devait avoir lieu, du moins un sage scepticisme sur les causes et la nature de la vie et de la pensée, donna au contraire lieu aux hypothèses les plus hasardées : ainsi, Jean-Charles Reil, dans ce célèbre ouvrage d'anatomie, où il a si bien décrit

et analysé les nerfs, au lieu de s'en tenir à ce que
le scalpel et les réactifs chimiques lui avaient fait
voir, crut encore devoir admettre à l'extrémité
périphérique des nerfs un cercle d'action irritable,
une sorte d'atmosphère sensible, impossible à
démontrer, qui lui servit à expliquer la sensibilité des parties auxquelles il ne se rend point de
nerfs (1). L'illustre Frédéric-Alexandre-de Humboldt ne tarda pas à s'emparer de cette atmosphère, pour en faire le conducteur du galvanisme ; et presque dans le même temps, un autre
homme non moins célèbre, Sam.-Thomas Soem-
merring, assignait à l'âme, pour siége, le fluide
vaporeux des ventricules du cerveau, dont les
parois, suivant lui, ne se touchent jamais, et qui
renferment les origines des nerfs (2). Il lui eût
fallu prouver que ce fluide existe réellement dans
l'état de santé ; et en second lieu, qu'il ne peut
survenir dans cette vapeur aucune confusion au
milieu des mouvemens infiniment variés que
lui impriment les sensations très-diversifiées de
l'homme. Wiedemann opposa à l'existence de cette
vapeur dans l'homme sain l'observation qu'une
demi-heure après la décapitation d'un homme
bien portant, on n'avait pas trouvé la moindre
trace d'humidité dans les ventricules (3) ; et

(1) *Exercitat. anatomicar. fasciculus primus, de Struct.
nerv.*, in-4. Halæ, 1796.

(2) *Veber das*, etc., c'est-à-dire, sur l'organe de l'âme,
in-4. Kœnisberg, 1796.

(3) *Allgemeine*, etc., ou Gazette générale de Littérat.,
1797, n° 7.

Frédéric Werner fit voir que ce fluide, comme masse étendue, ne peut point être le siége du *sensorium*, parce que l'unité de notre volonté et de la connaissance que nous avons de nous-mêmes est ên contradiction directe avec cette étendue et cette complication ; mais il tomba lui-même dans une autre contradiction, en plaçant le siége de l'âme dans la cavité du *septum lucidum* (1). Il est vraisemblable que, parmi les élèves d'hommes aussi influens, les idées sur le siége et la nature de la cause du délire furent analogues à ces doctrines, qui, ainsi que tout lecteur peut le voir, n'ont pas plus de fondement que l'hypothèse de Descartes sur la glande pinéale ; laquelle a le plus souvent été rencontrée remplie de grains de sable.

§. 16. L'école de Montpellier resta long-temps partagée entre le galénisme et l'autocratie de Stahl Barthez, qui en a été dans le dix-huitième siècle une sorte de législateur, fit un mélange des idées de ce dernier, de celles des mécaniciens, et de celles de Bordeu et de Cullen ; et il en composa son *principe vital*, soumis à des lois particulières, et dont les aberrations se rapportent à celles de la puissance nerveuse (2). La nature vivante fut spécialement considérée dans cette école, après qu'elle eut entièrement secoué

(1) *Journal fier*, etc., ou Journal de la Vérité, in-8. Hambourg, 1797, 2ᵉ cahier.

(2) Qu'il n'a pourtant osé présenter, à cause des idées de son siècle, que comme une quantité algébrique.

le joug du galénisme ; et cette nature fut étudiée non-seulement dans les solides, mais encore dans les fluides, qu'on y considéra avec raison comme non moins doués de vitalité. Grimaud, et Dumas qui lui succéda, établirent un antagonisme entre le système vasculaire et le système nerveux (1), hypothèse assez obscure ; et le dernier (2) considéra la manie comme l'état chronique de la frénésie, qu'il regardait comme l'état augmenté du premier système sur le second, et qui, suivant ce professeur, exigent l'une et l'autre, à peu de chose près, le même traitement, n'y ayant guère, disait-il, de maniaques qui n'aient été frénétiques : opinion que je vois avoir également été celle de Vogel et de plusieurs autres écrivains antérieurs (3).

L'école de Paris, à en juger par les écrits de Houlier, de Baillou et des médecins qui ont succédé à ces grands maîtres, était restée fidèle à la doctrine d'Hippocrate et de Galien. Charles Lorry, un des médecins les plus distingués de cette école, fut à mon avis le premier qui en modifia la doctrine, relativement à la folie, ajoutant à celle des humeurs l'étude des propriétés toniques de la fibre, et les explications tirées du spasme d'après les idées de Sanctorini, de Hoff-

---

(1) Grimaud, Traité des Fièvres, p. 112 et 114.

(2) Thèses sur la Manie. Montpellier, 1798 *bis.*, 1799, 1810.

(3) *Heckenberg, Dissert. de Insaniâ longâ, præside Cl. Vogel. Gottingæ,* 1763.

mann, de Haller, et de Ferrein, qui professait à Paris. Dans le même temps, c'est-à-dire, en 1764, il fit d'abord deux genres distincts de mélancolie, l'un provenant de l'affection des solides, ou de leur excès de ton ; l'autre, du vice des liquides ; il adjoignit à ces deux genres un troisième composé des deux premiers, peut-être, disait-il, plus fréquent que les deux autres. Il comprenait particulièrement les nerfs sous le nom de *solides*, et c'était de leur tension excessive qu'il faisait dériver *la mélancolie nerveuse* et *la manie mélancolique*; suivant lui, et suivant plusieurs autres, la manie n'étant qu'une production de la mélancolie (1).

§. 17. L'école d'Édimbourg, qui a produit tant de grands médecins, a été aussi long-temps partagée entre le galénisme et le solidisme. L'illustre Cullen, dont l'autorité a influé sur cette école dans le siècle dernier, comme le fit Barthez sur celle de Montpellier, fit entièrement pencher la balance vers la secte des méthodistes : il n'ignorait pas les difficultés dont étaient empêchés les résultats de l'anatomie pathologique, mais il en avait besoin pour établir sa théorie des maladies de l'encéphale ; il ne les rejeta donc pas entièrement; il imagina au contraire de leur donner une vie, un mouvement. Voyant par le secours des inductions comme à travers la boîte osseuse, il décrivit les actions (supposées) de la puissance

____

(1) *Lorry, de Melancol. et Morb. melancol.,* tom. I, p. 9, 81, 159, 164, etc.

nerveuse, et principalement du point central de la réunion des nerfs ; et d'après des considérations physiologiques sur l'état de veille et de sommeil, il se crut en droit de faire consister le délire en général dans l'inégalité d'excitement du cerveau : la manie, dans un excès considérable de cet excitement, surtout relativement aux fonctions animales; la mélancolie, dans l'inégalité d'excitement, produite par l'inégalité de dureté de la substance médullaire. Il admit, comme l'on avait fait avant lui pour le jeu des deux états *d'excitement* et de *collapsus* de l'encéphale, un fluide subtil, très-mobile, renfermé ou adhérent d'une manière qui ne nous est pas bien connue dans chaque partie de la substance médullaire du cerveau et des nerfs, qui peut, chez l'homme qui jouit d'une bonne santé, se porter d'une partie quelconque du système nerveux à une autre, et qui, lors des changemens particuliers dans l'état général du cerveau, produit des affections diverses, et le délire en particulier (1).

Cette doctrine devint celle des universités d'Italie, et entre autres de l'université de Turin, dans laquelle j'ai été élevé : elle fut suivie en Angleterre par Guillaume Pargeter, dans ses remarques sur la manie, publiées en 1792 ; et en Italie, par Vincent Chiarugi, dans le recueil volumineux d'observations qu'il a donné en 1793, sur la même maladie.

---

(1) Élémens de Médec. pratique, de Cullen, §. 1541, 1549, 1551, 1559, 1590.

La doctrine de Dorwin et d'Erhard, sur le même sujet, s'en rapproche beaucoup.

§. 18. Le professeur d'Édimbourg a donc dû aussi payer son tribut au désir inné en nous de tout expliquer. Cullen, dont l'esprit observateur et dont la saine pratique seront long-temps nos guides, avait oublié en ce moment tout ce que l'on a dit contre l'existence du fluide nerveux, et il s'était départi ici de ce scepticisme qu'il a même outré ailleurs. Il n'y a presque aucun doute, a-t-on dit de tous les temps, que les nerfs ne soient les principaux départemens de la sensibilité et de l'excitabilité; mais jusqu'ici l'on n'en connaît que la distribution, les connexions, et les apparences extérieures; il en est de même de la masse encéphalique. Le nerf d'un animal vivant, mis à découvert, ne présente rien de plus que celui d'un animal mort; il n'est ni plus tendu, ni plus relâché, ni plus humecté, ni plus sec, ni plus creux, ni plus plein, ni plus mobile, ni plus fixe, etc., quel que soit le genre de stimulus qu'on lui applique.

Les observations journalières démontrent certainement que, lorsqu'on promène une sonde ou tel autre instrument sur les entrailles d'un blessé, il en résulte des spasmes, des défaillances, et divers phénomènes rangés dans la classe hypothétique des névroses; mais s'ensuit-il que c'est parce que les nerfs seuls ont été irrités? et tout l'appareil d'organes n'a-t-il pas concouru à la production du phénomène? Pour que les nerfs seuls en fussent passibles, ou du moins pour confirmer cette croyance, il faudrait montrer le nerf ayant subi un changement, et c'est à quoi l'on n'est pas encore parvenu jusqu'ici. Par exemple, dans le beau travail fait par M. Orfila, sur les poisons, après plus de mille ouvertures d'animaux empoisonnés à la suite de poisons narcotiques et autres, qui ne produisent aucune lésion de tissu, et après avoir attribué la mort à l'action de ces poisons sur les nerfs, cet auteur est forcé d'avouer que pourtant l'examen du cerveau et des nerfs ne lui avait donné aucune lumière sur la nature de cette action : bien plus, il rapporte plusieurs expériences dans lesquelles on voit que des poisons qui ont donné la mort pour avoir été appliqués sur des chairs dépouillées de la peau, n'ont produit aucun effet étant appliqués directement sur des nerfs ou sur le cerveau (1). Ces expériences sont confirmatives de celles du célèbre Fontana sur le venin de la vipère, lesquelles montrèrent à ce savant qu'appliqué sur les nerfs et le cerveau d'un animal, ce venin n'accélérait point la mort, et qu'il était aussi innocent pour eux que l'eau pure et la simple gomme arabique; de celles de M. Nysten (Mémoire publié en 1808), d'après lesquelles l'application de l'opium n'est pas mortelle; et de celles de M. Macartney, professeur à Dublin (Journ. de la Soc. de Méd. de Londres, 1812), qui en dit autant de l'huile de

____

(1) Traité des Poisons, tom. II, Ire Partie, pag. 251 et suiv.

I. 6

tabac et d'amandes amères, appliquée pareillement sur le cerveau et sur les nerfs.

Mais vous avez, me va-t-on observer, l'exem·
ple des paralysies par suite des compressions ou
des intersections nerveuses; les expériences de
Haller, de Bichat, de Le.Gallois, de Magendie,
sur l'abolition de la respiration, de la circulation,
de la digestion, etc., après la section des nerfs qui
se portent aux organes de ces fonctions! Dans
leurs expériences. sur l'action de l'*upas ticuté*,
MM. Magendie et Delille ont prouvé, ou cru
prouver (Mémoire lu à l'Institut, le 28 août 1809)
que c'est sur la moelle épinière qu'agit ce poison,
parce que le tétanos qu'il. produit n'a plus lieu
lorsqu'on a détruit cette moelle avec une baguette....! Les. penseurs se contenteront-ils de ces
preuves? Ne verront-ils pas dans la destruction
des organes la cessation de l'harmonie vitale qui
en formait un tout; et dans ces tourmens que l'on
fait souffrir aux animaux, une confusion de phénomènes. qui ne saurait balancer le poids des
expériences faites directement sur les nerfs, dans
leur intégrité?

L'on sait que Brown a enté sa doctrine sur
celle de son illustre maître. Toutefois, il y a une
addition très-essentielle au système de Brown,
qui n'a pas été sans faire faire quelques pas à la
théorie médicale, savoir, une force inhérente à
l'organisme, capable d'être mise en jeu par les divers
irritateurs externes, de se concentrer lorsqu'elle
n'est pas excitée, de s'épuiser lorsqu'elle l'est trop.
A proprement parler, l'excitabilité de Brown n'est
que le principe de vie. Alexandre Crichthon écri-

vit, d'après cette doctrine, un ouvrage pathologique sur l'aliénation mentale (1), qui, quoique
traité avec sagacité, présente les défauts que l'on
a reprochés et que nous reprochons encore au
solidisme exclusif.

§. 19. Les phénomènes surprenans de l'électricité ont eu leur part, depuis près d'un siècle, dans
les recherches qu'on a faites sur les causes de la
vie et de la sensibilité : plus d'un médecin ayant
vu les maniaques, les mélancoliques, et tous les
hommes susceptibles, affectés dans le temps des
orages et des éclipses, a cru voir une grande con-
nexion entre divers fluides ambians et l'homme
lui-même. L'enthousiasme s'est porté à son comble lors de la découverte faite par Galvani; des
grands prix ont été proposés; des sociétés ont été
formées : il semblait qu'enfin le grand secret de
la nature vivante allait être arraché à l'Éternel !

Oh ! combien nous sommes portés à tout géné-
raliser ! Combien le spectacle de tant de phénomènes étonnans que présente la nature, à mesure
qu'on l'examine dans tous ses détails, est propre à
en imposer à notre imagination, à séduire les plus
grands génies, à nous faire abuser des illusions de
l'analogie ! Témoin du combat surprenant des chevaux et des gymnotes ou anguilles électriques dans
les marais de l'Amérique méridionale, après avoir
décrit ce combat, l'illustre M. de Humboldt s'écrie
avec une juste admiration, mais non avec une
juste conclusion : « Ce qui forme l'âme vivante

____

(1) *An inquiry*, *etc.*, ou Recherch. sur la nat. et l'orig.
de l'aliénat. ment., *in*-8. Londres, 1798.

» et invisible de ces habitans de l'eau ; ce qui,
» développé par le contact des parties humides et
» hétérogènes, circule dans les organes des ani-
» maux et des plantes ; ce qui, dans les orages,
» embrase la voûte du ciel ; ce qui lie le fer au fer,
» et détermine la marche tranquille et rétrograde
» de l'aiguille aimantée, découle d'une même
» source, comme les couleurs variées du rayon
» réfracté : tout se réunit dans une force unique
» et éternelle qui anime la nature, et règle les
» mouvemens des corps célestes (1) ». Exemple
frappant du danger de se laisser entraîner ! L'homme célèbre dont j'ose ici critiquer les expressions
ne peut ignorer que l'électricité ordinaire et galvanique, qui fait remuer un animal mort, ne lui
redonne pas la vie pour cela ; que les efforts qu'on
a faits jusqu'ici pour l'appliquer à l'économie animale vivante ont été presque entièrement in-
fructueux ; il sait, mieux que moi, que la torpille
et le gymnotus possèdent, entre le ventre et le
dos, un appareil assez ressemblant à la pile voltaïque, qui agit comme celle-ci, par une force
qui lui est propre, en vertu de sa construction,
c'est-à-dire, du contact réciproque des divers con-

---

(1) Voyage dans l'intérieur de l'Amérique, fait dans les années 1799 à 1803, IIe Partie : ZOOLOGIE. Cet illustre naturaliste a été, dès l'origine de la découverte du galvanisme, un des plus grands promoteurs de l'application de ce fluide à l'explication de l'action vitale ; et déjà il avait fait à cet égard un beau travail, intitulé : *Essai sur la Fibre musculaire et nerveuse galvanisée, avec des Conjectures sur l'Opération chronique de la Vie*, in-8., Posen et Berlin, 1797.

ducteurs, appareil qui n'existe pas dans les autres animaux; enfin, il n'est pas moins évident qu'en appliquant la raison sévère au phénomène des gymnotes, on voit que ces anguilles, et quelques autres poissons, ont été pourvus, pour armes offensives et défensives, de la puissance électrique, comme quelques animaux le sont, dans le même but, d'odeurs fortes et ingrates; plusieurs insectes, d'un acide; les reptiles, d'un venin; en place d'ongles, de dents, etc., départis à d'autres animaux pour conserver leur vie : ce qui ne nous autorise par conséquent pas à transporter la puissance électrique sur toute la nature animée, et à en faire une cause générale.

Je demande qu'il me soit permis de pousser plus loin cette digression; car il est instant de séparer de la vie ce qui lui est étranger, et de mettre sur la voie ceux qui n'ont eu ni le temps ni le lieu d'approfondir ces questions. Je vais tâcher de démontrer, 1°. qu'il ne paraît pas que le fluide électrique ou galvanique soit un fluide permanent, ni dans l'atmosphère, ni dans les animaux; 2°. qu'il n'exerce une action directe que sur les corps privés de vie; 3°. que ce n'est que dans un état pathologique que les animaux paraissent éprouver quelque influence de l'état positif ou négatif de ce fluide.

D'abord, quant au premier point, il ne faut pas croire que ces nuages orageux d'où partent de fréquens éclairs, et qui font entendre le roulement du tonnerre, aient été chargés comme nos bouteilles de *Leyde;* il leur serait, en effet, impossible de conserver l'électricité, puisque, conduc teurs eux-mêmes et appuyés sur un sol humide, le fluide s'écoulerait à chaque instant. J'ai vu, au contraire, lorsque je me suis trouvé sur les Alpes (observation que MM. de Saussure père et de Luc ont faite avant moi), que les nuages dont j'ai été souvent entouré, n'étaient d'abord nullement électriques, mais qu'ils le devenaient quelque temps après, à mesure qu'ils s'accumulaient sous le sommet du pic où je me trouvai. Bientôt après le roulement du tonnerre, le départ des éclairs et les éclats de la foudre, étaient suivis de l'odeur du soufre et du gaz hydrogène, qui n'avaient pas été aperçus auparavant. Il n'est donc pas invraisemblable, suivant l'opinion de M. Deluc (1), qu'il se forme dans ces circonstances une action chimique, une nouvelle combinaison, d'où naît la manifestation d'un nouveau corps, qui n'avait donné auparavant aucune preuve de son existence.

De même, dans les animaux dits électriques, il n'est pas possible de concevoir la permanence de ce fluide au milieu de l'eau, le plus puissant de tous les conducteurs; ensuite l'on devrait s'attendre, en supposant la possibilité de cette permanence, à ce que tous les autres êtres qui ne seraient pas électrisés, ou qui le seraient dans le même sens, fussent continuellement repoussés, ce qui est une autre supposition inadmissible. Il ne nous reste donc qu'à considérer cette accumulation d'électricité dans certains animaux que comme un état accidentel, comme une sécrétion, desti-

______

(1) Journal de Nicholson, décembre 1810.

née, comme je l'ai dit plus haut, à fournir une arme d'attaque et de défense; arme qui s'épuise comme le venin dans les vésicules dentaires des vipères et des crotales, et qui se répare au bout d'un certain temps.

Pour le second point, les nombreuses expériences faites avec la pile voltaïque, sur les composans secondaires des corps organisés privés de vie, prouvent bien que ces principes se séparent parfaitement par le secours de cet intermédiaire ; que les différens acides, par exemple, ainsi que le principe sucré, gommeux, savonneux, s'accumulent au pole positif; que l'extractif, le principe colorant, le tanin, les oxides métalliques, etc., s'accumulent, au contraire, au pole négatif, etc. ; mais rien de semblable n'a lieu durant la vie des végétaux et des animaux, quoiqu'ils se trouvent exposés à la polarisation de tous les fluides élastiques possibles : donc ces fluides n'ont rien de commun avec le principe de la vie.

En troisième lieu, quoiqu'il soit certain, d'une part, que quelques individus sont de véritables électrophores vivans, et que plusieurs êtres faibles sont affectés par les différens états électriques de l'air, il ne l'est pas moins, d'une autre part, que les hommes robustes n'en éprouvent aucune influence, et qu'un nuage très-électrique, par exemple, qui plonge dans un camp, n'en affecte pas plus les soldats que s'il n'existait pas : de sorte que je puis affirmer (et c'est ce que je pourrai démontrer par plusieurs exemples), que ce n'est que dans un cas de souffrance, dans un état éloigné de la santé, que l'électrique manifeste sa présence chez les animaux ; d'où s'ensuit encore la conséquence que l'étude' de cette branche de la physique est fort peu applicable aux phénomènes généraux de la vitalité.

§. 20. D'autres médecins, après avoir banni les explications tirées du réalisme vrai ou supposé, lui ont substitué des formes, des sympathies, des synergies, des irradiations, un antagonisme, et autres mots auxquels ils n'attachent qu'une réalité idéale. Ils ont supposé, comme les péripatéticiens, une correspondance *virtuelle* entre les organes, c'est-à-dire, sans matière quelconque ; ce qui, quoi qu'on en dise, est assez inintelligible.

Il faut dire d'abord qu'une doctrine, en apparence nouvelle, s'éleva vers le milieu du siècle dernier. Trois hommes de génie, Lacaze, Bordeu et Buffon, cherchant à se rendre compte de ce que nous éprouvons dans les différentes passions, et de la partie de notre corps dans laquelle elles paraissent plus particulièrement siéger ; appliquant au physique le mot de *cœur*, usité de tout temps pour exprimer les affections morales, et même les gestes que nous faisons pour les indiquer ; ces trois hommes, dis-je, dérobèrent au cerveau la plus grande partie de ses attributions pour les donner au centre épigastrique, qui fut considéré comme siége primitif d'action des affections morales (1). Ce centre fut l'agent ou plutôt le siége de l'*homme interne*, qu'ils admirent avec quelques philosophes de l'antiquité, mais qui fut

---

(1) Bordeu, Maladies chroniques, Ire Partie.

rejeté par leurs successeurs, comme non soumis aux sens, et remplacé par les attributs dont on décora le grand nerf sympathique.

Ce nerf, auquel jusqu'alors on n'avait guère fait plus d'attention qu'aux autres productions du cerveau et de la moelle de l'épine, devint un objet curieux de recherches et de spéculations. Bichat le détacha de la tête, et lui donna un domaine particulier; le plexus solaire fut le point de mire des magnétiseurs; et, suivant un médecin de Lyon, une fille somnambule de cette ville voyait et entendait par le creux de l'estomac. Cette doctrine a été admise, en très-grande partie, par M. Pinel, et par les nombreux disciples qu'il a formés, mais avec des modifications qui impliquent mille contradictions.

Ce célèbre professeur, à qui la France est redevable de ce qu'on a commencé à faire de bien dans le traitement des aliénés, nourri, aux écoles de Toulouse et de Montpellier, des idées de Bordeu et de Barthez, les porta à celle de Paris, dont il fait encore un des principaux ornemens, et chercha à en exclure tout ce qui restait de la doctrine humorale. S'élevant avec force contre les expressions vulgaires *d'images tracées dans le cerveau, d'impulsion inégale du sang dans les différentes parties de ce viscère, du mouvement irrégulier des esprits animaux, etc.,* et contre l'idée de lésion organique du cerveau, il affirma, avec un médecin allemand, le docteur Harper, que la folie n'est pas le produit d'aucune affection physique, d'aucune irritation générale ou partielle, d'aucun vice organique de la substance cérébrale ; et après ces dénégations (soit par une contradiction assez ordinaire aux meilleurs esprits dans les choses obscures de leur nature, soit qu'il ait voulu isoler le cerveau d'avec les nerfs), M. Pinel assure que c'est l'irritation nerveuse qui caractérise le plus grand nombre des manies, et que les affinités de cette maladie avec la mélancolie et l'hypocondrie doivent faire présumer que le siége primitif en est presque toujours dans la région épigastrique, et que c'est de ce centre que se propagent, comme par une espèce d'irradiation, les accès de manie. Il trouve dans les signes précurseurs de ces accès des preuves bien frappantes de l'empire si étendu des forces épigastriques, lesquelles se propagent dans toute la région abdominale, dont les viscères ne tardent pas à entrer dans cet accord sympathique (1).

Cette doctrine n'est nouvelle qu'en apparence : en effet, qui ne voit pas qu'elle n'est qu'une rénovation du sentiment de Démocrite, que la répétition du principe des Anciens, qu'ils enseignaient sous l'emblème de ce Titan dont le foie était dévoré par un vautour ; qu'il n'y a ici qu'un changement de mots, qu'une substitution d'*irradiations* invisibles aux vapeurs de l'atrabile, aux viscères voyageurs, et autres suppositions tout aussi incompréhensibles ? Indépendamment qu'il

---

(1) M. Pinel, Encyclopéd. méth., Manie, et Traité méd. philos. sur l'Aliénat. mentale, 1re et 2e éditions ; Recherches histor. et méd. sur l'Hypocond., par M. Louyer Villermay. Paris, 1802. Dissertation sur la Manie, par M. Dubuisson. Paris, 1812, etc.

peut paraître étrange à tous ceux qui jusque-là
avaient considéré le cerveau comme le centre des
sensations, que l'on donne au ventre ce que l'on
ôte à ce viscère, on demande avec raison, à ceux
qui considèrent le trouble de l'épigastre comme
la cause exclusive de la folie, comment il arrive
qu'un homme sage et bien portant, en apparence,
tombe tout à coup dans la frénésie; comment un
homme attaqué d'une fièvre essentielle ou symptomatique, peut devenir tout à coup délirant,
quoique aucun trouble n'ait précédé; et comment,
enfin, ce même homme retourne spontanément
à la raison, par suite de la rémission ou de la solution de la maladie, sans qu'aucun traitement y ait
concouru. D'ailleurs M. Pinel, qui, conséquemment à sa théorie, ne recommande presque que
le traitement moral, est un peu différent dans
l'application de ses idées à la pratique; et l'un de
ses principaux disciples, M. Esquirol, dont la pratique nous a fourni beaucoup de matériaux, s'est
vu forcé de mélanger à la doctrine trop exclusive
de son maître celle des métastases, des humeurs
et des saburres (1).

§. 21. L'insuffisance dont je viens de parler,
et quelques succès obtenus par les purgatifs et
les vermifuges (2) ont fait revenir, dans ce siècle
même, plusieurs médecins à l'idée d'une cause
matérielle. Le docteur Prost publia divers opus-

----

(1) Voyez le Journal génér. de Méd., tom. XIX, p. 129
et suiv.; tom. L, p. 3 et suiv.; le Dictionn. des Sciences
médic., aux articles *Démence*, *Démonomanie*, etc.
(2) Décade philosophique, 3ᵉ trimestre de l'an x, p. 516.

cules pour prouver, d'une part, que la cause primitive de l'aliénation consiste, non dans l'altération de la totalité ou d'une portion quelconque
de la masse cérébrale, mais dans une altération
spéciale de la bile et des organes muqueux de
l'abdomen; d'autre part, que le traitement doit
se composer spécialement dè moyens qui puissent
agir sur les viscères abdominaux, et qui soient
propres à en corriger la disposition vicieuse. Il
prétendit avoir trouvé, dans de nombreuses ouvertures de cadavres de maniaques, une grande
quantité de matières muqueuses ou bilieuses,
de couleur brune ou d'un vert noirâtre; beaucoup
de vers; le canal intestinal dénudé, rouge, exco-
rié dans divers points de sa surface; l'estomac
et le colon descendant, dans un état de resserrement plus ou moins marqués; la vésicule biliaire
dilatée, remplie d'une bile noire, visqueuse, et
contenant fréquemment des calculs biliaires; les
glandes du mésentère gonflées, quoique sans dureté; enfin, le foie et la rate plus volumineux,
d'une couleur plus foncée qu'à l'ordinaire, et présentant un état manifeste d'engorgement; d'où
M. Prost conclut que la manie n'est autre chose
qu'un trouble des organes cérébraux, déterminé
par un trouble des organes muqueux du ventre,
et surtout de la bile et des intestins; et qu'en conséquence les émétiques, les purgatifs et les anti-
vermineux sont les véritables et uniques remèdes
de cette maladie (1).

____

(1) Premier, second et troisième Coups-d'œil sur la Folie.
1806 et 1807.

Comme la chose est évidente, cet auteur ne nous a rien appris de neuf, et les lésions du bas-ventre offrent les mêmes incertitudes que celles que l'on reproche à l'anatomie pathologique en général (§. 15); mais, malheureusement pour M. Prost, M. Royer-Collard, médecin de l'hospice de Charenton, releva, à cette occasion, des erreurs et des infidélités commises par un élève de cet hospice, relativement à deux autopsies de maniaques qu'il avait fournies à M. Prost, et il fit voir que précisément ces deux sujets étaient morts de maladies indépendantes de la folie, et qui seules étaient bien propres à produire la mucosité noire et les lésions graves remarquées dans les voies alimentaires. Ce savant observe en même temps que le succès des délayans et des évacuans, dans le traitement de l'aliénation, n'est pas plus concluant, en faveur de la cause saburrale, que les lésions remarquées dans le bas-ventre, puisque les mêmes remèdes ne sont pas moins employés utilement dans toutes les autres maladies (1).

§. 22. Enfin la plupart des métaphysiciens et des théologiens qui sont restés fidèles à la distinction des deux natures ont considéré la folie comme une simple maladie de l'âme, et de là sa dénomination d'*aliénation mentale*. Mais indépendamment des nombreuses inconséquences dont cette supposition est entachée, quelques-uns d'entre eux, plus appliqués à l'observation de cette ma-

____

(1) Biblioth. médicale, tom. XV, p. 133, et tom. XVI, p. 417 et suiv.

ladie, n'ont pas tardé à s'apercevoir qu'elle était toujours précédée de dispositions matérielles ; tel, parmi les quakers, Samuel Tuke, l'un des zélés administrateurs de l'admirable établissement de *la Retraite* près d'Yorck, après avoir payé son tri-but à cette même opinion, dans la description qu'il nous a donnée de cette maison en 1813, il finit par convenir qu'il est extrêmement difficile de déterminer les causes de la folie ; puis il ajoute les observations suivantes, qui sont bien remar-quables : « Les parens, dit-il, répugnent fréquem-
» ment à les dire, et souvent celles qu'ils assi-
» gnent à la maladie n'en est que le premier acte.
» Avant qu'elle se manifeste d'une manière évi-
» dente, le malade est dans un état d'irritabilité,
» et pour ainsi dire de surabondance de vie,
» qu'il parvient à dissimuler pendant quelque
» temps, mais qui l'entraîne dans des attache—
» mens indiscrets et de nature à frustrer ses
» espérances, dans de fausses spéculations de
» commerce, dans des actes extraordinaires de
» dévotion, qu'on prend pour la cause du mal,
» tandis qu'ils n'en sont que le premier effet. Un
» grand nombre de malades admis *à la Retraite*
» avaient eu de violens chagrins ou de vives
» émotions auxquels on attribuait leurs mala-
» dies ; mais plusieurs d'entre eux, quand on a
» pu avoir des informations exactes sur leurs ha-
» bitudes antérieures, et sur la manière dont le
» premier accès s'était manifesté, ont évidemment
» paru y être déjà fortement disposés..... Quant
» à ceux dont la maladie avait été attribuée à des

» scrupules religieux reçus dans la secte des métho-
» distes, il est vraisemblable, continue l'auteur,
» que plusieurs n'avaient fréquenté ces assemblées
» que parce qu'ils étaient déjà dans un état d'exci-
» tation qui les portait à rechercher toutes les
» émotions analogues à cet état ».

§. 23. Je pose ici les bornes de cet exposé que je n'ai déjà que trop étendu, puisqu'il tourne toujours autour du même cercle. Les vérités suivantes sont résultées pour moi des recherches auxquelles j'ai été entraîné, savoir : 1°. qu'il a toujours été très-difficile de débrouiller la véritable cause prochaine et le siége du délire ; 2°. qu'il n'est rien que l'esprit humain n'ait imaginé pour y parvenir, et qu'on trouve dans l'histoire de la médecine les différens principes qu'un homme dépourvu d'érudition pourrait regarder comme résultat des travaux entrepris par ses contemporains : ainsi, anatomie des corps sains, anatomie pathologique, anatomie comparée, principes chimiques très-analogues à ceux d'aujourd'hui, d'où était résultée la conclusion généralement admise de l'influence du *macroscome* ou de l'univers sur le *microscome* ou le corps humain ; application des mécaniques et de l'hydrostatique ; application plus ou moins étendue de la métaphysique ; enfin, *humoristes*, *solidistes*, doctrine des *animistes* purs, doctrine des *sensibilites*, etc., tout se rencontre plusieurs fois sur la voie en faisant ce travail, et jusqu'aux principes de la philosophie de la nature de Fichte, de Schilling, et d'autres penseurs allemands ; c'est-à-dire, de la doctrine du *dualisme*, de l'opposition de deux forces, de deux poles, de deux harmonies, etc. etc.

Une troisième vérité, est que malgré l'apparente contradiction qui se trouve entre tant d'opinions, cependant chacune a eu son côté vrai, quoique insuffisant pour expliquer le fait : ainsi il est impossible de nier les secours toujours croissans des connaissances positives successivement acquises, comme il serait inepte et insensé d'en nier les progrès ; mais nous trouvons en même temps qu'aux diverses époques de l'histoire des sciences, les hommes qui connaissaient le mieux ces progrès, et qui étaient de bonne foi, ne les crurent jamais suffisans pour rendre raison des phénomènes ; qu'ils dûrent allier aux connaissances positives des idées moins démonstratives, et concilier les différentes sectes d'où l'on voit renaître et s'éteindre en différens temps l'éclectisme et le syncrétisme.

Une quatrième vérité, et que je vois reluire comme un astre bienfaisant aux diverses époques de l'art, avant l'ère actuelle, aux quatre premiers siècles de cette ère, puis aux seizième, dix-septième, dix-huitième et dix-neuvième siècles, est qu'on ne peut se borner, pour rendre cet art utile, aux conditions physiques de l'organisme, à la simple étude des changemens immédiats qui surviennent dans le mécanisme et le mélange des parties constituantes, et qu'à cette matière disposée en organes il faut nécessairement un moteur. La médecine n'est qu'une, et ne peut arriver à son but par deux routes différentes. Or, l'observation des phéno-

ménes de l'action vitale est la route que je vois
avoir été suivie, par une sorte d'inspiration, de
tous les grands médecins, je veux dire les bons
praticiens, et Stahl avait répondu à toutes les
objections, en disant, qu'*on peut être convaincu
qu'une chose à lieu, sans être en état de dire
comment elle s'opère* (1).

CHAPITRE II.

*Variations que le traitement de la folie a éprou-
vées depuis l'aurore de la médecine jusqu'à ce
jour.*

§. 24. LES surprises, les charmes, les incantations ont été vraisemblablement les premiers
moyens employés contre la folie : l'on ne peut
pas dire, quand on connaît le pouvoir de l'imagination sur le cœur humain, quand l'on a été
témoin de l'efficacité dont étaient quelquefois les
jongleries de Mesmer et de Cagliostro, on ne peut
pas dire que ces remèdes aient toujours été sans
effet. Les prêtres des peuples à demi sauvages n'en
emploient pas d'autres, et il est à présumer qu'ils
réussissent quelquefois, à en juger par l'effet salutaire que produit sur un malade l'arrivée d'un
guérisseur attendu avec impatience. Nous voyons,
par des fragmens qui nous restent d'une espèce
de code que les Égyptiens nommaient *le livre
sacré*, que leurs prêtres, à la fois médecins et
législateurs, entremêlaient à l'abstinence, aux

(1) *Negot. Otios.*, p. 95.

lavemens, aux vomitifs et aux purgatifs, grand nombre de prescriptions superstitieuses, et un appareil propre à séduire le vulgaire ; ils connaissaient trop le peuple avec lequel ils avaient à faire, pour ne pas se croire obligés de lui faire illusion par des spectacles imposans, par de prétendus charmes et enchantemens, qui donnaient plus de prix aux véritables remèdes. *Miracula fatuis.*

Le berger Mélampe, à qui l'on attribue la découverte de la vertu de l'ellébore noir, joignit également les charmes et les enchantemens au lait des chèvres qui étaient nourries de cette plante, et aux bains, pour guérir les filles du roi Prœtus, qui se croyaient changées en vaches (1). A l'exemple de ceux d'Égypte, les prêtres d'Esculape n'eurent pas moins recours aux superstitions, pour mieux en imposer au peuple, et ils ne manquaient jamais d'en faire un accessoire inséparable de la diète sévère et des remèdes actifs dont ils se servaient dans les maladies chroniques qu'ils jugeaient guérissables.

Tout prouve pareillement, ainsi que Bordeu l'a très-bien développé, que les premiers ministres du christianisme sentirent la nécessité et le grand usage de la médecine pour leur objet principal ; qu'ils la cultivèrent avec la religion, et que, n'ignorant pas que les disciples des apôtres joignaient le don des miracles à celui de guérir les maladies par des secours naturels, ils s'attachèrent à joindre

______

(1) Histoire de la Médecine, par Daniel Leclerc, première Partie.

à ces secours des secours moraux, des distractions,
des consolations, des *ex voto*, des pèlerinages, des
cérémonies imposantes (1). Nous apprenons de
Pomponius et de Wyerr, que, dans les quinzième
et seizième siècles, temps où l'on croyait si fort
aux possessions du démon et aux maléfices, l'on
croyait pourtant nécessaire de recourir aux remèdes pour corriger les mauvaises qualités des
humeurs dont le démon se servait, disait-on, pour
tourmenter les malheureux, leur ronger le foie,
et les plonger dans le désespoir. Ces auteurs affir-
ment que les premiers exorcistes, qu'on appelait
precatores, avaient coutume de purger la bile noire
avant de commencer les cérémonies, qui en réussissaient alors d'autant mieux, et qui étaient
moins efficaces lorsqu'on manquait à ce préambule.
Plusieurs cures de possédés ont été obtenues dans
ce sens, c'est-à-dire, par le concours des délayans,
des purgatifs, des saignées, des toniques et anti-
spasmodiques combinés avec la bénédiction du
pain, du vin, du sel et des autres alimens, avec
la présence continuelle des choses saintes, et en
terminant le traitement par des cérémonies extraordinaires. Ainsi guérissait, par exemple, un
abbé de Saint-Nicolas à Vénise; il faisait prendre
préalablement aux possédés la potion suivante :
« Prenez : *ellébore blanc, une dragme; cannelle,*
» *un scrupule; faites infuser dans quatre dragmes*
» *de vin blanc, et ajoutez un peu de sucre à la*

---

(1) **Bordeu**, Malad. chroniq., plan de l'ouvrage, p. 25
et suiv.

» *colature* ». Cette potion devenait souvent si efficace, dit l'historien, par les grandes évacuations qu'elle produisait, qu'on aurait pu se passer d'exorcisme (1).

§. 25. Des médecins furent même assez hardis alors pour oser imiter les ministres des autels. Un homme, au rapport de Wyerr, qui se croyait possédé de trois démons placés, l'un au front, l'autre aux épaules, et le troisième sur les côtés du corps, ayant été exorcisé en vain, le fut de nouveau d'une manière feinte par des médecins qui lui frottèrent, à son insu, le front et les côtés de la tête avec du suc d'euphorbe. Lorsque cet insensé commença à éprouver de la douleur à ces parties, on lui fit croire que les trois diables s'y étaient entièrement retirés, et qu'il serait actuellement aisé de les chasser. On profita du moment où, les vessies étant formées, la douleur allait cesser ; et au milieu de grandes cérémonies imposantes, on plaça trois cierges allumés sur sa tête, et, à un signal donné, on y jeta à poignées de la poudre de *lycopodium*, qui, s'enflammant rapidement, et produisant une flamme semblable à l'éclair, fit croire au sujet de cette comédie que les démons s'étaient envolés, de quoi il fut très-persuadé, et par suite entièrement guéri (2).

Les ecclésiastiques s'étant fort mal à propos,

---

(1) *Hieronim. Welschius, in anno IV. Ephemerid. natur. curios.*

(2) *Vyerus, lib. V, cap. 28. De curation. læsion, malefic.*

selon moi, séparés de la médecine, il est probable que de semblables cures cessèrent d'avoir lieu, excepté à Besançon, où j'ai appris sur le lieu même qu'un grand nombre de possédés, qui s'y rendaient lorsqu'on montrait le saint suaire, y occasionnaient souvent de grands désordres par leurs cris, leurs contorsions et leurs fureurs, mais que les soldats de la garnison faisaient cesser à grands coups de bâton : médecine qui, jointe à la circonstance dont l'esprit était frappé, produisait tous les ans quelques guérisons.

C'en est assez sur ce sujet relatif à la première cause supposée de la folie (§. 2 et suiv.). Ce que nous venons de dire suffit pour prouver que les secours moraux ont précédé dès la plus haute antiquité les secours physiques; qu'ils se les sont ensuite associés par une heureuse harmonie : ce qui indique qu'il y a eu de tous les temps des esprits observateurs de ce cours non interrompu des mêmes besoins et des mêmes faiblesses, et ce qui trace aux hommes à venir la route qu'ils doivent suivre dans les mêmes circonstances.

§. 26. Nous ne pouvons nous dissimuler que cette route fut interrompue par les Asclépiades qui fondèrent l'école de Cos. L'Hippocrate qui fait loi en médecine (§ 6 et 7), et que l'on suppose un de leurs descendans, bannit de l'art tous les remèdes superstitieux, et établit que les maladies, ainsi que leur guérison, étaient entièrement du ressort des causes naturelles. Il prit pour base de sa physiologie la doctrine des quatre élémens, auxquels il adjoignit un principe général qu'il désignait sous le nom de *nature*, investi d'un très-grand pouvoir. Nous lui devons une éternelle reconnaissance pour l'attention scrupuleuse avec laquelle il a observé la nature, décrit les maladies, leurs crises, leur succession ; mais, tombant d'un extrême à l'autre, il a par trop négligé, pour les moyens physiques en usage de son temps, et pratiqués avec un empirisme aveugle, l'art de subjuguer, d'enchaîner l'imagination ; il n'a vu que l'elléborisme, méthode violente qu'il employait partout (2).

Déjà, avant Hippocrate, comme nous l'avons vu en parlant de Mélampe, l'habitude de traiter les insensés par l'ellébore avait passé en proverbe, et l'on ne doutait même pas qu'il fût possible que la folie résistât à ses vertus (2). Nous aurons cependant occasion de voir que l'on se trompait alors comme à présent, sur l'efficacité toujours constante des purgatifs les plus violens, et nous ne pouvons nous empêcher de penser que l'autorité d'Hippocrate sur des esprits paresseux et portés à l'imitation, a beaucoup influé sur le retard de la vraie méthode de traiter les aliénations mentales.

Nous voyons effectivement que, pendant une

----

(1) *Vide Hippocrat. in libris de veratri usu, de insaniâ, de morbo sacro, de insomniis, de victu in acutis.*

(2) Entre plusieurs écrits sur l'Ellébore, voyez Lorry, *de Melanchol.*, tom. *II*, *appendix de Veterum helleborismo.*

suite de trois à quatre siècles, les médecins attachés à l'école de Cos ne connurent dans la folie
d'autre traitement que celui de remuer profondé-
ment les humeurs, ce qui se continua jusqu'au
temps des premiers Césars, où Thessalus, Thé-
mison, Asclépiade, et autres chefs de la secte des
méthodistes, introduisirent une nouvelle doctrine qui modifia celle d'Hippocrate, et qui ajouta
à la vieille médecine l'usage des frictions, de la
gymnastique, de la musique, des lotions, des
bains, des sédatifs, du choix de la lumière ou des
ténèbres, et particulièrement des règles pour la
durée de l'abstinence, et le choix des boissons et
des matières alimentaires.

§. 27. Celse, qui vivait à cette époque, est le
premier qui parle de la conduite morale envers
les aliénés; il fait trois genres de folies : celle avec
la fièvre ou la frénésie; la mélancolie, qu'il attribue aussi à la bile noire, et qu'il veut qu'on traite
avec l'ellébore; la manie ou la fureur, dont il fait
deux espèces : celle qui tient seulement à un vice
de l'imagination (*imaginibus, non mente fallunt*),
à laquelle il attribuait fort improprement, selon
moi, les fureurs d'Ajax et d'Oreste, et qui n'appartient qu'aux hallucinations; la seconde espèce,
qui est causée par vice de l'esprit (*animus*), non
pas de l'esprit comme nous l'entendons, mais de
cet esprit qui formait les *mânes* des Anciens, car
mens et *animus* étaient chez eux deux choses
différentes. Il a aussi, dans cette espèce, la plus
grande confiance dans l'ellébore, qu'il dit qu'on
doit donner de l'espèce noire dans le délire triste,

pour purger ; et de l'espèce blanche, dans le délire gai, pour faire vomir.

Cet auteur veut que, suivant les cas, on tienne le malade tantôt à la lumière, tantôt à l'obscurité ; que, dans les deux premières espèces, on ne contrarie pas l'aliéné, qu'on recherche ses goûts et l'objet de son délire, pour pouvoir le soulager. Ainsi, dit-il, un homme très-riche étant déchiré par la crainte de mourir de faim, on lui annonçait chaque jour l'arrivée de prétendus héritages, etc. ; il prescrit de tenir un milieu entre l'excès de nourriture et l'abstinence ; qu'on fasse dormir par le moyen de frictions douces, du murmure des eaux, du mouvement d'une litière, et même par celui des narcotiques ; qu'on tienne le ventre libre. Le premier, à ma connaissance, il parle de l'utilité de la douche froide sur la tête, pendant que le corps est plongé dans un bain d'eau tiède mélangé d'huile.

Voilà le beau côté de Celse ; mais je crains bien qu'on n'ait à lui reprocher d'être l'autorité d'après laquelle s'est établi un usage barbare qui a toujours été suivi jusqu'aux temps présens ; il conseille que, si l'aliéné résiste aux bonnes manières, on le contraigne par la force, par la faim, par les chaînes, par les coups, et même en lui faisant des plaies ; ce qui, ajoute-t-il, réussit quelquefois, et oblige le malade à faire peu à peu plus d'attention à ce qu'il fait. Il parle de la médecine perturbatrice, et il annonce d'ailleurs avoir bien connu les fous, car il avertit de ne pas se fier à leur air, à leur douceur apparente, et à leurs supplications pour être détachés, parce que c'est là une ruse propre aux insensés (1).

§. 28. Arétée, que je crois devoir placer immédiatement après Celse, s'occupe d'abord spécialement de la saignée, qui paraissait déjà fort en vogue de son temps, et qu'il regarde comme un réfrigérant très-utile. Il a aussi une grande confiance dans les ventouses sèches et scarifiées, qu'il recommande dans presque toutes les maladies (§. 9). Viennent ensuite les deux ellébores noir et blanc, qu'il considère comme l'ancre sacrée; l'aloès et plusieurs autres purgatifs, puis l'absinthe, plante en grande vénération pour les maladies du foie jusque vers le milieu du siècle dernier. Cet auteur s'attache beaucoup à régler le régime, et à réparer les forces de l'estomac épuisé par les violens drastiques, qu'il prescrit, à l'exemple d'Hippocrate, de réitérer jusqu'à guérison; il reconnaît pourtant que c'est à la puissance des forces naturelles qu'on doit la santé, comme c'est à leur faiblesse qu'on doit la maladie, et il avertit qu'il a vu plusieurs malades rester tels tant qu'ils étaient affaiblis par les remèdes, et qui n'ont repris la santé qu'après avoir été réparés par une bonne nourriture animale, ce qui est assez en contradiction avec son traitement. Il recommande les bains minéraux chauds dans la mélancolie (2), et c'est, je crois, le premier auteur qui

---

(1) *Cornelius Celsus, de Medicinâ, lib. III, cap.* 18.

(2) *Aretæus Cappadoc., de Curat. diuturn. morb., lib. I, cap.* 5.

en ait parlé. La pratique d'Arétée est fort au-dessous de la belle description qu'il donne de la manie et de la mélancolie, lorsqu'il traite des causes et des signes de ces maladies. Il est vrai qu'il nous en manque la majeure partie; mais j'ai vu à regret que le grand cas qu'il a fait de la saignée a autorisé ses successeurs à en faire un remède banal, employé à outrance, sans avoir égard qu'Arétée lui-même voulait qu'on se limitât sur la force et le tempérament du sujet.

§. 29. Nous voici parvenus au troisième siècle de notre ère, et à l'auteur qui a le mieux connu parmi les anciens le traitement de la folie, à Cælius Aurélianus (§. 12), sur lequel je m'étendrai un peu plus, par reconnaissance du soulagement que j'ai procuré à plusieurs malades en suivant ses conseils; il brille particulièrement dans la discussion et dans le traitement moral; car pour les remèdes, il est très-ordinaire.

Après avoir donné la description d'un accès de fureur ou de manie, et de la physionomie du maniaque, Cælius conclut, un peu lestement, du gonflement des veines, de la rougeur des joues, de l'ardeur des yeux, du développement extraordinaire des forces, de la chaleur du corps, etc., que la manie est toujours une maladie d'astriction. Il soutient, contre ses devanciers, qu'elle n'est pas d'abord l'effet pur et simple d'une affection d'âme, mais que c'est le corps qui est d'abord malade, et ensuite l'âme. Il veut qu'on saigne, mais avec modération, et il s'élève, à cette occasion, contre ceux de son temps qui faisaient saigner des deux bras jusqu'à défaillance, ce qui ôtait totalement les forces. Comme Arétée, il fait un grand usage des ventouses scarifiées, appliquées d'abord aux précœurs, puis entre les deux épaules, et successivement à la tête : il employait aussi les sangsues, appliquées comme moyen révulsif, à différens endroits du corps. Les fomentations, les lotions, les cataplasmes, les lits suspendus pour procurer le sommeil, divers préceptes sur l'emploi relatif du jour ou des ténèbres, sur la manière de nourrir, etc. etc., composent le restant du traitement physique.

Il n'avait pas échappé à Cælius qu'une grande débilité, qu'un délire plus calme succèdent ordinairement à l'exaltation des forces ; alors, autre médication : il recommande, pour relever les forces, un régime *résumptif* et *récorporatif*, des ventouses avec beaucoup de flamme, enlevées rapidement, et autres excitans ; l'ellébore, comme vomitif et propre à procurer une secousse, remède qu'il déconseille au contraire dans la première période, etc. etc. Il discute ensuite avec sagacité la valeur des méthodes de traitement employées de son temps, relatives principalement à l'abstinence, à l'usage des plaisirs de l'amour, aux bains froids, à la musique *phrygienne* et *dorienne*, etc. ; questions sur lesquelles nous reviendrons aussi nous-mêmes.

Tournant en ridicule l'idée de ceux qui, comparant les hommes aux bêtes féroces qu'on adoucit, disaient-ils, en leur faisant souffrir la faim, voulaient qu'on se rendît maître des fous par le moyen des longs jeûnes, Cælius affirme que ce moyen est plus propre à faire empirer la maladie qu'à la guérir, parce qu'en affaiblissant les malades, l'on s'ôte toute ressource de les secourir.

Il condamne la méthode d'enchaîner les fous, de les accabler de coups, de les enivrer, et de les faire dormir par l'usage de l'opium et des autres narcotiques.

Quant à l'idée de procurer aux fous des belles femmes, afin de les distraire, notre auteur observe avec raison qu'il est absurde de vouloir donner de l'amour à des gens incapables de juger de la beauté ; qu'on aura d'autant plus de tort, si c'est l'amour qui a causé la manie, parce que c'est aggraver le mal que de chercher à le guérir par ce qui l'a occasionné ; qu'à supposer qu'on fût parvenu à donner de l'amour, il restait à déterminer s'il convenait ou non de permettre l'usage de ses plaisirs : que dans le premier cas, c'était s'exposer à produire une grande énervation qui ne pouvait qu'augmenter le trouble de l'âme ; et qu'au contraire, si on les refusait, le malade serait encore plus exaspéré ; d'où il conclut pour la séparation sévère des deux sexes.

L'auteur témoigne peu de confiance dans les effets de la musique, parce que les sens des aliénés sont troublés ; et il condamne l'usage du bain froid, conséquemment à sa théorie sur l'astriction.

Mais c'est dans le traitement moral du délire aigu (la frénésie) et du délire chronique, que Cælius se distingue, comme je viens de le dire, des auteurs de son temps. Le malade, dit-il, doit être placé dans un lieu tranquille, éclairé de manière qu'il ne puisse se jeter de la fenêtre, à l'abri de tout bruit, avec des murs parfaitement unis, et sans peintures ; que le lit soit solide, et tourné en sorte que l'insensé ne puisse voir ni les entrans ni les sortans : si celui-ci veut en sortir, qu'il y soit contenu par des liens souples, et dont il ne s'aperçoive pas. Il est utile de le faire promener et converser ; de lui procurer des lectures contenant quelques choses fausses, pour que son esprit puisse s'exercer à les découvrir ; de lui faire de temps à autre des interrogations captieuses, en procédant, pour ne pas trop le fatiguer, du plus simple au plus composé ; de lui offrir des spectacles gais, ou des mimes, si son délire est triste ; et des scènes tragiques, si ce délire est d'une nature puérile.

Si le sujet est lettré, mettez en usage, à mesure qu'il commence à se reconnaître, des entretiens sous forme d'argumentation, pour l'engager à raisonner ; servez-vous de la narration, de l'épilogue, de la déclamation ; s'il y prend goût, procurez-lui des auditeurs qui, par leurs louanges, l'encouragent à continuer : conduisez-le même de temps à autre aux leçons des philosophes, où il puisse apprendre comment l'on échappe à la crainte, au chagrin, comment l'on évite de se mettre en colère..... Si le sujet n'est pas lettré, il faut néanmoins exercer son esprit par des questions qui ont rapport à son état, comme d'agriculture, si c'est un cultivateur ; de navigation,

si c'est un marin , etc. ; et s'il n'a aucune profession , ne le laissez pas oisif pour cela , mais
faites-lui des questions de choses communes,
occupez-le à jouer aux dames , aux échecs ou autre jeu semblable (*calculorum ludus*) , afin d'habituer son esprit à un exercice régulier.

Enfin , lorsqu'il n'y a plus rien à craindre de
la présence des choses nouvelles et non habituelles , on assure le traitement par le changement d'air , par les voyages de terre et de mer,
en conduisant le malade aux eaux minérales
naturelles , et en lui procurant tout ce qui
peut en même temps occuper l'esprit et le dé-
lasser (1).

§. 3o. Nous avons certainement aujourd'hui
fait plusieurs pas de plus; et c'est l'ouvrage de
quelques années. Combien ne serions-nous pas
avancés dans le traitement de l'aliénation, si , depuis Cælius, il avait été continué sur le même
plan ? Mais une nuit obscure se répand depuis
lors sur ce sujet, pendant environ quinze siècles,
ne permettant d'y voir qu'à la lueur de quelques
éclairs dont nous allons profiter. Cette nuit est
amenée par le galénisme, secte qui ne tarda pas
à étouffer toutes les autres, et par conséquent à
détruire tout ce qu'elles avaient produit de bon.
Galien (§. 8) n'a pourtant rien écrit *ex professo* sur la folie , et les passages de sa thérapeutique , qui traitent du délire , ne roulent que sur

_____

(1) *Cælii , Aurel. acutor. morb. , lib. 1. Phrænitis ,
morb. chronic. , lib. 1, cap. 5 et 6.*

ses quatre humeurs, et principalement sur les qualités qu'il suppose à l'humeur mélancolique, ainsi que cela se voit d'ailleurs par les écrits de ses sectateurs, et en particulier par ceux d'Alexandre de Tralles, qui a vécu un siècle ou deux après lui, d'Archigène, d'Oribase, de Posidonius, Rufus, Paulus, Aétius, etc., qui se sont succédé dans la même école, jusqu'au huitième siècle, en suivant toujours les mêmes maximes.

§. 31. La mélancolie est déjà pour Alexandre le genre de toutes les espèces d'aliénation. Dérive-t-elle, dit cet auteur, d'une trop grande quantité de sang, ce qu'on reconnaît ou aux signes de pléthore, ou à la rétention des évacuations naturelles, la saignée répétée plusieurs fois en est le remède; outre la saignée générale, on saigne également au front, si la tête est gorgée de sang. Une très-grande irascibilité est une preuve que la bile est mêlée au sang; il faut alors joindre à la saignée l'usage des tempérans, des minoratifs, des bains et des douches tièdes. Une folie triste, morose, soupçonneuse, portant au suicide, produisant des illusions extravagantes, est le fait d'un sang mélancolique. On réussit quelquefois, dit Alexandre, lorsque la maladie ne fait que commencer, et qu'elle a pris naissance de quelque affection de l'esprit à la dissiper, en lui opposant de suite un expédient qui y produise un changement subit. Il raconte à cette occasion plusieurs histoires qu'on a répétées ensuite jusqu'à satiété, telles que celle du médecin Philodote, qui appliqua un chapeau de plomb sur le chef d'un homme qui se croyait sans tête ; et celle d'un autre médecin qui, chez une femme qui était tourmentée de l'idée d'avoir avalé un serpent, la fit vomir, et plaça adroitement un petit serpent dans le bassin où elle vomissait, pour lui persuader qu'elle avait rendu le reptile, etc. etc. Mais si la maladie est déjà ancienne, il ne faut pas se fier à ces moyens ; l'on doit saigner, et ensuite purger avec l'épithyme ou l'électuaire *hiera picra*, et même avec la pierre d'Arménie et le *melochites* (espèce de mine de cuivre, qui paraît être le *lapis lazuli*, qui a aussi été recommandé). Il a une grande confiance en ce remède, qu'il préfère à l'ellébore blanc, et qu'il dit être moins dangereux que cette plante, quoique toutefois il parle de convulsions que le *lapis armeniacus* a occasionnées. Il répète cette médecine tous les sept à huit jours, et c'est là toute sa ressource (1).

Cet auteur n'est remarquable que parce qu'il est le premier praticien connu qui ait donné la préférence aux minéraux, comme remèdes purgatifs ou vomitifs.

§. 32. Aétius, que l'on ne doit regarder que comme un compilateur, prescrit dans la manie l'abstinence, les saignées répétées, générales et locales ; les purgatifs propres à faire couler la bile, l'opium pour faire dormir les furieux, les sternutatoires, les exutoires, les bains tièdes et les douches, par lesquels il veut qu'on termine la cure ; tandis qu'au contraire c'est par eux

---

(1) *Alexand. Trallian., de Arte medicâ, lib. 1, cap.* 17.

qu'il veut qu'on commence dans la mélancolie,
pour la terminer par les purgatifs unis aux plantes
céphaliques, aux sternutatoires, au petit-lait,
et à divers alimens et médicamens superstitieux.
Il parle des vomitifs comme de remèdes qui ont
été quelquefois utiles, et d'autres fois nuisibles. Sa
médecine est extrêmement active : aussi recom-
mande-t-il que, lorsque les malades ont été bien
fatigués par les remèdes, il faut les laisser tranquilles, pour que le repos guérisse le mal qu'ont
fait les médicamens, et que souvent cela achève
les guérisons commencées.

Cet auteur ne m'a fourni d'autre remarque,
sinon qu'il recommandait déjà *le vinaigre*, comme
remède usité de son temps dans la manie (ce
qu'un médecin allemand a préconisé de nos jours
comme remède nouveau). Aétius veut qu'on choi-
sisse le plus fort, et qu'on en prenne tous les
jours, après chaque repas, une pleine cuiller; de
plus, qu'on en mêle avec tous les alimens. Il ne
nous apprend pas si l'on en avait retiré quelque
utilité (1).

§. 33. J'avais l'espoir de trouver chez les Arabes quelques notions précises sur ces maladies,
qu'on suppose généralement plus fréquentes dans
l'Orient, berceau de tant de rêveries ; mais je n'ai
vu également que de serviles imitateurs de Galien parmi les écrivains de cette nation, dont
Avicenne peut à juste titre être considéré comme
le principal.

---

(1) *Aetii Tetrabibl.*, *ii*, *sermo secundus*, *cap.* 7 *et* 9.

Avicenne, mort en 1448, a assez bien tracé les signes de la mélancolie, et en a donné une bonne description, ainsi que de ses variétés; mais il est nul pour la manie et les autres espèces de folie. Il recommande en général les saignées, les vomitifs et les purgatifs, les bains tièdes avant le repas, le vin blanc et les somnifères. Il a connu l'utilité des distractions au moyen du travail, des chansons et des jeux. Il avance que rien n'est plus nuisible aux aliénés que la crainte et la solitude; cependant, par une contradiction insigne, et sans doute pour obéir aux idées de son temps, il conseille de guérir le trouble de la raison avec des soufflets bien appliqués et des coups de verges, à moins que le malade ne soit déjà très-faible. Il faisait un grand cas, soit pour maîtriser le malade, soit pour dessécher et échauffer le cerveau, dans la démence et la fatuité du *cautère actuel*, appliqué en croix sur la tête à diverses reprises (1). Dureste, nous ne nous étendrons pas davantage sur Avicenne, parce que plusieurs des auteurs suivans, dont nous allons donner un aperçu, n'ont fait d'âge en âge que le copier (2).

____

(1) *Avicennæ lib. canonis, etc., III; fenic., I tractat.; IIII à pagin. 202 ad 204 et verso.*

(2) En général, nous voyons Avicenne, Albucasis, et autres médecins arabes, avoir fait, ainsi que cela se pratique dans l'Orient, un grand abus du cautère dans toutes les maladies; cependant cet usage était blâmé par quelques praticiens, et Abenzoar le trouve dangereux dans le traitement de la folie. *Abenzoar, tract. IX, cap. 17.*

§. 34. L'Italie, l'Espagne et la France, visitées, occupées même par les Maures, reçurent en grande partie de cette nation spirituelle le feu sacré des lettres. La médecine surtout doit beaucoup aux Arabes, dont les livres furent particulièrement accueillis en Italie, dans les quinzième et seizième siècles, tandis que l'Allemagne était livrée tout entière aux illusions de l'alchimie, de l'astrologie et de la magie.

Parmi les médecins de l'école italienne, je n'hésite pas à mettre au premier rang, pour la clinique interne, Jean Michel Savonarola, médecin des ducs de Modène, dans la première moitié du seizième siècle. Cet auteur nous a donné une assez bonne description de la mélancolie et de la manie, de leurs signes, et de leurs terminaisons. Il a eu une juste idée du traitement moral, sans pourtant l'avoir mis en usage, par suite de cet attachement servile aux idées du jour, qui, nous laissant entrevoir ce qu'il y a de mieux, nous oblige à suivre le pire. Il nous apprend, en effet, que de son temps l'on se faisait un plaisir de frapper les insensés, de les battre de verges jusqu'au sang, dans l'intention, disait-on, de faire diversion à la cause matérielle de la manie, de les piquer avec des orties, de les couvrir de rubéfians ; et que cette marche, loin de les guérir, les irritait davantage et les rendait plus furieux : il dit en outre, avoir observé que ces malades conservaient de la haine pour ceux à qui ils avaient été soumis, et qu'ils n'oubliaient jamais les mauvais traitemens ; ce que je n'ai pas de la peine à croire, de la manière qu'on les traitait : un étudiant maniaque ayant été frappé par un de ses compagnons assistant du médecin qui le traitait, et ayant ensuite été rendu à la liberté, comme guéri de sa folie, se vengea à la première rencontre, en tuant cet assistant d'un coup d'épée. Peu après pourtant, notre auteur, fidèle à l'autorité d'Avicenne, de Gordon, et de plusieurs autres écrivains du temps, recommande qu'on tienne les maniaques dans la crainte, qu'on les gronde, qu'on les menace, qu'on leur lie les pieds et les mains, et qu'on les frappe de verges, pourtant avec modération.

Savonarola et son maître Avicenne, ont exprimé le vœu que les mélancoliques et autres insensés fussent appliqués à un travail quelconque, en présence de personnes propres à leur inspirer du respect, sans les intimider et les empêcher de se livrer à la gaîté ; mais il ne paraît pas que ce précepte ait été mis pour lors à exécution.

D'après sa distinction de la cause, par le sang ou par la bile, la première produisant la manie *canine*, celle ou l'insensé n'est pas toujours féroce, où il se laisse quelque fois adoucir par de bonnes manières ; la seconde formant la manie *lupine*, dans laquelle le malade ne s'apprivoise jamais : d'après, dis-je, cette distinction, et les crises heureuses, les unes par des évacuations sanguines, les autres par des déjections ou des vomissemens bilieux ; l'auteur prescrit ici des saignées et des révulsions par des ventouses aux jambes ; là, des vomitifs et des purgatifs. Il conseille aussi les bains tièdes, et surtout les bains de jambes ; et il veut qu'on cherche à procurer le sommeil, non par l'opium, dont il blâme l'usage contre Avicenne, mais par des applications extérieures, par l'habitation dans un lieu frais et humide, par le voisinage d'une rivière, et surtout en faisant coucher les malades dans des lits suspendus, pour les bercer comme des enfans.

Cet auteur met aussi sa confiance dans l'ustion à la partie antérieure de la tête et aux bosses occipitales, pénétrant jusqu'à l'os, de manière à laisser la plaie ouverte jusqu'au quatrième jour, et à la livrer ensuite à elle-même. Il dit que c'était la pratique de son temps, et cependant il n'en cite aucun heureux succès ; il paraît seulement qu'il s'est laissé entraîner par l'analogie d'un exemple cité par Gordoni, concernant un mélancolique qui s'était fracturé la tête, qui restait bien portant tant que sa plaie était ouverte, et qui rechutait quand elle se cicatrisait. Mais en vérité, peut-on figurer quelque chose d'utile d'un semblable moyen ? et ne doit-on pas au contraire affirmer que la méthode d'alors était vicieuse, lorsqu'on voit, un peu plus bas, Savonarola citer un médecin son contemporain, nommé *Cermisonus*, qui enseignait publiquement avoir traité plus de cent maniaques et mélancoliques, et n'en avoir tout au plus guéri parfaitement que trois à quatre, et lorsque lui-même il regarde la manie qui a des intervalles lucides comme incurable, d'après cet ancien adage : *qui semel salvus est, nunquam curatur* (1)? Quelle différence avec le nombre d'aliénés que l'on guérit aujourd'hui! et combien ce triomphe de la médecine actuelle est propre à fermer la bouche à ses détracteurs!

§. 35. Voyons ce que faisaient dans le même temps, et dans des contrées opposées à l'Italie, Paracelse et Van Helmont. Paracelse, conséquemment à sa théorie (§. 10), enseigne deux manières de guérir la manie : la première consiste dans l'ouverture des lieux desquels il prétend qu'émanent les vapeurs qui troublent la raison; et si l'on est indécis sur l'endroit (ce qui a dû toujours arriver), on ouvrira en même temps les extrémités des doigts des pieds et des mains, ainsi que la tête. Ces ouvertures se font par l'application des escharotiques les plus puissans, tels que la clématite, les cantharides, l'eau forte, le sublimé corrosif, l'arsenic, etc. etc., ce qui rapproche ce procédé de l'ustion dont nous venons de parler. La seconde manière consiste, 1°. à tirer du sang, moyen par lequel Paracelse assure que la manie, accompagnée d'une grande chaleur, a été guérie quelquefois; 2°. dans l'usage interne et externe de substances qu'il croit propres à condenser et à refroidir, telles que les huiles de camphre et de musc, auxquelles il attribue des merveilles; les quintessences ou élixirs, d'argent, de fer, de plomb, de mercure, de corail, etc., mais qu'il place au-dessous du camphre; 3°. dans

---

(1) *J. Mich. Savonarolæ, Patavini, Practica major, tractat. VI, cap. 1.*

l'usage de substances propres à assoupir et à annuler la cause de la manie, telles que les quintessences de pavot, de lis, de mandragore, de jusquiame. Pour ce qui regarde le traitement des autres aliénations que Paracelse nomme *suffocation de l'intelligence*, tout en méprisant les anciens et les médecins de son temps, il n'en emploie pas moins la scammonée, la coloquinte, l'ellébore, et autres médicamens de cette nature, auxquels il fait succéder des préparations confortatives (1). Malgré le ridicule de cette médecine, elle n'en a pas moins été suivie pendant près d'un siècle, ainsi que je le trouve dans des dissertations des seizième et dix-septième siècles, sans que pourtant ni Paracelse ni ses sectateurs aient cité aucune observation en sa faveur.

§. 36. Van Helmont (§. 11) s'élevant contre toutes les opinions de son siècle et des siècles passés, déclare n'y avoir d'autre remède contre la manie que dans l'esprit de vitriol, et dans l'immersion subite dans l'eau froide, pour corriger et mettre à la raison l'archée furibonde. Il rapporte deux exemples de guérison par ce dernier moyen, l'un d'un vieillard hydrophobe, et l'autre d'un charpentier maniaque qui, de retour, bien garotté sur un chariot, d'une chapelle d'Anvers où on l'avait conduit pour le guérir, brisa ses liens, et se précipita dans un lac voisin, d'où il fut retiré comme mort. L'auteur veut

---

(1) *Paracelsi Opera omnia*, tom. *I*, de *Morbis amentium*, *tractat.* 11, *p.* 576 *et seq.*

que les fous soient trempés long-temps, sans crainte de les noyer; et nous verrons Boerhaave adopter la même opinion. Quant au régime, exaltant, comme unique moyen de parvenir à la connaissance du vrai, la vie contemplative, le silence des nuits, l'abstinence des alimens, l'abnégation de toutes les disciplines reçues, et même celle de la raison, c'est là ce qu'il recommande aussi pour guérir la folie. Sur la question si l'opium convient dans la manie, il observe qu'on a très-souvent essayé en vain de la guérir par de puissans soporifiques, même à dose quadruple, et sans pouvoir procurer le sommeil; que leur exhibition est pleine de danger, parce que, lors même qu'ils font leur effet, le sommeil qu'ils procurent est accompagné de rêves incommodes, qui sont eux-mêmes un délire qui n'est autre chose qu'un sommeil où l'on veille (*vigil-somnum*); qu'ainsi, donner les opiacés, c'est vouloir entretenir et augmenter la maladie (1).

§. 37. Il est juste de dire que les deux novateurs dont je viens de parler, ayant beaucoup exalté le pouvoir de l'imagination dans la production de la folie, quelques médecins qui vivaient à peu près à la même époque, écrivirent sur ce même pouvoir pour le faire servir à la guérison de cette maladie, et posèrent quelques règles sur l'art de donner de la gaîté aux aliénés

---

(2) *J. B. Van Helmont, Jus duumviratûs, p.* 248; *Demens idea, p.* 236; *Ortus imagin. morbos., p.* 442; *Ortus medicinæ, promissa.*

qui sont tristes, de la crainte aux colères, de la confiance aux craintifs ; sur les cas où il convient de les épouvanter, d'être ou de n'être pas de leur avis, avec des exemples de différens stratagèmes plus ou moins ingénieux : tels furent Zacutus-Luzitanus (1), Gaspard a Rejes (2), Bohn (3), etc. ; mais ces écrits, faits plutôt pour amuser que pour instruire, n'eurent pas de grands succès ; les esprits étaient dominés ou par de trop vieilles habitudes, ou par des noms autrement puissans, ou par d'autres espérances bien plus attrayantes, pour pouvoir y faire attention. Les maîtres les plus en réputation du dix-septième siècle, tels que Botall, Forestus (4), Plater (5), Lazare Rivière (6), Sennert (7), et plusieurs autres, enseignaient publiquement que le grand art de guérir la folie consistait à tirer du sang, à purger les humeurs peccantes, à donner des bains, à tenir le malade dans une abstinence forcée : la saignée était répétée plus de cinquante à soixante fois ; l'on en venait ensuite aux saignées locales par les ventouses et par les sangsues, puis aux purgatifs, puis aux bains. L'on voit tous ces écrivains se répéter jusqu'à satiété, dans cette routine cruelle et nauséabonde que j'ai encore vue

___

(1) *Med. princ. histor.*, 4, 10, 73.
(2) *Camp. Elys. jucund. quæst.*, n° 12.
(3) *De Officio medic.*, p. 89.
(4) *Observat.*, lib. x.
(5) *Praxeos med.*, lib. 1, cap. 3.
(6) *Praxeos med.*, lib. 1, cap. 13.
(7) *Practica med.*, lib. 1, pars 2.

usitée sur la fin du dernier siècle, aux hôpitaux de Turin, de Paris et de Marseille : on la voit seulement éprouver quelque changement à l'occasion d'idées bizarres qui s'élèvent, provoquées par la découverte d'Harvée, et par le retour vers les remèdes superstitieux.

La transfusion, avec laquelle l'on se promit d'abord l'immortalité, fut appliquée à la guérison de la folie, comme à celle des autres maladies, et obtint de nombreux prôneurs parmi lesquels Mercklin s'est distingué : on faisait passer le sang de veau, de mouton, ou d'un homme sain, dans les veines de l'insensé, suivant sa qualité; mais je trouve que cette folie avait déjà passé de mode en 1680 (1). Les livres de Dioscoride, traduits par Mathiole, réveillèrent le goût pour les remèdes superstitieux tirés de certaines parties d'animaux : l'anagallis, le mouron, etc., eurent un crédit étonnant : Albert Schizius, professeur à Strasbourg en 1669, vantait la vertu des cantharides administrées intérieurement, contre la folie (2),

____

(1) *Acta philosoph. Societ. reg. in Angliá*, mens. februar, 1667 et jun. 1668. *Vide etiam Lower, de Corde.*

(2) *Disputat. de maniá. Argentorat.*, 1669. Je suis bien aise de faire remarquer ici que les cantharides, auxquelles quelques personnes attribuent encore une vertu dans les maux de dents, paraissent avoir été très-employées à Strasbourg dans les seizième et dix-septième siècles, contre les maladies nerveuses; car je lis que Jérôme Braunschweig, qui se distinguait alors dans cette ville pour la pratique chirurgicale, les administra intérieurement contre les accidens attribués à la morsure d'un chien enragé. *Vide Braunschweig, Chirurgia, tract. II, cap. 14, fol.* 38.

et un professeur hessois assurait sérieusement avoir rendu un courtisan à la raison en lui faisant boire du sang tiré de derrière les oreilles d'un âne (1), etc. etc.

§. 38. La même époque s'est également signalée par la substitution de l'antimoine à l'ellébore, à l'épithyme, et aux autres purgatifs tirés du règne végétal. L'on commença aussi à employer contre la folie le plomb et le mercure; ce dernier, déjà célèbre dans la guérison de la syphilis, pouvait par conséquent aussi triompher de bien d'autres maux.

Mathiole, surtout, préconisa beaucoup les vertus du verre d'antimoine dans la mélancolie, pour purger la bile noire ; il citait l'exemple d'un curé qui fut guéri après avoir pris douze grains de cette substance, qui produisirent une superpurgation avec beaucoup de sang (2); et l'on sait le crédit dont Mathiole a joui parmi les médecins et le peuple. Ettmuller, autre médecin d'un grand nom et bien supérieur à Mathiole, regarda pareillement le verre d'antimoine, mais sous forme d'émétique, comme remède souverain dans la folie; il le donnait sous forme sèche, et à la dose de quatre à cinq grains chaque fois. Dans les intervalles des évacuations produites par ce remède, il cherchait à apaiser et à tempérer l'ardeur des maniaques; et il nous apprend n'avoir rien trouvé de mieux pour cela que le

(1) *Disputat. med. de maniacis. Gissæ-Hassorum*, 1691.
(2) *Comment. ad libr. v ; Dioscorid., cap.* 59.

124 **TRAITÉ**

camphre à haute dose, et le sucre de saturne
(acétate de plomb); secret, disait-il, d'un moine
d'Italie, devenu célèbre par un grand nombre de
cures de manies (1).

§. 39. Le mercure était surtout employé pour
produire la salivation, opération sans laquelle
on croyait alors ne pouvoir pas guérir; et c'était
ordinairement le turbith minéral qui avait la préférence. Wepfer en fit un grand usage, et il nous
apprend avoir guéri, par son moyen, un paysan
maniaque (2). Cependant sa confiance en ce remède ne paraît pas avoir été de longue durée,
puisqu'il nous donne ailleurs les détails d'un autre
traitement où il n'est plus question de salivation.
Cet auteur bien digne qu'on s'y arrête, nous apprend qu'il employait la saignée chez les maniaques jeunes et pléthoriques, mais que pourtant
il en avait guéri plusieurs sans saignée; qu'il
donnait tous les huit jours un purgatif hydra-
gogue, ou un vomitif antimonial, et, le soir du
même jour, une dose d'opium : ce narcotique formait la principale base de la pratique anti-mania-
que de Wepfer; il en donnait matin et soir deux
grains dissous dans une cuiller d'eau de fontaine;
et s'il n'en résultait pas de sommeil, il ajoutait
chaque jour un grain à cette dose, jusqu'à ce
que le remède eût fait son effet; et il a dû quel-

---

(1) *Mich. Ettmuller, Praxis universa, tom. II, Deliria.* 1690, 12.

(2) *Joh. Jac. Wepfer, Observ. med. pract. de affect.,
cap. observ.* 83, *p.* 313 *et seq.*

quefois donner jusqu'à quinze grains d'opium, en augmentant ainsi chaque jour, pour procurer au maniaque un sommeil tranquille (1).

§. 40. L'Hippocrate anglais, Sydenham, appartient au même siècle, et ne mérite pas moins qu'on s'y arrête : son esprit observateur lui a fait découvrir des nuances dans le traitement ordinairement employé contre la folie, auxquelles on n'avait pas fait attention jusqu'à lui. Dans la manie qui survenait à de jeunes personnes d'un tempéramment sanguin Sydenham prescrivait une saignée du bras de huit à neuf onces*, qu'il faisait répéter deux à trois fois, en mettant trois jours d'intervalle entre chaque saignée; il faisait ensuite tirer une fois du sang des veines jugulaires. Il avertit que des saignées plus copieuses et plus répétées, loin de guérir le malade, le feraient tomber dans la démence. Il donnait ensuite toutes les semaines, précisément au jour correspondant au premier quartier de lune (car l'influence de la lune dans les maladies, et surtout dans les névroses, a été regardée pendant plusieurs siècles comme un fait certain), il donnait demi-dragme à deux scrupules de pilules purgatives *de Duobus* ; et dans l'intervalle, il faisait prendre deux fois par jour d'un électuaire composé de thériaque, d'absinthe, d'anthos, d'écorce d'orange, de racines d'angélique et de sirop d'œillet, de la grosseur d'une noix muscade, et par-dessus, un petit verre de vin de Canarie,

---

(1) *Id., Hist. apoplect., in appendice, p.* 68̄7.

où l'on avait fait infuser des fleurs de primévère.

Sydenham avait encore observé qu'à la suite des fièvres intermittentes rebelles, et surtout des fièvres quartes, et qu'à la suite des purgatifs réitérés, des saignées, et en général du régime affaiblissant, il survenait quelquefois une manie qui ne supportait pas le régime des évacuans, pas même un simple *lavement de lait sucré ;* qui se dissipait quelquefois d'elle-même à mesure que les forces revenaient, et qu'il fallait traiter par la thériaque et les corroborans. Il parle de la guérison d'une femme enceinte maniaque, opérée par le seul usage des analeptiques et des cordiaux (1).

§. 41. Voilà donc déjà un pas de fait vers une direction mieux entendue de la médecine agissante ; et nous arrivons à une époque où, depuis laquelle jusqu'au moment où j'écris, la nature n'a cessé d'être interrogée pour le traitement de la folie, par les médecins d'un grand mérite, parmi lesquels il me suffira de nommer Mead, Morton, Wedel, Camérarius, Vogel, Frédéric Hoffmann, Boerhaave, Lorry, Stoll, Cullen, M. Pinel, etc. etc., dont plusieurs, toutefois, ont souvent laissé échapper le fil. Mais avant de fermer la porte des temps dont nous nous sommes occupés, je dois dire qu'on reprit encore, sur la fin du dix-septième siècle et dans les premières années du dix-huitième, les deux questions déjà agitées dès la plus haute antiquité (§. 29.), savoir : 1°. s'il

---

(1) *Observat. med. Febres intermit. et processus integri,* p. 523 et 524.

fallait ou non donner de la nourriture et du vin
aux insensés ; 2°. s'il fallait ou non leur permettre
les plaisirs de l'amour.

Je trouve, pour le premier chef, que le plus
grand nombre des écrivains sont pour une diète
ténue, rafraîchissante, entièrement végétale, avec
abstinence entière du vin. On s'appuya long-
temps de l'autorité de Van Helmont (§. 36) ;
ensuite l'école de Stahl, ayant remarqué que quelques maniaques soutiennent singulièrement l'abstinence, regarda cette circonstance comme une
indication de la nature ; et l'école des mécaniciens, comme un moyen d'arrêter toute détermination vers le cerveau : la diète sévère prévalut
donc, et je ne puis passer sous silence que j'ai
trouvé ce principe entièrement établi dans la
plupart des hôpitaux des fous, soit qu'il favorise
la tendance des administrateurs à une parcimonie
inepte, soit qu'on crût de bonne foi à son efficacité. Plusieurs médecins, même du moyen âge,
avaient pourtant déjà remarqué que l'abstinence
rend les humeurs plus âcres, qu'elle augmente la
fureur, qu'elle la provoque quelquefois ; et ils
voulaient au contraire que les malades fussent
bien nourris. Ce dernier avis, dont l'utilité est
aujourd'hui reconnue, prouve bien que le suf-
frage du plus grand nombre n'est pas toujours le
signal de la vérité.

Pour le second chef, comme l'on remarquait
que plusieurs maniaques étaient très-portés aux
plaisirs de l'amour, plusieurs médecins donnèrent
le précepte qu'il leur fût permis de se sastisfaire,

entre autres Arnold de Villeneuve (1), et François Bartholin (2) ; ils s'appuyaient du conseil d'Hippocrate, de marier au plus tôt les jeunes filles mélancoliques, et de quelques exemples rares cités jusqu'à satiété de siècle en siècle, de livre en livre, de satyriasis et de nymphomanie, guéris par une répétition de combats amoureux, tel que celui rapporté par Bénédict (3). On s'appuyait encore de ce que des maniaques s'étaient guéris après s'être amputé les parties sexuelles, tels que ce secrétaire d'archevêque qui se fit l'opération dans un puits ; et ce mari jaloux qui se traita de même, pour s'assurer si sa femme était sage ou non, et qui cessa d'être jaloux ; l'un et l'autre exemples sont rapportés par Rousset (4), etc. De là naquit aussi l'idée de proposer la castration pour la guérison de la manie en général, opinion appuyée par Félix Plater et par plusieurs autres (5). Ces opinions n'eurent pourtant pas l'assentiment général : les uns ne leur accordèrent une valeur qu'autant que la folie ayant été causée par amour, l'orgasme partirait des organes générateurs ; les autres ne considérèrent les effets de la castration que comme capables d'altérer et de changer le tempérament ; et le plus grand nombre, observant que l'excès dans les plaisirs de

______

(1) *Breviar., lib. 1, cap.* 18.

(2) *Histor. anatom.* 2, *observ.* 69.

(3) *Alexand. Benedictus, de Curandis morb., lib. 1, cap.* 28.

(4) *De Partu cesareo.*

(5) *Prax. med., lib. 1, cap.* 3.

l'amour était une cause fréquente de folie , et que les insensés auxquels on les avait permis en étaient devenus moins susceptibles de guérison, en conclut que les mouvemens érotiques des maniaques étaient plutôt l'effet que la cause de la maladie (1).

Il me reste encore à dire, qu'en même temps que presque tous les auteurs antérieurs au dix-huitième siècle recommandent la flagellation , comme un châtiment que les fous craignent plus que le fer et la mort, ils veulent aussi qu'on mette en usage la musique vocale et instrumentale , dont il faut , disent-ils , que les sons soient lents , tardifs, distincts par de longs intervalles ; mais j'avoue n'avoir lu aucune observation concluante en sa faveur , à l'exception d'un très–petit nombre d'hypocondriaques , et d'hommes colères et fougueux par caractère, dont l'humeur fut momentanément adoucie par les charmes de la musique.

§. 42. Georges Wedell , qui professait à Jéna , au commencement du dix-huitième siècle , nous a fait connaître , dans différentes dissertations publiées à cette école, et sous sa présidence, la manière avec laquelle on traitait alors la manie. Il insiste beaucoup pour qu'on ne prenne pas une frénésie obscure, ou l'inflammation lente des méninges pour une simple manie , et il veut qu'on fasse attention aux jours critiques , depuis le septième jusqu'au quarantième jour. C'est dans ce cas seul (d'inflammation) qu'il met la saignée

______

(1) *Dodonæus , Observat. medicæ.*

1.   9

en première ligne ; autrement il considère la bile comme la principale cause de l'aliénation.

Dans cette dernière hypothèse, l'émétique est, suivant l'auteur, le premier de tous les remèdes, soit pour enrayer la bile, soit par la facilité avec laquelle on l'administre. Avec l'émétique seul, Wedell assure avoir guéri la manie essentielle et symptomatique, le délire hystérique, celui qui vient des narcotiques, et même une manie compliquée d'épilepsie : il l'administrait de trois en trois jours, à la dose de deux à quatre grains. Si ce remède ne suffisait pas, il donnait des purgatifs et des délayans à grande dose ; ensuite venaient les toniques minéraux, tels que le fer et certaines préparations d'antimoine, les anti-spasmodiques, tels que les eaux ou décotions d'anagallis et d'hypéricon, le musc et le camphre ; il faisait des applications froides sur la tête, tandis que les jambes et même tout le corps étaient dans un bain tiède ; il employait l'opium pour faire dormir, les sétons et les vésicatoires comme dérivatifs, et il recommandait d'associer aux moyens physiques les caresses, les menaces et les châtimens, suivant le naturel des aliénés.

Voilà donc déjà le principe de la pratique de Stoll devenue pour ainsi dire populaire plus de soixante ans après Wedell ; nous apprenons aussi des dissertations de ce temps là que l'opinion des écoles de Jéna et d'Erfurt, sur l'action des vomitifs dans la manie, était qu'ils agissaient de trois manières : comme évacuans, comme affaiblissans, et comme dérivatifs, du fluide nerveux ; ce qui fait que l'esprit est détourné des idées qui l'occupent (1); ôpinion qui est encore reçue aujourd'hui.

§. 43. Morton avait donné l'éveil à l'attention des médecins, relativement aux fièvres cachées, dont plusieurs accidens ne sont souvent que les symptômes. Camérarius, professeur à Tubinge en 1730, fait l'application de cette doctrine à la manie, et cite plusieurs cas dans lesquels il croit que le quinquina eût convenu, s'il eût pu être administré (2); idée que Casimir Médicus a ensuite complètement développée, et sur laquelle nous reviendrons.

§. 44. Vogel, qui professait à Gottingue en 1760, enseignait à peu de chose près la même doctrine, et quoiqu'il paraisse mettre assez de confiance dans la saignée pour la guérison de la manie, il dit qu'elle n'est pas un remède universel, qu'il faut en user avec modération, et qu'elle est quelquefois nuisible. Il met plus de confiance dans les purgatifs, et surtout dans l'ellébore noir, qu'il donnait de la manière suivante : « Prenez *racine d'ellébore* » *noir, de deux dragmes à quatre ; faites-les bouillir* » *dans huit onces d'eau, ajoutez-y deux dragmes* » *de terre foliée de tartre, et une once de sirop des* » *cinq racines apéritives* ». Il recommande l'opium, et il a peu de confiance dans les vertus du camphre, du musc, du nitre, du mouron, de l'huile

____

(1) *Fürst, Disput. med. de Maniâ. Erffurti*, 1674. *Prints, Dissert. de Maniâ. Jenœ*, 1706.

(2) *Eberhard, Dissert. num Mania sit apyretos? Tubingœ*, 1734.

animale de Dippel, de l'essence de coloquinte, à
la castration, etc. etc., encore fort en réputation
de son temps. Il prescrit un régime calmant,
rafraîchissant, peu nourrissant ; il mettait les
malades dans un bain tiède, en même temps qu'il
leur faisait appliquer sur la tête, rasée préalablement, des linges trempés dans l'eau froide, de la
glace pilée, et même quelquefois une ventouse,
après avoir fait pratiquer une incision aux tégumens. Il est utile, disait-il, d'employer avec
les fous divers stratagèmes, d'être quelquefois
de leur avis, et d'autres fois de les épouvanter ;
de les maîtriser par des tourmens, tels que la
faim, les liens, et même les coups ; il permettait
l'usage du coït à ceux qui en avaient une grande
envie (1).

§. 45. Frédéric Hoffmann adopte l'idée d'Arétée
et d'Alexandre de Tralles, que la mélancolie et
la manie ne font qu'une seule et même maladie.
Il en rapporte la cause à l'abord vicieux du sang
à la tête, déterminé par les spasmes des viscères
du tronc. Il appuie sa doctrine des phénomènes
de chaleur et de rougeur des maniaques, de l'état
des urines, qui sont claires et limpides dans l'accès,
très-chargées à la fin du paroxysme ; de ce qu'il
a observé (ce qui est assez généralement vrai),
que chez les femmes, les paroxysmes de manie
reviennent avec la menstruation. On y voit partout l'influence des idées de Van Helmont.

---

(1) *Heckenberg, Dissert. de Insaniâ longâ. Gottingæ,*
1763.

La pratique de cet écrivain est dérivée de deux sources, 1°. de sa théorie , en vertu de laquelle il prescrit les bains chauds de tout le corps , et la douche froide sur la tête , pour en détourner le sang ; les anti-spasmodiques , les rafraîchissans , le petit-lait, le lait d'ânesse , les concombres , les eaux minérales, etc., en excluant toutefois l'opium, comme dangereux ; 2°. de l'observation qu'il a faite des crises naturelles de la manie par les hémorrhagies, les hémorrhoïdes , les règles, les varices, la diarrhée, les ulcères, les pustules, etc., en conséquence de laquelle il recommande les saignées, les purgatifs, les exutoires, suivant l'indication. Il croyait que la folie, née d'une cause morale, n'en doit pas moins être traitée par des moyens physiques ; c'est pourquoi l'on ne trouve dans cet auteur aucune trace de traitement moral. Il cite dans ses consultations divers exemples de manie qui ont échoué sous le régime affaiblissant ; entre autres, celui d'une manie à la suite de la fièvre tierce, chez un sujet âgé de vingt-deux ans, qui , ayant été traitée par la saignée, les purgatifs , émétiques , vésicatoires, cautères , eaux thermales, etc., a été en augmentant, quoique le malade eût acquis de l'embonpoint. Cependant l'auteur ne propose rien de mieux , et il se montre en conséquence très-inférieur à Sydenham (§. 40).

Hoffmann, malgré son esprit réformateur, n'en était pas moins tributaire de la crédulité de son siècle, qui commençait cependant à se dissiper au temps où il écrivait, en 1720 ; on le voit recommander le sang d'âne, les perles préparées , et divers remèdes burlesques : son principal mérite est d'avoir été chef d'une secte dont on suit encore aujourd'hui la plupart des erremens (1).

§. 46. Il semble que Boerhaave ait désespéré de la cure rationnelle de la manie, qu'il regarde aussi comme n'étant que la mélancolie, avec intensité. Après avoir parlé des correctifs et des évacuans de l'atrabile, il annonce en termes positifs, *que le premier et le principal remède consiste dans la précipitation du maniaque dans la mer, et dans une submersion continuée aussi long-temps qu'il est possible.*

Le commentateur de ce grand médecin ne paraît pourtant pas trop se fier à cette méthode perturbatrice ; mais il place toute sa confiance dans les vomitifs, et il parle de l'émétique comme d'un spécifique qui produit toujours de bons effets, qui fait même dormir, lors même qu'il ne fait pas vomir, quoique administré à la dose de douze grains. Il vante aussi les bons effets du musc, à la dose de seize à vingt grains par jour, et du camphre donné à celle de demi-dragme, matin et soir, après un vomitif antimonial (2). Du reste, Van Swieten est peu riche en faits propres, et il n'a guère fait que relater les pratiques le plus en faveur de son temps. Il est remarquable

---

(1) *Frid. Hoffmann, Opera, tom. III. cap. 8. De Delir. melancol. et maniac., et ejusdem consult. et respons. medic. centuria 1.*

(2) *Comment. in Boerhaav. aphorism.,* §. 1120, 1121 et 1123.

par les hautes doses auxquelles il porte le musc ,
le camphre, et surtout l'émétique ; pratique ,
comme on l'a déjà vu , très-usitée en Allemagne ,
que j'ai trouvée établie à Strasbourg, et sur laquelle je vais continuer , puisque j'en suis aux
vomitifs.

§. 47. L'on connaît l'extension que Stoll a
aussi donnée au domaine de la bile, et à l'emploi
de l'émétique, soit comme vomitif, soit comme
altérant ; de même, disait-il, qu'il y a des pleuré-
sies bilieuses, il y a aussi des frénésies de la même
nature ; et la manie n'est le plus souvent qu'une
frénésie chronique (§. 15 et 42). Il cite parmi les
malades qu'il a traités plusieurs exemples de manies exaspérées par les saignées répétées et les purgatifs, qu'il a ensuite rendus à la raison par l'administration d'un ou de plusieurs émétiques : il
parle d'un médecin qu'il a connu et qui avait traité
un très-grand nombre de maniaques , lequel affirmait que la plupart avaient commencé par une
frénésie obscure, et qu'il avait guéri presque tous
ceux dont la maladie était récente, en donnant
d'abord une grande quantité de boissons délayantes, en pratiquant une ou plusieurs saignées , et
en enlevant de l'estomac, au moyen de l'émétique, le foyer du délire. Nous apprenons aussi
de lui qu'on employait à l'hôpital des fous de
Vienne, la gratiole ; plante sur laquelle nous reviendrons, et de laquelle, dit-il, on retirait quelquefois de bons effets.

Après l'émétique, le remède dans lequel Stoll
paraît avoir eu le plus de confiance, c'est le cam-

phre, qu'il donnait à très-haute dose. Il parle d'une fille de service qui devint maniaque à la suite de fatigues et de veilles prolongées, et dont l'état avait empiré par la saignée et les purgatifs ; les accès de fureur furent calmés par de fortes doses de camphre; il survint un œdème aux jambes, et avec lui le retour successif à la raison, interrompu quelquefois par un babil immodéré, mais qui fut assuré au bout de trois mois par l'usage du quinquina et des fortifians (1).

§. 48. Conformément aux deux divisions de sa doctrine sur la mélancolie, Lorry (§. 16) conseille la saignée, le petit-lait, les bouillons de poulet, etc., et les narcotiques légers durant le paroxysme de la première espèce, dans laquelle il suppose un excès de ton à la fibre nerveuse ; dans l'intervalle des paroxysmes, un bon régime, l'exercice en plein air, l'équitation, le lait d'ânesse ; lorsqu'il y a atonie, les anti-spasmodiques, les amers, le quinquina, les martiaux, les bains froids. Dans la mélancolie humorale, fidèle à la pratique hippocratique et boerhaavienne, il veut qu'on délaie, qu'on détrempe, enfin qu'on rende mobile et propre à être expulsée l'humeur noire et poisseuse de la mélancolie, puis, qu'on la chasse par des cathartiques, ensuite qu'on fortifie, trois indications établies de temps immémorial. Il passe en revue toutes les substances purgatives, et il s'étend beaucoup sur les préparations d'ellébore des anciens, des médecins du moyen âge et

____

(1) *Method. medendi, tom. III, Phrenitis.*

des modernes. Il parle avec éloge de l'oxymel ellé-
boré tant vanté par Gesner, et de la fameuse ti-
sane dite *de la portugaise*, composée de plantes
chicoracées, d'épithyme et d'ellébore noir, avec
laquelle on a prétendu opérer des cures. En fait
de bains, il est peu favorable aux bains chauds et
tièdes, et il donne, en général, la préférence aux
bains froids. Il avait observé que, quel que soit le
degré d'aliénation, il reste toujours assez, chez
l'insensé, de connaissance des bonnes et des mauvaises actions, pour pouvoir en tirer parti, et la
faire concourir à son rétablissement; il s'étend
par conséquent, dans plusieurs endroits de son
ouvrage, sur les secours moraux; mais il avertit
qu'ils ne sont particulièrement efficaces qu'au
commencement de la maladie, et que, lorsqu'elle
est avancée, c'est principalement sur les médicamens qu'on doit compter pour obtenir quelque
succès.

L'ouvrage de Lorry est remarquable par la pré-
dilection que cet auteur témoigne à l'ellébore, qu'il
met au-dessus des autres médicamens, sans qu'on
voie pourtant qu'il s'appuie de faits bien propres
à le faire préférer. Il parle de deux cas où l'ellébore blanc a été employé par un empirique qui,
disait-on, avait beaucoup guéri de ces maladies;
il prenait une dragme de la racine de cette plante,
et même deux, si le mal était très-grave, et il les
insinuait dans une pomme qu'on mettait cuire au
feu; lorsque la pomme était cuite, il ôtait l'ellébore, en remplissait la place de sucre, et la donnait à déjeuner avec du pain, faisant boire par-

dessus un verre d'eau , et promener le malade.
Or , voici ce qui en résultait : commencement
de syncope au bout de deux heures, avec sentiment de strangulation, et distorsion de la bouche
de l'aliéné ; son esprit se trouvait d'abord plus
tranquille ; il salivait beaucoup ; bientôt après ,
douleurs atroces à l'estomac et aux intestins ; vue
obscurcie ; vomissement d'humeurs glutineuses
de diverses couleurs ; les jambes sont douloureuses et affectées de crampes ; grandes anxiétés,
et enfin déjections abondantes par le bas, de la
même couleur et consistance que la matière du
vomissement ; le soir, le malade est très-fatigué,
mais il a un teint plus clair, et son jugement est
plus sain. Le lendemain au matin, cet état se
soutient, mais il y a rechute l'après-midi : répétition du remède , et mêmes phénomènes. Il n'est
pas possible d'y revenir une troisième fois, parce
que le malade se croit empoisonné et qu'il ne veut
plus manger. Il meurt deux ans après dans le
même état d'aliénation , mais un peu mitigé. Ce
cas a été vu par Lorry, et il parle du second par
ouï-dire ; c'était une démence qu'on l'assura avoir
été guérie par ce moyen (1). Pour moi, je ne
trouve de précieux dans ces histoires que le détail de ce qui se passe dans l'elléborisme, observé
par un bon esprit, ce qui est déjà beaucoup.

§. 49. Cullen, qui écrivait presque dans le
même temps , fidèle à sa manière de voir le mé-

___

(1) *De Melancol.*, *tom. I*, *p.* 375; *tom. II*, *p.* 175,
205, 311, *etc.*

canisme du délire (§. 17), considéra la crainte comme la passion la plus propre à s'opposer à l'excitement du cerveau ; il conseilla de mettre auprès des fous emportés et colères des personnes capables de leur inspirer du respect et une terreur constante, même avec l'autorité de recourir quelquefois au fouet et aux coups, excepté dans les cas où la fureur est telle, que le malade n'est pas susceptible de crainte, ou qu'il manque entièrement de souvenance. Parmi les moyens de contrainte et de terreur, il bannit les suivans : 1°. l'emploi de plusieurs hommes pour contenir l'aliéné, parce que, dit-il, il en résulte une résistance constante et une agitation violente; 2°. les liens, de quelque nature qu'ils soient; 3°. l'obligation de rester dans une position horizontale, laquelle peut augmenter la plénitude et la tension des vaisseaux du cerveau, et par conséquent l'excitement de ce viscère. Il suppléa à ces moyens par l'usage d'une chemise étroite, le gilet de force; il voulut d'ailleurs qu'on renfermât l'aliéné dans un lieu où il y eût le moins d'objets possible qui pussent frapper ses yeux et ses oreilles, et où il fût éloigné de ses connaissances et de ses habitudes; surtout qu'on astreignît les maniaques et les mélancoliques à un travail constant et même rude, afin de détourner leur esprit d'une suite quelconque d'idées, par l'attention qu'exige un exercice quelconque du corps. Voilà donc, depuis Cælius, le premier auteur, à ma connaissance, qui s'occupe, non en passant, mais sérieusement, de la conduite morale des aliénés.

Le second moyen de Cullen d'empêcher l'excitement immodéré, ou d'en prévenir les effets, consiste dans la direction du régime et des médicamens. Il regarde comme utiles, dans la plupart des cas, lorsque la manie est récente, un régime sobre et sévère; la saignée du bras, jusqu'à produire un commencement de défaillance; les purgatifs rafraîchissans, tels que le tartre soluble, etc.; de raser fréquemment la tête, et dans les cas récens, d'y apposer un vésicatoire. Les exutoires à demeure ne lui paraissent d'aucune utilité lorsque la maladie a duré quelque temps. L'opium lui paraît utile lorsqu'il produit le sommeil; mais il n'en parle qu'avec réserve, avouant qu'il n'a jamais continué ses essais autant qu'il serait nécessaire pour obtenir une guérison parfaite. Il n'a jamais retiré aucune utilité du camphre, même en le donnant à grandes doses : il dit avoir peu employé les vomitifs, et il n'en admet l'utilité dans la folie que comme propres à produire une détermination puissante vers la surface du corps, et par conséquent, à dissiper l'inégalité d'excitement qui domine dans la manie. Il n'admet que dans la mélancolie l'usage des purgatifs un peu actifs, à cause des symptômes de dyspepsie qui l'accompagnent.

Pour ce qui regarde l'usage des bains dans la folie, Cullen rejette le bain chaud dans la manie, excepté lorsqu'on emploie en même temps la douche froide sur la tête, et il affirme s'être assuré de l'utilité du bain de surprise dans l'eau froide, surtout lorsqu'on retient le malade pendant quelque temps, et qu'on verse fréquemment de l'eau sur sa tête pendant que tout le reste du corps est plongé dans le bain. Quant à la mélancolie, elle ne supporte pas le bain froid, et le bain chaud peut mieux lui convenir.

Le traducteur, feu M. Bosquillon, ajoute aux exemples que Cullen donne de l'utilité du travail, celui d'un gentilhomme cultivateur qui avait entrepris la cure des maniaques, et qui en avait guéri plusieurs en les assujettissant à différens travaux à la campagne, et en les fatiguant jusqu'à ce qu'ils pussent dormir. Enfin, notre illustre auteur termine, en observant qu'il a vu dans la manie et la mélancolie des guérisons opérées par des voyages continués long-temps (1). Cette doctrine, professée à Edimbourg, formait depuis plusieurs années la base du traitement des aliénés en Angleterre, et elle a été pour les aliénés de la France, lorsqu'elle lui est parvenue, l'aurore d'un beau jour.

§. 50. A l'occasion des bains froids, que nous venons de voir préférés par Lorry et par Cullen, aux bains chauds, dans la manie, tandis que la plupart des écrivains n'en font aucune mention, nous croyons devoir dire ici, avant de passer outre, qu'il paraît que ces bains ont toujours été d'usage dans plusieurs contrées méridionales, et surtout en Italie, dans l'idée de réprimer l'expansion d'une chaleur immodérée qu'on croyait être la

---

(1) Élémens de Médec. prat. de Cullen, depuis 1562 jusqu'à 1597.

cause de plusieurs maladies, et entre autres, de
la manie. Je trouve dans les ouvrages du docteur
Ghési, médecin crémonais du milieu du siècle
dernier, à qui nous devons une bonne description d'une angine trachéale épidémique, que cet
habile médecin fait un grand éloge du bain froid
et de la douche froide dans la manie, surtout dans
les sujets tombés dans cette maladie durant les
grandes chaleurs de l'été, et après l'usage de vins
forts et généreux. Il parle de l'utilité de ces bains
comme d'une chose reconnue dans son pays (1).
Ayant suivi nous-mêmes les effets de ces bains,
nous y reviendrons lorsqu'il s'agira de déterminer
les cas où ils peuvent convenir, et où il faut au
contraire employer les bains-chauds.

§. 51. La portion du siècle que nous considérons en ce moment était féconde en penseurs de
tous les genres, en esprits systématiques, en fron-
deurs des opinions anciennes, en faiseurs de théories tellement opposées les unes aux autres, qu'a-
près avoir montré pendant une longue suite de
siècles une obéissance servile aux dogmes d'Aristote et de Galien, l'on passa à un extrême opposé,
à une licence sans bornes, et que l'on flotta vaguement entre des hypothèses plus ou moins ridicules
et des essais empiriques plus ridicules encore.

Des médecins de Montpellier, et Barthez
entre autres, essayèrent, comme nous l'avons

______

(1) *Lettere Medich. del dottor Martin Ghesi*, p. 26 *et
sequent.*

dit (§. 15), de fixer les opinions; et ce dernier surtout me paraît digne d'éloges, pour avoir rassemblé toutes les méthodes, et leur avoir appliqué *l'analyse*, production à jamais utile du goût général pour les mathématiques, la chimie et l'histoire naturelle, qui se répandit en Europe dès le milieu du dix-huitième siècle. Toutes les méthodes de traitement, dit ce professeur célèbre, peuvent être comprises sous trois classes : méthodes naturelles, analytiques et empiriques. *Naturelles*, dans les maladies où la nature a une tendance manifeste à affecter une marche réglée et salutaire, pour préparer, faciliter et fortifier ses mouvemens spontanés qui tendent à opérer la guérison; *analytiques*, destinées à décomposer les affec[tions partie]lles dont une maladie est le produit, [pour app]liquer à chaque élément de cette maladie, [sui]vant son importance respective, le traitement qui lui convient; *empiriques*, par lesquelles on s'attache directement à changer la forme de la maladie par des remèdes qu'indique le raisonnement fondé sur l'expérience de leur utilité dans des cas analogues, pour les maladies où l'on a lieu de craindre que les mouvemens spontanés de la nature ne soient impuissans, ou pour celles qu'on ne peut décomposer en des élémens bien déterminés. Ces méthodes sont ou vaguement *perturbatrices*, et tendent à substituer à une maladie lente une affection forte qu'on espère pouvoir dissiper; ou *imitatrices* des mouvemens salutaires que la nature affecte dans d'autres cas de la même maladie; ou *administratives* des spé-

cifiques que l'expérience a fait connaître dans
cette maladie (1).

§. 52. Quoiqu'il soit vrai de dire que l'application de cette division systématique soit d'une
plus facile exécution sur les bancs de l'école qu'auprès des malades, inconvénient attaché aux classifications dans toutes les sciences, et spécialement dans la médecine, dont l'objet est beaucoup
plus caché, et exige un plus grand fond de jugement, faculté qu'on ne s'attache pas assez à cultiver; malgré, dis-je, cette objection et plusieurs
autres qu'il est inutile d'aborder ici, il n'est pas
douteux que cette collection en un seul faisceau,
des différentes manières de voir des grands maîtres
de l'art, n'ait été un trait de lu[illegible]re, un fil
d'Ariadne, pour conduire dé[illegible] pas chan-
celans dans une marche plu[illegible] n l'a surtout remarqué pour le traiteme[illegible] la folie; l'on
a commencé à apercevoir des crises dans la manie;
et loin de continuer à considérer cette espèce
comme la pire de toutes, on a souvent cherché à
y ramener les autres espèces pour les faire profiter
de l'avantage des crises. C'est ce que l'on verra
dans ce traité avoir été suivi par les médecins
qui ont le plus marqué dans le traitement de la
folie.

Parmi les ouvrages publiés en français sur cette
maladie, et qui m'ont paru dirigés par le bon es-

---

(1) *P. J. Barthez, Nova doctrina de Functionibus nat.
humanæ*, 1774. *De Methodo medendi*, 1776. Maladies
goutteuses, 1802.

prit dont je viens de parler, qu'il me soit permis
de citer d'abord, à cause de l'antériorité de date,
un mémoire, ou dissertation, imprimé à Chambéry en 1791, sous le titre de *Philosophie de la
Folie*, de mon compatriote feu M. le docteur
Daquin, médecin de l'hôpital de cette ville. Au
milieu d'une prolixité un peu ennuyeuse, on voit
le germe d'un bon cœur, celui d'un sens droit, et
des vues saines élevées au-dessus de la routine.
L'auteur donne l'histoire de dix malades qu'il a
soignés, dont cinq ont guéri; deux par le seul secours de la nature, au moyen de la fièvre; un
par le retour naturel d'une évacuation périodique,
et les deux autres par l'application de la méthode
naturelle, en rappelant des exanthêmes dont la
rétrocession avait occasionné la folie. M. Daquin
a le courage de s'élever contre le préjugé des saignées répétées, si fort de mode alors dans notre
pays; il donne l'observation d'un jeune homme
devenu aliéné pour cause de masturbation, rendu
à la raison par un régime fortifiant, secondé de
bons conseils pour détruire ses mauvaises habitudes; redevenu fou aussitôt qu'il a été livré
à lui-même; confié alors à un chirurgien qui lui
fit trois fortes saignées, à la suite desquelles il
tomba dans un affaissement et une imbécillité
dont il ne se releva plus. L'auteur ne s'élève pas
moins contre la dureté avec laquelle on avait coutume alors de traiter les fous. Je reviendrai nécessairement encore sur les faits contenus dans
cet opuscule, qui n'a pas été assez connu.

Dans le même sens, écrivirent successivement

la plupart des auteurs du siècle actuel, en France
et en Angleterre. M. Esquirol, médecin distingué
de Paris, en cette partie, a particulièrement cherché à signaler les espèces qui guérissent d'elles-
mêmes, celles qui cèdent aux moyens moraux
seuls, ou aux moyens physiques, et celles qui
exigent un traitement mixte; il n'a pas moins
cherché à prouver que la doctrine des crises du
vieillard de Cos peut s'appliquer à la manie, à
l'hypocondrie, à la mélancolie, en un mot, à
l'ordre entier des vésanies, rapportant à l'appui
trente-cinq observations qui, réunies à plusieurs
autres, et mises chacune à leur vraie place,
m'ont été d'un grand secours pour établir sur des
bases fixes les terminaisons de la folie (1).

Si telle avait été la marche constamment suivie,
il est vraisemblable qu'on serait encore bien plus
avancé qu'on ne l'est dans les diverses branches
de la médecine-pratique; mais tel est le sort de
cette science, de n'être subordonnée à aucune
règle fixe, et que chacun de ceux qui la cultivent
s'imaginent toujours avoir trouvé quelque chose
de mieux que les idées reçues. Ainsi, d'une part
des médecins désespérant du succès de tout système rationnel, et séduits par quelque heureux hasard, préférèrent diriger leurs recherches vers la
découverte des spécifiques, essayant tour à tour,
sans distinction d'espèces de folie, divers procédés internes et externes; de l'autre, les gens du
monde, et même des médecins, trompés par des

______

(1) Journal génér. de Médec., tom. XIX, p. 129 et suiv.
Idem, tom. L, p. 3 et suiv.

raisonnemens spécieux, regardèrent comme inutiles tous les résultats auxquels l'observation et l'expérience étaient parvenues par des travaux de plusieurs siècles. Ce siècle n'a rien de plus particulier en cela que les siècles antérieurs, et nous voyons, dans l'histoire de la médecine, les deux extrêmes s'être toujours touchés dans tous les temps, comme dans la religion, l'incrédulité absolue, et les croyances les plus superstitieuses.

§. 53. Le vinaigre distillé (§. 32), le camphre et le musc, que nous avons vus tantôt rejetés, tantôt recommandés, l'opium, la digitale, les extraits de jusquiame, de ciguë, de belladona, de stramonium, d'aconit, le quinquina, etc., l'arsenic, le cuivre ammoniacal, etc., furent employés tour à tour et avec des succès différens. Locher, de Vienne, donnait tous les jours plusieurs cuillers de vinaigre de quart-d'heure en quart-d'heure, et faisait prendre en même temps une livre d'une forte infusion de millepertuis, et il assurait avoir opéré un grand nombre de guérisons par ce traitement continué pendant deux à trois mois ; d'autres fois, il guérissait, dit-il, par le moyen du musc. Le musc, réuni à l'opium, et portés graduellement l'un et l'autre à la dose de trente grains par jour, a guéri un mélancolique, au rapport de M. Odier. Entre les mains de MM. Kenneir et Laugter, le camphre, porté à demi-gros par jour (§. 39, 46, 47), aurait fait des merveilles (1), et le docteur Schneider, méde-

____

(1) Transact. philosoph., année 1806. Cullen dit que le camphre, porté à 60 grains, a réussi dans un cas récent de

cin à Fuldes, aurait guéri deux manies en donnant toutes les deux heures depuis quatre jusqu'à six grains de camphre, et un quart de grain d'opium (1). Le docteur Greding, de Waldheim en Saxe, dont nous aurons encore occasion de parler, a présenté la belladona comme un spécifique dans l'épilepsie et la manie. Le quinquina, uni à l'opium, a eu les plus heureux succès entre les mains de M. Mason-Coxe (2) et de M. Amard, de Lyon (3), etc. etc. On reprit aussi l'ellébo-risme, où l'on substitua à l'ellébore, dont on ne connaissait pas assez bien la véritable espèce usitée par les anciens, divers drastiques privilégiés, non par un principe rationnel et fondé sur l'évidence, mais par la propriété spécifique qu'on leur attribuait de nouveau, de purger telle ou telle humeur, d'agir sur tels ou tels viscères, causes ou siéges de la folie. Un professeur de Paris annonçait la guérison d'une manie dite atrabilaire par des bols composés d'extrait d'ellébore noir, uni à l'extrait d'aloès, au diagrède et au mercure doux (4). L'élatérium, la coloquinte, la globulaire, ensuite la gratiole, eurent leurs prôneurs : nous avons vu cette dernière employée du temps de Stoll, à l'hôpital de Vienne ; le docteur Len-

---

manie, et qu'il faisait dormir le malade ; mais il rapporte d'autres cas où ce remède n'a pas réussi. (Matière médic., tom. II, p. 347).

(1) Journal de Littérat. médic. étrang., tom. I, p. 385.
(2) Biblioth. britann., ann. 1806.
(3) Traité analyt. de la Folie. Lyon, 1807.
(4) Mém. de la Soc. roy. de Médec., ann. 1786.

tin, médecin renommé de Hanovre, en faisait aussi son principal remède contre la folie, et la donnait à la dose de deux à trois dragmes, en infusion, dans trois ou quatre onces d'eau. Le docteur Frédéric Lobstein, de Strasbourg, m'a dit avoir aussi réussi dans la manie avec l'extrait de cette plante ; qu'elle purge sans violence, et qu'étant répétée plusieurs fois, suivant la nécessité, elle agit d'une manière spécifique sur les embarras des viscères du bas-ventre, etc. (1).

Nous avons nous-mêmes expérimenté la valeur de la plupart de ces moyens énergiques, mais sans aucun succès, et nous pouvons assurer qu'il y a encore plus d'incertitude et de vague dans la méthode empirique que dans la rationnelle; cependant ces moyens et autres ne sont pas à rejeter : nous y reviendrons, pour les placer utilement dans les cadres auxquels ils appartiennent ; car nous pensons qu'au temps présent, la médecine

(1) L'usage de la gratiole, assez répandu parmi le peuple, mérite une attention spéciale de la part de la police médicale, et pourrait souvent faire naître ou aggraver le mal qu'on a intention de guérir. M. Bouvier a communiqué à l'Académie de Médecine de Paris, le 13 juin 1811, quatre observations, desquelles il résulte que de fortes décoctions de gratiole fraîche, données en lavement, comme remède contre les engorgemens et ulcères scrophuleux, avaient porté sur l'appareil sexuel un prurit et une ardeur qui avaient développé des symptômes de nymphomanie. Cette décoction n'est pas suivie des mêmes effets quand on la prend intérieurement ; mais si elle est donnée à trop forte dose, elle produit des coliques et des super-purgations, des inflammations dans les viscères du bas-ventre, et la mort. Voy. le *Journal général de Médecine*, tom. LIV, p. 259.

est assez avancée pour n'être plus obligée de recourir aux bienfaits du hasard, et pour pouvoir
rendre réellement utiles des essais qui nécessairement n'ont pu avoir d'abord que quelque application heureuse, à moins que, par un concours
assez rare de circonstances, l'expérimentateur se
soit toujours trouvé avec des sujets à qui sa médication convenait.

§. 54. Les idéologistes de la fin du dix-huitième
siècle et du commencement de celui-ci donnèrent
une nouvelle direction au traitement de l'aliénation mentale. On avait rejeté, en grande partie,
tout ce qui avait été pensé et écrit jusqu'alors sur
la métaphysique, et l'on s'était occupé d'une
nouvelle analyse des fonctions de l'entendement
humain, considérées avec les lésions qui en altèrent le libre exercice. Helvétius, Crighton et Cabanis crurent avoir trouvé l'origine du principe
de nos actions dans les penchans primitifs qui dérivent de notre structure organique ; on ne parla
plus qu'action et réaction du cerveau, que sympathie, et que sensibilité ; et quoiqu'on se comprît
moins encore qu'avec Pascal et Mallebranche, le
goût de la nouveauté, l'esprit de secte, et plus
encore les faveurs de la fortune attachées uniquement à ceux qui combattaient sous ces nouvelles
bannières, firent rejeter au loin et dédaigner tout
ce qui jusqu'alors s'était mérité quelque assentiment : la médecine, et surtout celle de l'aliénation mentale, se ressentirent singulièrement de
cette révolution. On tourna en ridicule la thérapeutique en usage depuis tant de siècles, et par

le passage assez ordinaire d'un extrême à l'autre, au lieu de conserver ce qu'il y avait de bon , de rectifier ce qu'il y avait d'erroné, on crut, pour le traitement de la folie, dont la cause était dans les passions, et le siége dans la sensibilité, pouvoir se passer des remèdes, et ne devoir recourir qu'aux secours moraux, découlant comme corollaires des diverses propositions idéologiques. On vit naître plusieurs écrits où il était question de l'inutilité de la médecine pour la guérison de la folie ; on citait en Angleterre feu le docteur Willis, qui n'était pas médecin, et qui, disait-on , guérissait les fous sans remèdes. Divers ecclésiastiques de ce royaume s'avisèrent d'annoncer publiquement qu'il ne fallait à ces malades que des consolations. En France , en Hollande et dans la Belgique , des administrateurs s'érigèrent tout à coup en médecins de la maladie la plus difficile à concevoir et à guérir. On annonça des succès éclatans , des cures étonnantes ; sans doute qu'il a pu y avoir quelque chose de vrai pour des délires passagers ; mais je dois avouer avoir été douloureusement déçu , en allant exprès visiter l'un de ces établissemens dans le midi de la France, où l'on avait annoncé, dans un écrit public , que l'on y guérissait le tiers des insensés reçus , par des secours moraux bien entendus, et dont le principal des administrateurs avait même été récompensé d'une médaille par une société littéraire de Paris ; je fus bien surpris, dis-je, non-seulement de ne pas trouver dans cette maison les dispositions morales et humaines auxquelles je

m'attendais ,mais encore, en compulsant les registres, de n'y voir que les mêmes individus qui y
existaient vingt ans auparavant.

§. 55. Il est donc évident que, quand on remonte
à la source, l'on est obligé de beaucoup décomp-
ter sur l'effectif de tant de promesses ; mais l'on
va voir que le docteur Willis lui-même était très-
éloigné de ne pas recourir aux remèdes. Cet
homme célèbre par les soins qu'il a donnés à des
têtes couronnées, ne tarda pas à s'apercevoir,
quoiqu'il ne fût que simple prêtre, que le régime
moral avait besoin du secours de la médecine ; et
l'on s'est assuré que dans son établissement à
Gréatford, à 80 milles de Londres, il employait
un assez grand nombre de médicamens. Il faisait,
par exemple, un grand usage des vésicatoires aux
jambes, avec lesquels même il faisait promener
long-temps les malades ; il croyait que les bains
chauds sont souvent utiles aux aliénés, tandis que
les froids leur sont rarement applicables ; il ai-
mait assez les vomitifs ; il regardait la digitale
comme un remède praticable ; il donnait le quinquina à grandes doses, dans les cas de faiblesse ;
il substituait, pour faire dormir, la jusquiame à
l'opium, dernier remède qu'il regardait comme
nuisible ; et il envisageait de même la méthode de
mettre les vésicatoires au cou. Il proscrivait les
alimens et les boissons chaudes ou irritantes, et
il faisait faire autant d'exercice qu'il était possible.
Le docteur Willis, que nous aurons souvent devant les yeux dans le cours de cet ouvrage,
d'après plusieurs notices dignes de foi que nous

avons recueillies (1), avait la réputation, sur dix malades, d'en guérir neuf, si le traitement était commencé un peu moins de trois mois après l'apparition des premiers symptômes vésaniques; réputation probablement un peu exagérée, mais qui prouve cependant le grand parti qu'il avait su tirer de la réunion des secours moraux au traitement physique.

Il en est de même dans l'établissement des frères Quakers, à *la Retraite* (§. 22) : M. Samuel Tuke commence par établir qu'on y croit que les moyens moraux ont incomparablement plus d'influence que les moyens pharmaceutiques, et que si l'on a quelquefois retiré de l'avantage de la saignée, des vésicatoires, des sétons, des évacuans, etc., ce n'est guère que dans les cas où ces remèdes étaient d'ailleurs indiqués par quelque autre affection concomitante : « Cependant, ajoute-t-il, on » attache, à la Retraite, une grande importance » à l'office du médecin, et l'on a retiré les plus » grands avantages des visites qu'il est appelé à » y faire plusieurs fois par semaine, soit parce » que, par son office même, le médecin a souvent » plus d'influence sur l'esprit des malades que les » inspecteurs ou les gardiens; soit parce que la » maladie se manifeste souvent à la suite de quel- » qu'autre maladie qu'il importe de connaître, » quelque peu grave qu'elle ait été; soit enfin, parce

______

(1) Journ. génér. de Méd., tom. XXVI, p. 215. Journ. *id.*, tom. XXXVI, p. 339. Biblioth. britann., tom. IV, V et VI, et Moniteur du 8 février 1814.

» que la sympathie qui existe naturellement entre
» l'âme et le corps est souvent exaltée, chez les
» insensés, au point qu'une légère indisposition,
» une indigestion, un peu de plénitude dans les
» vaisseaux sanguins, qui, pour toute autre per-
» sonne, n'auraient que peu de conséquence,
» suffisent fréquemment pour aggraver l'aliénation
» et en renouveler les accès, tandis que le ma-
» lade est en pleine convalescence; tandis que
» d'autres fois au contraire, quoique bien plus
» rarement, une maladie du corps survenue dans
» le cours d'une maladie de l'âme suspend ou
» guérit celle-ci. C'est pourquoi il importe beau-
» coup que les aliénés soient fréquemment obser-
» vés par un médecin sage et éclairé, qui puisse
» juger des différences qui se trouvent d'un indi-
» vidu à l'autre, prévenir les accès lorsqu'ils
» s'annoncent par telle ou telle altération dans
» les fonctions du corps; par la saignée générale
» ou locale, par exemple, lorsqu'il y a des signes
» de pléthore; par des vomitifs ou des purgatifs,
» lorsqu'il se manifeste quelque embarras dans les
» premières voies, etc. (1) ».

Ces préjugés sur l'incurabilité de la folie, autrement que par des moyens moraux, n'avaient pas
moins été partagés par quelques médecins anglais.
On lit dans un ouvrage publié en 1806, de feu
William Heberden, médecin qui a pratiqué pendant un demi-siècle, « que le repos et la réclusion
sous la garde de domestiques étrangers qui puis-

____

(1) Biblioth. britann., tom. LIX, p. 154 et suiv.

sent inspirer quelque crainte aux malades, suffisent souvent pour leur guérison dans le commencement de la maladie ; que les purgatifs, en cas de constipation et de plénitude, et l'opium, en cas d'insomnie, accélèrent aussi beaucoup leur rétablissement, et que hors de là, et des moyens généraux de maintenir la santé, il ne connaît aucun remède sur lequel on puisse compter (1)». Mais l'étonnement cesse quand on voit que Heberden s'annonce partout comme extrêmement sceptique en fait de thérapeutique, et qu'il affiche le plus souvent le rôle de spectateur et de spectant, rôle qui, lorsqu'il est outré, est tout aussi dangereux, comme nous l'avons déjà dit, que celui de trop confiant dans les remèdes, et de trop agissant.

§. 56. C'est avec regret que je me vois forcé d'adresser le même reproche au célèbre professeur Pinel, sans que cela diminue en rien la vénération dont je suis pénétré pour ce grand médecin (§. 19). L'on sait, parce qu'il a publié sur l'aliénation mentale, qu'il ne met le plus souvent que la médecine expectante à la place des méthodes de traitement qu'il bannit, et qu'il affirme que le régime moral suffit en général pour obtenir des guérisons complètes. Ce régime consiste, suivant M. Pinel, dans l'usage judicieux des voies de douceur et de fermeté, dans l'art de dompter les mélancoliques et les maniaques, de vaincre leurs passions, de

____

(1) *Commentaries on the hystory and cure of diseases, etc. London*, 1806.

fortifier leur âme par les maximes de morale des anciens philosophes, les écrits de Platon, de Plutarque, de Sénèque, les Tusculanes de Cicéron, etc. ; ouvrages, dit-il, qui valent bien mieux pour les esprits cultivés que des formules artistement combinées de toniques et d'anti-spasmodiques.

En avouant que la lecture de ces ouvrages immortels peut-être très-efficace chez les âmes fortes pour prévenir la folie, quoiqu'en général les consolations religieuses leur soient encore supérieures en vertu, je trouve que notre auteur s'est mis dans le cas de la même demande que Cælius faisait à ceux de son temps, relativement à la musique et à la compagnie de belles personnes (§. 29), savoir : quel effet pourra produire, chez des insensés confirmés, l'application des principes de la sagesse, qu'ils sont hors d'état de comprendre, et même d'entendre? On a dû aussi objecter que tous les délires ne reconnaissent pas pour origine des causes morales, ainsi que l'auteur en convient lui-même ; que par conséquent il eût dû préciser les cas où il fallait commencer par les secours moraux, et ceux où il faut avant tout enlever la cause physique de la folie, dont l'existence est un obstacle permanent au succès de tout traitement moral. Ce ne serait en effet que par un sentiment absurde et même insensé de notre supériorité actuelle, que nous pourrions parvenir à nier ce dernier fait, attesté par un nombre infini d'autorités qui se sont succédées depuis l'aurore de la médecine, et par une répétition de cures non équivoques et tout aussi dignes de créance que celles annoncées par nos contemporains.

§. 57. Le livre de M. Pinel a été très-utile aux médecins français; mais il eût été d'une utilité plus générale, si son auteur n'eût pas été subjugué par l'opinion dominante (§. 54), et qu'il eût présenté un plus grand nombre de vues pratiques à la portée de tous les lecteurs; au lieu qu'il a singulièrement influé sur l'idée que la médecine proprement dite était une science inutile auprès des fous. Cependant ce professeur guérit; mais ce que ne savent pas ceux qui ne sont pas médecins, il ne s'en fie pas, pour guérir, au simple traitement moral : nous verrons, dans le cours de ce Traité, qu'il met en usage la saignée du pied, les bains tièdes, les lotions d'oxicrat sur la tête, les boissons laxatives, et en général le traitement révulsif des pères de l'art, les méthodes naturelle et analytique de Barthez; c'est dans ces boissons, mises en usage quelques jours avant le retour présumé d'un accès de manie périodique, ou à l'invasion d'un paroxysme de manie, dite *sans délire*, que, par un hommage forcé à la nature des choses, il place le plus de confiance pour faire avorter ces accès ou ces paroxysmes (1).

Nous avons déjà dit qu'un des principaux disciples de M. Pinel, M. Esquirol, avait dû singulièrement s'écarter, dans la pratique, de la simplicité apparente de son maître; nous verrons

____

(1) Traité Médico-phil. sur l'Aliénat. ment., pap. 265 et suiv.

encore, lorsque nous traiterons des cas où le seul traitement moral est indiqué, et que nous analyserons six observations de ce médecin, portées, au commencement de sa pratique, sur le compte du traitement moral de la manie (1), que la première, la deuxième et la quatrième de ces observations prouvent précisément tout le contraire de ce que leur auteur avait cru pouvoir démontrer, c'est-à-dire, qu'elles prouvent les avantages du traitement physique.

§. 58. L'on a dù voir, par l'esprit qui nous a guidé jusqu'ici, qu'en condamnant l'abus d'un principe, nous sommes loin de vouloir faire la guerre à ce principe même : il est universellement reconnu qu'en totalité, le traitement de la folie est une des parties de l'art de guérir qui a le plus profité de l'étude approfondie du cœur humain, et que les malheureux insensés ont beaucoup gagné à cette philanthropie éclairée, qui, lorsqu'elle ne guérit pas entièrement, rend du moins leur captivité plus supportable; on peut même dire agréable pour ce qui concerne les maisons bien dirigées, puisque plusieurs d'entre eux reviennent spontanément, aux premiers nuages qu'ils pressentent à leur raison, dans ces établissemens hospitaliers, publics ou particuliers, où ils ont trouvé à la fois une répression salutaire, et toutes les marques de la bienveillance et de l'amitié; ce qui très-certainement n'avait pas lieu, du moins en France, il y a cinquante ans.

____

(1) Journal génér. de Médec., p. 287 et suiv.

L'introduction du régime moral a, sans contredit, beaucoup contribué à ce perfectionnement; mais il reste à faire de ce régime l'usage le plus sage possible, et à ne pas en faire, comme les anciens le faisaient de l'ellébore, une médication exclusive. Il faut que les personnes qui se consacrent au service des fous aient pour ainsi dire leur alphabet des cas où les secours moraux suffisent seuls, et de ceux où ils ne sont que suplétifs des moyens physiques, et réciproquement; je dis réciproquement, parce que je prouverai que les simples affections de l'âme influent toujours nécessairement un peu sur l'état naturel de nos organes; influence qui demande toujours le secours de quelque médication. Ce n'est, j'ose le dire, que par le concert unanime de ces deux ordres de traitemens qu'on parviendra, non-seulement à des cures temporaires, mais à des guérisons radicales, et qu'on écartera l'incrédulité qu'a dû nécessairement amener parmi les gens du monde la fréquence encore très-grande des rechutes.

Le travail, et surtout le travail manuel, qui exige l'exercice de tout le corps, et qui par cela même distrait davantage l'esprit des idées auxquelles il s'est fixé, est une des innovations les plus salutaires, introduites dans les maisons de répression de plusieurs pays civilisés, pour la correction des mœurs, et dans plusieurs établissemens, pour la rectification des opérations de l'entendement. Je me déclare grand partisan de cette idée, d'autant plus que, comme le disait

Paracelse (§. 10), les fous sont des espèces d'hommes rentrés dans l'état de nature, des êtres analogues aux mendians de profession, indépendans, paresseux et insubordonnés, dont il faut faire une nouvelle éducation (1). Je dirai à son lieu que cette méthode introduite depuis environ soixante ans dans les environs d'Anvers, par un magistrat de ce pays qui a placé chez les paysans d'un village voisin les fous nombreux de ce département, pour les livrer aux travaux de l'agriculture, passe pour avoir eu les plus grands succès ; et je suis porté à le croire, d'après ce que j'ai appris moi-même dans diverses circonstances, où le travail a été volontaire ou forcé. J'ajouterai seulement encore que je doute que ce moyen suffise seul, sans régime médical et sans médicamens ; et dans les cas qui sont à ma connaissance, on lui avait associé des remèdes appropriés ou on l'en avait fait précéder.

§. 59. En récapitulant tout ce qui a été dit dans ce long chapitre, nous avons pour résultats, 1°. que dès la plus haute antiquité on a senti la nécessité de réunir aux médicamens divers moyens fondés sur le pouvoir de l'imagination ; 2°. que

____

(1) Les instituts de M. de Fallenberg, et surtout celui pour l'éducation des pauvres à Hofwyl, sont une preuve de l'efficacité d'une vie régulière et laborieuse, pour redresser les habitudes les plus perverses. M. Jérémie Bentham en a aussi fourni des preuves multipliées, pour la réformation des criminels, dans sa Théorie des Peines et des Récompenses. *Voyez* la Biblioth. britann., n°³ 450, 451, 452 et 453.

parmi les méthodes médicales les plus usitées, la
révulsive, établie par l'école de Cos, est celle que
l'on a le plus souvent employée; 3°. que, parmi
les remèdes, la saignée a été le plus généralement
employée par toutes les sectes; viennent ensuite
les vomitifs, puis les purgatifs, ensuite les bains,
et principalemeet les bains tièdes avec la douche
froide; 4°. que l'usage des narcotiques n'a pas été
généralement admis, et qu'il a été rejeté par plusieurs médecins d'une grande autorité; 5°. que
pour ce qui regarde le camphre, le musc, et divers remèdes prétendus spécifiques, ils n'ont eu
des succès que dans les mains d'un petit nombre;
6°. qu'enfin, pour ce qui concerne le régime dié-
tétique, le plus grand nombre s'est prononcé
pour un régime sévère, tandis que des médecins,
dont l'autorité est respectable, ont été d'un avis
contraire.

CHAPITRE III.

*Des établissemens consacrés à la réception des
aliénés chez les différens peuples, et de l'augmentation du nombre des insensés.*

§. 60. LES arts et les institutions sociales sont
nés du besoin, et celui qui a dans sa tête l'histoire physique et morale, ancienne et moderne
de toutes les nations, pourra peut-être déduire,
par des comparaisons successives, les époques de
nécessité de tels ou tels établissemens, et d'abandon de tels autres.

L'on pourrait presque dire, en général, que la

I. 11

folie vient de la raison. Nos aïeux du moyen âge, avec leurs folies volontaires, avaient infiniment moins parmi eux de fous réels que nous n'en avons aujourd'hui. Leurs institutions particulières les dispensaient de penser ; leur imagination roulait le plus souvent sur la satisfaction des besoins des sens, et leur grosse joie, facilement émue par des objets faciles à se procurer, les garantissait de perdre le peu de raison que leur siècle leur permettait d'avoir. C'est ce que m'ont prouvé de longues et fastidieuses recherches faites à ce sujet chez les historiens et les médecins du moyen âge. J'en excepte des idées mélancoliques et une sorte de démence, produites par l'ignorance et les superstitions de ces temps-là ; mais quant à la manie, elle était fort rare. Il y eut cependant deux époques où cette maladie se montra plus souvent : celle des croisades, au douzième siècle, durant laquelle on vit naître la chevalerie, et s'élever grand nombre de sectes religieuses, et celle de la réformation qui donna naissance aux plus bizarres et aux plus cruelles extravagances, dont l'évêché de Munster et plusieurs autres pays furent victimes en 1534, et qu'on ne peut attribuer qu'à un délire maniaque. Ce ne fut toutefois alors qu'une effervescence facilement comprimée par des moyens que je ne crois pas nécessaire de nommer.

Sans anticiper sur les raisons qui doivent former la base de ce que nous avons à proposer à la dernière section de cet écrit, pour rendre la folie moins fréquente, nous exposerons à nos lecteurs

que l'Égypte et la Grèce, anciennement très-civi-
lisées, n'ont presque point aujourd'hui de maniaques, d'après le témoignage authentique de
nos savans qui ont séjourné dans le premier pays
avec l'armée, et celui des voyageurs de toutes les
nations et de tous les rangs qui ont visité les
Grecs d'aujourd'hui sur le continent, et dans les
îles de l'Archipel. En faisant la comparaison de leur
état ancien avec leur état moderne, il est facile d'en
saisir la raison. La folie est également une maladie
très-rare parmi les peuples nombreux qui habitent
la presqu'île de l'Inde, et parmi les indigènes de
l'Afrique et de l'Amérique. On ne l'observe aussi
que rarement chez les habitans de certaines contrées de l'Europe, où la masse du peuple, placée
sous le joug des privilégiés, n'a pu encore recevoir aucun sentiment d'honneur, et a méconnu
jusqu'ici les véritables limites du juste et de l'injuste. Il est aisé de voir chez ces nations que ni
la misère, l'oppression, la disette, l'incertitude
des vies et des propriétés, ni le spectacle des plus
grands malheurs tombés sur nos proches, ne
sont pas des causes plus fréquentes d'aliénation
mentale : l'oppression surtout, réunie aux idées
de fatalisme et d'astrologie, si généralement ré-
pandues parmi les nations d'Orient, aidée de
certaines autres croyances politiques et religieuses,
d'habitudes, d'usages, de professions toujours
les mêmes, dans les mêmes castes et les mêmes
familles, qui ne permettent pas à l'âme de s'élever,
de désirer ce qu'on ne connaît pas, ce qu'on ne pos-
sède pas, ou ce qu'on croit ne devoir pas posséder;

l'assemblage, dis-je, de toutes ces choses si bien calculées par tous ceux qui y ont quelque intérêt, est très-propre à écarter de l'espèce humaine grand nombre de ces vésanies, si communes dans les pays civilisés.

Les peuples ci-dessus n'ont donc pas eu besoin jusqu'ici d'établissemens pour les fous, et même les sages pourront y être quelquefois obligés de revêtir le manteau de la folie, révéré de tous les peuples d'Orient, pour échapper à l'envie et à l'oppression.

§. 61. Au contraire, dans plusieurs contrées de l'Europe, parvenues à un plus ou moins haut degré de civilisation, et dans les colonies qui en sont émanées, il s'est produit, depuis le milieu du dix–septième siècle, pour des causes que d'autres écrivains ont développées, de grands changemens qui ont amené des dispositions fréquentes aux diverses vésanies. Déjà, du temps de Sydenham, en 1680, les maux de nerfs formaient en Angleterre, au rapport de cet observateur, la bonne moitié des maladies chroniques.

Le docteur Heberden, dont j'ai déjà parlé, donne dans ses Mémoires le tableau suivant de la proportion des maladies ci-après, dans la ville de Londres, au commencement, au milieu et à la fin du dix-huitième siècle : par année,

	Commencement,	milieu,	fin.
consomptions	3000..	4000..	5000
paralysies, apoplexies, etc.	157..	280..	300
folie	27..	75..	70

et on peut voir dans des Observations de sir Gil-
bert Blanc, médecin du prince régent d'Angleterre, publiées en juillet 1813, le tableau à la
fois vrai et intéressant des maladies qui se sont
succédées depuis les anciens temps jusqu'à nos
jours : on y remarque la disparition complète de
plusieurs maux, et la diminution dans le nombre
et la gravité de plusieurs autres, tels que les
fièvres typhoïdes, le scorbut, le rachitisme, la
dysenterie, et les maladies du bas-ventre ; et en
même temps, que les maladies qui tiennent à l'aisance ou qui sont la suite du luxe et du défaut
d'exercice, telles que la goutte, les scrophules, la
phthisie, l'hydropisie, la paralysie, l'apoplexie,
la folie, et en général toutes celles dont le principal
siége est dans le cerveau et dans le système nerveux,
ont augmenté en nombre, en fréquence, et en mortalité (1). Les mêmes observations ont été faites
d'ailleurs par les médecins des autres contrées.

Ce changement de la constitution physique, de
l'état, pour ainsi dire, fibrineux ou lymphatique à
l'état nerveux, qui a produit une augmentation
excessive de sensibilité, a également produit une
augmentation dans le nombre des désirs de chaque
individu, et dans celui de ses jouissances ; les *stimulus* de l'esprit et du cœur, tels que le désir de la vie,
l'amour des richesses, les divertissemens, l'amour
de la parure, celui de la nouveauté, l'amour des distinctions et de la renommée, etc. etc., se sont aussi

______

(1) Transactions de la Société Médico-chirurgic. de Londres, 3e vol., p. 37 et suiv.

multipliés ; et comme il n'est pas en la puissance humaine que chacun soit content de son sort, il est né de l'état actuel un esprit d'inquiétude qui s'étend de l'auvent du savetier jusqu'au palais des rois. Non, l'empire romain, à l'époque de sa grandeur et de son luxe asiatique, n'a pas eu sous sa domination des peuples aussi généralement curieux et inquiets. On a beau fouiller dans l'histoire, on ne trouve, dans les siècles antérieurs au siècle dernier et à celui-ci, rien qui ressemble entièrement aux mœurs et à la manière actuelle de voir des Anglais, des Allemands, des Danois, des Suédois, des Italiens et des Français. Les orages politiques de cette dernière nation, et les guerres qu'elle a portées chez les autres peuples, ont surtout beaucoup contribué à changer leurs habitudes et leur manière de voir ; et ces événemens forment une époque qui doit être placée immédiatement après celle des croisades et de la réformation, mais dont les effets seront d'une bien plus longue durée.

Que d'élémens pour les diverses espèces d'aliénations mentales ! et en même temps, quand fut-il jamais autant besoin d'hôpitaux ?

§. 62. Nos pères n'appliquèrent donc que très-tard au traitement spécial de la folie des établissemens publics, appelés anciennement *hospitaux*, du nom d'hospitalité, et dont l'histoire attribue la création à Oribase, médecin de l'empereur Julien. Les insensés, qui n'étaient pas dangereux, erraient autrefois librement dans les rues et dans les lieux publics, servant de risée aux enfans et à la populace ; ainsi l'ai-je encore vu dans mon lieu de naissance, en Savoie. Quelquefois les parens cherchaient à les faire guérir par l'administration de l'ellébore ; et quand ce remède n'avait pas opéré, ils étaient regardés comme incurables. Quant aux furieux, on les attachait ou on les gardait à vue dans leur propre maison ; il paraîtrait même, par une observation de Forestus, que dans le seizième siècle on ne prenait pas toujours cette précaution, car il nous parle d'un lycanthrophe (homme loup) qui se tenait constamment à la porte de l'église (1) ; et cela est facile à croire, puisque la plupart de ces malheureux étaient regardés comme des possédés du démon.

§. 63. Soit pour cette raison (§. 2), soit par des motifs d'humanité, les ecclésiastiques séculiers et réguliers restèrent long-temps en possession de la mission difficile de soigner les fous et les mélancoliques ; nous leur devons même la fondation des premiers établissemens en ce genre, lesquels ont passé successivement en d'autres mains. « Seuls chargés de l'instruction des peuples, ils avaient senti, remarque Bordeu, comme les anciens prêtres d'Égypte, la nécessité et le grand usage de la médecine pour leur objet principal ; ils la cultivaient comme la religion ; ils avaient aperçu la confraternité des prêtres et des médecins. De toutes parts les moines attiraient le monde dans leurs retraites, où ils avaient placé des hospices et des hôpitaux à côté des églises, et des

---

(1) *Observat. med., lib. x, observ.* 25.

vignes qu'ils cultivaient. Pour les malades qu'ils ne traitaient pas chez eux, et qui étaient confiés à leurs parens, ceux-ci n'étaient pas moins dirigés par les moines, qui leur donnaient tout à la fois des leçons de médecine, d'éducation, d'économie et de religion (1) ».

Lorsque les clercs se séparèrent de la médecine, divers ordres religieux restèrent néanmoins chargés de pensionnats d'aliénés; j'ai visité quelquefois, dans ma jeunesse, celui de Pontcharra, à quelques lieues de Montmeillan. Ces pensionnats servaient en même temps de maisons de correction et de répression, où l'on faisait enfermer les libertins et les criminels de bonne famille, que les parens avaient intérêt de faire passer pour fous; ainsi les malheureux insensés, qui n'étaient coupables d'aucun délit, partageaient les corrections infligées au vice, et la nature de ces retraites indique assez celle du régime qu'on y suivait. Paris et les principales villes de France avaient de semblables pensionnats qui n'étaient pas dotés, et qui subsistaient du revenu fourni par les pensionnaires; successivement les moines formèrent de pareilles entreprises dans les campagnes, et dans les lieux peu fréquentés.

Quelques prêtres séculiers imitèrent les moines. On sait par les registres de l'hôpital des fous, à Marseille, qu'en 1600 cette maladie était encore soignée par un prêtre qui avait en ville un établissement particulier, et qu'ensuite les magis-

____

(1) Maladies chroniques, p. 23 et suiv.

trats, d'après les plaintes des citoyens, reléguèrent
les insensés hors de la ville, dans la maison de Saint-
Lazare, destinée auparavant aux lépreux, dont
le nombre était déjà alors infiniment réduit;
c'était plutôt une prison qu'un hôpital : l'œil y
était douloureusement frappé de l'obscurité et de
la malpropreté des loges, des verroux, des grilles et
des chaînes qui en faisaient le triste ameublement,
et les choses ont encore peu changé. Environ dans
le même temps fut fondé, mais sur des principes
plus humains, l'hospice d'Avignon, par la confrérie des Pénitens noirs de la Miséricorde, qui,
ayant un excédant de fonds, outre ceux employés
pour le soulagement des prisonniers, délibéra de
fonder et de construire un hospice pour les insensés. Cet hospice se distingue par l'étendue de
ses bâtimens, sa grande salle des bains, et le zèle
de ses administrateurs; il a seulement besoin du
concours des lumières pour remplir le but qu'il
doit se proposer aujourd'hui. Il était dirigé, avant
la révolution, par un comité de ces Pénitens,
ayant pour chef leur aumônier; et c'était peut-
être ce qu'il y avait de mieux en France il y a
trente ans. Honneur à cette confrérie, mais plus
encore, gloire immortelle au christianisme qui,
dès son institution, n'a cessé de faire du bien à
l'humanité, et dont les bienfaits iront toujours
en croissant, par l'alliance de la piété avec les
lumières dont il plaît à la Providence de favoriser
toujours plus les progrès !

Nous croyons inutile d'arrêter plus long-temps
le lecteur sur ce sujet, étant généralement connu

que, dans tous les pays catholiques, les religieux avaient pris à tâche de tenir de semblables pensionnaires, et que plusieurs couvens de religieuses remplissaient le même objet à l'égard de leür sexe. Successivement, et surtout depuis la suppression des couvens en France, les hôpitaux civils dûrent se charger des insensés de leurs communes, et le régime et le traitement en furent continués d'après la direction que les gens d'église leur avaient imprimée.

§. 64. Cette direction consistait, en général, à traiter les fous comme Zénophon nous dit que les Perses traitaient les enfans, et comme ceux-ci étaient traités naguère dans les colléges par le jeûne, le fouet et les coups. Cette idée n'était pas tout-à-fait fausse, mais ceux qui l'employaient, entièrement étrangers aux connaissances physiologiques, à plusieurs différences qu'il y a entre les fous et les enfans et à la sensibilité exquise dont les maniaques sont fort souvent surchargés, en les accablant de mépris et d'opprobres, augmentaient la honte et le désespoir dans lesquels les jette naturellement leur situation dans les intervalles lucides. Cependant, l'on osait vanter les succès de cette méthode ; mais Lorry, après avoir parlé d'un curé de village, de son temps, qui exerçait une semblable médecine, ajoute « s'être assuré, par le rapport des servans chargés d'exécuter les ordres de ce prêtre, que, loin de guérir les maniaques, leur état en devenait pire (1) ». C'est

____

(1) *De Melanchol.*, *tom. II*, *p.* 384.

d'ailleurs ce qu'on a vu (§. 34) avoir déjà été observé deux siècles auparavant par Savonarola. Il faut ajouter à cette conduite insensée l'emploi des saignées, des bains, des douches et des purgatifs, pratiqué dans tous les cas indistinctement, et l'on pourra juger s'il était possible d'obtenir une seule guérison. Telle est, au reste, la routine des maisons religieuses, de faire constamment ce qui s'était fait à l'époque de leur fondation, et de regarder comme des novateurs dangereux ceux qui conseillent quelque chose de mieux. J'ai visité, il y a peu d'années, un hospice tenu par des sœurs, et où la règle des corrections, des saignées, des bains et des purgatifs, était le *non plus ultrà* ; elles ne purent jamais comprendre que si elles voyaient toujours les mêmes malades, cela provenait, soit de l'insuffisance de leur médecine, soit de ce que les punitions infligées à des individus qui étaient dans un délire complet ne faisaient que les indigner davantage, parce que, loin de se croire coupables, ils croyaient au contraire avoir raison.

Heureux les pensionnats dans lesquels on avait su du moins, dès le principe, alterner les récompenses avec les punitions ! ils devaient certainement avoir plus de succès. Tel était cet établissement monastique situé dans le midi de la France, dont parle M. Pinel (1), dans lequel un des préposés faisait chaque jour la ronde dans les loges ; et quand un aliéné extravagant faisait du va-

____

(1) Traité de l'Aliénat. mentale, p. 62.

carme, refusait la nuit de se coucher, repoussait toute nourriture, etc., il lui intimait l'ordre précis de changer, et le prévenait que son obstination dans ses écarts serait punie le lendemain de dix coups de nerfs de bœuf. L'exécution de l'arrêt était toujours ponctuelle, et s'il était nécessaire, on la renouvelait même à plusieurs reprises : mais on n'était pas moins exact à récompenser, qu'à punir; et si l'aliéné se montrait soumis et docile, on lui faisait prendre ses repas au réfectoire à côté de l'instituteur, comme pour l'éprouver. S'oubliait-il à table, et commettait-il la moindre faute, il en était aussitôt averti par un coup de baguette frappé durement sur ses doigts, et puis on ajoutait, avec une gravité calme, qu'il avait mal fait, et qu'il devait s'observer avec plus de réserve.

§. 65. Le pays des Cantabres et des Celtibériens, peuples dont l'énergie ne s'est jamais démentie, dès les temps les plus reculés jusqu'à nos jours, a dû souvent fournir des maniaques; car nous verrons ailleurs qu'en général les montagnes en donnent plus que les plaines. Cet état de choses a sans doute donné lieu à s'occuper plus spécialement de la folie, et a provoqué la fondation à Saragosse d'un grand établissement que M. Bourgoing et d'autres voyageurs nous présentent comme le chef-d'œuvre de la philanthropie la mieux éclairée. Suivant le vœu de ses pieux et sages fondateurs, cet hôpital est destiné aux insensés de tous les pays, de tous les gouvernemens et de tous les cultes, avec cette inscription simple, *urbis et orbis*. Les malades y sont occupés aux travaux divers de l'agriculture, à l'exercice de plusieurs professions ou aux offices serviles de la maison, suivant la portée et le caractère de chacun. On assure qu'il s'y opère grand nombre de guérisons, ce dont je ne doute pas, si les choses sont telles qu'on nous les rapporte. Je reviendrai, dans un autre endroit, sur le régime de cette maison. Puisse une fondation aussi honorable pour l'Aragon, ne dégénérer jamais, et servir d'exemple et d'encouragement à toutes les contrées limitrophes !

L'Italie a probablement aussi quelques bons établissemens que je ne connais pas. Celui de Turin paraît avoir été perfectionné depuis la révolution. On parle d'un établissement à Naples, et M. Flajani, dont il sera question ci-après, fait l'éloge, dans un opuscule, de l'hôpital de Florence, dit de *Bonifazio*, comme d'un hospice qui est vraiment à tous égards un modèle, et qui fait le plus grand honneur à son sage et savant directeur. La Bibliothèque britannique, dont j'ai extrait ces mots, n'en dit pas davantage.

J'ai reçu de mon illustre ami et ancien maître en histoire naturelle, M. le chevalier de Saint-Réal, ci-devant intendant de la province où je suis né, puis directeur général des mines de la Sardaigne, actuellement intendant général de la marine de S. M. Sarde, de résidence à Gênes, une lettre en date du 24 août dernier, en réponse à diverses questions que je lui avais faites sur l'objet de ce Traité, auxquelles ce savant observateur, digne héritier du génie de son oncle, le célèbre abbé de Saint-Réal, était bien en état de donner une solution satisfaisante. Je reviendrai plusieurs fois à cette réponse détaillée et pleine d'intérêt; pour le moment, je vais parler de l'établissement de Gênes pour les fous.

L'hôpital établi à Gênes pour cette maladie est situé dans un quartier isolé. Les malades sont placés dans des salles vastes, bien illuminées, et ventilées, où les lits sont rapprochés à trois pieds et demi de distance l'un de l'autre. Les diverses espèces de fous n'y sont pas séparées, excepté quant au sexe. Du reste, on y maintient la plus grande propreté, autant que possible. Il y a des domestiques nombreux; un médecin y fait sa visite tous les jours, et il y a trois chirurgiens assistans, un pour le jour, et l'autre pour la nuit. Les fous non furieux sont libres; ils peuvent se promener dans les salles, et une fois par jour en plein air dans une cour : les furieux sont enchaînés.

La nourriture consiste, par jour, en douze onces de pain très-beau et très-bon, deux onces de viande de bœuf, huit onces de pâtes fines au bouillon, et un quart de pinte de vin tous les deux jours. Les pauvres sont traités pour rien, et la pension de ceux qui sont en état de payer est de vingt-deux livres dix sous par mois.

Remèdes. Quand un fou entre à l'hôpital, on commence son traitement par des saignées et des vésicatoires sur la tête; on administre ensuite les bains froids, et la douche froide goutte à goutte. Si ces moyens sont sans effet, le malade est laissé sans remèdes, et regardé au bout de deux ans comme incurable.

On conçoit de reste les vices de ce régime et de ce traitement, sur lesquels d'ailleurs je reviendrai dans une autre occasion ; mais je me crois en droit de présumer que ces détails sur l'hôpital de Gênes suffisent pour nous donner une idée de ce qui existe de mieux en ce genre dans le reste de l'Italie.

§. 66. De tous les pays civilisés, l'Angleterre est celui qui a donné des exemples plus nombreux de sa sollicitude pour le bien être et la guérison des aliénés, vraisemblablement par une conséquence des raisons exposées au commencement de ce Chapitre, car on ne peut refuser à ce royaume de se trouver placé au plus haut de l'échelle de la civilisation. Parmi ses établissemens publics, le plus ancien paraît être celui de *Bethlem*, ou *Bedlam*, qui fut fondé en 1555 pour l'admission annuelle d'environ 170 aliénés. Différentes maladies, telles que la paralysie, l'épilepsie et la syphilis, sont un motif d'exclusion, disposition qui est extrêmement sage. On ne reçoit que ceux qui n'ont pas été fous plus d'un an avant leur entrée, et ils ne sont pas gardés plus d'une année, à moins qu'il n'y ait apparence de rétablissement ; et l'on conçoit que cette disposition est extrêmement favorable pour augmenter chaque année la liste des guéris. Cependant la maison a un département pour les incurables dont le nombre est déterminé, et où les fous de cette classe ne sont admis que chacun à leur tour. Ces derniers ne sont plus

admis dans la liste de ceux qui peuvent être guéris, sans de bonnes preuves d'avoir été bien portans pendant une année depuis leur renvoi. On a
conservé dans cet hôpital, comme moyen de correction, l'usage d'enchaîner les fous dans certaines circonstances, et de les exposer, sans doute
comme exemple, à la curiosité publique, dans des
visites dont on règle les jours et les conditions.

La maison a ses fonds particuliers, indepen-
damment desquels les paroisses et les autres établissemens publics payent six livres sterling par
année pour chaque fou indigent. M. John Haslam était en 1800 le médecin de Bedlam, et il
nous apprend que depuis 1748 jusqu'à 1794, on
y a admis 8,874 individus des deux sexes, dont
2,257 sont sortis guéris (1). Nous reviendrons
plusieurs fois sur Bedlam, et surtout sur M. Haslam, dont les lumières et les observations sur
cette branche de l'art nous ont beaucoup servi (2).

____

(1) Moniteur du 16 février 1814, extrait de l'ouvrage de
Haslam, publié en 1798.

(2) J'ai été fort surpris, en lisant dans les cahiers de la
Bibliothèque britannique pour l'année 1811, l'Essai sur
les Établissemens publics de Médecine en Europe, par
M. Alexandre Flajani, professeur de médecine à Rome,
d'y lire que, pendant son séjour en Angleterre en 1805,
l'hôpital de *Bethlem* où *Bedlam* était déjà fermé. Il paraît
que cet auteur avait été mal informé, puisque le chirurgien
de cet hôpital, M. Haslam, a publié en 1809 une seconde
édition de son Mémoire, avec une suite d'observations faites
dans cet hôpital depuis 1798, époque de la première édition : et puisque, ce qui est plus fort encore, je lis dans le
Moniteur du 30 août 1815, sous la rubrique de Londres,

§. 67. Vient ensuite l'hôpital de Londres ou celui de Saint-Luc, fondé en 1751 par des souscriptions particulières. Cet hôpital n'admet non plus ni les fous incurables, ni ceux dont la maladie est compliquée ou qui date de plus d'une année : son régime est, à peu de chose près, le même que celui de Bedlam. Le docteur Black nous apprend, dans une dissertation qu'il a publiée en 1805 sur les maisons de fous en Angleterre, que celle de Saint-Luc reçut, de 1751 à 1801, le nombre total de 6,458 aliénés, desquels il y aurait eu 3,811 de guéris ; nombre peut-être exagéré. Nous apprenons d'autre part qu'en 1795 cet hôpital reçut 300 malades, dont 108 de guéris ; ce qui donne une proportion plus vraisemblable. Chaque malade y a sa chambre le long de deux grands corridors qui occupent toute la longueur du bâtiment ; mais à l'extrémité de chaque corridor il y a deux salles pour les convalescens, dans chacune desquelles il y a quatre lits ; l'on y occupe les malades aux travaux dont ils sont capables, les femmes à des ouvrages de leur sexe, les hommes à nettoyer l'hôpital, à frotter les chambres et à d'autres objets semblables. Le docteur Simmons en était le médecin en 1805, et M. Vaux, le chirurgien (1).

---

article du *Times*, des plaintes contre des rigueurs exercées sur les aliénés dans l'hôpital de *Bedlam*, qui ont provoqué un acte du parlement, qui prouveraient, ou qu'on n'y est pas aussi humain que le dit M. Haslam, ou que les bonnes institutions y ont déjà dégénéré.

(1) Biblioth. britann., *Sciences et Arts*, n° 70, p. 69.

§. 68. Il paraît, par de fort bonnes observations sur les hôpitaux publiées à Londres en 1771 par Aikin, chirurgien, qu'il y avait déjà alors dans la Grande-Bretagne un grand nombre d'établissemens servant à renfermer les personnes attaquées de folie, formés par des particuliers pour en retirer des profits ; mais qu'à part, les deux hôpitaux publics dont je viens de parler, ce pays n'en avait pas d'autres pour les pauvres qui fussent dignes de ce nom. L'auteur donne en conséquence des éloges bien mérités à celui de *Manchester* (ville manufacturière et très - peuplée), nouvellement fondé par plusieurs particuliers charitables pour assister les aliénés indigens et les personnes de fortune médiocre, et les soustraire ainsi à l'avarice d'un entrepreneur mercenaire. M. Aikin nous parle du traitement humain et désintéressé que les malheureux insensés y reçoivent, des grands succès qu'a obtenus l'établissement, et des avantages qui en sont résultés pour tout le pays environnant, à une grande distance de cette ville : il fait en même temps des vœux pour que les principales villes suivent un aussi bel exemple (1).

§. 69. Les vœux de ce philantrhope ont été en grande partie exaucés dans sa patrie, et plusieurs établissemens ont été fondés, dirigés par des hommes de mérite, tels que celui de *Newcastle*, contenant soixante malades sous la direction du

____

(1) Recueil de Mémoires sur les Établissemens d'humanité, n° 12, p. 67 et suiv.

docteur Wood (1); les deux de *Yorck-Shire*, ou
de la province d'Yorck; celui situé en Écosse dans
une des îles du beau lac *Lomond*, que l'on a choisie
pour mieux isoler les malades, rendre les promenades et les exercices sans aucun inconvénient
et sans aucun danger pour le voisinage, confié
aux soins du docteur Arnold; celui de Fishponds,
dirigé par M. Joseph Mason-Cox, qui a publié le
résultat de sa pratique (2); celui de *Liverpool*,
fondé en 1792 pour cinquante malades, et celui
d'*Islington* (3). Ces divers établissemens sont à
peu près tous dirigés dans les mêmes principes
que la maison d'Yorck, dont je vais parler plus
en détail.

§. 70. Il faut distinguer aux environs d'Yorck
deux établissemens, dont l'un est déjà ancien, et
l'autre a été fondé en 1797 par les Quakers, pour
les sociétaires de leur doctrine, appelé *la Retraite*,
dont j'ai déja parlé. Le premier médecin fut
M. Forster, puis le docteur Cappe, et actuellement (1813) le docteur Belcombe. Il est situé
dans un enclos d'environ huit à neuf arpens de
France, à la distance d'environ un demi-mille
d'Yorck, dans une situation élevée, jouissant
d'une belle vue, d'un air très-pur, et de très-
bonnes eaux. La maison ressemble à une grande

---

(1) Biblioth. britann., *ut suprà*, p. 73.

(2) Sous le titre de : *Praticals observations en insanity*.
London, 1804, *in-8.*, dont la Bibliothèque britannique a
publié un extrait, avec des notes par M. Odier, tom. XXXI,
p. 260-382.

(3) Même Journal, tom. XLVII, p. 69.

ferme rustique; elle est entourée d'un jardin fermé par un mur à hauteur d'appui, surmonté d'une claire-voie. Les fenêtres n'ont ni barreaux ni grillages, mais on y a suppléé par un moyen très-ingénieux et qui ne cause aucune épouvante : ce moyen consiste en ce que les panneaux des fenêtres sont petits, et que les cadres, qu'on prendrait de loin, à cause de leur forme et de leur couleur, pour des cadres en bois, sont de fer fondu. Les serrures sont, en apparence, des serrures communes, mais à ressort, et les portes poussées sans bruit se trouvent fermées à clef. Ainsi, tout ce qui peut exciter l'idée pénible de la terreur et de la contrainte est évité avec le plus grand soin dans cette maison.

Les cellules, disposées au rez-de-chaussée, pour renfermer les maniaques dans leurs accès, ont une petite fenêtre qui s'ouvre et se ferme à volonté en dehors, et au moyen de laquelle on peut observer les malades. Ceux-ci sont contenus dans leur lit avec plus d'adresse que de force, et par des moyens dont on leur cache l'appareil; de sorte qu'ils peuvent se croire retenus par une espèce d'enchantement, et s'apercevoir, lors du premier moment lucide, qu'ils sont entièrement à la discrétion de ceux qui les environnent. Aussitôt qu'on peut prendre sur eux quelque empire, ils sont félicités, et obtiennent une chambre au premier étage, où ils jouissent de plusieurs avantages et de certaines distinctions. La plupart de ces chambres ferment comme les cellules; les fenêtres sont les mêmes et se ferment à clef, en sorte que le malade, sans aucune apparence de contrainte, n'a cependant aucun moyen de s'échapper.

Quand les malades peuvent s'occuper, on cherche à les faire travailler; les femmes font du filet, les hommes des ouvrages de paille et d'osier. La maison étant environnée de quelques acres de terrain, on a cherché à le faire cultiver par les malades, en donnant à chacun une tâche proportionnée à ses forces, et l'on a trouvé qu'ils aimaient cet exercice, et qu'ils étaient beaucoup mieux après une journée passée à ce travail que lorsqu'ils avaient demeuré à la maison, même avec la liberté de faire une promenade. Tandis qu'ils sont à cet ouvrage, ils sont toujours accompagnés de quelques surveillans. M. Delarive, qui a fait cet article dans la Bibliothèque britannique, d'où je l'ai extrait, les a vus travailler. Ils étaient au nombre de douze ou quinze, et ils paraissaient aussi satisfaits et aussi contens que leur état pouvait le comporter.

Le malade qui se présente pour être admis doit avoir un certificat de médecin, qui constate l'état de démence, sa durée, sa complication avec d'autres maladies, la marche des symptômes, le mode de traitement. On exige aussi de n'envoyer aucun malade sans avertissement, ni trop avant dans la nuit; et on recommande expressément de confier le plus tôt possible à l'établissement les aliénés dont la démence est bien constatée; car l'on y a fait, comme ailleurs, l'expérience de la nécessité de la promptitude de cet envoi, et sur onze aliénés admis dans une année, six qui ont été guéris étaient entrés à une époque très-peu avancée de la maladie. Il paraît, du reste, que dans cette maison les aliénés ne sont pareillement gardés que pendant une année, du moins ceux qui sont admis gratuitement. D'après les tables du docteur Blak, cité précédemment (§. 67), l'ancien hôpital d'Yorck aurait traité en 1789 599 aliénés, dont il en serait guéri 286 (1). La maison de la Retraite paraît avoir obtenu encore de plus grands succès.

Ainsi, la secte des Quakers, qui a déjà eu la gloire de fonder en Pensylvanie des établissemens pour rendre à la vertu les hommes pervers, et faire d'individus condamnés ailleurs à la mort ou aux galères des citoyens qui seront encore utiles à leur pays, ne rend pas en Angleterre de moindres services à l'humanité, et prouve jusqu'à quel point la morale religieuse peut, plus que toutes les autres institutions, améliorer le sort de l'espèce humaine.

§. 71. Les établissemens dont je viens de parler ne parurent cependant pas encore suffisans, surtout pour la classe pauvre et ouvrière; et quoique par divers actes du parlement le roi eût déjà été autorisé à faire enfermer les criminels acquittés par le jury pour cause de démence, ainsi que les aliénés pauvres sans asile chez leurs parens; quoique même il y en eût déjà en 1807 de détenus par autorité publique dans des prisons, à la charge

---

(1) Bibliothèque britann., vol. VIII, *Sciences et Arts*, p. 300-327.

des communes, le nombre de 2,285; ces mesures furent reconnues incomplètes, d'autant plus que l'autorité s'était contentée de mettre ces malheureux hors de portée de nuire, sans songer à leur guérison : c'est pourquoi en cette même année 1807, un comité fit un rapport sur l'état de ces individus, sur la manière dont ils sont tenus, ainsi que sur les lois de prévoyance et les règlemens nécessaires pour l'avenir; et le parlement adopta le plan de faire construire, dans les contrées où cela est nécessaire, des hôpitaux pour trois cents aliénés chacun (1). J'ignore quelle est l'étendue qu'on a pu donner à l'exécution de ce plan; mais, en considérant d'une part que le besoin devient de plus en plus urgent, et de l'autre, les grands exemples de bienfaisance générale et de véritable patriotisme que les individus composant la nation anglaise donnent à l'univers entier, je ne doute pas que les asiles pour les malheureux insensés de toutes les classes n'aient effectivement été beaucoup plus multipliés.

§. 72. L'Allemagne, terre volcanique, pays des sectes comme l'Angleterre, mais plus féconde en spéculations et en idées abstruses qu'en vérités appliquées, a peu fait en général jusqu'ici pour l'avancement de la science dans la guérison de la folie; à l'exception de Berlin, où quelques savans ont commencé à s'en occuper efficacement depuis sept à huit ans, et si l'on excepte aussi

____

(1) Notice de M. Friedlander, dans le Journal génér. de Médec., tom. XXXVI, p. 336.

plusieurs tentatives empiriques de divers médecins renommés de cette contrée.

L'asile des fous de Vienne en Autriche est annexé à l'hôpital général, et situé entre cet hôpital et l'hôpital militaire. Il consiste en une tour parfaitement ronde, bâtie par Joseph II, haute de cinq étages, dont chacun est divisé en vingt-huit chambres, que l'on échauffe en hiver par des tuyaux de chaleur, et différemment meublées et fournies, à raison des facultés et de la situation du malade. Cette tour a une petite cour dans son centre ; elle offre un grand nombre de fenêtres grillées, et on la prendrait plutôt pour la prison des criminels de haute justice que pour l'asile de l'infortune et du malheur ; ce qui devient d'autant plus frappant, lorsqu'on vient à comparer ce monument avec les productions de la douce, de la prévenante et de la délicate sollicitude des Quakers.

Il paraîtrait donc que la disposition d'un semblable édifice n'est guère propre au traitement moral, dans le sens étendu qu'on doit lui donner : et si cette prison renferme toutes les conditions nécessaires à la sûreté, elle ne me semble pas avoir celles de la salubrité, par son emplacement entre deux grands hôpitaux, et par des défauts intérieurs inhérens à sa construction. J'en juge spécialement par le nombre des décès, lequel me paraît plus grand qu'il n'a coutume de l'être dans ces sortes d'établissemens. Il manque surtout de circulation d'un air pur, les fenêtres s'ouvrant toutes sur un grand corridor, qui est au centre, réchauffé par des poêles, et n'ayant de jour que sur la cour, partagée elle-même en deux par une galerie, où se trouve l'escalier et deux chambres pour les infirmiers.

Cet hôpital, dirigé en 1806 par M. Gesing, l'était auparavant par M. Nord, passé à la direction de l'hôpital général. Nous apprenons du docteur Rampont, qui a eu des conférences avec M. Nord durant l'occupation de Vienne par les troupes françaises, que ce médecin employait indifféremment, contre la manie, le traitement moral et le traitement physique, suivant l'exigence des cas, et que le plus souvent il réussissait; qu'il était d'ailleurs très-rare qu'il usât de la saignée dans le traitement de cette maladie. Il contenait, à la fin de l'année 1804, hommes, 170; femmes, 144; et il reçut dans le cours de 1805, hommes, 117, et femmes, 94; total 525 aliénés; desquels sortis dans l'année, on ne dit pas comment, 174; morts 74, et 277 restans (1). M. Flajani fait l'éloge de la propreté et du bon ordre de l'hôpital de Prague, qu'il paraît cependant n'avoir pas visité, et dans lequel il dit que le médecin ne fait que des visites irrégulières (2).

§. 73. La ville de Berlin, déjà illustre dans l'histoire de la philosophie, a su profiter, dès le commencement de ce siècle, des progrès de la médecine dans le traitement de l'aliénation. « Pen-

---

(1) Journal génér. de Médec., tom. XXVII, p. 212, et Annales de Littérat. méd. étrangère, tom. VI, p. 293.

(2) Biblioth. britann., n° 370, p. 68.

dant l'année 1809, disént MM. Hufeland et Hornn, dans leur journal, la section de l'hôpital de la Charité, destinée au traitement des aliénés, a éprouvé différentes améliorations. La machine de rotation de Cox a été mise en usage dans plusieurs cas, et on en a obtenu des effets très-satisfaisans. Les aliénés ont été souvent occupés, et d'une manière conforme à leurs affections, soit au jardinage, soit à scier ou à fendre du bois, à copier, à faire des extraits, de la musique, à différens travaux mécaniques, etc., et ces moyens ont eu le plus grand succès dans plusieurs cas. Chez d'autres, on a retiré des avantages des médicamens nauséabonds, des vomitifs, de la diminution des alimens, de la privation de la lumière, de la société, de celle de la liberté, et de certaines habitudes; d'autres fois, on a employé des moyens opposés. Les médicamens internes ont été rarement usités. Il n'en a pas été ainsi des douches, des affusions d'eau à la glace, des bains froids et des vésicatoires fortement irrités pendant long-temps, lesquels ont produit des effets très-marqués (1) ».

Il est seulement à regretter qu'il n'y ait point à Berlin d'établissement spécial, et qu'il ne soit question que de la section d'un autre hôpital. Il en est de même de l'établissement de clinique de Tubingen, où cette branche médicale a aussi fait quelques progrès. J'ignore ce qu'on a fait ailleurs; mais je suis porté à croire que ce n'est que depuis peu qu'on jouit en Allemagne de ces améliorations,

____

(1) Biblioth. médic., tom. XXXIII, p. 238.

à en juger par ce que je vois à Strasbourg, ville où l'on avait accueilli plusieurs des bons établissemens de l'autre côté du Rhin, et où, par un esprit particulier, on n'avait rien tenté de plus, comme si hors des idées germaniques il n'y avait pas de salut.

M. le docteur Odier, de Genève, parle d'un établissement du docteur Schnell, à Averlches, canton de Vaux, fondé au commencement de ce siècle sur le modèle de celui de la Retraite, dont il dit beaucoup de bien, sans entrer dans aucun détail (1).

§. 74. La France, ce beau pays autrefois de l'aimable folie, et par conséquent ayant beaucoup moins de véritables fous (§. 60), aujourd'hui si fort changé, me semble avoir besoin maintenant de rivaliser avec l'Angleterre en bonnes méthodes pour la guérison de cette maladie, en établissemens publics pour la traiter, et en bonnes institutions morales pour en diminuer les causes. Il est peu de personnes un peu réfléchies qui n'aient dû s'apercevoir de l'analogie singulière qu'il y a entre la manie et la tendance à tous les crimes. Nous y reviendrons.

L'on peut dire, sans crainte d'être contredit, que la capitale de la France offre en ce genre, depuis 1790, tous les élémens de la médecine les plus tutélaires, réunis aux sciences morales et physiques, et qu'il ne manque à ce royaume, pour servir au monde entier de modèle de philanthropie et de

---

(1) *Ibid.*, tom. LIX, p. 154.

raison envers ceux de ses habitans qui ont le
malheur d'avoir perdu l'esprit, qu'il ne lui manque, dis-je, que de répandre dans les départemens les mêmes bienfaits accumulés dans la capitale.

Paris a ses trois hôpitaux consacrés au traitement de l'aliénation, Charenton, la Salpêtrière
et Bicêtre, qui ne le cèdent presque en rien aux
établissemens anglais les mieux dirigés. On a
réuni à celui de Charenton tout ce que l'humanité la mieux éclairée peut imaginer de séduisant
pour maîtriser les sens et l'imagination ; les repré-
sentations théâtrales à grand spectacle n'y sont
même pas épargnées ; ce qui fait que j'ai connu
des fous non délirans (folie raisonnant), qui me
demandaient avec instance de les y faire conduire.
Comme l'on manque de rapports circonstanciés
sur ce grand établissement, lesquels, m'a-t-on dit,
restent enfouis dans les papiers ministériels, je
suis hors d'état de juger si le traitement moral y
est complet, et de dire quel est le traitement physique adopté ; mais il paraît, et d'après les talens
distingués de son médecin (§. 21), d'après l'état
suivant fourni en 1807 par un journal scienti-
fique, que la situation de cet hospice est aussi
prospère qu'on peut le désirer : en 1806 on y
traita 348 hommes et 15 femmes, desquels : sortis
présumés guéris 154, sortis non guéris 53,
morts 36, restans au 31 décembre 1806, nombre 120 (1).

____

(1) Journal génér. de Médec., tom. XXXVIII, p. 95.

Le nom seul du professeur Pinel suffit pour indiquer que la maison de la Salpêtrière qu'il dirige ne le cède en rien à celle de Charenton ; en effet, sur 1255 femmes aliénées traitées à cet hôpital, depuis l'année 1802 jusqu'à 1808, on en compte 657 de guéries. L'hospice de Bicêtre, éclairé des lumières de l'illustre médecin que je viens de nommer, lequel y avait pratiqué pendant deux ans, se ressentant encore des soins affectueux et des expédiens ingénieux de son ancien surveillant, feu M. Poussin, présente les mêmes résultats, autant que le comportent les limites étroites dans lesquelles se trouvent confinés son local et son administration.

§. 75. Mais pourquoi ce foyer de lumières reste-t-il concentré à Paris, comme si le reste de la France n'était pas France ? pourquoi ses rayons ne peuvent-ils pas même s'étendre à la faible distance de quelques lieues ? J'ai visité les établissemens de charité de Bourges, de Châteauroux, de Blois et d'Orléans, et je les ai déjà vus séparés de ceux de la capitale par un espace immense. Qu'on ne croie pas que c'est défaut de lumières ou de zèle de la part des médecins ; il y en a de tout aussi bons dans les départemens qu'à Paris ; mais ils sont découragés par une triste expérience de vingt-cinq ans, durant lesquels on n'a presque rien fait d'utile dans les villes qui ne s'appellent pas Paris.

On désirerait du moins que les deux autres villes où sont placées les Facultés de Médecine, Montpellier et Strasbourg, offrissent la même réunion de moyens pour le traitement de tous les maux qui affligent l'humanité, et pour l'instruction des élèves : c'est ce qui manque en partie, et ce qui manque tout-à-fait pour ce qui concerne l'aliénation mentale.

La ville de Montpellier, célèbre par l'asile qu'elle a donné aux illustres débris de la médecine grecque et arabe, n'offre pas aux malheureux insensés plus de ressources que les autres villes : le local où ils sont traités est adossé à l'hôpital Saint-Éloy. C'est un long corridor obscur, qui a des loges de chaque coté, où les fous sont privés des bienfaits de l'air et de la lumière. On ne leur applique qu'un traitement empirique, et soumis au hasard des réussites, celui par les purgatifs.

§. 76. Il n'y a pas non plus à Strasbourg de maison séparée et réservée spécialement aux aliénés : ils sont détenus dans un bâtiment détaché de l'hôpital civil, au fond de la cour, et qui sert en même temps aux salles de clinique de la Faculté. La cour est commune aux insensés, aux malades de l'hôpital, et à ceux de la clinique, de manière qu'ils s'y promènent tous pêle-mêle.

Les fous non furieux, ou qui ne se salissent pas, sont tenus dans les salles basses de ce local, au nombre de trois : deux pour les hommes, une pour les femmes, et couchés comme des malades ordinaires dans des rangées de lits; une cloison les sépare de la salle des femmes, qui est fort peu aérée, et si petite, que les lits se pressent l'un contre l'autre. Pour les fous importuns qui crient ou qui se salissent, on a imaginé d'établir aux extrémités des salles et à leurs côtés, des espèces de cages ou armoires en planches, qui peuvent tout au plus contenir un homme de moyenne longueur, élevées de demi-pied au-dessus du sol avec un plancher à claire-voie. Ces cages ou armoires sont jonchées d'un peu de paille sur laquelle couche l'insensé, nu ou à demi-nu, où il prend ses repas, et où il rend ses ordures, dont le liquide découle de la claire-voie sur le sol de la salle; ce qui donne à ce malheureux réduit une infection continuelle. J'avoue que j'ai été excessivement affligé de ce spectacle, car je n'avais vu jusqu'alors qu'à Gênes des hommes mis en cage, et c'étaient des galériens.

Point de distinction des sexes : ils se trouvent pêle-mêle ; une femme est dans sa cage à côté d'un homme qui est dans la sienne, séparés seulement par une cloison en planches ; et j'ai vu à l'extrémité de cette affreuse salle, dont vingt-six cages font les côtés, l'espace du milieu occupé par un lit dans lequel était une folle de l'âge d'environ trente-six à quarante ans, qui me tirait par le pan de mon habit. Il y a fort peu d'années qu'un dragon fut mis dans une de ces cages, ayant pour voisine dans la cage contiguë une jeune paysanne maniaque. Le soldat parvint à enlever une planche de la cloison commune, et cohabita avec la paysanne, qu'il rendit enceinte. Cette expérience n'a produit aucun changement de distribution, car j'ai encore vu le même arrangement de femmes folles à côté des fous sur la fin de 1814, époque où j'ai écrit ces lignes.

Ces insensés sont tous extrêmement portés à la masturbation, et beaucoup plus que ceux des hôpitaux de Marseille et d'Avignon. Ils se masturbent, quand on ouvre leurs cages, en présence des femmes, et quelques-uns reçoivent le sperme sur du pain et l'avalent. J'y ai vu un jeune cordonnier du village de Molchim, dont le gland et le prépuce étaient horriblement tuméfiés à force de se masturber. Il est croyable qu'indépendamment de la malheureuse propension que les insensés ont à ce vice, et qui empire leur état, elle est encore ici augmentée par le mélange inconsidéré des deux sexes.

Point, à plus forte raison, de séparation des divers genres de folie; et le gardien, qui m'a paru un homme sensé, et qui sert ce département depuis dix ans, m'a fait la remarque qu'il y a vu plusieurs fois devenir totalement fous des individus qu'on y avait amenés, et qui l'étaient à peine. Aussi, point de traitement suivi et méthodique : on considère simplement ce local comme un lieu de détention, et l'on a recours aux chaînes lorsque la cage ne suffit pas pour réprimer des mouvemens trop tumultueux.

Ces fous m'ont du reste paru très-tranquilles, et plutôt tombés, en général, dans l'idiotisme qu'affectés de manie. Ils étaient, lors de ma visite, au nombre de 48, dont 25 hommes et 23 femmes. Il y en avait dix attaqués en même temps d'épilepsie, et deux sourds muets de naissance, tous les deux couchés nus sur la paille dans une même cage. Le médecin de cet établissement est un vieux

Allemand, nommé le docteur Fischer, qui en guérit, dit-on, deux à trois par an, par une méthode empirique, dont je rendrai compte à la section du traitement curatif (1).

§. 77. Sans doute que ces cages strasbourgeoises ne se sont pas multipliées en France, et que la plupart des hôpitaux sont dirigés par des principes plus humains : nos provinces méridionales surtout, peuplées d'hommes qui savent aimer, n'auront pas à rougir de ce défaut de sensibilité ; mais cependant, soit défaut de moyens, dont presque tous les établissemens charitables ont été privés par les orages révolutionaires, soit force d'habitude, les hôpitaux des fous, en général, ne portent que trop l'empreinte de cette insouciance que l'on a eue de tous les temps pour une maladie qui ne cause malheureusement chez les esprits ordinaires que de la terreur ou de l'amusement ; qui, par sa fréquence moindre que celle des maladies communes, ne sollicite pas autant l'intérêt personnel, et qu'un préjugé enraciné fait assez regarder comme incurable.

Pour les départemens ou les communes qui n'ont point d'établissemens spéciaux, les aliénés sont ou gardés chez leurs parens, ou déposés à

---

(1) Le nombre des habitans du quartier des fous à Strasbourg, était, en juillet 1814, de 48 : il est aujourd'hui, 26 août 1816, de 66 ; par conséquent augmenté de 18. L'état de ces malheureux est le même : M. Fischer est mort, et M. le docteur Schaal, qui lui a succédé, a déjà fait ses efforts pour améliorer ce service, mais jusqu'ici inutilement.

l'hospice civil : dans le premier cas, ils ne guérissent jamais, et leur sort ne fait qu'empirer ;
dans le second, ils sont une surcharge pour l'hospice, déjà souvent embarrassé pour le service de
ses propres malades, et ils y portent le trouble et
le désordre. Alors, pour ne pas incommoder les
malades et les autres habitans de la maison, on les
enferme dans des cellules éloignées où ils sont
privés d'air, d'exercice et de récréations, et où
leur sort est encore plus déplorable que s'ils avaient
pu séjourner chez leurs parens. Ce n'est pas par
défaut d'humanité qu'ils sont traités ainsi, mais
c'est le plus souvent par nécessité, les administrateurs, forcés de les recevoir, n'ayant rien de mieux
à leur offrir. J'ai été visiter, dans l'été de 1814,
l'hôpital de Martigues, où j'avais exercé plusieurs années, et où j'avais traité des fous, en
leur appliquant, autant que les circonstances
me le permettaient, les idées libérales de notre
siècle ; je voulais voir où l'on en était à cet égard,
et je trouvai que depuis moi l'on avait bâti dans
la cour un hangar avec des loges très-étroites,
où ces malheureux étaient couchés par terre,
obligés de passer la tête par un trou fait au bas
de la porte, comme une chattière, seul endroit par
lequel ils pouvaient jouir de l'air et de la lumière ;
et cependant je puis affirmer que je ne connais
pas d'hommes plus zélés, plus humains, et plus
bienfaisans que les administrateurs de cet hospice ;
mais ils n'avaient pu faire mieux.

§. 78. L'état malheureux des insensés dans les
établissemens publics a donné naissance, en France

comme en Angleterre, à plusieurs spéculations particulières. Il s'est formé sur divers points du royaume des maisons pour garder les fous, les unes uniquement destinées à les contenir et à en débarrasser les parens; les autres joignant à ces conditions la noble tentative de les guérir. J'en citerai quelques-unes; et, à leur tête, je me fais un devoir de placer, 1°. celle de M. Esquirol, à Paris, située non loin de la Salpêtrière. Les observations de ce médecin, insérées dans les journaux de médecine, et dans le Dictionnaire des Sciences médicales, annoncent un homme qui mérite toute confiance dans une partie aussi délicate. 2°· L'établissement de M. Mercurin, médecin instruit, à Saint-Remi en Provence, dans un local agréable et spacieux, tenu autrefois pour le même objet par des moines. M. Mercurin emploie beaucoup le traitement moral, et il met surtout à contribution le pouvoir de la musique, et celui des belles promenades. 3°. L'établissement de M. Guiaut, à Marseille, où j'ai vu avec plaisir un gouvernement paternel établi au milieu des fous; ceux-ci obéir comme des enfans, et des succès réels obtenus par un homme dans lequel j'avais toujours reconnu une grande simplicité. Je reviendrai, dans le cours de cet ouvrage, à la méthode de M. Guiaut 4°. Un établissement à Maréville, près Nancy, dont m'a écrit mon honorable et savant confrère, M. Louis Valentin, et qui a pour médecin M. le docteur Bonfils. Avant la révolution, cette maison servait non-seulement aux aliénés, mais elle était encore une prison d'état, une maison d'éducation et de correction pour les jeunes gens de famille à l'aise. On n'y admettait que des hommes. Ayant été brûlée il y a vingt-un à vingt-deux ans, elle fut reconstruite et destinée au traitement des aliénés sous une administration charitable. Elle en contenait en décembre 1814 le nombre de 170, presque tous de la classe indigente, en grande partie maniaques, et placés aux frais des établissemens auxquels ils appartiennent. Le pensionnat de Maréville est dirigé avec un bon esprit, des soins attentifs et obligeans. 5°. Dans le département du Nord, deux maisons *fortes* pour la *détention* des fous furieux : la première pour les hommes, située à *Armentières*, et la seconde à Lille, pour les femmes, renfermant en 1811 182 malades, sur lesquelles nous reviendrons. Celle d'Armentières était desservie autrefois par les frères du tiers ordre de Saint-François, dits *Bonfis*, aujourd'hui par l'administration des secours publics. Elle servait non-seulement aux fous, mais encore de détention, comme son nom le porte, aux mauvais sujets de bonnes familles ; et elle recevait en même temps des pensionnaires libres. Un avis inséré dans le Moniteur, et qui parle des douches et des bains de cette maison, annonce qu'elle est encore destinée aux mêmes usages (1).

§. 79. Quel que soit pourtant le tribut d'éloges que méritent les talens et la philanthropie de plusieurs des directeurs d'établissemens particu-

---

(1) Moniteur du 1er octobre 1815.

liers, il est de mon devoir de déclarer qu'il est, à tous égards, préférable que les fous soient traités dans des établissemens publics institués par le Gouvernement, et sous sa surveillance immédiate.

Indépendamment des raisons puissantes dont je ferai l'exposé au premier chapitre de la sixième section de cet ouvrage, je dirai, 1°. qu'il est impossible, ou du moins fort rare, que les maisons particulières puissent offrir tous les moyens que nécessitent pour leur guérison les espèces si variées d'aliénations, suivant l'âge, le sexe, les habitudes et le genre de vie des aliénés ; 2°. que, dans le plus grand nombre des départemens, les indigens, les ouvriers, tous ceux enfin qui vivent de leur travail, ou dont la fortune est médiocre, ne peuvent pas profiter des secours particuliers, et sont par conséquent livrés à l'incurabilité. Cette dernière considération est majeure : l'on m'accordera en effet que cette classe, étant sans comparaison plus grande que celle des riches, doit aussi avoir plus de malades ; d'un autre côté, comme c'est celle qui supporte particulièrement les charges les plus pénibles de l'État, il ne peut s'élever aucun doute sur la légitimité de son droit à être secourue aussi-bien que les riches. Or, ces secours, elle ne peut les obtenir que dans des établissemens publics bien dirigés.

Je pense ici différemment que pour les autres maladies, et je crois que les grands hôpitaux conviennent mieux que les petits pour le traitement rationnel de la folie, d'après le plan que j'en donnerai dans cet ouvrage. Il faut beaucoup plus d'hommes et de dépenses pour plusieurs petits hôpitaux que pour un seul qui les représente ; et ce dernier gagne nécessairement sur les journées des malades, toujours moins coûteuses lorsqu'il y en a beaucoup, de quoi fournir aux frais imprévus que peuvent exiger des améliorations amenées par le temps dans ce genre de service, ressources dont se trouvent privés les petits établissemens, sans compter qu'un grand hôpital est une école où pourront se former des médecins dans une des branches les plus difficiles de notre art.

La France ne peut pas rester, à cet égard, en arrière des autres nations. En vain, dira-t-on que de semblables établissemens seraient trop coûteux. D'abord, ainsi que nous le dirons en son lieu, on en limiterait le nombre suivant les besoins des départemens ; en second lieu, on choisirait, parmi les établissemens qui existent, ceux qui se trouveraient le plus convenables ; on les doterait des biens-meubles et immeubles des petits établissemens supprimés ; les aliénés riches paieraient pension entre les mains de l'autorité, et les départemens s'imposeraient pour leurs pauvres, en raison du nombre de fous de cette classe, comme ils l'ont fait pour les soupes économiques. J'en appelle d'ailleurs, pour les autres difficultés, à la sagesse et à la sensibilité du meilleur des rois : ce monument, élevé par son cœur paternel au bonheur de ses peuples et à la raison, sera plus durable, sera mieux senti que toutes les forfanteries gigantesques de ceux qui ont opprimé la nation et qui en ont fait changer le caractère.

DEUXIÈME SECTION.

ANALYSE de l'homme vivant en état de santé, ou séparation de ce que l'homme a de commun avec tous les êtres vivans, et de ce qu'il a en propre.

Des phénomènes qui constituent les propriétés vitales en général; de l'instinct et des passions; des formes et substances qui agissent sur les êtres vivans; mémoire, imagination, raison, jugement, et autres facultés de l'homme; de ce qu'est l'homme sans le secours des sens; phénomènes indépendans de ce secours immédiat; conséquences générales applicables à l'étiologie et au traitement de la folie.

CHAPITRE PREMIER.

Des Phénomènes qui constituent les propriétés vitales en général.

§. 80. L'ANALYSE des facultés de l'homme et des puissances qui les mettent en action a été considérée par tous les bons esprits comme un travail préliminaire, indispensable à celui qui veut donner quelque bon précepte d'éthique, de législation ou d'éducation.

Après avoir flotté avec les opinions diverses qui ont été exposées dans la section précédente et que j'avais recherchées à dessein, pour parvenir à me former une idée nette de cette singulière modification de notre être que nous avons appelée *folie*, je me suis vu aussi obligé moi-même de recourir à cette analyse. Il est impossible, en effet, de saisir les élémens du délire, d'en déduire les causes, d'en établir le siége, d'en indiquer le traitement curatif et prophylactique convenable à toutes les espèces, sans avoir connu les ressorts secrets qui nous font agir, abstraction faite de tout autre état de maladie.

A quelle source puiserons-nous cette connaissance? Sera-ce sur les restes glacés de l'homme et des animaux ? Sans accorder à l'anatomie des parties saines, à l'anatomie pathologique et à l'anatomie comparée cette utilité transcendante dont on voudrait les revêtir aujourd'hui, nous sommes loin cependant d'en contester l'utilité, et même la nécessité dans quelques branches de l'art de guérir; mais ici l'anatomie est de peu de valeur, parce qu'elle ne représente plus l'homme tel qu'il était ; elle est devenue comme ces lignes droites que tracent les enfans, ou comme ces peintures et sculptures de l'enfance de l'art qui toutes représentaient les mêmes figures. Sera-ce dans les expériences sur les animaux vivans? Cruelles inventions de notre temps, qui, semblables à la torture justement proscrite, arrachent du sein des douleurs, à des êtres d'une organisation différente de la nôtre, plus de mensonges que de vérités ! Non. La nature ne peut être étudiée que dans sa vie, son harmonie et son coloris. Je veux des rameaux et des feuilles dont l'attitude flexueuse annonce le mouvement : cette figure ne me plaira qu'autant qu'elle sera animée, et ce n'est que par l'expression des passions et de certaines facultés de l'âme que ce portrait sera ressemblant..... C'est ainsi qu'après avoir aussi consulté dans ma jeunesse ces oracles muets, j'ai ensuite trouvé que l'art de nous connaître consistait à nous étudier, à nous observer nous-mêmes, à nous comparer avec les hommes de toutes les conditions ; et telles sont les études auxquelles, dans l'objet actuel, j'ai cru que devaient être subordonnées toutes les autres.

C'était déjà là la voie tenue par les philosophes de l'antiquité, qui, distraits par moins de détails, étaient parvenus au même point que nous n'avons pu dépasser, malgré toutes nos découvertes positives, savoir, que, parmi toutes les différentes espèces d'animaux, toutes sont douées de facultés qu'elles possèdent en commun, et quelques-unes de facultés par lesquelles elles se distinguent; que l'homme est non-seulement pourvu de toutes les sources de vie et de plaisir dont les animaux jouissent comme lui, mais encore d'une faculté appelée *raison*, par laquelle il est placé à la tête de la création, et qui le rend indépendant de la force mécanique, des impulsions aveugles et des appétits auxquels obéissent irrésistiblement les animaux ; d'où ces philosophes avaient été amenés à cette belle définition, *que l'homme est une intelligence servie par des organes.*

La simple étude des facultés communes aux animaux comme à l'homme, ou des propriétés vitales en général, soit que nous nous y livrions, abstraction faite des organes, soit en considérant chaque organe en particulier, suffit déjà pour nous tenir dans une admiration continuelle, et nous engager à donner une âme à la nature entière. De là, deux opinions entre lesquelles ont été assez généralement partagés tous les contemplateurs de ce bel ensemble, qui est, comme le disait Galien, le plus beau sujet d'hymne en honneur de l'Éternel ; celle qui fait régir toutes les facultés par une seule et même *intelligence*, et celle qui admet encore une *âme sensitive*, indépendamment de l'intelligence (1). L'admiration

---

(1) Quelques Anciens ont fort peu connu l'importante distinction à mettre entre ce qui appartient à la vie en général, et ce qui dépend uniquement des facultés intellectuelles, qui séparent à jamais l'homme des animaux. Aristote surtout a été en cette partie fort au-dessous de lui-même, lorsqu'il a défini l'âme *le principe qui donne la vie aux animaux et à l'homme*, et qu'il s'est contenté de donner à l'âme humaine des *facultés* qui lui appartiennent exclusivement, indépendamment de celles qu'elle a en commun avec celle des animaux. Ce philosophe, dont la doctrine a été respectueusement suivie pendant tant de siècles, a induit en erreur plusieurs pères de l'Église, et entre autres S. Augustin, qui, en parlant de l'âme, s'exprime en ces termes : *Anima secundùm operis sui officium, diversis nuncupatur nominibus ; dicitur namque anima dùm ve*

redouble , s'il est possible, en considérant ensuite ce que l'homme a en propre ; et l'on se trouve ici environné de propriétés si différentes de ce qu'on avait observé auparavant, qu'on est entraîné malgré soi vers la seconde opinion : tâchons d'exposer, en historien fidèle, les merveilles de ces deux puissances, en commençant par la première, pour ensuite présenter divers phénomènes humains, résultant de l'action réciproque de ces deux forces ou de ces deux natures, et en déduire une raison plausible du phénomène de la folie.

§. 81. Ce serait outre-passer les bornes de ce qui n'est qu'accessoire au sujet principal, que de

---

getat, spiritus dùm contemplatur, sensus dùm sentit, ratio dùm discernit, memoria dùm recordatur, voluntas dùm consentit (August., de Animâ). Ce point de doctrine, qu'on a regardé comme résolu, a servi de fondement à toutes les réponses médico-légales relatives à l'animation du fœtus. Cependant Hippocrate, dont l'on n'a cessé d'invoquer le témoignage, me semble n'avoir pas admis cette identité, et avoir reconnu deux principes, l'un servant à l'entretien de la vie, et l'autre à la pensée ; et c'est ce qu'on doit entendre lorsqu'il dit, dans un endroit de ses maladies populaires : *Hominis anima semper producitur usque ad mortem, sin autem ignescat, simul cum morbo anima etiam corpus depascitur.* Et dans un autre lieu : *Animæ deambulatio, cogitatio hominibus* (de Morbo popular., sect. v, §. 4 et 9).

L'erreur dont je parle a été partagée par Locke et Condillac, par ce dernier surtout, qui, non-seulement a regardé les idées comme le produit absolu et nécessaire des sensations, mais encore les facultés de l'entendement comme entièrement dépendantes de ces mêmes sensations. Les idéologistes et les physiologistes de ce siècle ont enchéri sur la m'étendre trop au long sur des objets qui sont uniquement du ressort de la physiologie ; mais nous devons présenter en groupe les principaux traits, les traits les plus évidens de la puissance vitale, rendre familière ses habitudes et ses propriétés, et les faire voir dans l'état de santé et de maladie ; ainsi appartiennent à la vie, et uniquement à la vie, les traits suivans :

A. Assimilation à sa propre substance, et dans toutes les parties à la fois, dans l'être vivant, de tous les corps ambians, les fluides se changeant en solides, et réciproquement jusqu'à la vieillesse, qui est la terminaison de l'organisme vivant ;

---

sensibilité de ces principes ; et de nos déterminations comparées et raisonnées avec nos déterminations affectives, ou les passions qui nous maîtrisent, ils ont fait un seul système intellectuel, régi par *notre force motrice, ou la contractilité cérébrale* (Cabanis, *Rapport du physique et du moral de l'homme* ; M. Maine-Biran, *de l'Influence de l'habitude sur la faculté de penser* ; M. Dertut-Tracy, *Élémens d'Idéologie*, 1804 ; M. Richerand, *Nouveaux Élémens de Physiologie*, tom. II, p. 156, 1807). Cependant ces savans même ont été forcés de reconnaître que les sensations se partagent en actives, c'est-à-dire, en celles sur lesquelles l'attention se concentre ; et en passives, dont nous ne nous occupons pas, et qui sont pour nous comme si elles n'avaient pas été. Que devient alors la puissance cérébrale, qui pourtant est toujours la même ?

Les anciens et les modernes ont été séduits par une apparence de simplicité qui n'existe réellement pas. La vérité ne peut être que dans les doctrines qui s'accordent tout naturellement et sans violence avec les phénomènes : et telle est celle que j'ose présenter ici avec confiance à tout lecteur de bonne foi.

B. Résistance aux lois chimiques jusqu'à cette terminaison, absence de toute fermentation putride (1);

C. Température analogue à la nature de chaque être, persistant malgré celle des différens milieux;

D. Dans les êtres les plus simples, tels que les végétaux, comme dans les plus composés, l'observation constante des phénomènes suivans : *la plantule* qui pousse en haut, et *la radicule* en bas; régularité de la feuillaison et de l'effeuillaison; le *somnus plantarum*, et les *nuptiæ plantarum*; l'enfant de naissance qui s'attache à la mamelle; l'oiseau, ayant à peine percé sa coque, qui s'exerce déjà à voler; le canard, qui nage immédiatement, et le reptile, qui rampe en naissant; l'ascendant impérieux qui attire les sexes l'un vers l'autre, et que suit bientôt la tendresse maternelle; l'instinct qui suscite un sentiment d'horreur à l'aspect d'un danger, qui donne déjà aux condamnés la face des mourans, qui nous fait porter la main à terre quand nous tombons, serrer fortement tous les corps solides dans la submersion, etc. etc.;

E. Dans les animaux à circulation du sang, la première pulsation du cœur, pour continuer indéfiniment; la systole et la diastole simultanées dans tous les points du système artériel,

---

(1) C'est ce qu'avait déjà exposé M. de Laroche, il y a plus de trente ans, dans son *Analyse des Fonctions du Système nerveux,* tom. I, p. 26. Genève, 1778.

quoique le mouvement du sang y soit progressif;

F. L'action des cavités de se vider et de se remplir alternativement; le changement des alimens en chyme, en chyle, en sang; la propriété qu'ont les viscères de choisir dans les parties constituantes du sang les humeurs analogues à telle ou telle sécrétion;

G. La propagation instantanée dans tous les extrêmes de ce qui se passe dans une partie éloignée, et qui fait de l'animal un tout homogène;

H. L'existence encore permanente, et le corps soustrait pendant long-temps au domaine des lois physiques et chimiques dans les morts apparentes, malgré la suspension de la circulation, de la respiration et des autres fonctions;

I. Les crises attendues ou inattendues dans plusieurs maladies auxquelles l'individu doit, la plupart du temps, sa conservation, etc. etc.

Ces phénomènes et autres, inexplicables par les lois connues des choses tangibles ou par le concours de plusieurs forces distinctes, ont rendu indispensable l'admission d'une force unique, appelée de différens noms, tels que *force conservatrice de la nature, principe vital, influence nerveuse,* etc. dont nous nous servirons quelquefois indifféremment. Nous négligerons ici de rappeler la comparaison absurde que l'on a faite du corps animé à une montre; mais nous devons faire remarquer que le mot *force* est vide de sens, si on ne l'attache à un être capable de l'exercer. C'est pourquoi nous présenterons, soit dans cette section, soit dans la cinquième, un ensemble imposant d'autres phénomènes qui attestent que cet être existe indépendamment des organes.

Supposons déjà son existence prouvée, et donnons à ce principe, riche en force et en activité, les élémens dont se composent les corps organisés, et nous aurons un animal ou une plante, c'est-à-dire, nous ajouterons à ce qui manque à nos systèmes sexuels sur la génération; nous aurons l'explication des faits suivans et de bien d'autres faits qui, au surplus par eux-mêmes, rendent cette existence indispensable;

K. 1°. La formation dans diverses régions de l'économie vivante, absolument hors du contact de l'air, du *gordius*, de *la douve*, des hydatides et d'autres espèces de vers; 2°. le fait bien constaté par Camérarius, Spalanzani, et tous les observateurs de la fécondation du chanvre, de l'épinard et de la courge, sans le contact du pollen ; 3°. celui bien plus extraordinaire encore, dont on conserve des exemples au Musée de la Faculté de Paris et au Musée britannique à Londres, de jeunes garçons dans le corps desquels s'étaient developpés des fœtus.

§. 82. Les richesses de la puissance vitale ainsi étalées aux yeux de tant de lecteurs qui en jouissent sans s'en douter, il convient maintenant à mes fins de considérer plus en détail son *modus agendi*, ses propriétés, et les lois qui la régissent. Peut-être, après avoir médité ce Traité, conviendra-t-on avec moi que c'est dans cette étude que se trouve les vrais fondemens de la médecine.

Son *modus agendi* paraît être par le sentiment et le mouvement ; ses principales propriétés sont, la force, la calorification et la nutrition (de laquelle pourtant nous ne parlerons pas ici) ; ses lois et ses habitudes seront exposées dans les Chapitres suivans (1).

§. 83. Sentir, c'est, à mon avis, être averti de la présence des corps qui sont en nous et hors de nous. La continuité des premiers suffit pour que nous les sentions ; les seconds ont besoin d'un certain mouvement pour être aperçus. Dans l'un et l'autre cas, l'intégrité de la vie est nécessaire ; si ma main est engourdie ou paralytique, elle ne me sent pas, et je ne la sens pas ; elle n'obéit pas, elle est nulle pour moi, et réciproquement mon avant-bras et les autres parties du corps sont pour elle comme s'ils n'étaient pas ; à plus forte raison pour les objets du dehors. La faculté de sentir est donc ce qui établit les rapports entre toutes les parties, ou plutôt je ne serai pas surpris qu'elle ne fût elle-même la vie, puisque la décomposition n'est pas loin quand cette faculté s'est perdue ; ainsi, dans la congélation de quelque membre, la chose se passe à notre insu, comme si ce membre ne nous appartenait pas, et la gangrène l'a déjà frappé avant que nous en ayons la connaissance.

Indépendamment de la faculté de se sentir lui-

---

(1) Des détails sur ces objets se trouvent plus en grand, et réunis à la description des organes, dans mon *Essai de Physiologie positive*, tom. II et III, publié en 1806.

même, l'animal ne sent pas moins les corps em-
bians les plus subtils, quoiqu'ils paraissent comme
s'ils n'étaient pas : l'air, la lumière, le calorique,
l'électrique, le magnétique, les émanations diverses, ajoutent à notre bien-aise ou à notre malaise; l'enfant de naissance sent déjà sa mère, et il en
est de même de tous les petits des animaux aussitôt qu'ils ont vu le jour ; ainsi, toutes nos parties
se tiennent, se sentent, et nous tenons à notre
atmosphère comme la terre et son atmosphère
tiennent à tout l'univers. J'ai dit plus haut que les
corps ambians ont besoin d'un certain mouvement
pour être sentis; et en effet il est vraisemblable qu'il
existe dans les divers fluides de notre atmosphère
un mouvement d'oscillation dont nous sommes
doucement frappés à chaque moment ; et la preuve
en est que, dans ces calmes de l'air où rien autour
de nous ne remue, nous nous trouvons comme
isolés, comme s'il nous manquait quelque chose.
Spalanzani, ayant crevé les yeux à des chauve-
souris, crut qu'elles avaient acquis un nouveau
sens, parce qu'elles distinguaient encore la lumière des ténèbres (1); c'est que leur corps nu
et éminemment sensible était affecté des oscilla-
tions de la lumière, comme nous voyons souvent des sourds-muets l'être par les sons de la
musique.

§. 84. Il est pourtant nécessaire, pour parler
plus exactement, de distinguer la sensibilité du

____

(1) *Spalanzani, Lettera sopra il sospetto d'un nuovo
senso nei pipistrelli*, etc.

sentiment et de la sensation : la première est l'aptitude à sentir; elle paraît dans plusieurs cas suffire au maintien de la vie; le second est cette aptitude mise en action, et la troisième est une fonction qui n'est, pour ainsi dire, qu'accessoire à la vie.

Toutes les parties vivantes sont douées de cette aptitude, et l'exercent à leur manière, suivant leurs besoins. Chacune d'elles sent sa voisine et est sentie par celle-ci, d'où résulte une réciprocité de sentiment, d'action et de réaction pour tous les organes. L'exercice lent et gradué de cette aptitude fait mouvoir le cœur, les vaisseaux, les organes respiratoires, opère la sanguification, la nutrition, les sécrétions, les excrétions, etc., sans autre conscience pour l'animal qu'un sentiment vague de bien-être qui produit le sentiment de l'existence. Cet exercice est-il plus animé, le sentiment devient plus vif par la naissance de ce que nous avons appelé *plaisir* et *douleur*, et qui ne sont vraisemblablement l'un et l'autre qu'un mode d'exaltation de la sensibilité. Celle-ci peut alors s'accumuler sur un point déterminé jusqu'à en priver les autres parties; et l'on ne manque pas d'exemples où l'on a cessé de vivre de plaisir ou de douleur : ainsi, plusieurs insectes cessent d'exister aussitôt qu'ils ont rempli le grand œuvre de la reproduction.

Quant à la sensation, faculté par laquelle nous sommes instruits des diverses propriétés des corps qui sont hors de nous, elle ne fait absolument rien au maintien et à l'entretien de la vie, aussi

un très-grand nombre d'animaux en sont-ils entièrement dépourvus. Elle est la propriété de certains organes que nous nommons *sens*, qui jouissent en commun de la sensibilité avec les autres
parties, et en particulier de certaines fonctions
relatives à leur organisation intrinsèque dans
chaque classe d'animaux. La perte de ces fonctions
ne trouble en rien l'exercice de la vie, tandis que
la sensibilité, en défaut ou en excès, altère visi-
blement la sensation. Cette faculté est subordonnée, non-seulement à l'état fixe ou éventuel de
l'organe, mais encore aux variations accidentelles
des objets du dehors; ce qui fait que souvent
l'animal ne voit pas les corps tels qu'ils sont,
mais tels que son œil les lui présente : source d'un
grand nombre d'erreurs. La vie est quelque chose
de plus certain, et ne pouvait pas être soumise à
des conditions aussi éventuelles.

§. 85. Le mouvement et l'aptitude à se mouvoir
accompagnent la propriété de sentir. On ne peut
même pas concevoir, sans l'idée du mouvement,
la propagation du sentiment. Quand on considère
que toutes les parties des êtres vivans se renouvellent sans cessé, on a en eux une image du
mouvement perpétuel. L'observation nous présente dans les êtres deux espèces distinctes de
mouvement; l'un d'une locomotion très-appa-
rente, capable de produire un changement dans
la forme et la situation des parties; et un autre
mouvement peu étendu, latent, seulement sensible par ses effets. Le premier est au dernier ce
que le plaisir et la douleur sont à la sensibilité,

et ses résultats sont les mêmes pour la vie en gé*
néral (1).

§ 86. Deux sortes de muscles sont destinés au
premier mouvement : ceux qui dans l'état sain
n'obéissent qu'à la volition, et n'exécutent que
les mouvemens qu'elle ordonne ; ceux-ci veillent
et se reposent alternativement. D'autres muscles,
destinés aux fonctions vitales et naturelles, sont
dans un continuel mouvement, tels que ceux du
cœur et de la respiration, ceux de la digestion,
des sécrétions et des excrétions : ces derniers
veillent sans cesse à notre insu sans se fatiguer.
Les premiers, après un long exercice, nous font
éprouver le sentiment de la fatigue, et ont besoin d'un repos dont les derniers ne paraissent pas
éprouver la nécessité, quoique susceptibles de
s'user et de cesser d'agir par l'application répétée
des stimulus.

§. 87. A l'autre mouvement, commun à tous
les tissus vivans, appartiennent la force répulsive
du tissu cellulaire et de la peau, la force impulsive
des artères et des veines, le mouvement vermi-
culaire de tant de petits tubes, etc. etc. ; on ne
peut en effet séparer de l'idée de mouvement aucun des phénomènes de l'économie animale.

Il est digne de remarque que c'est à ce mouvement caché qu'il semble que la nature ait attaché
le plus d'importance ; le mouvement de locomo-

---

(1) L'irritabilité hallérienne, la tonicité stahlienne, et
l'excitabilité des modernes, sont probablement l'effet de la
même cause que j'entends ici ; mais je ne puis donner maintenant à ce sujet toute l'étendue qu'il comporterait.

tion peut périr universellement, et cependant
l'animal continuer à vivre très-long-temps : ainsi
nous voyons des membres paralysés, quant au
mouvement, cependant conserver encore avec le
sentiment la chaleur et la faculté de se nourrir.
Il arrive même quelquefois que les mouvemens
du cœur et de la respiration sont suspendus,
et que l'animal reste apte à reproduire tous les
phénomènes vitaux. Les cas d'asphyxie chez les
animaux parfaits ne présentent, il est vrai, que
de courts intervalles; mais les animaux hyber-
nans, et plus encore les grenouilles, les salaman-
dres, plusieurs insectes, surtout les animalcules
des infusions, ressuscitent pour ainsi dire après
n'avoir paru long-temps qu'une matière inerte.
On peut encore citer l'exemple des semences, qui,
dans leur immobilité apparente, conservent le
pouvoir de vivre et apparaissent tout à coup avec
les attributs du végétal, lorsqu'elles se trouvent
dans les conditions requises.

L'importance du mouvement apparent est même
si inférieure à celle du mouvement latent pour
constituer la vie, que les mouvemens de la locomotion et ceux du cœur et des muscles de la respiration peuvent être suscités, et la vie être perdue
irrévocablement. C'est ce que les expériences galvaniques nous font voir tous les jours pour les
muscles de la locomotion (1), et c'est ce que

____

(1) L'irritabilité ou la propriété qu'ont les tissus vivans,
et en particulier les muscles, de se contracter et de se mouvoir, n'est cependant point la même chose que les phéno-

M. Brodie a démontré devant des commissaires
de la Société royale de Londres, pour les muscles
du cœur et de la respiration. Ce savant a fait voir
qu'après avoir décapité un animal, le cœur peut
encore battre l'espace d'une heure et plus, et les
muscles exercer des contractions par le moyen de
la respiration entretenue par l'insufflation artifi-

---

mènes que l'électricité et le galvanisme produisent après la
mort, et avec lesquels on confond, depuis une vingtaine
d'années, cette propriété : c'est là un point de doctrine sur
lequel je suis bien aise d'insister encore. Lorsque, dans l'élec-
tromètre, les deux feuilles d'or s'éloignent et se rapprochent, et que dans le carillon électrique, les petites clochettes en mouvement font entendre du bruit pendant un
temps plus ou moins long, dira-t-on que ces feuilles et ces
clochettes sont vivantes, que leur irritabilité est excitée ?

Lorsque M. Pilger, savant vétérinaire d'Allemagne, voulant, dans sa manière de voir, déterminer par des expériences sur les chevaux quels sont les remèdes qui augmentent ou qui diminuent l'irritabilité, a tiré de ses expériences
les conclusions suivantes, fondées sur les effets du galvanisme après la mort violente :

1°. Que le sublimé, le tartre émétique, l'opium, l'arnica,
le quinquina rouge, les semences du fenouil aquatique, la
valériane, la vanille, et surtout le phosphore, augmentent
l'irritabilité, parce que les animaux ont donné long-temps
des preuves de galvanisme après la mort ;

2°. Qu'au contraire, l'arsenic, le muriate de baryte, le
nitre, le sel de Glauber et autres sels neutres, l'éther et les
acides la diminuent, parce que les preuves galvaniques ont
été faibles ;

3°. Que certaines plantes narcotiques, telles que le laurier-
cerise, la ciguë aquatique, la belladone ; et des plantes
amères, telles que la gentiane et la coloquinte, n'ont sur
l'irritabilité que peu ou point d'influence, parce que les

cielle, après avoir lié les vaisseaux du cou pour arrêter l'hémorrhagie (1).

Ce mouvement qui, dans l'état ordinaire, ressemble aux paisibles et uniformes ondulations d'une mer calme et tranquille, devient plus manifeste dans l'état de maladie et dans celui des passions; il se produit alors comme des vagues incertaines et tumultueuses que l'on sent se porter de bas en haut, de haut en bas, du centre à la circonférence, de la circonférence au centre; accélérant la progression des liquides ou les fai-

---

preuves galvaniques ont été les mêmes qu'après la mort naturelle;

4°. Qu'enfin certains remèdes, tels que le camphre, le vin ou l'eau-de-vie, augmentent l'irritabilité et l'effet du galvanisme, si on les donne à petites doses, et les diminuent si on les administre en doses très-fortes. (Voyez les détails dans les Annales cliniques de Montpellier, cahier de septembre et octobre 1815, p. 146 et suiv.)

Lorsque, dis-je, M. Pilger conclut des effets galvaniques obtenus après la mort, pour la propriété de certains poisons à donner de l'irritabilité, ne semble-t-il pas établir que poison et vie sont la même chose?

Mais la plupart de ces substances, étudiées dans leur action sur le vivant, étude la plus profitable au médecin, produisent sur l'irritabilité des effets directement opposés aux conclusions de l'expérimentateur allemand; d'où il suit que cette propriété et les phénomènes galvaniques ne sont pas identiques. Il résulterait seulement des différences obtenues après la mort, que quelques-unes de ces substances contiendraient les élémens de l'électricité, et d'autres non. Voyez l'art. 18.

(1) Recherch. physiolog. de M. B. C. Brodie, membre de la Société royale, lues à la Société en décembre 1810 et 1811; Transactions philosoph., ann. 1811 et 1812.

sant rétrograder ; donnant du volume , de la chaleur , des couleurs à des parties qui en étaient dépourvues , les enlevant à celles qui en avaient; altérant les sécrétions et les excrétions , les sensations et les perceptions , etc. Cet *impetum faciens* d'Hippocrate , que nous sentons bien , quoique nous ne le voyions pas, mérite toute notre attention. Germé , nourri , élevé dans la sensibilité , il amène , lorsqu'on lui a permis de se manifester trop souvent, une disposition maladive nommée *mobilité* , autant du ressort des moralistes que de celui des médecins.

§. 88. Les forces animales : c'est bien en vain qu'on a tâché de s'en rendre raison par les lois de la physique ou de la chimie. Quel changement s'est opéré dans la cohésion des molécules élémentaires de cet Hercule éteint en peu de minutes par quelques gouttes inoculées des sucs du vooara, de l'upas ou de l'huile essentielle d'amandes amères ? et, dans un sens contraire, sur quelle partie de l'animal a agi le pouvoir d'un son, d'une vue, d'un souvenir, et de telle autre chose entièrement immatérielle , qui a relevé subitement des forces abattues? en quoi réside la vivacité de la puce, du puceron , etc. ?

Les forces vitales ne s'entendent pas de la force des muscles , de la puissance des individus à soulever des masses très-lourdes ; les instrumens dynamiques n'indiquent que cela , et sont par conséquent imparfaits : on doit les estimer d'après la ténacité de la vie. Nous voyons tous les jours , dans les épidémies , les hommes les plus robustes

en apparence, succomber, et ceux que le vulgaire
juge faibles, se relever; il semble qu'il y ait dans
les premiers inégalité de distribution des forces
à l'avantage des muscles de la locomotion, et
et aux dépens des organes destinés aux fonctions
vitales. L'exemple de malades qui avaient voulu
rassembler leurs forces dans les organes de la locomotion, pour se lever de leur lit et fuir, et qui
ont péri subitement comme frappés d'un coup de
foudre, en offrirait une preuve. On voit de pareils exemples dans les épizooties.

Surtout rien ne frappe autant que la contemplation de ces forces étonnantes qu'acquièrent
tout à coup les individus les plus faibles, mus par
un transport de colère ou par quelque autre passion
très-vive, mais principalement développées dans
les maniaques, et soutenues pendant un temps
très-long. Quelle cause, ajoutée au corps de l'animal, souvent épuisé par un long jeûne ou par une
mauvaise nourriture, a pu produire des effets
aussi extrordinaires? Les forces vitales existent
donc par elles-mêmes, et indépendamment de tout
ce qui est hors du corps de l'animal; elles sont
un attribut de ce qui constitue la vie, ou plutôt
elles sont la vie elle-même.

§. 89. La calorification est un phénomène tout
aussi surprenant; le même principe le produit
vraisemblablement. Indépendamment de la propriété qu'ont les animaux de conserver la même
température dans tous les climats, tous les phénomènes de santé et de maladie prouve que la
puissance de produire la chaleur vitale est indé-

pendante des agens physiques : la chaleur des fièvres, la chaleur inflammatoire, etc., n'ont rien de commun avec l'état de l'air. Plus puissant que tous les élémens, le principe vital nous couvre contre leur intempérie. Le séjour de nos armées dans les pays glacés nous a fait voir que l'inflammation préserve de la congélation, et déjà la nature avait appris aux Ostiacks, au rapport de Pallas, à en garantir leurs visages, en y faisant naître un érysipèle.

Tous ceux qui ont vu des maniaques ont pu être étonné de la facilité avec laquelle ils supportent les plus grands froids, et de la quantité considérable de chaleur qu'ils communiquent à la glace appliquée sur leur corps nu, en la faisant fondre. Toutes les passions vives sont aussi des calorificateurs réels : ne savons-nous pas tous que l'homme transporté de colère, d'amour ou de jalousie, loin de sentir le froid de la saison, se plaint, au contraire, d'une chaleur insupportable, dont l'existence est attestée par les sens et par le thermomètre ?

Qu'avaient de commun avec ces opérations naturelles les explications des physiciens ? pouvaient-elles s'appliquer aux effets des passions, et à tant de cas où la chaleur se maintient quoiqu'il reste à peine des traces de respiration et de circulation ? Mais la médecine a été rendue, à cet égard, à sa simplicité par les expériences directes de Le Gallois, et par celles de M. Brodie, dont j'ai parlé ci-devant; ces expériences ont prouvé que la respiration artificielle entretenue au moyen d'un soufflet, quoique capable de changer le sang noir en sang rouge, ne sollicite aucune sécrétion, et ne produit point de chaleur, puisqu'au contraire, un autre animal mis à mort, mais sans l'expérience de la respiration artificielle, se refroidit beaucoup moins vite ; en infirmant par conséquent la théorie de Crawford, trop généralement admise, ces expériences d'accord avec le bon sens, ont rendu au pouvoir vital ce qu'on lui avait enlevé pour le donner à des forces mortes (1).

§. 90. Sentiment, mouvement, chaleur ; tel est donc le trépied de la vie, dont la réunion forme les forces, du moins autant que nous pouvons le savoir : quel est l'élément simple, binaire, ter-

____

(1) Comme l'on ne saurait être assez convaincu que la chaleur animale n'est ni le résultat des frottemens, ni celui des décompositions chimiques, je crois utile de m'étendre davantage sur les expériences de **M.** Brodie, lesquelles prouvent au surplus les rapports de l'air avec le sang, et de celui-ci avec le cœur. Ce savant, ayant coupé la moelle épinière à plusieurs chiens et à plusieurs lapins, et même les ayant décapités, après avoir lié les vaisseaux du cou pour prévenir l'hémorrhagie, a pratiqué une ouverture à la trachée-artère, à laquelle il a ajusté un tube de gomme élastique, auquel était attaché un petit soufflet, par le moyen duquel il a entretenu une respiration artificielle. L'action du cœur, le pouls, la circulation enfin, ont continué, au moyen de cette respiration, pendant assez long-temps, même pendant deux heures et demie ; mais la chaleur diminuait à proportion. Cette respiration était plutôt ici réfrigérante que calorifique ; car **M.** Brodie ayant plongé comparativement des boules de thermomètre dans les viscères

naire, etc. auquel ces propriétés ont été spécialement déparlies? Ne nous vantons pas trop de la
distinction que nous avons faite entre toutes les
parties qui composent le corps animal semblable
au nôtre; il est plus que vraisemblable que le
principe de vie pénètre toutes les molécules vivantes : les plantes, les conferves, les zoophytes,
les mollusques, etc., dont l'organisation est si
différente de la nôtre, n'en sont pas moins doués
que les animaux les plus parfaits.

Quant à ceux-ci, et à l'homme en particulier,
une longue suite d'observations et d'expériences a
toujours fait voir que le sentiment, le mouvement, la chaleur et la nutrition se trouvent particulièrement liés à l'intégrité de la circulation et

---

des corps d'animaux soumis à l'expérience, et dont le pouls
battait cent quarante fois par minute, et dans les viscères
d'animaux égaux mis à mort, et sans être en expérience,
ces derniers se refroidirent beaucoup plus tard. Cependant,
durant cette respiration artificielle, le sang des veines pulmonaires continuait à être rutilant; et, bien plus, ayant
introduit dans l'ouverture de la trachée de l'oxygène contenu dans une poire de résine élastique munie d'un tube à
robinet, et cet oxygène ainsi respiré par l'animal sans tête,
ayant été passé par l'eau de chaux, annonça à l'instant la
présence de l'acide carbonique formé par la respiration ;
d'où notre savant conclut que la respiration est loin de servir
à produire la chaleur animale; et les mêmes expériences
l'ont amené à cette autre conclusion, que la circulation
entretenue ne suffit pas non plus ni pour cette chaleur, ni
pour les sécrétions, lesquelles sont pareillement aussi un
produit entier de la vie. (Transactions philos. pour 1811
et Biblioth. britann., décembre 1811, p. 388 et suiv.)

à celle de la pulpe nerveuse. On a même cru voir que la puissance de produire ces phénomènes était plus accumulée dans les points où se réunissent un plus grand nombre de nerfs, tels que le corps colleux, la moelle allongée, les plexus pulmonaires, cardiaque, épigastrique, hépatique, splénique, mésentérique, hypogastrique, etc., entre lesquels se trouve établi un consensus très-évident, c'est-à-dire, une réciprocité d'action de ces divers centres nerveux l'un sur l'autre, qui fait communiquer toutes les parties de l'animal les unes avec les autres. Ce point de doctrine, qui est le *non plus ultrà* de nos connaissances, mérite d'être maintenu, parce qu'il est de la plus grande utilité dans la pratique, sans cependant oser encore le considérer comme une vérité absolue.

Tous ces centres, au surplus, ont été multipliés suivant la destination de chaque espèce d'animal, et plusieurs espèces n'en ont qu'un très-petit nombre, et peut-être même qu'un seul, sans que la vie en soit moins énergique, quant à ses effets et aux moyens de la conserver. Par exemple, plusieurs n'ont point de cerveau, et n'ont que la moelle allongée ou la moelle épinière ; chez d'autres, la masse cérébrale est à peine sensible : la fourmi et l'abeille sont dans ce cas, ce qui ne les empêche pas de montrer, comme la chose est assez connue, un haut degré de facultés instinctives, pour pourvoir à leurs besoins et assurer leur existence (1).

----

(1) Suivant quelques naturalistes modernes, les fourmis et les abeilles, animaux les moins favorisés du côté du cer-

Toutefois c'est borner extrêmement les ministres de la vie, que de ne les voir que dans la puissance nerveuse; toutes les molécules des corps organisés, solides ou liquides, participent, et en commun, et en particulier, de la propriété de sentir, de se mouvoir, et de produire de la chaleur; ou plutôt, ce sont là les propriétés d'un seul et même principe susceptible d'être saisi par les yeux de l'intelligence, et dont l'admission est nécessaire pour comprendre les phénomènes de la vie. Le sentiment ne va pas sans le mouvement, le mouvement sans la chaleur; tout est lié, tout est uni en un, l'unité est indispensable à la pensée comme à l'existence.

---

veau et du système nerveux, seraient précisément ceux qui montreraient le plus d'intelligence; ils vivraient en grandes sociétés, et ils auraient des gouvernemens fondés sur l'injustice, l'ingratitude et la barbarie : les fourmis mêmes, suivant M. Huber, de Genève (Recherches sur les Mœurs des Fourmis indigènes. Paris, 1810), à l'instar des hommes, auraient aussi des troupeaux, qui sont les pucerons, dont elles prendraient un soin particulier, pour se nourrir du suc au milieu duquel vivent et nagent en quelque sorte ces animalcules. Je suis loin d'admettre toutes ces rêveries, que l'illustre Fontenelle aurait associées aux belles choses que chacun, suivant son goût, se plaît à voir dans la lune; mais je les mentionne ici précisément pour les opposer à tous ceux qui ne voient dans les êtres vivans et dans l'homme qu'une machine dont le cerveau et les nerfs sont les ressorts secrets.

CHAPITRE II.

De l'Instinct conservateur et des Passions.

§. 91. Tous les êtres une fois créés ont reçu des lois pour leur conservation, d'après lesquelles ils se régiront jusqu'à la consommation des siècles. Les animaux (l'homme compris) sont soumis indistinctement à deux principales lois : *l'amour de soi* ou de *l'existence*, et le besoin de la propagation. De ces deux lois ou penchans irrésistibles, dérivent l'instinct pour se procurer tout ce qui est utile à l'existence, les passions et l'amour de l'indépendance, amour toujours opposé aux règles de la société.

§. 92. L'amour de soi est d'une telle vivacité chez tous les être vivans, que l'excès de ce sentiment peut amener chez l'homme, comme chez les autres animaux, précisément le contraire de ce qu'ils recherchent, la perte de la vie. Telle est, si nous y pensons bien, l'origine de tous les actes auxquels la raison a attaché de la louange ou du blâme. Il inspire la fureur aux forts pour se jeter sur leur proie; la ruse aux animaux faibles, pour parvenir au même but et éviter le danger : et chez ceux dont les moyens d'attaque sont nuls, il développe cette industrie que nous admirons, qui est pourtant toujours la même, et qui n'a de rapport qu'à leur conservation et à leurs premiers besoins. Le plaisir et la douleur, la satisfaction des sens, et la crainte de la mort ou de la souffrance, sont ses agens perpétuels dans toutes les classes d'animaux, et les uniques causes de domesticité de ceux à qui nous attribuons le plus d'intelligence (1).

Ce sentiment a bien plus d'empire chez l'homme, parce qu'il est étendu à l'avenir par la prévoyance dont les animaux sont privés. Ceux-ci ne craignent que le mal présent; ils sont conduits à la mort dans nos boucheries sans se douter de leur destinée : l'homme souffre davantage de l'avenir que du présent, et l'expérience du passé fait le tourment des jours qui ne lui appartiennent

(1) La loi de la conservation est protégée dans tous les animaux par le sentiment obscur de leurs propres forces, qui leur fait présager qu'ils peuvent ou ne peuvent pas se livrer sans danger à tel ou tel mouvement. Je lis, par exemple, dans le récit d'un voyage aérien, qu'à une hauteur où l'interposition des nuages avait fait perdre la terre de vue, des pigeons que les aéronautes voulurent lâcher de la nacelle ne partirent pas; qu'ils regardaient autour d'eux d'un air effrayé, sans la moindre envie de s'envoler; qu'ayant été forcés à sortir, ils tentèrent pendant quelques momens d'y revenir, puis obéirent à leur propre poids : au contraire, une mouche commune qui paraissait fort engourdie par le froid, s'envola assez lestement jusque vers la partie inférieure du ballon, assez haut au-dessus de la tête des aéronautes. On ne peut pas dire ici que la mouche n'eût également le sentiment de la conservation de son existence; mais elle était protégée par le sentiment de sa légèreté, qui lui permettait de se reposer sur le ballon, et de la force musculaire de ses ailes de la faire repasser du ballon à la nacelle, sans être entraînée par la pesanteur; au lieu que la lourde masse du pigeon ne lui laissait aucun espoir. Voyez ce Voyage dans la Biblioth. britann., cahier de novembre 1814, p. 295 et suiv.

pas encore. C'est ce qui crée cette terrible peur, arme puissante des tyrans, qui leur assure pendant sa durée les hommages et la fidélité des peuples, lesquels vont ainsi au-devant du mal qu'ils redoutent, semblables à ces animaux poltrons qui se précipitent d'eux-mêmes dans la gueule empoisonnée de certains reptiles qui les convoitent : c'est bien là le délire de l'amour de soi.

Grands, petits, doctes, ignorans, nous sommes tous les dupes de ce sentiment ; il place à la porte des palais et des chaumières le mensonge et la flatterie, après en avoir chassé la vérité ; il entoure de rayons d'honneur et de gloire des périls réels, pour étendre notre existence ; il donne les couleurs de la justice à tout ce qui assure davantage nos jouissances et notre conservation ; au milieu même de la certitude de la mort, et dans les maladies incurables, il écarte toute idée de destruction, il assied notre sécurité : on lui doit donc l'espérance. Le sombre égoïste qui se tue parce qu'il ne peut plus supporter la vie, le sévère *Piétiste* qui se donne la mort pour arriver plus vite *à la nouvelle Sion*, les divers fanatiques qui s'exposent à mille maux pour certaines idées politiques, les sages qui se morfondent pour instruire le genre humain, sont tous poussés par l'amour de soi.

Comme le tigre ne doit point avoir de pitié lorsqu'il a faim, de même les peuples sauvages, les hommes peu civilisés, et tous ceux en qui ce sentiment n'a pas été soumis à une éducation régulière doivent être cruels, injustes, ingrats,

suivant que cela convient à leurs besoins et à
l'espèce de jouissance à laquelle ils ont attaché leur
bien-être ; ils devront être persécuteurs de ceux
par qui ils croiront être contrariés ; autre délire
provoqué par l'amour de soi. Mais la raison est
là pour rendre ce sentiment utile à chaque individu, et l'empêcher de nuire aux autres ; pour
nous apprendre que chacun s'aime autant que nous
nous aimons nous-mêmes, et qu'il ne saurait y
avoir de sûreté réelle pour nous, si nous ne pro-
tégeons pas les autres, et si ceux-ci ne nous pro-
tégent pas. Telle est l'origine de toutes les lois,
elles sont dirigées contre l'ennemi commun,
l'amour de soi : et c'est dans ce sens que j'adopte
la maxime de Hobbes, *que l'homme est un être
méchant.* Il est méchant comme tous les autres
animaux ; mais il a en lui un correctif pour le
rendre bon, dont les autres espèces sont dépourvues.

Plus puissante que les lois, l'éducation, aidée
de la religiosité et de la tendance à la civilisation (1), principes innés en nous, grave insensiblement dans nos cœurs des caractères d'équité
qui ennoblissent cet amour de nous-mêmes, qui
le tirent du coin obscur où il s'isole, pour en faire

---

(1) La croyance naturelle à un être suprême, père commun des hommes, et la tendance à la civilisation, qui me
paraît beaucoup dériver de cette croyance, et que nous
n'observons pas chez les animaux, en général, sont les premiers et les plus nobles des caractères de la race humaine.
Je ne crois pas qu'on puisse me contester que le passage de

un amour public, et le réduire en cette belle maxime, *s'aimer dans les autres*. Oui, quelque malheureux que nous soyons, quelque froissement que nous éprouvions des passions qui agitent le monde moral, notre sort est bien meilleur que celui des contemporains de Marius, de Sylla et des triumvirs; et c'est aux progrès qu'a faits l'éducation que nous le devons. Lorsque ma pensée se reporte sur la carrière que je viens de parcourir, j'y vois les hommes les plus bienveillans avoir été les meilleurs citoyens, et c'est aussi parmi eux que je découvre le moins d'insensés.

§. 93. L'amour ! qui ne l'a pas éprouvé, et n'est pas en état de se rendre compte de ce qui se passait en lui? L'amour, ou l'instinct de la réproduction, est un sentiment de sa nature aussi vif que l'amour de soi; je dirai même plus vif encore, puisqu'il fait oublier les soins dus à la conservation de l'existence, et qu'il fait même préférer à l'existence la possession de l'objet aimé : les animaux oublient les piéges qu'on leur tend, le boire, le manger, et le sommeil. Mais l'amour se guérit par la jouissance, et ne produit des maux réels que quand il est contrarié. C'est sous ce dernier point de vue que nous allons le considérer : il rentre alors dans la ligne de toutes les passions

---

l'état sauvage à l'état civilisé n'ait pas été beaucoup plus fréquemment observé que le passage contraire : l'histoire nous offre bien, à la vérité, des retours à la barbarie ; mais des retours à l'état sauvage, je ne sache pas qu'on puisse en citer dont on ait bien suivi la trace.

capables de produire la folie, la jalousie, l'envie, la haine, la crainte, la terreur, l'orgueil, la colère, la fureur, etc., dont nous allons nous occuper successivement, toutes, instrumens de l'amour de soi, et qui, dans leur manifestation, produisent des changemens dans les phénomènes vitaux, altèrent la sensibilité, et mettent en jeu le mouvement latent (§. 85 et 86) des élémens de nos organes internes aux dépens de notre santé et de notre bien-être.

§. 94. L'amoureux, non encore satisfait est d'abord triste, rêveur, inquiet, soupçonneux et irascible. Si le refus se continue et que l'espoir se perde, l'animal et l'homme peu civilisé deviennent furieux : chez l'homme civilisé, et qui a appris à se contenir, la passion prend de plus profondes racines; loin de s'éteindre, elle produit à la longue les mêmes effets que la crainte dont je parlerai plus bas, agissant particulièrement sur le centre épigastrique; l'appétit et le sommeil se perdent, la nutrition ne se fait plus, et la peau prend une teinte jaune; une chaleur âcre s'y fait sentir, et j'ai vu, à la suite de ces effets d'un amour malheureux et qu'il fallait dissimuler, le dessus des mains se couvrir d'une éruption dartreuse. Toutes les forces en général perdent de leur énergie, excepté les organes générateurs qui paraissent s'animer en raison inverse du reste du corps. Quant à l'esprit, l'image chimérique de l'objet poursuit le patient dans toutes ses occupations, le tourmente, l'assiége, le fait aller et venir, se mêle à toutes ses idées, et devient bientôt une réalité, si la raison, le changement de lieu, ou une perturbation quelconque ne viennent à son secours. Ce n'est d'abord qu'un état mélancolique, s'il n'y a que le chagrin de n'être pas aimé; mais la jalousie, qui vient s'y ajouter, amène quelquefois un délire maniaque, ce qui dépend du caractère et de l'éducation des individus.

§. 95. L'envie, la jalousie et les sentimens haineux, qu'on a comparés avec juste raison à un vautour qui nous dévore les entrailles, naissent de l'amour de soi, avide des préférences, qui veut tout avoir et ne rien laisser aux autres. L'image de ces enfans qu'on met à table pour la première fois, et qui veulent opiniâtrément que tous les mets soient mis sur leur assiette, n'est que trop l'image de la vie humaine. L'effet matériel de ces passions est débilitant, et il se porte d'abord sur les mêmes organes que nous verrons être, pour ainsi dire, assiégés par la crainte.

C'est mal à propos qu'on a placé l'envie et la jalousie au nombre des vices qui tiennent à notre moral perfectionné ; tout prouve au contraire qu'elles dépendent de notre être matériel. Déjà les enfans encore à la mamelle y sont sujets aussi bien que les adultes ; elles les conduisent à l'énervation, et les symptômes qu'elles produisent ressemblent beaucoup à ceux de la nostalgie. Bien plus, les chiens et les chats en sont également susceptibles ; on les voit gémir, tristes et abattus, si leurs maîtres partagent leurs caresses à d'autres

animaux , et même à des enfans ; un chat se mettait en fureur contre son maître et lui sautait dessus pour le mordre, s'il caressait un autre chat;
et un chien, qui avait un compagnon de lippée,
cachait les os et le pain qu'on lui donnait après
qu'il n'avait plus faim, pour que son compagnon n'en profitât pas. On attribuait ce soin à la
prévoyance ; mais y ayant fait attention, je m'assurai qu'il ne s'occupait plus de sa cachette, et
que son fait, que tant de personnes imitent, était
entièrement le fruit de la jalousie.

§. 96. S'il se joint à cette disposition à l'envie
un sentiment exalté de notre propre mérite,
nourri et entretenu par ceux qui nous entourent,
sentiment auquel on a donné le nom d'orgueil,
alors, non-seulement nous envions ce qu'on
trouve de bon dans les autres, mais encore nous
croyons que ceux-ci nous méprisent et qu'ils sont
devenus nos ennemis; alors l'amour de soi se sou-
lève et fait ses efforts pour les accabler. Bientôt
les sens, troublés par l'imagination dépravée, font
voir autant d'ennemis qu'il se présente d'hommes
à nos regards. Plusieurs des fous que j'ai vus
l'étaient par cette cause, laquelle, comme l'amour
méprisé, la crainte et la terreur, pousse des racines
profondes dans les hypocondres.

§. 97. Le chagrin, la tristesse et la crainte exercent très-évidemment une puissance affaiblissante
sur tous les animaux. Les fonctions du cœur et
de la respiration sont ralenties et même inter-
verties durant l'effet de ces passions, et toutes les
sécrétions et excrétions altérées. Le foie, la rate

et le pancréas se trouvent fort souvent engorgés ,
d'où résulte un sentiment d'oppression que nous
éprouvons à la région épigastrique ; les digestions
sont dérangées, et l'on éprouve la sensation comme
d'une vapeur noire qui monte au cerveau ; ce qui
s'accompagne d'un caractère sombre, avare et défiant, qu'on réussit quelquefois à dissiper par les
délayans et les purgatifs , remèdes qui rendent les
les idées plus ou moins lucides , à proportion du
nombre des évacuations qu'ils ont procurées. Cet
état des viscères produit des sécrétions incompatibles avec la santé, dont la matière , portée hors
du corps par la voie de la transpiration , donne
lieu à diverses maladies cutanées. Ces maladies
ont été fréquentes chez tous les peuples qui ont
vécu sous la tyrannie , surtout dans le passage
de la liberté à l'état d'oppression ; ce qui indique
suffisamment l'influence de la crainte et de la
peur sur les principales fonctions.

§. 98. Ces passions agissent lentement ; mais dans
bien des circonstances d'un péril imminent, vrai
ou supposé, qui produisent cette crainte subite et
extraordinaire, que nous nommons peur ou terreur , il arrive quelquefois que le principe de vie
semble avoir été épuisé tout à coup ; ce qui fait
que nous restons froids, immobiles, et comme
on le dit, glacés d'effroi ; ou bien il semble s'être
accumulé en entier dans les muscles locomoteurs
qui ont acquis une énergie inconcevable , tandis
que la pâleur du corps et la faiblesse des autres
organes menacent d'un anéantissement prochain
qui n'est pas sans exemple, après avoir parcouru

en courant un espace considérable. Qui n'a pas connaissance de ces terreurs paniques occasionnées chez le sexe faible ou chez les enfans par la vue inopinée d'un reptile ; ou bien de ce qui se passe dans les armées, lorsque, pour fuir un danger auquel on pouvait encore faire face, on se précipite dans un danger certain, sur des rochers, dans des rivières, des lacs, ou dans la mer ? C'est bien là un vrai délire occasionné par l'amour aveugle de la vie, et auquel se trouve autant exposé le guerrier couvert de ses armes que le lièvre ou le faon timide, qui, pour éviter la mort, viennent se jeter au milieu des chiens de l'inexorable chasseur.

Le charme que les tigres, les serpens et autres animaux féroces exercent sur des animaux inférieures en force, n'est autre chose que l'effet de cette même terreur, qui produit la stupeur, la consternation, l'égarement des sens ; c'est ce que produisent tous les jours, dans notre espèce, les forts sur les faibles, les grands sur les petits, les juges sur les criminels, etc..... Aussi combien ne devons-nous pas être attentifs à ces circonstances dans les actions civiles ! et quel puissant moyen la crainte n'est-elle pas entre nos mains, législateurs, magistrats ou médecins ?

§. 99. Nous n'avons parlé que d'affections concentrées : en voici dont les mouvemens deviennent expansifs. La joie et la colère sont également des dépendances de l'amour de soi ; la première, par le plaisir de la possession d'un bien qui agrandit notre existence ; la seconde, par l'indignation que provoque la présence ou la crainte d'un mal que nous supposons devoir la diminuer. L'une et l'autre produisent l'égarement des sens , mais le délire occasionné par la joie est plus fugace , et se guérit avec facilité. Il se fait dans cette aimable passion un mouvement expansif qui pousse le sang du centre à la circonférence , et qui dilate tous les couloirs. Ce mouvement, souvent répété, contribue singulièrement, lorsqu'il n'est pas excessif, à la conservation de la santé ; lorsqu'au contraire il est excessif, on l'a vu , rompant l'équilibre entre les forces vitales du dedans et celles du dehors , produire la mort.

Dans la colère, il y a d'abord mouvement rétrograde de la périphérie au centre ; les surfaces externes pâlissent et diminuent de volume ; les muscles de la locomotion sont agités d'un tremblement convulsif ; les yeux sont ternes, caves , fixes dans leurs orbites : à l'intérieur, il se passe d'abord dans les régions hypogastriques les altérations que nous avons fait remarquer à l'occasion des passions tristes ; bientôt, si la passion n'est pas comprimée par la raison , il se fait une réaction , comme dans les fièvres d'accès ; et de resserré qu'il était, le mouvement se rend expansif avec d'autant plus de violence qu'il avait été davantage concentré. Tout le corps devient rouge foncé ; les yeux sont brillans et paraissent sortir de leurs orbites ; les organes du mouvement acquièrent une force extraordinaire, et les sens, ou n'exercent plus de fonctions , ou présentent les objets tout autres qu'ils le sont réellement.

Les mouvemens légers de colère, et qui ne se répètent pas trop souvent, sont comme la fièvre, c'est-à-dire, qu'ils peuvent être utiles à la santé chez les individus lents et empâtés : mais au contraire, l'habitude en devient très-dangereuse, elle altère les sucs digestifs, elle corrompt successivement toutes les humeurs, et il en résulte à la longue une fausse association d'idées qui conduit à la manie et à la démence.

Un autre effet que l'observation m'a présenté, et auquel on ne fait pas assez d'attention dans l'éducation, c'est la puissance contagieuse des mouvemens colériques. L'on voit des gens pris d'un rire immodéré parce qu'ils voient rire les autres; mais ce n'est pas là de la joie, laquelle, ce me semble, se communique peu : au contraire, la colère se communique aisément, sans doute parce que l'amour de nous-mêmes nous induit plus souvent à craindre le mal qu'à croire à l'existence du bien.

§. 100. L'on a contesté bien illégitimement, à ce qu'il me paraît, aux passions tristes et à la colère, le pouvoir d'altérer les humeurs et d'en faire des poisons. Pour passer de suite au plus tragique de ces effets, je citerai l'exemple de la rage spontanée, dont le virus formé par l'aberration de la puissance vitale, devient la matière de la plus cruelle des contagions. Je dis *spontanée*, car nous nous sommes trop habitués à voir les virus se transmettre par communication, et nous ne remontons pas assez à leur commencement. Il me paraît, par les nombreuses recherches auxquelles on s'est livré de tous les côtés, pour atteindre la cause de la rage, qu'on a parfaitement analysé les effets dus exclusivement au défaut ou à la mauvaise qualité des alimens et des boissons, et ceux qui sont exclusivement le produit d'un amour de soi offensé.

Bonnet et Morgagni ont rapporté plusieurs observations de dégénérations humorales, et des faits plus récens semblent leur apposer un sceau incontestable. « Un fait observé par M. J. Parkinson, tend à prouver que la morsure d'un chien en colère, quoique jouissant d'ailleurs d'une bonne santé, peut produire la rage chez l'homme. Un enfant fut mordu à la main par un chien qu'il agaçait : les plaies guérirent au bout de cinq à six jours ; mais trois jours après, les symptômes de la rage se déclarèrent, et le malade y succomba, quoique le chien n'eût jamais cessé de jouir d'une bonne santé. M. Busnout, dans une thèse présentée à l'École de Médecine de Paris (thèse n° 17), a cité un cas de rage spontanée, développée chez une femme en apprenant la mort de son époux, et communiquée ensuite à un chien qui avait coutume de lécher la bouche de cette femme, et qui en mourut dix-huit jours après la maladie (1) ».

§. 101. La guerre semblerait nécessaire à l'harmonie du monde, et partout la vie sort de la mort. La nature a gratifié chaque espèce d'animal d'une arme pour se défendre, et ils s'en servent

______

(1) Biblioth. médic., août 1814, et Journal de médec. de Leroux, janvier 1815, p. 28.

presque tous pour attaquer. Le désir de se battre est inné chez tous les animaux, pour augmenter leur bien-être, et c'est ce qu'il faut distinguer de la colère. L'homme est de tous le plus féroce dans l'état de nature : les petits enfans se plaisent à déchirer les animaux qui viennent de leur servir d'amusement, et je ne vois pas une grande différence entre eux et un chat qui s'amuse long-temps avec une souris avant de la dévorer. Vous les voyez tous faire leurs délices des armes et des exercices militaires, et tous de très-bonne heure commencent à se battre, et à se diviser en partis pour se faire la guerre.

L'homme, dans les temps de barbarie, a divinisé la fureur des combats ; il a entretenu cette funeste passion parmi ses semblables et chez les animaux, par la vue du sang, par certains sons, certains cris ou certains gestes ; mais c'est une fièvre qui, une fois allumée, fait taire tout autre instinct chez les animaux, la raison et toute affection sociale dans notre espèce ; que la peur que font les guerriers les mettre au premier rang, pour moi, je n'appellerai du nom de courage, de valeur et d'héroïsme, que les actions belliqueuses commandées et dirigées par la justice et par la raison.

Voyez ce qui se passe dans cet horrible combat *des Horaces et des Curiaces,* cousins germains, unis par les liens du sang et de l'amitié : ce combat n'a rien d'étranger à nos duels, à nos guerres civiles, à nos fureurs, à l'homme enfin de tous les temps, guidé uniquement par les passions brutales qui l'assimilent aux animaux : les six guerriers s'approchent d'abord, s'embrassent, se saluent par les noms les plus tendres, s'arrosent mutuellement de leurs larmes, se plaignent du destin barbare qui les oblige à s'entre-tuer.... Mais ils se séparent, ils reprennent leurs armes, ils se portent l'un contre l'autre, et commencent le combat : dès-lors, ce ne sont plus des frères, des hommes; une fureur guerrière les inspire, les égare; le premier sang versé redouble leur rage, et chacun ne vit plus que pour achever son adversaire palpitant !.... Le dernier des Horaces, chargé des dépouilles sanglantes de ses cousins, court à Rome, rencontre sa sœur éplorée de ce qu'elle lui voit la cotte d'armes de son amant, lui passe son épée au travers du corps, et tandis qu'elle se roule dans son sang, va du même pas à la maison paternelle, plein d'une indifférence sauvage !

Tels, un chien ou un cheval, qu'on vient d'exciter au combat, après avoir renversé leurs adversaires, retournent en courant, encore haletans de fureur, traversent la foule des spectateurs, renversent ce qui s'oppose à leur passage, sans distinction de maître ou d'étranger. Tels, ces chiens féroces lâchés à Saint-Domingue, qui dévorèrent aussi-bien les Européens que les victimes contre lesquelles ils étaient dirigés. Tels encore ces chiens-dogues qu'on tient à l'attache pendant le jour, et qui, durant la nuit, se jettent sur les gens de la maison comme sur les étrangers , etc.

Ce délire temporaire, qui se produit dans les combats et que l'on favorise encore par l'usage des liqueurs fortes , étant souvent répété, change tout-à-fait les mœurs et le caractère de l'homme ; l'habitude aussi de porter des armes et de se faire craindre amène un sentiment d'orgueil qui, étant contrarié , est fort souvent suivi d'une manie chronique très-difficile à guérir : je dis souvent, parce que je ne crois pas que dans aucun temps on ait vu autant de militaires dans les hôpitaux des fous, comme dans les vingt-cinq ans de dissentions et de guerres que nous venons de traverser. Il paraît que les Romains, à l'époque de leurs conquêtes , eurent aussi beaucoup de furieux. Tels sont les fruits de ce que l'adulation décore du nom de grandeur.

§. 102. Nous venons de voir l'homme assimilé aux animaux par ses passions ; cependant, à cause du principe qui l'élève au-dessus d'eux, il en diffère déjà sous plusieurs rapports , même lorsqu'il se trouve soumis aux lois de sa nature commune : 1°. Les passions chez les animaux ne subsistent qu'autant que dure la cause qui les fait naître; chez l'homme, au contraire, ses passions, amalgamées avec le produit de ses sensations et de ses idées, se colorent de mille manières , et forment un tout monstrueux et durable, dont la présentation à la pensée produit ensuite dans le corps les effets déterminés la première fois par la présence de l'objet impressionnel. 2°. Les animaux obéissent irrésistiblement à leurs passions, et ne peuvent être détournés que par la force et par la violence ; la force et la violence ne font même rien auprès du chien enragé, qui mord indiffé-remment maître et étranger : l'homme , à moins d'une disposition organique , peut étouffer ses passions , les modérer, ou les appliquer à un but utile. Dans chaque jour de la vie, quand elles nous tourmentent, nous n'obéissons qu'après avoir livré un combat plus ou moins long, et quand nous avons obéi, nous sentons la voix du repentir, qui n'est autre chose que la honte que nous éprouvons , de n'avoir pas su nous montrer supérieurs aux animaux. L'hydrophobe, qui a en horreur l'air , la lumière et les liquides , fait pour-tant un effort sur lui-même pour avaler de l'eau et des médicamens, et pour entrer dans le bain , parce qu'il sent que son aversion est sans fonde-ment , et qu'il est utile de lui résister ; et l'en-ragé, qui est dévoré de la fureur de mordre, avertit de se retirer ; il en est de même de ce penchant irrésistible pour le mal dont sont dominés cer-tains maniaques dont nous parlerons, et qui prient de s'écarter lorsqu'ils commencent à sen-tir les inspirations du démon matériel qui les p6ssède ; différence assez tranchante pour que nous n'ayons à nous plaindre qu'à nous-mêmes lorsque nous nous trouvons entièrement sembla-bles aux brutes !

CHAPITRE III.

De l'action des Substances et des Formes sur le Principe de vie.

§. 103. L'ANIMAL est lié avec tout l'univers matériel, les lois générales influent sur lui; il se développe, il grandit, il se nourrit de tout ce qui est hors de lui, et il rend à chaque instant à la masse autant qu'il a reçu : l'air, la lumière, le chaud, le froid, les montagnes, les plaines, la terre, l'eau, etc., rendent les animaux plus gros ou plus petits, plus lourds ou plus vivaces, plus forts ou plus faibles, plus féroces ou plus doux, plus industrieux ou plus stupides, etc. C'est ce que nous aurons occasion de remarquer, quant à notre sujet, et nous verrons l'homme, pour sa partie animale, aussi sujet de ces accidens que les autres espèces, tandis que son intelligence en est indépendante. Nous resserrant pour le moment dans des bornes plus étroites, nous allons passer en revue un petit nombre de sujets dont l'influence journalière est la plus évidente, et nous les diviserons en formes, ou modifications du temps et d'une manière d'être, et en substances ou choses qui ont une réalité substantielle.

Nous plaçons dans la première catégorie le pouvoir de la périodicité, de l'habitude, de la nouveauté, du mouvement, de la musique ou du rhythme, et de l'imitation; et dans la seconde, le pouvoir des alimens, des liqueurs fortes, de l'opium, et de quelques autres narcotiques, ainsi

que le pouvoir de certains poisons agissant hé-
roïquement sur les propriétés vitales.

§. 104. La périodicité des actes de notre économie, sur laquelle nous reviendrons plus au long
quand nous traiterons de la folie périodique , est
une conséquence de ces lois auxquelles nous
sommes soumis comme les autres êtres. Il est
évident que, dans tout le système planétaire, tout
se fait par périodes réglées ; la même régularité
s'observe dans la nature animée ; le mouvement
alterne avec le repos : mêmes alternatives dans le
besoin de boire et de manger , dans les fonctions
sécrétoires et excrétoires , dans la veille et dans
le sommeil , dans le retour de la menstruation et
des hémorrhoïdes , dans les époques de gestation ,
dans les paroxysmes fébriles , dans les accès de
goutte et de douleur , dans les hémorrhagies , les
inflammations, les névroses et les névralgies , enfin dans les diverses phases de notre vie : ce sont
là des phénomènes qu'il faut connaître , sans
trop entreprendre de les expliquer ; mais quelle
qu'en soit la cause , la marche périodique doit
être regardée comme un bienfait attaché à la vie ,
pour en assurer la durée : sans intervalle , la vie
serait bientôt épuisée par la continuité du plaisir
et de la douleur, ou plutôt il n'y aurait ni plaisir
ni douleur , et la triste monotonie nous per--
mettrait à peine de nous apercevoir si nous vivons.

§. 105. L'habitude plaît singulièrement à la
vie , laquelle devient insensiblement subordonnée
à la série des mouvemens que l'habitude a fait

naître. Elle crée l'attachement aux lieux où nous avons passé nos premières années, et à la maison que nous habitons, quelque peu favorisés qu'ils soient; elle fait disparaître à nos yeux les vices et les défauts de ceux avec qui nous vivons, et en même temps elle en atténue les vertus et les bonnes qualités, elle en diminue l'autorité; elle rend nul les avantages du changement, et oblige à changer de nouveau ; elle anéantit le plaisir et la douleur, et suspend les bons effets des meilleurs remèdes; elle familiarise peu à peu la sensibilité avec les diverses substances qui sont essentiellement des poisons, de manière à n'en être plus affectée ; enfin, le pouvoir de l'habitude est très-souvent pour le médecin un obstacle à la guérison de plusieurs maladies; et celui-ci doit, dans beaucoup de cas, commencer par y soustraire son malade, s'il veut voir ses tentatives couronnées de quelques succès (1).

§. 106. L'effet de la nouveauté est le même que celui des retours périodiques : malgré nous, nous sommes entraînés vers le changement; c'est ce qui fait que, dans les maladies longues, le changement de médecin, de régime et de remèdes, quoique souvent de qualité inférieure, produit cependant des effets avantageux; singularité connue

____

(1) Voyez dans la Biblioth. médicale, tom. XL, p. 145 et suiv., un très-bon Mémoire sur l'application à la médecine-pratique, des connaissances acquises sur l'habitude, lu à l'Athénée de Médecine de Paris, le 26 septembre 1812, par M. Sené, D. M.

des grands médecins anciens et modernes, qui, dans la plupart des maladies chroniques, ont dirigé leurs préceptes vers les moyens de rompre l'uniformité, et ont semé sur la route des malades des objets nouveaux, même extravagans, capables de frapper leur imagination et leur sensibilité.

C'est surtout dans les maladies dites *nerveuses*, que la nouveauté produit le plus d'effet, qu'il faut savoir prévenir les tourmens de l'ennui, ennemi implacable de l'homme civilisé, et ménager adroitement l'apparition successive de plusieurs objets capables d'occuper tant qu'ils sont nouveaux; je dis nouveaux, car le pouvoir de l'habitude reprend bientôt le dessus, et le malade retombe dans ses vésanies et le découragement. Ces observations sont communes, et chacun a pu les faire sur lui-même; il y a même apparence qu'elles s'appliquent autant aux animaux qu'à l'homme : en voici une frappante, quoiqu'elle n'ait rien autre d'extraordinaire que l'individu à demi-sauvage qui en fait le sujet : « Le Taïtien Tupia, qui s'était embarqué sur *l'Endéavour*, étant fort malade à l'arrivée de ce vaisseau à Batavia, eut à peine débarqué dans la ville, qu'il parut animé d'une nouvelle vie; les maisons, les voitures, les rues, les habitans, et une multitude d'autres objets nouveaux pour lui, se précipitèrent à la fois dans son imagination, et y produisirent un effet semblable à celui de cette force subite et secrète qu'on imagine provenir d'un enchantement. Mais passé cette première activité inspirée à

Tupia par la nouveauté des objets qu'il aperçut, il retomba dans sa première langueur, et son mal empira de jour en jour. Il s'ennuya bientôt d'être à terre, et demanda à retourner au vaisseau, où disait-il, on respirait un air plus libre qu'au milieu du grand nombre de maisons dont il était environné (1) ».

§. 107. Il est presque inutile de rappeler encore la nécessité du mouvement pour l'entretien de la santé. L'inaction, en faisant replier sur lui-même le principe de vie, s'oppose au développement des passions expansives, donne naissance à l'ennui, et fomente, surtout chez l'homme civilisé, les passions tristes, haineuses et mélancoliques. Aussi l'institution du travail est-elle d'une très-grande ressource contre les maux de nerfs et les vésanies. L'expérience, encore mieux que le raisonnement, nous démontre que le travail du corps dissémine les forces vitales dans tous les systèmes de fonctions, et s'oppose ainsi à la formation d'idées tristes, et au développement de penchans vicieux. C'est ce que nous apprenons même des animaux domestiques, lesquels ne sont jamais ni aussi dociles ni aussi bien portans que quand nous les faisons travailler journellement. Le séjour de quelques jours dans les étables, sans rien faire, les rend au contraire tristes, lourds, et revêches au commandement. Qui d'ailleurs n'a pas été frappé de la vive expression de contentement de son chien ou de son cheval,

____

(1) Premier voyage du capitaine Cook, tom. III.

lorsqu'ils voient les apprêts d'une sortie? Sans doute que l'air, la lumière, et les grands objets avec lesquels nous nous identifions par leur intermède, ajoutent beaucoup aux avantages du mouvement; mais le mouvement dans la chambre, et les mouvemens partiels de nos membres, quoique le tronc ne se transporte pas, produisent aussi des diversions agréables, et ont leur utilité marquée. Il est même certaines formes de mouvement dont la nature animée semble s'accommoder de préférence aux autres, et qui amènent moins vite la lassitude : telle est, par exemple, la forme circulaire exécutée dans les walses, dans les jeux de bague, et autres de cette nature, à laquelle je vois qu'on prend tant de plaisir; plaisir déjà connu des Romains, et que Néron se procurait dans sa maison dorée, grande salle ronde qui tournait perpétuellement, au rapport de Suétone. J'ai souvent considéré dans la basse Provence les mouvemens circulaires auxquels sont astreints, pendant plusieurs semaines, les animaux domestiques pour fouler le blé, et pendant plusieurs mois, pour le jeu des machines hydrauliques dans les salines; ils font certainement plus de chemin sans s'arrêter que s'ils parcouraient dans le même temps une ligne droite ; je ne me suis pourtant pas aperçu qu'ils en fussent moins gais et plus fatigués. N'est-on pas excusable d'induire de ces observations, qu'effectivement il y a dans le mouvement des formes sympathisant plus ou moins avec la nature vivante?

§. 108. Le rhythme ou la cadence, espèce de

musique du mouvement, a un très-grand rapport avec ce que je viens de dire ; c'est une forme dans laquelle on trouve aussi quelque chose d'ami de la nature animée, ainsi que l'avaient très-bien compris, parmi les anciens, les maîtres en gymnastique. Il soulage dans les travaux les plus pénibles et dans les marches ; c'est en marchant à pas réguliers et cadencés que les portefaix de nos ports de mers peuvent transporter les poids les plus lourds, qu'ils sont obligés de déposer à terre aussitôt que l'un des deux a manqué à la cadence : c'est autant pour être moins fatigué que pour la régularité des évolutions que la marche au pas militaire a été imaginée ; et les mulets qui font de si longues routes dans des chemins très-difficiles, avec des charges énormes sur le dos, ne supportent cette fatigue pendant une longue suite d'années que parce qu'ils marchent à pas comptés, dont l'un ne dépasse pas l'autre dans toute la longueur de la ligne. En observant ces hommes et ces animaux, on voit qu'il y a dans leurs actions un intervalle parfaitement réglé entre un mouvement et un autre mouvement.

Le rhythme ne soulage pas moins dans les opérations un peu prolongées de l'entendement ; et je suis assez porté à croire, avec deux grands médecins (1), qu'une des principales raisons de cet effet dépend aussi de ce qu'il établit des retours périodiques, et de ce qu'il dissipe, en fixant l'atten-

---

(1) Grégory, dans son Essai sur l'Homme ; et Barthez, dans sa Théorie du Beau.

tion , le sentiment de la fatigue et de l'ennui que causent toutes les sensations et tous les mouvemens qui sont long-temps continués. •

§. 109. Il existe une corrélation entre la réflexions et la réfraction de la lumière, et la structure de l'œil ; entre l'élasticité , le mouvement et les vibrations de l'air, et la structure de l'oreille; corrélation d'une nature inexplicable , mais dont les effets sont puissans dans l'intérieur de l'animal : ceux du son principalement sont extrêmement marqués.

L'observation nous apprend que la nature elle-même a lié certains sons ou tons avec certaines sensations, et qu'elle en a prescrit la mesure et la proportion ; l'éloquence et la poésie n'agissent en grande partie que par la puissance des sons , ce qui fait que les premiers législateurs étaient à la fois poëtes et musiciens. Il n'est personne qui n'ait remarqué les effets de cette puissance autant sur les animaux que sur l'homme , qui ne l'ait vue calmer les inquiétudes de l'enfant au berceau , les douleurs et les agitations de l'homme adulte , donner des forces au voyageur et au cheval fatigués , dissiper les horreurs du combat, réveiller le sentiment de la gloire et l'amour de la patrie !... (1). La science des sons constitue la musique , dans laquelle il faut distinguer , pour

______

(1) Le sifflement long-temps prolongé sur le même ton engage les bêtes de somme à boire et à uriner : qui me dira ce qu'il y a de commun entre les organes destinés à ces fonctions, et telle ou telle vibration de l'air ?

en faire une juste application, les intervalles des sons d'avec les sons en eux-mêmes.

Les intervalles placés entre les sons, auxquels on peut appliquer tout ce que nous venons de dire de la cadence et du période, produisent des impressions diverses sur l'organisation animale, suivant, comme ledit Rameau, qu'ils ont reçu dans *le tempérament* différentes altérations. Par exemple, la tierce-majeure, qui nous excite naturellement à la joie, nous imprime jusqu'à des idées de fureur, quand elle est rendue trop forte dans *le tempérament;* et la tierce-mineure, qui nous porte à la tendresse et à la douceur, nous attriste lorsqu'elle est dans *le tempérament* rendue trop faible.

Les sons lents faibles et égaux sont particulièrement faits pour la douleur et la mélancolie, et ils finissent nécessairement, lorsqu'on est susceptible de les entendre, par amener le calme et le sommeil. Pour élever l'âme, pour ravir les sens, pour exciter au mouvement, il faut dans la musique une disparate marquée, c'est-à-dire, que les sons soient d'abord faibles et voilés, qu'ils se succèdent d'abord lentement, pour s'élever tout à coup et se renforcer à l'excès. Voilà ce qui, au dire des gens de goût, fait l'excellence de certains morceaux des meilleurs compositeurs, ce qui fait le beau de l'harmonie et celui de la mélodie; tel fut, dit-on, le caractère des sons tirés de la flûte d'Antigénide, qui exaltèrent jusqu'à la fureur l'âme d'Alexandre, et ceux de la lyre de Timothée, qui conduisirent les Lacédémoniens à la victoire. Tel est aussi, à mon avis, le caractère musical d'une ode chantée de nos jours, qui a fait faire des efforts extraordinaires à une nation accoutumée depuis long-temps à la musique; et cette observation sert à prouver que les mêmes combinaisons de sons qui faisaient remuer les Grecs, peuvent produire les mêmes effets chez toutes les nations, dans tous les temps et dans tous les pays.

§. 110. La tendance qu'ont tous les animaux à imiter est un fait si connu, que l'on s'en est servi avec le plus grand avantage pour l'éducation des hommes et pour celle des animaux, et que c'est entièrement à cet instinct singulier que nous devons de les avoir apprivoisés, et de les avoir forcés à nous rendre mille services dans la vie pastorale, dans la vie agricole, et dans les exercices de la chasse. Nous sommes en effet, homme ou animal, portés à faire ce que les autres font, à aller où ils vont : il y a parfaite similitude entre des moutons qui se jettent dans un précipice parce que le premier s'y est jeté, et une armée qui se débande parce que quelques hommes effrayés ont commencé.

Voyez le penchant que nous avons à contrefaire, aussitôt que nous commençons à nous servir de nos yeux et de nos mains : gestes, grimaces, inflexions de la voix, etc., tout dépend en nous de l'imitation, et l'empire de la mode à laquelle sont si fort subordonnées toutes les âmes faibles, découle de la même source; plusieurs actes de la vie animale, le rire, le pleurer, le bâillement, les soupirs, le hoquet, le vomissement, la toux, l'uriner, obéissent à ce pouvoir magique; et si nous lui sommes en quelque sorte redevables d'avoir été tirés de l'état sauvage , nous lui devons aussi beaucoup de maux et beaucoup de vices ; son influence est incalculable dans la classe nombreuse des névroses et des vésanies , et quant au moral , l'imitation a souvent été l'arbitre de la beauté ou de la laideur , du vice ou de la vertu.

Voilà bien de ces faits dont il n'est pas possible de donner la raison : mais rien n'appartient ici à l'intelligence pure, car je puis assurer que les meilleurs mimes, les meilleurs imitateurs, sont précisément ceux en qui la raison et le jugement sont le plus bornés. L'imitation appartient à là nature purement animale ; elle peut remplacer toutes les formes dont nous venons de faire l'énumération , pour ceux qui n'ont pas été soumis directement à ces formes , et c'est ce qui fait que je termine par elle , pour passer à l'action des substances (§. 103) sur les propriétés vitales.

§. 111. La puissance des matières alimentaires d'exciter l'énergie vitale , indépendamment de tout principe alcoolique , est bien connue de tout le monde , ce qui s'opère fort souvent au premier contact des alimens sur les nerfs de l'estomac : que dis-je ? lorsqu'on les tient encore dans la bouche. Bien des gens n'ont de l'esprit et de la vivacité qu'à table , et sont les émules de ces chevaux qui ne trottent et qui ne tiennent la tête droite qu'après avoir mangé l'avoine.

Parmi les alimens, il en est, à cet égard, de plus ou moins actifs ; les substances aromatiques,

le café surtout exercent, même à très-petite quantité, la plus grande influence : l'odorat, voisin
du palais, et son associé dans le choix des alimens, exerce lui-même souvent des effets surprenans sur le reste de l'économie, à l'occasion
des odeurs, suivant qu'elles sont agréables ou
non.

§. 112. Mais j'ai particulièrement en vue ici de
faire remarquer les effets des liqueurs fortes sur
les propriétés vitales, effets qui les rapprochent
de l'opium, des phénomènes de plusieurs passions, de ceux de la manie, et qu'on observe aussi
bien chez les animaux à qui l'on en a fait avaler,
que chez l'homme; effets enfin qui rendent ces
liqueurs très-chères à tous les peuples de la
terre, et en particulier aux habitans du Nord,
et aux peuples qui vivent dans la misère et dans
la servitude, à qui elles tiennent lieu de richesses,
de commodités et de consolations (1).

Ces effets sont d'opérer en général une concentration des forces à l'intérieur, et de rendre l'extérieur moins impressionnable, même lorsqu'on
en a pris une grande quantité relative, d'impri-
mer à l'économie animale la faculté de résister

---

(1) MM. Brodie et Orfila ont prétendu qu'il n'y a pas
identité entre l'action de l'alcool et celle de l'opium ; que le
premier produit d'abord une excitation dont la durée varie,
et qui est suivie d'un état comateux et d'une grande insensibilité ; tandis que l'opium commence toujours par donner
lieu à l'assoupissement (Transact. philos., 1812, p. 182; et
Traité des Poisons, tom. II, IIe Partie, p. 63). Ces savans
n'eussent pas admis cette conclusion, s'ils eussent étudié
en praticiens les effets de l'opium.

au froid, et quelquefois même à la contagion; de procurer en même temps une gaîté et une énergie momentanée. Prises avec excès et continuellement, ces liqueurs cessent de produire ces bons effets, elles hâtent le moment de la congélation animale; elles conduisent au dernier degré d'abrutissement, à la démence et à l'idiotisme. C'est ce qu'a démontré la campagne de Russie, et c'est ce qu'on voit en grand parmi les serfs de la Pologne, d'après des lettres du docteur Schultes, conseiller du roi de Bavière, écrites en 1806, 1807 et 1808, sur les lieux mêmes.

« C'est le brandevin, dit ce savant voyageur,
» que la nature ou l'art a prodigué aux Galitziens.
» Il est à peine dix heures du matin, que chaque
» habitant, homme ou femme, magistrat ou la-
» boureur, prêtre ou séculier, sont déjà ivres
» de manière à ne plus se connaître. Dans les
» champs, la charrue tourne au hasard sous la
» main du paysan; l'ivresse le fait chanceler à
» chaque pas, ou au moins, il peut à peine se
» traîner par l'effet de cette stupeur qui succède
» à l'ivresse. Dans sa hutte, point de propreté,
» point de soins domestiques : son assoupissement
» continuel le rend sourd à la voix du devoir;
» toute sa famille se console du dénûment où il
» la laisse, en imitant les vices de son chef. La
» mère donne à ses enfans, au lieu d'alimens, la
» boisson fatale. Des figures pâles, bouffies, des
» yeux éteints, une démarche inégale, voilà ce
» qu'on rencontre chez les Galitziens; et le matin,
» à leur lever, hommes et femmes apparaissent
» comme des fantômes qui ont besoin de s'enivrer

» encore pour reprendre une nouvelle vie......
» Cependant cette faiblesse continuelle , cette pa-
» ralysie complète du corps et de l'esprit , cet
» affaissement général des ressorts de la ma-
» chine n'est point inutile au serf polonais , elle
» le rend insensible au malheur de sa condition.
» Content de tout, rien ne l'émeut, et il est dans
» une apathie qui semble stoïque. Ses nerfs sont
» devenus impassibles , si ce n'est à l'action im-
» pétueuse du brandevin ; sa langue , brûlée par
» le feu continuel de cette boisson infernale, a
» perdu le goût des saveurs moins piquantes ; son
» estomac se contente de tout ce qui peut le rem-
» plir (1) ». De pareils effets des liqueurs spiri-
tueuses n'ont pas moins été observés en Angleterre,
et ont été mis dans tout leur jour dans les débats
parlementaires , chaque fois qu'il s'est agi de changer la législation sur ces boissons (2).

§. 113. L'opium produit sur les peuples de
l'Orient les mêmes effets que les boissons spiri-
tueuses sur ceux d'Occident. Il agit d'abord comme
un puissant excitant, il produit de la gaîté et du contentement ; par lui, ces peuples s'animent au combat, comme les soldats européens par l'eau-de-vie :
ils en deviennent même féroces et sanguinaires ;
mais la lassitude, la faiblesse et la stupeur ne
tardent pas à succéder à cet excitement, et à
obliger à recourir à de nouvelles doses du
médicament, comme chez nous à de nouvelles
doses de liqueurs : c'est ce qu'a très-bien fait voir

---

(1) Annales des Voyages , par Malte-Brun , tom. XV.
(2) Biblioth. britann., avril et mai 1815,

le chevalier Chardin dans son voyage en Perse,
en décrivant les maux auxquels sont exposés les
ouvriers chargés de la récolte du pavot somni-
fère, ainsi que les mœurs et le caractère des habitués des cafés d'Ispahan; et c'est ce qu'ont encore démontré, par des expériences directes faites
sur des personnes en santé, le docteur Hanne-
mann (1), et le chirurgien Weber (2).

Il y aurait donc quelque analogie entre les élémens de l'alcool et ceux de l'opium, et entre la
puissance de ces deux substances sur les propriétés
vitales : cette analogie se prolonge encore dans
l'identité de moyens qui sont en notre pouvoir,
pour remédier aux dangereux effets de l'une et
de l'autre substance; les femmes des peuples sauvages ont appris de l'expérience que l'immersion
dans une rivière très-froide est le meilleur remède contre l'ivresse de leurs maris, et c'est aussi
ce que nous avons de mieux en Europe; de même,
l'on a trouvé que, dans un degré de stupeur alar-
mant, accompagné de froid, d'insensibilité, etc.,
occasionné par l'opium, rien n'est plus convenable que des aspersions aussi froides que possible, sur la région hypogastrique, et sur les parties
génitales; comme si l'effet du narcotique avait
été de disperser le principe de vie, et que le froid
appliqué à propos l'amenât de nouveau aux viscères destinés principalement à son entretien.

---

(1) *Fragmenta de viribus medicament. positivis. Lip-
siæ*, 1805.

(2) Annales de **Littérat**. médic. étrang., tom. I, p. 25 et
101. Gand, 1805.

§. 114. Mais cette analogie cesse lorsqu'on considère les propriétés de l'opium dans la maladie, qu'il faut bien distinguer de l'état de santé, dans lequel l'opium et tant d'autres médicamens sont de véritables poisons. L'on sait qu'administré comme remède contre certaines affections, telles que les douleurs, les spasmes, le tétanos (1), les convulsions, la diarrhée, etc., ses premiers effets sont le calme de l'esprit et des passions, l'absence de la douleur, et ensuite la diminution des déjections-alvines. Ces grands phénomènes ont lieu pour les premières fois à la simple dose d'un grain, et si l'on est obligé d'aller en augmentant, ces quantités, abstraction faite de leurs effets sur la maladie, ne produisent pas d'autres symptômes plus fâcheux que les plus petites doses sur les sujets bien portans.

Un second effet de l'opium, bien remarquable dans les maladies, dont on trouve des exemples chez les auteurs, et que j'ai observé quelquefois, c'est que, si on le donne à la simple dose d'un grain dans le temps où le malade est déjà très-faible, loin d'exciter ou de soulager, il est capable d'agir comme une forte commotion électrique, et d'anéantir instantanément tout ce qui reste de vie.

Or, des effets aussi étonnans pour une aussi petite cause, combien ne donnent-ils pas à penser ! et lorsqu'on voit un malade abattu, triste,

______

(1) On ne saurait assez se demander pourquoi l'opium, employé à très-grandes doses dans le tétanos, ne produit pas de narcotisme ?

faible, découragé, redevenir tout autre comme
par enchantement, après avoir reçu dans son
estomac une dose très-faible du divin pavot, loin
de recourir à une explication physique que le
fait ne supporte pas, ne doit-on pas imaginer qu'il
y a dans cette substance un rapport quelconque
avec le principe fugace de la vie ?

§. 115. La jusquiame, le tabac, la belladona,
le stramoneum, les feuilles de chanvre, celles de
digitale pourprée, etc. etc., exercent pareillement sur tous les animaux une puissance qui a
quelque analogie avec celle des pavots, pour
leur manière d'agir en santé ou en maladie;
toutefois chacune d'elles a son mode particulier,
et elles ne se ressemblent que par des caractères
généraux qui indiquent que le principe de vie
est frappé de ce qu'on nomme narcotisme, effet
qui cesse aussitôt que ces substances ont été renvoyées hors du corps par le vomissement ou par
les selles. Plus puissante encore est l'huile essentielle concentrée de ces diverses substances, et
surtout celle des amandes amères, dont une seule
goutte, mise sur la langue d'un lapin, est capable
de lui donner la mort, et deux à trois gouttes,
de la donner à des animaux plus forts. Ces poisons, ainsi que ceux des insulaires de Macassar,
produisent une destruction momentanée, étant
inoculés à des doses très-faibles. Or, peut-on se
rendre compte, par des explications tirées des
sciences physiques, d'une puissance telle que de
réduire au silence de la mort des êtres peu auparavant très-vivaces, et sans avoir rien perdu de

sa force ! car la même flèche retirée de la plaie de l'animal, et la même dose de substance retirée immédiatement après de l'estomac de l'animal qui vient d'expirer, peuvent encore donner la mort à plusieurs autres. Que dire également de l'action si prompte de tant de miasmes ; de celle du quinquina, du mercure et d'autres spécifiques ? dont les propriétés sont au-dessus de toute explication chimique ou médicale, et qui diminuent par le pouvoir de l'habitude ?

§. 116. Plusieurs autres substances employées à des quantités infiniment petites, et pourtant éminemment actives, soit pour donner promptement la mort, soit pour guérir les maux les plus rebelles, telles que le mercure, l'antimoine, l'argent, l'or, l'arsenic, lorsque ces métaux sont réduits à l'état salin, ne paraissent pas moins avoir un rapport secret avec le fil de notre organisation ; du moins toutes les explications que l'on a données jusqu'ici de la manière d'agir de ces substances, et en général de nos meilleurs médicamens, n'offrent que des conjectures très-peu satisfaisantes. J'ai été surtout conduit à ce résultat par mes observations médicales sur l'arsenic, avec lequel j'ai guéri plusieurs centaines de fièvres d'accès et déjà plusieurs maladies de peau, rebelles même à l'action du sublimé corrosif : j'ai rarement employé plus d'un grain d'arsenic, sous la forme d'arséniate de soude pour chaque fièvre ; or, je le demande, quelle raison physique donnera-t-on de l'action d'un grain d'arsenic divisé en seize doses, ainsi que je l'administre, qui n'a ni saveur, ni odeur, et qui fait son effet sans produire aucune sensation, aucune crise? Paracelse et Van Helmont, qui n'ignoraient pas les grands effets de l'arsenic dans les maladies graves, disaient, que, comme il était le premier des poisons, il agissait en détruisant dans le corps un poison plus faible; et en dernier lieu, un médecin anglais, M. Lambe, a trouvé de l'analogie entre l'action de l'arsenic et celle de la matière putride (1), ce qui est presque dire la même chose.

§. 117. Sur quelle matière, parmi celles soumises à l'investigation de nos sens, peuvent agir les formes (§. 104 et suiv.)? Et sur laquelle des propriétés vitales (§. 82), les substances (§. 111 et suiv.) agissent-elles spécialement? N'est-il pas, au contraire évident que ces propriétés ne sont pas atteintes séparément, mais que toutes ensemble, et en même temps, elles éprouvent l'action de la puissance qui les excite, les affaiblit, les régularise, ou les anéantit, suivant des lois auxquelles sont soumis les corps organisés? Donc il y a unité, donc la force des faits nous conduit à l'admission d'un principe unique, sur laquelle nous reviendrons nécessairement.

§. 118. Je termine ici l'esquisse historique de ce que l'homme a en commun avec tous les animaux; j'eusse pu y ajouter encore quelques autres phénomènes, mais que j'ai préféré ne considérer que dans les chapitres suivans, parce qu'ils

______

(1) Société royale de Londres, séances du 9 et du 16 avril 1813.

sont compliqués de ce que la nature spéciale de l'homme associe nécessairement aux productions de ses propriétés communes. Les phénomènes que nous avons considérés jusqu'ici ont le mérite bien digne de remarque, à cause des applications pratiques qu'on en peut faire, d'une grande uniformité, d'une constance presque analogue à la constance des lois physiques ; ce qui fait, que de même que l'homme doit à cette uniformité d'instinct des animaux la facilité avec laquelle il a établi sur eux son empire, comme l'a très-bien remarqué M. Dugald Stewart (1) ; de même aussi, en dirigeant d'après l'étude de ces phénomènes l'éducation de l'homme, l'on aura une donnée beaucoup plus fixe pour parvenir à le plier à l'ordre établi, qu'en partant des opérations de l'intelligence pure, beaucoup plus diversifiées, plus compliquées, plus sujettes à commentaires, et moins à la portée de tout le monde.

CHAPITRE IV.

De ce que l'homme a en propre : raison, jugement, etc.

§. 119. L'HOMME est un être doué d'activité qu'il exercerait même, jusqu'à un certain point, sans le secours des sens, ainsi que nous le verrons au Chapitre suivant. Les facultés par lesquelles il exerce cette activité sont de deux classes ;

---

(1) Élémens de la philosophie de l'esprit humain, t. II.

la première, influencée par son organisation et par les objets hors de lui, comprend la sensation ou la perception des objets, la mémoire et l'imagination ; la seconde, indépendante de sa vie de relation, comprend le jugement et la *cognition* ou l'*intuition*. Nous allons éclaircir ces propositions par une courte description analytique de ces diverses facultés ; heureux si nous parvenons à faire passer dans l'esprit de nos lecteurs ce dont nous sommes persuadés nous-mêmes, savoir : que ce n'est pas gratuitement et uniquement pour étendre son existence, que l'universalité des hommes, depuis le commencement des siècles, a admis une âme ou une intelligence distincte des objets sensibles ; mais que c'est la force de la conviction du sens intime qui a conduit à ce résultat : j'aurai ainsi procuré à mes semblables qui sont encore dans le doute, la jouissance la plus vive, en même temps que j'aurai préparé les voies à la solution d'un problème qui intéresse singulièrement la médecine de la folie.

§. 120. La sensation ou la perception des objets hors de nous dépend de deux conditions, de l'intégrité de nos sens, et de l'attention que nous faisons aux objets perçus.

D'abord, il est vraisemblable qu'il y a relation parfaite entre nos sens et les modifications des fluides élastiques pour l'accomplissement de la sensation ; les erreurs d'optique et d'acoustique, quand ces milieux sont pour nous hors de l'état habituel, en sont une preuve. Il est vraisemblable aussi

que l'organisation intime des sens des animaux,
celle qui échappe à nos recherches, diffère de celle
des sens de l'homme ; c'est ce qui m'a paru, lorsque
je voyais des bœufs et des chevaux sauvages obéir
à la voix d'un enfant de huit à dix ans ; il me
semblait que si ces animaux l'avaient vu avec sa
petitesse ordinaire, ils l'auraient complètement
méprisé. En second lieu, il n'est pas moins connu
que la faculté percevante de nos sens a besoin
d'une sorte d'éducation, qu'elle s'accroît, se développe et se perfectionne par l'exercice ; et
qu'elle est affaiblie et même abolie par les maladies qui interrompent ou qui empêchent cet
exercice.

Pareillement, pour peu qu'on ait réfléchi, l'on
a dû voir souvent qu'il ne suffit pas d'avoir de
bons yeux, une bonne ouïe, les organes du toucher, du goût et de l'odorat dans l'état sain ; qu'il
ne suffit pas non plus que ces sens soient frappés
par des rayons lumineux ou des rayons sonores,
par des surfaces, des saveurs et des odeurs ; mais
qu'il faut encore le concours de l'attention pour
que les corps qui sont hors de nous soient comme
s'ils étaient en nous. Chacun sait bien que, lorsque celle-ci est employée ailleurs, nos amis passent à côté de nous sans que nous les voyions, les
alimens glissent dans notre palais sans que nous
en ayons distingué le goût, etc. etc.

J'accorderai jusqu'à un certain point l'identité
de phénomènes à l'organisation et à l'instinct des
animaux, parce que je les vois attirés par les mêmes
motifs, que je les vois tantôt éviter des obstacles,

et d'autres fois donner dans les embûches qu'on leur tend, lorsqu'ils sont attirés ou détournés par quelque passion ou appétit : mais lorsque je me transporte dans la pensée du navigateur qui, sur une mer inconnue, tire des conséquences innombrables de la vue d'une voile, d'un roseau, d'un oiseau, etc. ; dans celle de l'astronome qui observe les cieux, et qui prédit le retour d'un astre, etc. ; dans celle du musicien qui saisit, en entendant un son, le rapport de ce son avec tous les sons possibles, etc. etc. ; ici je trouve l'homme, et les animaux ne sont plus que des ombres très-éloignées. Je suis encore plus dégoûté de cet œil de bœuf préparé qui me présentait une sorte d'image de la vision, et de cet automate qui rendait des sons harmonieux, au moyen de cordes sonores frappées par l'air !...

§. 121. Je ne refuserai pas non plus de la mémoire aux animaux ; mon serin qui retient les airs qu'on lui apprend, et mon chien fidèle qui exécute à un signal l'ordre que je lui transmets, me donneraient à chaque instant un démenti. La mémoire, phénomène bien étonnant, si tout n'était pas étonnant, se présente sous l'idée de l'espace divisé en départemens dans lesquels vient se placer chaque catégorie d'impressions reçues par l'intermède des sens. Ce qui donne lieu à cette hypothèse, ce sont la facilité que l'on a de créer pour ainsi dire la mémoire par le moyen de certaines cases servant à classer les images des choses ; la puissance qu'ont certains sons, certaines lettres, certains objets de renouveler le souvenir déjà

effacé de choses anciennes ; l'enchaînement singulier qu'on observe dans la versification, qui fait
qu'on peut réciter une longue tirade de vers,
pourvu que l'on ait commencé, et qu'on ne soit
pas interrompu ; la perte de quelque partie de la
mémoire, comme de la situation d'un pays, du
nom propre de certaines choses ou de certaines
personnes, avec la conservation des autres parties, etc. etc.

C'est celle de nos facultés qui a le plus de rapport avec les objets sensibles, qui est le plus
subordonnée aux maladies, à l'âge, à la constitution du corps, à la nature des alimens et des boissons, aux accidens divers : sa décadence précède
communément la démence sénile, et celle qui est
amenée par des infirmités. J'ai vu cette perte se
faire insensiblement, comme il arrive à certaines
paralysies, qui ne commencent, par exemple, qu'à
un doigt du pied, et qui s'étendent et se com-
plètent successivement : l'on commence par la
perte de la mémoire des choses récentes, et l'on
finit par celle des choses anciennes. Ces attributs
communs de la mémoire la rapprochent évidemment des choses sensibles ; et dans le fait, loin
d'appartenir en propre à l'intelligence, l'on voit
tous les jours des hommes sans esprit et sans jugement, et même des gens en démence avec la mémoire la plus heureuse des lieux, des personnes
et des dates ; et si j'en croyais à mon expérience,
j'ai tant vu de personnes sans bon sens et sans
conduite, avec le souvenir des détails les plus
minutieux, que je dirai presque que jugement

et grande mémoire sont deux choses incompatibles.

§. 122. La mémoire est la main qui cueille; l'imagination est l'esprit qui arrange : ici nous quittons la brute. Imaginer, c'est se reproduire les idées déjà reçues, les combiner en mille manières, et en créer même de nouvelles indépendamment de toute action des sens externes.

Quelle merveille que l'imagination, soit qu'on la considère dans le commun des hommes, soit qu'on l'admire dans quelques êtres privilégiés ! Là siégent avec un pouvoir tyrannique les extases, les visions, les fantômes, la divination, les terreurs paniques qui présagent la destruction des empires, et qui souvent présagent juste; là réside une puissance inappréciable qui nous oblige à voir et à sentir contre le témoignage de nos sens et du sens intime; là se produit ce phénomène étrange, connu sous le nom de *prévention*, qui faisait voir aux soldats de Cortez, détachés pour aller reconnaître la ville de Zampoala, que ses murailles étaient d'argent; qui multiplia chez tous les peuples les *el dorado*; qui est cause de tant de décevances; qui fait voir au bon Musulman, sur la pierre d'*Atar-ennabi*, l'empreinte du pied du prophète, quand toute autre personne n'y voit qu'une pierre lisse, etc. etc. ! mère des arts, elle ne se borne pas à copier la nature, elle l'embellit; elle donne de la chaleur à ce qui est froid, des charmes à ce qui serait hideux, n'étant vu qu'avec les yeux de la raison : trop souvent elle s'exerce sur l'impossible, et fait grand ce qui est

petit , et petit ce qui est grand ; mais si nous avons
à lui reprocher d'être le chaos où s'agitent les pres-
tiges , les superstitions , les vaines terreurs , les
erreurs de tout genre, elle a aussi été le foyer
d'où sont sorties les plus belles découvertes; elle a
fourni à Platon l'idée des antipodes ; elle a conduit
à des terres inconnues les Colomb , les Améric,
les Gama , les Cook , etc. ; elle a enfin élevé
l'homme bien au-dessus de ce que ses sens lui
offrent de plus brillant dans l'empire de la nature !

L'imagination forme le passage entre l'univers
matériel et la raison pure : plus elle se rapproche
du premier , plus elle est séduisante ; et plus elle
s'en éloigne , plus elle est sûre : aussi l'a-t-on
appelée la jeunesse du genre humain , parce qu'elle
jette moins d'éclat à mesure qu'on raisonne davantage ; aussi est-elle singulièrement influencée par
la vie de relation , et par le tempérament particulier. La chose ne pouvait être différemment ;
elle est liée à la mémoire , et paraît avoir les
connexions les plus intimes et les plus immédiates
avec le principe de la vie et ses diverses habitudes , (§. 117).

Mille choses placées hors de nous et au-dedans
de nous exercent un empire sur l'imagination :
un site romantique, un son, un geste, une image,
une odeur, une lumière, une ombre, une trace la
réveillent, l'excitent, la terrassent; les alimens,
les boissons , les médicamens , les sécrétions et
excrétions, le sommeil, la veille, etc. , en rappellent ou en suspendent l'exercice : quelques ma-

ladies paraissent avoir la même influence ; et quoique la règle soit loin d'être générale , l'on observe assez que l'imagination des rachitiques et des scrophuleux est plus tôt développée que celle des autres enfans , et que les phthisiques sont d'un esprit plus vif, plus pénétrant, et d'un cœur plus aimant que les autres hommes : j'ai souvent singulièrement joui pendant des accès de fièvre pituiteuse auxquels je suis sujet ; et les praticiens auront eu quelquefois l'occasion de répéter l'observation d'Arétée et de Piquer, savoir : que, dans le cours de certaines fièvres, les malades jouissent d'un esprit beaucoup plus élevé , et paraissent même prédire l'avenir. Ces choses sont à la portée de tous les yeux ; mais le philosophe n'observera pas moins que les mœurs des nations , le caractère particulier empreint dans leurs ouvrages , leurs progrès dans les beaux-arts, et le style qui distingue leurs productions, sont commandés par la configuration du sol , la physionomie des végétaux , et l'aspect d'une nature riante ou sauvage : ainsi , par exemple , les monumens hardis des Maures répandus dans l'Espagne, rappellent les troncs élancés des palmiers du désert ; tandis que l'architecture lourde des différens peuples sortis de la Scandinavie, porte l'empreinte des grandes masses de montagnes , de rochers , de forêts , de glaces éternelles qui recouvrent les régions du nord. Nous allons poursuivre ces considérations, après avoir fait une distinction utile.

§. 123. Je veux dire que l'imagination doit être considérée sous deux points de vue : 1°. sous celui de la puissance de tirer à l'infini des combinaisons toujours nouvelles, du réveil ou de la représentation des idées acquises après les avoir soumises au travail de l'attention et de la réflexion; c'est là la matrice du génie, du goût, de l'invention. Quoique toujours un peu soumise aux impressions des objets qui nous entourent, parce que nous sommes hommes, elle en est pourtant en majeure partie indépendante, à cause de son régulateur, la raison, source de toute vérité; elle est aussi, par la même conséquence, beaucoup moins sujette aux changemens que nous fait éprouver d'ailleurs le poids des années, car ses matériaux existent, et il ne s'y ajoute presque plus rien : ainsi l'histoire nous apprend que Platon écrivait à quatre-vingts ans, et Isocrate à quatre-vingt-seize ans; que l'orateur Garcias étudiait à cent ans révolus; que Varron fit son ouvrage de *Re rusticâ* à quatre-vingts ans passés; et Théophraste, le sien à un âge encore plus avancé; qu'enfin Sophocle était également octogénaire quand il fit sa tragédie d'*Œdipe*; et nous avons parmi les modernes l'exemple de Fontenelle et de Voltaire : fruits heureux de la culture de l'esprit, les seuls qui empêchent l'homme de vieillir, et qui conservent aux facultés de son âme la jeunesse de la nature !

Le second point de vue sous lequel l'imagination doit être considérée est sous celui de sensations ou idées tumultueuses et vagabondes, déterminées par des objets analogues ou contraires à nos appétits, par notre propre organisation et par les lois qui régissent le principe vital ($. 91, 92 et 93); car, à proprement parler, ici la puissance imaginative n'est guère autre chose que les propriétés de ce principe lui-même, combinées avec quelques étincelles de la raison, amalgame duquel résulte un tout monstrueux ; c'est ce que l'on pourrait plutôt, avec Muratori et quelques autres écrivains, appeler *fantaisie*.

Celle-ci, qui est l'apanage de tous ceux qui ne cultivent pas leur esprit, ou qui n'ont pas été dès l'enfance soumis à des règles propres à refréner leurs mouvemens impétueux ($. 118), se trouve entièrement soumise à l'influence des organes générateurs, pour la production des actes érotiques ; à celle des organes trisplanchniques, pour la gourmandise, la colère, la haine, etc. ; à celle du besoin impérieux de notre conservation, pour la soumission, la crainte, la peur ; mouvemens que l'homme irréfléchi confond trop souvent avec les simples produits de la volonté.

C'est ici surtout qu'il faut remarquer la teinte que donnent le climat et la physionomie des corps qui nous entourent, et dont nous avons dit ci-devant que les objets d'arts portent l'échantillon : l'imagination des peuples d'Orient, et toutes ses bizarreries sont connues depuis long-temps ; elle est d'une activité singulière chez tous les habitans de l'Afrique, surtout parmi les peuples de la Nigritie ; de là l'inconstance et la légèreté de toutes ces nations qui habitent entre les tropiques, et qui n'ont pas la force de réfléchir. Comme cette imagination est presque entièrement animale, la peur, les vaines terreurs, et l'extrême crédulité en sont les effets les plus ordinaires ; et c'est dans cette terre noire et mobile qu'ont pris racine tous les genres de tyrannie, trouvant partout une aveugle soumission aux caprices les plus féroces des *Muley-Ismael*, et autres monstres semblables que l'antiquité nous a reproduits mille fois, et auxquels les mêmes climats donneront encore mille fois naissance, tant qu'existeront les conditions favorables à leur reproduction.

Les systèmes religieux adoptés par les différens peuples qui n'ont pas reçu les lumières de la foi chrétienne, donnent une mesure de la nature de leur imagination, et de ce qui l'emporte davantage de l'instinct ou du raisonnement. On peut remarquer qu'en Afrique et dans tout le midi de l'Amérique, la terreur a déifié les êtres les plus méprisables, et que les peuples ont eu constamment pour objet de leur croyance religieuse deux êtres surnaturels, l'un auteur de tout bien, et l'autre artisan continuel du mal ; qu'on n'adressait aucun vœu au premier, tandis que les autels du second fumaient continuellement du sang des victimes les plus chères ($. 97) (1) ; au contraire ,

---

(1) La peur, qui est aussi ancienne que l'homme, s'est nécessairement mêlée à ses systèmes religieux : la croyance à un bon et à un malin esprit appelé *Satan*, est née, dès l'origine du monde, avec le bien et le mal, du désir bien naturel d'éviter ce dernier. Satan qui tente Ève, Satan auquel Job ne veut pas servir, Satan chez les Hindous, etc., sont des preuves manifestes de l'ancienneté de cette croyance, qu'on vient encore tout récemment de voir établie dans

au nord de l'Amérique, on ne reconnaissait, comme auteur de toutes choses, comme digne d'un culte suprême, que le grand esprit, juge intègre et miséricordieux, rémunérateur des bons, et vengeur des méchans. L'Europe a présenté les mêmes scènes avant sa civilisation; l'on y voit au midi la peur faisant tomber mille victimes humaines sous le couteau sacré des Druides, et au nord, des sacrifices moins barbares, offerts par le courage et la franchise aux dieux des combats, de la liberté et des vertus domestiques.

Différente de l'imagination éduquée, celle-ci s'éteint jusqu'à un certain point avec les forces du corps, et se trouve remplacée par la faiblesse et l'imbécillité.

C'est encore à l'imagination sans cesse tenue en éveil par l'amour de soi qu'il faut attribuer cette inquiétude de l'esprit qui est particulière à l'homme, qui fait qu'il ne se trouve jamais bien là où il a le plus désiré d'être, et que les sujets et les esclaves les mieux gouvernés, désirent toujours de changer de maître. Cependant pourquoi voyons-nous ce bonze attaché des années entières au même rocher, sans désirer qu'on l'en délivre? il n'y a eu jusqu'ici, du moins à ma connaissance,

---

toute sa vigueur parmi des peuples qui habitent les montagnes de la Syrie. On ne craint pas les bons, mais on craint les méchans, et c'est ce qui fait que le nombre des flatteurs est si grand, et celui des gens reconnaissans si petit; et c'est ce qui fait aussi que, dans toutes les révolutions, les chefs négligeront leurs amis pour cultiver leurs ennemis; ce qui pourtant ne réussit pas toujours.

que les idées religieuses qui aient été capables de fixer l'homme au même lieu et à la même situation ; et ce prodige est encore l'effet de l'amour de soi, de l'espoir d'une meilleure vie.

124. On ne tarirait pas à écrire sur l'imagination, et déjà j'ai outre-passé les bornes que je m'étais prescrites ; mais le lecteur judicieux m'excusera facilement en considérant l'importance du sujet qui m'a entraîné : en effet, si le pouvoir de l'imagination est sans bornes chez l'homme en santé, il ne l'est pas moins chez l'homme malade : Baker, Pecklin, et en dernier lieu Barthez, ont rapporté des exemples de restes d'une vie mourante, soutenus encore plusieurs jours par l'imagination occupée d'un événement auquel elle attachait de l'importance ; et il n'est presque pas de médecin qui, ayant visité un grand nombre de malades, n'ait pu en recueillir de semblables : tout ce que nous avons dit des effets de la nouveauté (§. 106) se rapporte à ce sujet : les talismans et les amulettes des anciens, le magnétisme animal et le perkinisme des modernes se reposent sur le même principe pour les succès qu'ils peuvent avoir. C'est donc là un instrument de la plus grande efficacité, mis en œuvre comme moyen thérapeutique, surtout dans le traitement de la folie, dans lequel d'ailleurs nous avons vu aussi (§. 23), qu'il a été dès les plus anciens temps mis à contribution.

L'examen que nous venons de faire n'est pas moins d'un intérêt majeur pour la morale publique : étant en effet démontré que c'est de l'imagination que dérivent en grande partie tout le bien et tout le mal qui se font; étant pareillement démontré que cette puissance est elle-même maîtrisée par mille objets soumis à nos sens, il est jusqu'à un certain point à notre disposition de lui donner la direction la plus conforme à l'établissement de l'ordre social, et à nos idées sur le véritable bonheur : et c'est à quoi l'expérience prouve que l'on parvient par l'empire de la religion, par une bonne éducation physique et morale, par un choix d'alimens appropriés au climat, à l'âge et à la constitution physique, même en changeant l'aspect des sites, en variant l'agriculture, en modifiant l'état thermométrique et hygrométrique de l'air, enfin par mille moyens qui sont au pouvoir de l'homme, lorsqu'il en a bien la volonté.

§. 125. L'on peut avoir des sens très-perçans, une grande mémoire et une imagination fort active, et cependant manquer de jugement : c'est ce que l'observation nous fait voir tous les jours, et ce qui justifie très-bien cette exclamation populaire : *Oh! que les gens d'esprit sont bêtes !* Le jugement est, dans le fait, la faculté par excellence, au moyen de laquelle l'homme montre réellement sa supériorité sur tout ce qui existe.

Juger, c'est comparer les idées, c'est les distinguer les unes des autres pour leur trouver des ressemblances ou des dissemblances, les classer, et en tirer des conséquences plus ou moins conformes à la vérité qui n'est qu'une; et ce, suivant qu'on a été exercé à faire attention au mérite des sensations et des idées, et à les comparer entre elles.

Ce travail préalable de l'intelligence humaine s'appelle *raisonnement*, dont le jugement n'est par conséquent que le résultat.

Je dis travail, car c'en est un réel pour le premier tiers de notre vie; ensuite l'opération va d'elle-même, sans que nous nous en apercevions. Or cette contention d'esprit étant très-opposée à l'état de paresse presque inné chez l'homme, et à l'indifférence qu'il porte à tout ce qui n'a pas un rapport direct avec ses premiers besoins, surtout dans la jeunesse; de là vient la multitude de faux jugemens, et même de défaut de jugement. Il est évident que la très-grande partie des hommes ne porte aucun jugement, n'exerce en aucune manière son entendement, et ne se conduit que d'après des habitudes contractées dès l'enfance. Plusieurs peuples du Nord, que nous avons connus, et les peuples d'Afrique sont de ce nombre; l'éducation de leur entendement est toute entière à faire. Il est vrai qu'ils sont contens de leur sort, parce qu'ils n'en connaissent pas de meilleur, et qu'ils ne deviendront jamais fous pour des causes morales, parce que celui qui n'a pas d'idées ne devient pas fou.

§. 126. Raison et jugement sont par conséquent synonymes; mais il faut faire attention, lorsqu'il s'agit d'application au commerce ordinaire de la vie, qu'il y a deux manières de considérer la raison et de la définir. L'une se rapporte au commun des hommes, et n'a jamais entraîné de difficultés; l'autre ne regarde que la spéculation, et l'on voit avec regret que Léibnitz, Wolff, Kant, Johnson,

Beattie, et en dernier lieu M. Dugald-Stewart, etc.,
ne sont pas d'accord sur un point qui me paraît
cependant bien simple.

La plupart de ces philosophes ont défini la raison, la faculté qui nous met en état, au moyen
de relations ou d'idées connues, d'en chercher
d'inconnues; de déduire une proposition d'une
autre, et d'aller des prémisses aux conséquences,
et suivant Kant, d'attacher l'absolu à nos conceptions. Or cette définition ne pourrait pas servir
pour juger de la folie d'un homme; et il est tels
fous qu'on pourrait, avec elle, prendre pour raisonnables, car ils disent des choses en apparence
si sublimes, et ils paraissent si convaincus de la
vérité de ce qu'ils imaginent, qu'on ne peut douter
que leurs raisonnemens, ainsi que leurs actions, ne
soient de véritables conséquences des prémisses,
c'est-à-dire des idées qu'ils se sont formées. Il nous
faut donc chercher, pour l'opposer à l'état de folie,
et pour l'adapter à un plus grand nombre de sujets,
une définition plus simple, réservant celle des
philosophes pour l'objet du paragraphe suivant;
et même, en observant que la définition qu'on vient
de lire n'exempte pas des conditions que je vais
exposer, si l'on veut obtenir le titre de sage.

Remarquons d'abord que ce qui nous fait appeler, à bon droit, un homme raisonnable, c'est
lorsque nous le voyons en état de distinguer,
d'après ce qu'il a appris, le bien et le mal, tant au
moral qu'au physique, et qu'il se conduit en conséquence, chacun suivant sa condition. Cet homme
pourra être fort peu spirituel, et néanmoins agir

suivant la raison, dans le sens que nous venons de
voir ; il passera pour fou, s'il se conduit autrement.
Les erreurs de l'intelligence, quand elles ne sont
pas démesurées, ne sont proprement que des travers d'esprit, qui ne constituent pas la folie ; elles
marquent les bornes de la raison spéculative, mais
non pas celles de la raison pratique. Or, d'après
cette considération, nous croyons qu'on a très-
bien fait de définir la raison : « Une aptitude suf-
» fisante à juger des choses comme le commun
» des hommes, joint à l'accomplissement de tous
» les devoirs sociaux indispensables dans la classe
» où l'individu se trouve placé ». *Et dixit ho-
mini : Ecce timor Domini, ipsa est sapientia ;
et recedere à malo, intelligentia* (1). Quoique
bornée, cette raison place encore l'homme, quel
qu'il soit, bien au-dessus des animaux les mieux
éduqués.

§. 127. La faculté d'apercevoir l'enchaînement
des vérités universelles, et de renfermer en soi cet
enchaînement, est ce que j'appelle la raison per-
fectionnée, ou *la cognition*, mot que j'ai emprunté
de Kant pour désigner cette haute faculté de l'entendement, qui place l'homme bien au-dessus de
ses semblables, qui n'exercent un jugement que
sur les choses ordinaires de la vie, qui commande
le respect et l'admiration, et qui laisse un espace
immense entre toutes les œuvres de la création et
l'heureux mortel qui est doué de cette faculté.

Il ne s'agit plus ici de cette science souvent in-

____

(1) Job, cap. xxviii, *versus* 28.

digeste, lourdement et pesamment acquise par un travail continuel ; mais j'entends parler de ces génies qui apparaissent de temps à autre comme des astres destinés à éclairer le genre humain, capables de grandes choses avec de petits moyens ; de cette divine aptitude à passer avec la rapidité de l'éclair du connu à l'inconnu ; de prédire l'avenir par le passé ; de deviner par les accidens présens à notre vue, et aussi petits que notre existence, l'existence de tout ce qui est dans le temps et dans l'espace : l'imagination du lecteur déroulant ici l'histoire de nos connaissances, voit sans doute passer l'un après l'autre tous ces noms révérés, devant lesquels la mienne se prosterne !.... Je veux aussi parler de ces hommes privilégiés, astronomes, mécaniciens, géomètres, peintres, poëtes, etc., qui, presque sans avoir rien appris, saisissent avec sagacité le véritable rapport des choses, forment des conceptions hardies, et exécutent, avec un fini admirable, des plans que les savans de profession auraient jugés impossibles, même avec le secours de tous les moyens que l'art peut mettre entre leurs mains ; les inventeurs, par exemple, de la plupart des métiers, comme de celui à faire des bas, à exécuter promptement de belles étoffes de soie et des pièces d'horlogerie, etc., ont presque tous été des hommes grossiers : cependant de quelle profondeur de conception n'ont-ils pas dû être pourvus ?.... Les îles de l'ancienne Grèce, quelques contrées encore sauvages de l'ancien et du nouveau continent, et et les montagnes de l'Écosse, de la Suisse et du

Tyrol, nous fournissent plusieurs exemples de ces êtres extraordinaires.

§. 128. Voilà ce qui a donné naissance, chez les hommes méditatifs, à la croyance aux idées innées, opinion qui est loin encore de s'avouer vaincue par ses adversaires (1). Sans être destiné à des discussions de cette nature, cet ouvrage a pourtant été aussi écrit dans l'intention de relever, dans l'esprit de ceux qui le liront, le sentiment de leur dignité; et rien ne le relève autant que de voir que, sans s'être entendus, les mêmes idées se sont rencontrées dans tous les temps, dans les climats les plus opposés, et chez les hommes dépourvus des premiers matériaux pour les faire naître; ce qui leur donne par conséquent une origine aussi ancienne que la nature de l'homme, et ce qui établit des vérités positives autour desquelles, comme d'un point inébranlable, nous pouvons attacher notre croyance et les règles de notre conduite. Ces idées concernent spécialement les notions engendrées pour ainsi dire par l'idée mère et naturelle de l'espace et du temps, et certaines vérités religieuses et morales relatives à l'existence de Dieu et à la distinction du juste et de l'injuste. Je vais en tracer un court aperçu, pour que le lecteur juge ensuite lui-même si nous ne portons pas en

______

(1) On pourrait y ajouter l'exemple de ces enfans prématurés qui se sont distingués par divers talens, et entre autres, de cet enfant américain qu'on montrait à Londres en 1813, remarquable par sa facilité à résoudre les problèmes arithmétiques les plus difficiles. *Voyez* Bibliot. br. ann., juin 1814, et avril 1815.

nous le prototype de tout ce qui est beau et de tout ce qui est grand.

1°. L'histoire *ab ovo* des connaissances humaines nous présente l'esprit humain pouvant, par un travail sur lui-même, et sans être encore aidé de rien d'antérieur, ni d'aucun instrument, faire la découverte des plus grandes vérités physiques : c'est, je l'avoue, ce qui m'a paru, pour ce qui concerne les grands principes des systèmes astronomiques, dynamiques, etc. etc., reçus avec tant d'applaudissemens depuis deux siècles, beaucoup perfectionnés, il est vrai, mais ayant été évidemment connus par les seules forces de l'intuition, enseignés et propagés par Pythagore, Démocrite, Thalès, Leucippe, Anaximandre, Platon, Aristote, etc.; il n'y a pas même, ce me semble, jusqu'aux nébuleuses et aux nébulosités observées en dernier lieu par l'astronome Herschel, au moyen de ses télescopes perfectionnés, qui ne paraissent avoir été prévues par les Anciens, et qui n'aient été précédées de cet éther imaginé ou vu de leurs yeux perçans, dont la densité différente aurait donné naissance aux planètes, ou leur permettait de rouler dans son étendue (1); système qui sans doute a été le premier verre de l'astronome anglais, et sur le mérite duquel je ne disputerai pas.

____

(1) Voyez pour éclaircissemens, et pour ne pas faire de trop longues recherches, l'Histoire des Progrès de la Physique, par M. Libes, et l'Origine des Découvertes attribuées aux Modernes, par M. Dutens, 1812 et 1813.

2°. Relativement aux vérités morales et religieuses, si fort cultivées par les Anciens, il n'en est aucune de celles que nous admettons aujourd'hui (à part les lumières de l'Évangile) qui n'aient été conçues et proclamées dans tous les temps et dans tous les lieux.

C'est surtout en parcourant la traduction des livres sacrés des Indous, livres qui appartiennent à l'antiquité la plus reculée, qu'on est surpris de se retrouver avec les idées données pour des vues nouvelles par les penseurs modernes de l'Europe. Qu'il me soit permis de retracer quelques-unes de ces idées : « Un grand et incompréhensible être, » nommé *Brahm*, a seul existé de toute éternité, » et nous en sommes, nous, avec tout ce que nous » voyons, des parties détachées, qui irons re-» joindre cette âme universelle à des périodes dé-» terminées ; jusqu'à ce que nous soyons réunis » de nouveau à la grande source de la vérité, nous » éprouvons une suite non interrompue d'illu-» sions que nous prenons pour des réalités ; la » première et la plus essentielle de ces illusions » est *l'individualité*, ou la croyance, qui nous fait » attribuer à nous une existence particulière, qui » nous détourne de nous regarder comme une étin-» celle de la Divinité, comme un chaînon d'une » seule chaîne incommensurable, comme une por-» tion infiniment petite, mais indispensable d'un » grand tout (1) ». Voilà la doctrine secrète : ensuite

____

(1) Extrait du *The Hindu Pantheon*, par M. Moor, 1810 ; dans les Annales des Voyages, par Malte-Brun, tom. XXI.

Brahm a créé la *Trinité*, d'où résulte un nombre innombrable d'incarnations, et un polythéisme infiniment étendu, livré à la croyance de la multitude. Une des sectes des bramines, celle des *Jines*, soutient une opinion que j'ai vue consignée dans Pline le Naturaliste, d'après plusieurs anciens philosophes, savoir : « Que l'honneur de l'immor» talité n'est acquise que par les sages contemplatifs, » et non (contre l'usage des apothéoses introduites » dès l'origine du monde par la crainte et la flat» terie en faveur des tyrans et des conquérans) » par les simples guerriers ». Une autre de ces sectes, celle des *Nustik*, soutient « que l'esprit » humain ne peut être sûr de rien, si ce n'est de sa » propre existence ». Celle des *Védantis* nie l'existence des corps, et enseigne que notre vie est l'œuvre de l'illusion, et la créature, de *l'éternelle énergie* : ils la comparent « à une bouteille de » verre pleine d'eau qui nage sur l'Océan ; quand » la bouteille se casse, l'eau qu'elle contient re» tourne à sa source ; de même sommes-nous con» fondus dans le sein de l'éternelle énergie, lorsque » l'illusion de la vie cesse (1) ».

Voilà bien des conceptions hardies auxquelles on n'a pu parvenir que par de profondes méditations : l'on trouve ainsi dans le pays des Marattes, les mêmes opinions de Zénon et de Platon dans l'ancienne Grèce ; de Mallebranche, en France ; de l'évêque Berkeley, en Irlande ; de Kant, en Prusse, etc. ; c'est-à-dire que l'âme, lorsqu'elle se

____

(1) Journal d'un séjour dans l'Inde, en 1810. Édimbourg, 1812 ; ou Biblioth. britann., janvier 1814, p. 65 et suiv.

replie sur elle-même, a eu partout pour résultat de ses travaux les mêmes données qui caractérisent sa nature indépendante et son immatérialité.

§. 129. Toutefois on peut objecter pour les Indous et les autres anciens peuples, des idées premières, fournies par une longue tradition; quoique enfin, en remontant toujours, il faudra bien trouver la source de ces idées : mais voyons des peuples séparés des contrées civilisées, des nations que tous les historiens s'accordent à considérer comme n'étant pas fort anciennes, et qui, étant environnées de peuples encore plus barbares, n'ont rien pu devoir à l'exemple. L'on ne pourra, je pense, si l'on veut être de bonne foi, et s'éviter la peine inutile de recourir à des hypothèses forcées, qu'attribuer à la seule force du génie de l'homme les progrès assez étonnans qu'avaient déjà faits, lorsqu'on les a découverts, les Mexicains et les Péruviens, dans la politique, la police, la navigation, l'astronomie, l'arithmétique, la sculpture, la peinture, la poésie, etc. (1), et qui probablement en eussent fait de plus grands encore, s'ils n'eussent été arrêtés de bonne heure par la plus féroce des servitudes. Voyons même ces sauvages et ces barbares, vivant dans un état absolu d'indépendance, et ils ne nous prouveront

---

(1) Voyez à ce sujet, pour ce que nous avons de mieux fait et de plus récent, le Voyage de MM. de Humboldt et Bonpland, et les vues pittoresques des Cordillières, et monumens des peuples de l'Amérique, par Alex. de Humboldt, Ire et IIe livraisons, à Paris.

pas moins que, sans modèle et sans culture primitive, ils ont pu inventer et créer tout ce qui leur était utile, et ce qui souvent ferait le sujet de notre admiration chez les peuples les plus civilisés.

Tous les voyageurs et les missionnaires qui n'ont eu aucun intérêt d'altérer la vérité, conviennent unanimement que les peuplades d'Amérique avaient de l'imagination, de l'esprit et des réparties promptes et heureuses; que leur langue ne manquaient pas de richesse, et que leurs harangues avaient cette éloquence, cette force, ce naturel pathétique que l'art ne donne point, et que les Grecs admiraient quelquefois dans les barbares; qu'on aurait peine à se figurer combien de sujets ils traitaient dans le conseil, avec quel ordre et dans quel détail; que la plupart ont le jugement droit, et qu'ils vont d'abord au but sans jamais s'écarter ni prendre le change; qu'autant ils mettent de flegme et de circonspection à prendre leur parti, autant ils mettent d'ardeur dans l'exécution; qu'ils ont la plupart une noblesse et une égalité d'âme qui ne sont pas communes en Europe; que les disgrâces les plus subites ne causent pas même d'altération dans leur visage; et que leur constance dans les douleurs est au-dessus de toute expression, et suppose nécessairement un extrême courage; qu'ils ont une très-grande pénétration pour deviner les projets de leurs ennemis, en même temps qu'ils sont extrêmement habiles pour négocier, etc., etc. Tout cela a été observé autant au midi qu'au nord de l'Amérique; mais on a trouvé plus de noblesse et de dignité, plus de tenue et de persévérance parmi les sauvages de l'Amérique septentrionale, chez les habitans, par exemple, de la baie d'Hudson, du Canada, des rives des fleuves Saint-Laurent, Missisi et Mississipi. On n'y a pas découvert ces scènes d'une servitude abrutie, ces essais barbares et odieux de de la tyrannie et de la superstition (§. 123) (1).

§. 130. On objectera encore que l'argument doit être tiré de l'homme individuellement, et non de l'homme vivant déjà dans un état quelconque de société, laquelle amène un développement suscité par les besoins communs, et que ces sauvages dont parlent les voyageurs vivaient déjà dans un commencement de société. Je répondrai à cela 1°. que les premiers d'entre eux n'ayant rien pu apprendre de personne, avaient dû nécessairement inventer de leur propre fond ; 2°. que, quoiqu'on ne puisse contester à l'état de société d'être une des conditions les plus favorables à développer les facultés de l'homme, pourvu toutefois que, comme au Mexique, il n'amène pas de suite un despotisme qui s'oppose à la propagation des lumières ; je réponds, dis-je, qu'il n'est pas moins absurde d'attribuer à cette condition seule, ou réunie à l'organisation de l'homme, les propriétés éminentes dont il est pourvu : nous avons aujourd'hui la certitude qu'il est plusieurs classes d'animaux qui vivent aussi en société, et l'on a observé attentivement ces sortes de réunions : si

____

(1) Histoire de l'Amérique, par Robertson, et Abrégé général des Voyages, par La Harpe.

l'on se transporte dans celles des singes, si fréquentes le long des grands fleuves de l'Afrique, on les verra uniquement destinées à la défense commune, et l'on aura beau examiner cette classe d'animaux si rapprochée de l'homme d'Helvétius, et comparer ses habitudes depuis l'époque, par exemple, du voyage d'Hannon, qui en a parlé dans son Périple, jusqu'à nos jours, on ne pourra y découvrir le moindre perfectionnement. Il en est de même, à plus forte raison, de tous les animaux auxquels nous supposons le plus d'intelligence, depuis l'éléphant, le castor, etc., jusqu'à la fourmi; et si quelques-uns de ceux que nous avons soumis nous surprennent par leurs souvenirs et la finesse de leur instinct, ils le doivent entièrement aux moyens que nous avons mis en œuvre (§. 97 et 110) pour leur donner une sorte d'éducation qu'ils eussent été incapables de se donner eux-mêmes.

Le chien, par exemple, n'a plus rien qui le distingue des animaux ordinaires sans cette éducation. Dans les différentes îles de la mer Pacifique, où l'on n'élève cet animal que pour le manger, les voyageurs ne l'ont jamais vu servir de compagnon à l'homme; et comme l'observe le capitaine Cook, dans sa description des îles Sandwich, il est vraisemblable que, tant qu'il n'y aura pas d'autres animaux pour servir d'aliment, les qualités sociales du chien, sa sagacité, sa fidélité et son attachement pour son maître demeureront toujours inconnus aux naturels. Ce qui est encore plus concluant, c'est que l'on peut dire que, dans l'Orient, les chiens, aimés et respectés des peuples, vivent effectivement entre eux comme en société, sans appartenir à aucun maître en particulier; et cependant ont-ils jamais pu égaler le plus humble et le moins instruit des habitans des pays où ils vivent, et qui leur fournissent habituellement la nourriture?

§. 131. Nous avons trouvé la plupart des facultés physiques et morales de l'homme influencées par les lieux où il vit (§. 103 et 122), le jugement seul et sa plus haute période, la cognition, restent jusqu'à un certain point indépendans du reste de l'univers; ce qui annoncerait que cette faculté est le véritable type de l'homme. Les deux extrêmes de température, le chaud et le froid, ne paraissent apporter à cette faculté aucune modification. L'Orient a été le berceau des sciences, de la littérature, des beaux-arts; les sages à qui nous devons les plus belles maximes vivaient dans les pays les plus chauds. On admirera éternellement la force de vérité et d'élocution de tant de beaux passages de la Bible, et nous trouvons encore dans les poëmes et jusque dans les contes des Orientaux, les plus beaux modèles de bon sens et d'équité. Si de l'orient et du midi nous passons au nord et à l'occident, que de sujets d'admiration l'homme ne nous présente-t-il pas ! Par exemple, je me transporte toujours avec un plaisir indicible dans ce petit coin du Wermeland (Suède), à Upsala, où les Wallerius et les Cronstedt ont fondé la minéralogie moderne, où les Bergmann ont créé la chimie et la géographie physique, où les Linnæus ont posé les bases de la botanique, et j'y vois que le feu du génie, loin de s'éteindre au milieu des glaces du nord, s'y montre au contraire dans tout son éclat; ou bien, me portant en idée sur cette île placée sur les confins du cercle arctique, à l'extrémité du globe habitable, entourée des glaces du pole, et ravagée par des feux volcaniques, en Islande, combien l'homme ne m'y paraît-il pas encore plus grand et commander tout notre étonnement pour cette merveille de la création ! En effet, il est parfaitement connu que sous ce climat, où un hiver long, sombre, froid et orageux, suivi d'un été trop court pour porter aucune espèce de grains à sa maturité, cependant les sciences et la poésie y ont été cultivées avec succès dès l'époque la plus reculée; que les nations du nord y ont puisé leurs systèmes de gouvernement; que les idées dont s'honore l'esprit humain y avaient un asile, alors que les campagnes de la France et de l'Italie étaient courbées sous le joug de la tyrannie féodale et de la plus vile superstition; qu'enfin, encore aujourd'hui, l'Islande renferme plusieurs habitans qui, luttant contre ce que la nature a de plus vigoureux, s'appliquent à l'étude durant toute leur vie, et exercent continuellement leurs facultés intellectuelles (1)..... Ainsi la pensée est à l'homme ce que la calorification est à la vie : celle-ci est la même dans tous les climats (§. 89), et la pensée n'est pas moins indépendante de tous

______

(1) Analyse de la Relation d'un Voyage fait en Islande, dans l'été de 1810, par M. Mac-Kensie, dans les Annal. des Voy., par Malte-Brun, tom. XVIII, p. 73 et suiv.

les accidens matériels. Nous reviendrons aux climats dans le 1ᵉʳ Chapitre de la 5ᵉ Section.

Considérons actuellement l'influence qu'ont les sens sur ce que l'homme a en propre au-dessus des animaux.

CHAPITRE V.

Examen de l'Homme privé du secours d'un ou de plusieurs sens.

§. 132. Nous savons fort peu ce que seraient les animaux sans les sens, parce que nous nous en débarrassons lorsqu'ils viennent à en être privés; j'ai seulement remarqué que de vieux chiens et de vieux chevaux, sourds et aveugles, avaient perdu la plus grande partie de leur instinct. Quant à l'homme, il n'est aucun doute que le secours des sens ne lui soit indispensable pour communiquer avec le dehors, et pour multiplier son être : les maladies des organes des sens produisent diverses illusions, c'est-à-dire, nous font percevoir les objets d'une manière différente que les perçoivent les autres hommes, ce qui arrive fréquemment dans le délire : leur intégrité est donc une condition nécessaire non-seulement à notre existence au-dehors, mais encore à la régularité de nos jugemens et de notre cognition.

. Cependant, tout comme la présence de tous les sens externes ne met pas l'homme au-dessus des autres êtres vivans, et nous en avons donné un exemple ailleurs dans l'histoire du crétinisme, sur lequel nous reviendrons; tout comme les animaux, quoique doués de l'usage des sens, ne font rien au-delà de leurs besoins naturels, ainsi que cela a été démontré au Chapitre précédent; et tout comme enfin il a été démontré au même Chapitre (§. 120), que les sens externes sont passifs de leur nature, et que l'homme qui se borne, par exemple, à voir, n'en retire pas plus de fruit que le miroir ne conserve les traces de l'image qu'il a reçue; de même aussi, un grand nombre d'exemples prouvent que l'absence d'un certain nombre de sens ne nous empêche pas de nous montrer encore supérieurs aux animaux, et d'avoir des idées que l'on croirait ne pouvoir venir que par le secours du sens qui manque : ce qui restreint, à mon avis, la valeur de cet axiome tant répété : *nihil est in intellectu, quod priùs non fuerit in sensu ;* et ce qui complète la preuve que l'homme n'est pas né pour marcher *à quatre pattes*, ainsi que bien des gens ont voulu le faire entendre.

Nous allons d'abord examiner l'homme privé de la vue, ensuite l'homme privé de l'ouïe et de la parole, puis nous retracerons l'histoire d'un malheureux jeune homme aveugle, sourd et muet en même temps, et nous en tirerons des corollaires aussi utiles à la physiologie qu'à la morale et à l'éducation publique.

§. 133. Nous citerons, parmi les exemples nombreux d'aveugles doués d'une intelligence rare, et qui sont parvenus à exécuter des choses auxquelles souvent les plus clairvoyans n'auraient pas réussi, les suivans, attestés par les auteurs les plus dignes de foi. L'aveugle qui, selon Wetzel, jouait aux cartes et aux échecs; l'aveugle de naissance cité par Diderot, comme chimiste et musicien; celui de Saunderson, qui, quoique ayant été privé de la vue à l'âge d'un an, par la petite vérole, donnait des leçons d'optique; ce paysan qui, quoique aveugle depuis son enfance, faisait cependant, selon les Actes de l'académie de Suède, tous les ouvrages de la vie ordinaire, et un autre aveugle qui professait la chimie; l'exemple du docteur Mone, qui, quoiqu'il eût perdu la vue dès sa première jeunesse, par la petite vérole, avait des connaissances profondes de la mécanique, de l'optique, de l'algèbre, de l'astronomie, etc.; celui de Joh-met-colx, qui, selon les actes de la société de Manchester, entreprenait, quoique aveugle, la construction des grandes routes; enfin, l'exemple de la célèbre et habile musicienne, m^{lle}. de Paradies, qui, quoique privée de l'usage de la vue, reconnaissait sur-le champ les physionomies colères, larmoyantes, riantes, douces et tranquilles, etc. etc. (1).

§. 134. Quant aux sourds-muets de naissance, tout le monde connaît leur intelligence surtout lorsqu'ils ont été éduqués; il est peu d'individus, quoique gratifiés de l'ouïe et de la parole, qui égaleraient en conception des choses abstraites plusieurs élèves de l'abbé Sicard et surtout le célèbre Massieu. J'en ai, au surplus, beaucoup connu, qui avaient été privés de cette éducation

----

(1) Biblioth. médicale, tom. XIV, p. 346.

spéciale, et qui néanmoins avaient même plus
d'intelligence que leurs frères et sœurs, remplissant tous les devoirs de la société, et exécutant
tout ce qui leur était prescrit, dans les travaux
auxquels ils étaient destinés, aussi bien que s'ils
avaient entendu. Par une sagacité qui n'appartient qu'à l'intelligence humaine, les sourds-
muets parviennent évidemment à rendre l'organe
du toucher supplétif de l'organe de l'ouïe : « Quand
les enfans Luco (a dit un auteur qui a observé
une famille de ce genre) ne regardent pas leur
mère, elle a beau les appeler, ils ne l'entendent
point. Mais si elle frotte le pied sur le carreau,
ils sentent ce mouvement, et se tournent aussitôt
vers elle. Le bruit du canon, des tambours, des
voitures , des chevaux, le mouvement même
d'un homme qui marche derrière eux se fait
quelquefois sentir aux poignets, mais le plus souvent à l'estomac, ou plutôt au centre nerveux du
diaphragme. C'est une chose bien merveilleuse
que la sensibilité de cette partie dans les sourds-
muets, celle des pieds, et en général de tout le
corps, aux impressions du bruit et du mouvement. Elle les avertit dans bien des circonstances
où des oreilles délicates ne disent rien (1) ».

§. 135. La faculté supplétive du sens du toucher à tous les autres sens est au surplus un phénomène observé de tous les temps. Félix Plater, auteur du seizième siècle, nous parle d'un homme

____

(1) Mémoire sur les Sourds-Muets de naissance, par
M. Le Bouvier des Mortiers. Paris, an VIII.

qu'il a observé, qui était à la fois sourd, muet et aveugle, et qui se faisait écrire sur le bras ce qu'on voulait lui dire, étant là le seul moyen qu'on eut de communiquer avec lui (2). Nous apprenons de Hans Sloane qu'une petite vérole confluente fit perdre à une dame l'ouïe, la vue et la parole pendant l'espace de neuf mois ; durant ce temps, elle acquit tant de finesse dans le toucher et dans l'odorat, qu'elle distinguait les diverses couleurs de la soie, et qu'elle sentait quand un étranger entrait dans sa chambre. L'étendue, la forme et la température de la main et des doigts lui servaient de traits caractéristiques pour distinguer ses connaissances, et elle parvint à communiquer avec elles et à converser au moyen de sa main et de ses doigts, que ses connaissances touchaient de telle ou telle manière, pour exprimer leurs pensées. Afin de dissiper l'ennui de sa triste, longue et ténébreuse solitude, elle travaillait à l'aiguille, et son ouvrage était exécuté avec beaucoup de précision et de netteté. Quelquefois elle écrivait, et son écriture était exacte et régulière, le caractère élégant, les lignes égales, les lettres à de justes distances les unes des autres ; et ce qu'il y a de plus étonnant, si elle omettait une lettre, elle savait réparer parfaitement son erreur. Tout cela parut si extraordinaire, qu'on la soupçonna long-temps d'avoir quelque faible reste de vue et d'ouïe. Sir Hans Sloane, son médecin, conservant des doutes sur des faits qui lui

---

(1) *Felic. Plater. Observat., lib. III, p.* 111.

paraissaient tenir du prodige, eut la permission de tenter lui-même toute sorte d'épreuves, et de faire les expériences qu'il jugerait convenables ; le résultat de ces épreuves et de diverses circonstances accidentelles fut de le convaincre et de lui faire déclarer que la malade était absolument sourde et aveugle (1) ».

J'ajoute d'autant plus de foi aux faits que je viens de rapporter, que j'ai connu la veuve d'un pharmacien, aveugle depuis l'âge de dix-huit ans, et qui en avait alors quarante-cinq, qui m'a mis plusieurs fois dans le cas de m'assurer si elle était entièrement privée du sens qu'elle avait perdu, tant elle savait distinguer les couleurs, et exécuter des choses qui eussent même été difficiles pour des personnes douées d'une bonne vue; et cependant elle était bien aveugle.

§. 136. La malade de sir Hans Sloane n'ayant été privée de ses sens que depuis peu, et étant pourvue de toutes les ressources que la société et l'éducation lui avaient données, a pu trouver en elle des moyens de suppléer à la perte qu'elle avait faite, et elle y a suppléé d'une manière qui n'aurait pas été aussi étendue, si son malheur fût venu de naissance ; elle ne peut donc me fournir un argument aussi rigoureux qu'il le faudrait ; mais voici un autre exemple appuyé de ces caractères authentiques, tels que nous les désirons dans des recherches de ce genre : c'est celui de Jacques

____

(1) Encyclopéd. britann., art. *Blind* (aveugle), et Biblioth. britann. Mars, 1814.

Mitchell , d'Ardelach , en Écosse , alors âgé de seize ans , fils d'un ministre de l'Évangile , sourd-muet et aveugle de naissance , se dirigeant en tout par le sens du toucher , et sur quelques points , par ceux de l'odorat et du goût , dont M. Dugald-Stewart, dont j'ai déjà parlé, a lu l'histoire en 1812, à la société royale d'Édimbourg ; histoire écrite d'après la propre observation de ce savant , le té-moignage de mademoiselle Jeanne Mitchell , sœur du jeune homme , et celui de MM. Dunbar Brodie, Glennie , Gordon , Wardrop , Saunders , Astley-Cooper , etc. , savans respectables de Londres et d'Édimbourg, et témoins irrécusables qui ont vu et observé ce que je vais rapporter , et que j'ai extrait de plusieurs nos. de la Bibliothèque bri-tannique , où l'histoire est insérérée très au long , mais dont j'ai eu soin , pour épargner des répé-titions , de ranger les principaux traits sous quel-ques chefs principaux , savoir :

Physionomie de Mitchell : « ses traits sont pleins d'intelligence , et l'imperfection de ses sens est très-peu annoncée par celle de la physionomie ».

Ses goûts et ses moyens de reconnaître la nature des choses : « il applique contre ses dents les petits objets , et les tâte avec le bout de la langue ; il palpe soigneusement avec les doigts les objets plus grands ; quand on lui met dans la main un objet nouveau , il en parcourt la surface avec le bout des doigts , il l'applique à sa bouche , et il insinue sa langue dans toutes les inégalités , et si la nature du corps le permet, il le fait sonner entre ses dents ; tout cela s'exécute avec une singulière rapidité. Son odorat est indubitablement très-fin ; il lui sert à suivre les traces des personnes ou des animaux, et à les reconnaître à une certaine distance ».

Quelques objets ne paraissent point attirer son attention, d'autres l'attirent, et quand il y a quelque mécanisme, il cherche à le découvrir en maniant l'objet. Il aime beaucoup en particulier les serrures et les clefs. Il témoigne un peu de préférence pour les objets polis ; lorsqu'il trouve un morceau de bois rude, il cherche à le polir avec ses dents, ou à le faire adoucir avec un canif par le jeune homme qui l'accompagne. Il aime extrêmement à courir, marcher et aller à cheval. Son plus grand plaisir paraît consister à errer hors de la maison ; mais il revient toujours pour ses repas. Il montre qu'il sent le danger du feu, de l'eau et des instrumens tranchans, et il n'est nécessaire de le suivre que pour qu'il ne s'égare pas ».

« Il connaît l'usage des choses communes, et il aime qu'on lui enseigne l'usage de celles qu'il ne connaît pas. Il n'a pu apprendre à s'occuper d'aucun genre de travail, excepté qu'il peut aider quelques-uns des domestiques de campagne, pour qui il a conçu de l'attachement, dans quelques parties de leurs ouvrages, particulièrement dans le travail de nettoyer l'écurie. Il a cherché à réparer des brèches dans la maison du fermier, et il a essayé de bâtir des petites maisons avec des morceaux de gazon, en y ménageant des ouvertures semblables à des fenêtres. On a tenté de lui apprendre à faire des paniers, mais il manque d'application pour rien finir ».

Qualités affectives. « Le jeune Mitchell perdit son père, et quoique ce père eut les plus grands droits à l'affection de son fils, il ne parut pas être affecté de sa mort. Il ne témoigna aucun chagrin lorsqu'on lui en fit toucher le corps, embrasser la bière, et qu'il assista à l'enterrement. Lorsque le tailleur vint vers lui pour lui faire un habit de deuil, Mitchell le mena dans l'appartement où était mort son père, pencha le cou en arrière, lui montra le lit, et le conduisit dans le cimetière sur la fosse où son père avait été enterré, le tout avec la plus grande indifférence. Cependant il avait déjà connaissance de la mort ; on l'avait vu s'amuser avec un poulet mort ; et il paraît que, par un retour sur lui-même, l'idée lui en répugnait, puisque, ayant été malade, il ne voulut pas rester dans le même lit où son père était mort. Il témoignait autrefois beaucoup de chagrin lorsqu'il se séparait de ses amis et des domestiques, mais en avançant en âge, il a cessé d'en témoigner, et il est devenu plus irascible et moins traitable. Ayant changé de résidence, il n'a témoigné aucune envie de retourner à Ardelach ; il a conservé, dans sa nouvelle résidence à Nairu ses mêmes habitudes, c'est-à-dire, de se promener à quelques milles autour de la ville, et de visiter les boutiques des charpentiers et autres artisans du voisinage, de manier leurs outils, et de chercher à découvrir à quoi on les occupe. Il ne s'associe point avec des enfans, et ne paraît point avoir envie

de se joindre à leurs amusemens ; mais quelquefois il désire que le jeune homme qui l'accompagne l'aide à faire flotter divers objets sur l'eau, etc.
Il paraît toutefois aimer passionnément les petits
enfans , et il les prend dans ses bras, sans doute
parce que cela l'amuse ; il paraît aussi montrer
beaucoup d'attachement à sa sœur , sans doute
par le sentiment du besoin qu'il en a·, car c'est
elle qui l'a élevé , qui comprend ce qu'il désire,
et sans laquelle il serait très-malheureux ».

« Il ne témoigne aucune tristesse sur sa situation ; il aime les habits, les souliers, et les cha-
peaux neufs ; il préfère les personnes bien mises
à celles qui ne le sont pas , et ne mangerait pas
volontiers à la cuisine ; il prend plaisir à enfermer
quelqu'un dans une chambre en tournant la clef ;
et si on le traite de la même manière , il paraît
d'abord s'en amuser, mais si on le tourmente trop
long-temps, il s'irrite : tout cela prouve qu'il n'est
pas sans amour-propre , qu'il n'est pas insensible
à la vanité , et qu'il n'est pas étranger à quelque
connaissance de la distinction des rangs ni au
sentiment du ridicule ».

Qualités spéculatives. « Indépendamment de
l'esprit de curiosité, la manière prompte avec laquelle Mitchell interprète les signes naturels que
sa sœur emploie pour se faire comprendre indique de sa part une assez grande force d'intelligence et de réfléxion ; mais il paraît manquer
d'idées abstraites, ou du moins il ne les témoigne pas : il reste assis tranquille à l'église·, et
il s'agenouille aux prières de famille , ainsi qu'on

le lui a appris, mais il ne fait pas paraître d'idée religieuse : quant au sentiment du juste et de l'injuste, il paraît qu'on est parvenu à l'habituer à regarder certaines actions comme louables ou mauvaises : si l'on emploie des moyens doux pour lui faire sentir qu'il a mal fait, il témoigne du chagrin; mais il s'irrite, si on le traite rudement. Il n'a point d'idée de décence vis-à-vis de l'autre sexe ; on l'a accoutumé à se tenir à l'écart quand les femmes se déshabillent, mais il en fait autant quand ce sont les hommes ».

Moyens de communication. « Le toucher, l'odorat et le goût sont les trois sens avec lesquels Mitchell s'est accoutumé à distinguer avec précision les objets qui lui sont familiers ; il palpe surtout avec la plus grande attention ; ses moyens de communication sont assez expressifs : il indique les distances en étendant plus ou moins les bras ; pour exprimer qu'il a été à cheval, il lève le pied, et met les doigts de ses deux mains sous la semelle pour imiter un étrier ; il porte la main à la bouche pour signifier qu'il a envie de manger, et quand il veut se coucher, il penche la tête de côté comme s'il la reposait sur un oreiller, etc. etc. ».

« Tous les signes qu'emploient les autres pour lui communiquer leurs idées s'adressent nécessairement à son toucher ; quand sa sœur veut lui témoigner son entière approbation de sa conduite, elle lui frappe plusieurs fois doucement et affectueusement la tête, le dos, la main, ou toute autre partie du corps ; ce même signe, plus épargné et moins vif, indique un simple assentiment, et il lui suffit de lui refuser entièrement ces signes d'approbation pour lui exprimer son mécontentement de la manière la plus efficace. Veut-elle lui dire d'attendre un jour, deux jours, trois jours, et lui faire ainsi mesurer le temps, elle lui ferme les yeux et lui penche doucement la tête autant de fois qu'il y a de jours, comme s'il devait dormir autant de fois, etc. etc. ; ce qu'il comprend supérieurement bien ».

Tentatives pour guérir Mitchell. « La vue de ce jeune homme ne paraissant être empêchée que par des cataractes de naissance, son père le conduisit à Londres auprès de M. Wardrop, célèbre oculiste, pour le faire opérer : il n'y eut que l'œil droit qui le fut, et par abaissement, l'opération réussit fort peu, et le cristallin remonta, de sorte que Mitchell n'y gagna rien. On voulut également essayer de lui donner l'ouïe, en perçant les tympans, et ils le furent, l'un par M. Astley-Cooper, l'autre par M. Saunders, mais sans aucun avantage. Le jeune homme continua, comme il faisait auparavant, à porter les corps durs contre ses dents, et à les examiner par ce moyen. Peut-être de cette manière entendait-il quelque son ; peut-être aussi, depuis qu'il est opéré de l'œil droit, entrevoit-il la vive lumière et les couleurs éclatantes ; du moins on a cru observer qu'il a une certaine frayeur des ténèbres (1) ».

____

(1) Biblioth. britann., cahiers de septembre, octobre.

§. 137. Des divers exemples que nous venons de rapporter, nous croyons pouvoir conclure, 1°. que le toucher chez l'homme est un sens éminemment supplétif de tous les autres, ce qui est d'ailleurs prouvé par les phénomènes de plusieurs maladies ;

2°. Que, dans l'état de privation des principaux sens qui entretiennent notre vie de relation, l'instinct conservateur et l'amour de soi (§. 91 et 92) sont d'autant plus vifs que nous avons moins de moyens pour les reprimer ;

· 3°. Que les qualités affectives qui tiennent à la morale, telles que la piété filiale, l'amour de nos semblables, etc., qu'on avait crus des sentimens naturels, ne se développent qu'autant que nous jouissons des principaux organes de la vie de relation, étant sans cela entièrement étouffées par l'amour de nous - mêmes ; qu'elles ont besoin, comme les qualités spéculatives, d'une éducation suivie, et qu'il est absurde de proposer sur un point aussi essentiel de s'en fier entièrement à la nature ;

4°. Que, quant aux qualités spéculatives, à peine éprouvent-elles quelque diminution par la perte d'un des principaux sens, et qu'avec l'absence connée de la vue et de l'ouïe, cependant les idées d'espace et d'étendue n'en existent pas moins, ce qui a pu autoriser quelques philosophes à les regarder comme innées ; qu'au surplus, quelque étroites qu'aient été les limites dans lesquelles

___

novembre et décembre de l'année 1813, et cahiers de janvier et mars 1814.

le jeune Mitchell s'est trouvé par le défaut des organes percevans, il s'est encore montré, dans ses idées et dans le fonds des connaissances qu'il a pu acquérir, infiniment supérieur aux animaux les mieux dressés : ce seul esprit de curiosité qui l'engage à toucher tout ce qui se trouve dans un lieu nouveau pour lui, ce désir de s'instruire, ces efforts pour tirer parti des moyens qui sont en son pouvoir ; tout cela, dis-je, que l'on n'a jamais remarqué dans aucun animal, suffit, ce me semble, à démontrer encore que ce n'est pas dans son organisation seule que réside l'empire absolu que l'homme exerce sur tous les animaux, et que s'il retire de grands avantages de ses sensations, la plupart de celles-ci sont plutôt des occasions que des causes de son perfectionnement.

CHAPITRE VI.

De quelques Phénomènes qui s'exécutent sans le secours des sens externes ; rêves, songes, som-nambulisme, extase.

§. 138. DANS ce qui fait le sujet de ce Chapitre, l'homme pourvu de tous les biens que lui a pro-curés sa vie de relation, travaille seul, existant par lui-même, isolé de l'univers, et n'emprun-tant aucun secours des sens externes. Deux êtres d'une égale activité semblent ici être en mou-vement, le principe vital, pour ce qui tient à la conservation de l'individu, l'âme intelligente pour les actes de sa compétence. Très-souvent, sans doute, ces actes sont mélangés, tumultueux et insignifians, mais quelquefois aussi ils sont parfaitement séparés et très-significatifs.

Les rêves et les songes, le somnambulisme et l'extase ont été de tout temps un sujet d'admiration pour les penseurs comme pour le peuple; ils aident, à notre avis, à deviner la nature de l'homme, et ils nous paraissent avoir une grande analogie avec la folie; ce qui fait que nous ne devions pas passer sous silence quelques faits bien constatés, qui engageront ceux qui aiment à réfléchir à étudier davantage ces phénomènes.

§. 139. Les rêves sont ordinairement confondus avec les songes, mais il doivent en être distingués; car les animaux rêvent aussi-bien que les hommes; cependant ils ne songent pas, dans le sens que je vais donner à ce dernier mot.

On ne peut presque pas douter ce me semble, qu'il ne se fasse durant le sommeil une concentration de la vitalité sur elle-même, et en même temps (dans plusieurs circonstances) une réaction de l'être intelligent sur lui-même, semblable à ces opérations si souvent exécutées durant la veille sans le secours des sens, et par le seul intermède de la mémoire. J'appelle *rêves* les produits du premier état, isolé des opérations intellectuelles, et *songes* ceux du second.

§. 140. Il y a pourtant plus fréquemment un état intermédiaire, qui fait que les songes et les rêves ont presque toujours été confondus, et qu'on n'a pas donné à chacun d'eux pris isolément l'attention qu'il mérite; c'est celui où les passions, exerçant durant le sommeil le même

empire que durant la veille (§. 93), et se confon-
dant avec les opérations de l'âme intellectuelle,
produisent pendant que nous dormons un véritable délire, pareil à celui que nous appelons
folie durant la veille. Il est aisé de voir, en effet,
que les rêves sont toujours l'expression de la
passion dominante de l'individu, de son tempérament particulier, de l'état de ses digestions,
de la circulation et des autres fonctions. Les rêves
d'amour, de haine, de terreur, de vengeance, de
boire et de manger, etc., sont évidemment le
résultat des sensations auxquelles nous sommes
habitués, et de la réaction vitale des organes intérieurs les plus exercés. L'homme d'un tempérament sanguin rêve des chants, des danses,
des combats, des feux brillans, des rixes : ce
sont, la mort, des spectres, des souterrains, des
solitudes, des traîtres, etc., pour celui qu'on a
nommé mélancolique : des lieux humides, des
marécages, de l'eau, des objets décolorés, pour
le phlegmatique ou le pituiteux : des assassinats,
des empoisonnemens, des foudres, des incendies, etc., pour le tempérament bilieux. Les rapports entre les rêves, les habitudes, le genre de
vie, le tempérament, et les dispositions à telle
ou telle affection, et même aux maladies que tous
les médecins anciens et modernes ont remarqués,
et que j'ai eu souvent occasion d'observer dans
une assez longue pratique.

La similitude entre le délire en rêve et le délire en veillant est particulièrement remarquable lorsque l'illusion est encore favorisée par

les sens du toucher, sens dont l'activité se conserve quelquefois durant le sommeil : une simple
piqûre de puce, d'épingle, et même de paille,
une inégalité dans le lit, une position un peu
gênante, etc., donnent quelquefois lieu à des
rêves de coups d'épée reçus, de montagnes difficiles à gravir, de précipices à éviter, etc. Mais,
lorsqu'on considère que tant de gens dorment
sans rêver sur des corps durs, et dans des posi-
tions qui n'ont pas permis de choix, l'on ne peut
qu'en inférer que les premiers ne jouissent pas
d'une santé parfaite ; de même nous verrons les
insensés être trompés par les altérations que leurs
sens ont éprouvées dans l'état général de maladie
où il se trouvent.

La plupart de ceux qui rêvent rectifient en
s'éveillant les erreurs du sommeil ; l'on en voit
cependant en qui l'habitude de ces rêves donne
insensiblement lieu à des hallucinations singulières durant la veille, qui amènent un délire permanent : il ne manque pas de ces êtres faibles, ou
par nature ou par système, subjugués à la longue
par cette réaction de l'âme sensitive sur la faculté
pensante, qui donne naissance à des sensations
et à des jugemens les plus gigantesques et les plus
bizarres : et cette considération établit une nouvelle analogie entre la folie et les rêves ; d'autant
plus que, de même que la médecine peut parvenir
à faire cesser les rêves en en étudiant la cause et
en l'éloignant, de même aussi elle parvient par
les mêmes procédés à éloigner et à faire cesser les
délires de la veille.

§. 141. Des rêves plus purs sont ceux où l'imagination n'a qu'une très-faible part, qui appartiennent à l'état de souffrance de la vie intérieure, où le sens du toucher intérieur, produisant les mêmes sensations que nous l'avons vu produire à l'extérieur, fait voir, comme à travers un microscope qui grossit extraordinairement, un danger quelconque dont l'existence est menacée ; phénomènes dont l'étude constitue ce que les Anciens ont appelé *onirocritie médicale*, science qui n'est pas toujours à mépriser.

Le dérangement de l'estomac et les indigestions occasionnent ordinairement des rêves très-fatigans, et présentent des tableaux hideux. On connaît le sentiment pénible appelé *cauchemar*, qui naît de l'embarras de la circulation pulmonaire, et la sensation d'étouffement, qui fait que, dans l'hydropisie de poitrine, le malade ne peut fermer les yeux un instant sans se réveiller en sursaut. Presque toujours dans les hydropisies, en général, et particulièrement dans les engorgemens séreux du cerveau, on voit en rêve des étangs, des fleuves, des marais ; dans la pléthore sanguine, qui menace d'une grande hémorrhagie, on rêve du sang, ou des corps effrayans de couleur rouge. Plusieurs auteurs parlent de violentes douleurs, ou de toute autre sensation extraordinaire éprouvées en rêve dans une partie du corps, intérieure ou extérieure, qui, peu après, a été frappée effectivement d'inflammation, et même de gangrène ; c'est ce qui se remarque surtout le plus souvent pour la goutte...... Effets admirables des forces conservatrices de la vie, qui nous fournissent des signes et des données pré-

cieuses dans la médecine-pratique, ainsi que
M. Double, médecin de Paris, l'a fort bien insi-
nué dans son Traité de Séméiologie !

§. 142. Pour ce qui regarde les songes proprement
dits (§. 139), l'on sait qu'il n'est pas absolument
rare que des savans en bonne santé, fortement
occupés, pendant la veille, du sujet de leurs méditations, s'en occupent encore durant le sommeil,
et y découvrent même alors quelque nouveau
point de vue. Dans mon Essai de Physiologie positive, j'ai rapporté, d'après Muratori, ce qui lui
est arrivé à lui-même, savoir, qu'il avait fait en
dormant deux beaux vers latins, sujet dont il ne
s'était pas occupé depuis long-temps. On ne peut
pas non plus tout-à-fait traiter de rêveries ces
pressentimens et cette espèce de divination qui
constituent certains songes, et dont l'histoire ancienne et moderne fournit de nombreux et célèbres exemples. Pourquoi en effet, lorsque durant la veille, l'âme se repliant sur elle-même et
s'isolant des objets hors de nous, peut prédire,
ainsi qu'on ne saurait me le contester, l'avenir
par le passé et le présent, ne jouirait-elle pas du
même privilége, par son activité, durant le sommeil du corps?

Seulement il faut appliquer à ces songes, pour
reconnaître leur justesse ou leur fausseté, le même
procédé que pour distinguer la folie d'avec la raison; savoir, qu'on doit les regarder comme des
fruits d'une intelligence sage lorsqu'ils portent le
même caractère de justesse et d'équité qui accompagne les pensées et les actions de l'homme durant

la veille, et lorsque les jugemens sont déduits de prémisses qui sont entièrement dans la sphère des possibilités humaines; tels sont les véritables songes, enfans légitimes de l'âme intelligente : le reste n'appartient qu'aux rêves.

§. 143. Lorsque l'impression déterminée en nous par le songe et le rêve est très-forte, l'expérience prouve qu'elle va jusqu'à déterminer des mouvemens dans les muscles de la locomotion. Il faut distinguer à cet égard les mouvemens irréfléchis d'avec ceux qui paraissent dépendre de la volonté; les premiers ont particulièrement lieu dans un sommeil imparfait et troublé, et chez les personnes qui ne dorment qu'à demi, comme chez les enfans, les jeunes femmes, et même certains animaux domestiques, tels que les chiens, les chats, etc., par suite d'une terreur soudaine qui a pris naissance dans un premier rêve; on cherche alors à s'échapper, on appelle du secours, etc. Mais l'homme seul est capable d'une série d'actions entreprises et exécutées avec méthode durant le sommeil; phénomène singulier, connu sous le nom de *somnambulisme*, que Horstius a très-bien décrit dans un traité *ex professo*, et qui a été nouvellement considéré par feu le docteur Wienhold, d'Altembourg, dans un mémoire particulier publié en 1806, dans lequel il a été prouvé que tous les sens sont parfaitement insensibles dans cet état (1). Nous allons le considérer sous le rapport du rêve et du songe.

______

(1) Biblioth. médicale, tom. XIV, p. 392 et suiv.

§. 144. Ce ne sont pas toujours des idées et des actions du domaine de l'intelligence pure, qui sont l'objet du somnambule; mais la plupart du temps c'est, comme dans les rêves, l'insurrection des passions habituelles et dominantes qui suscite ces actes, après avoir subjugué la raison. Ainsi Salius rapporte l'histoire d'une femme âgée de dix-neuf ans, très-lubrique, qui se levait toutes les nuits, en dormant, pour s'échapper de la maison, et qui, éveillée par son mari, et retournant au lit en pleurant, lui exposait qu'elle avait rêvé qu'elle fuyait pour éviter les poursuites d'un Vénitien qui voulait lui faire violence. J'ai parlé ailleurs d'un moine qui passa tout endormi dans la cellule d'un autre moine, son ennemi, pour le poignarder, et qui en poignar.'a effectivement le lit, celui qui y couchait s'étant trouvé absent. A ce fait on peut ajouter celui bien plus extraordinaire, rapporté par Alleman, d'un somnambule parisien qui traversa la Seine, en dormant, armé d'une épée, pour aller tuer son ennemi de l'autre côté; après quoi il refit le même chemin, et se remit tranquillement dans son lit (1).

§. 145. Galien rapporte avoir été lui-même somnambule, et avoir, en dormant, parcouru presque un stade en entier (2). Nous ne manquons pas d'exemples (et j'en ai cité quelques-uns dans le tome Ier de mon Traité de Médecine

---

(1) *Adr. Alleman., Comment. ad libr. Hippoor., de aëre, aquâ et locis.*

(2) *De Muscul. motu, lib. II, cap. 4.*

légale, §. 179, 2ᵉ édit.) d'actions et de devoirs remplis pendant le sommeil, avec autant et même plus d'exactitude que durant la veille. L'on est forcé de dire qu'en pareil cas, l'imagination nous représente tellement au naturel ce que les sens ont offert à la pensée durant la veille, que la volonté est aussitôt déterminée à exécuter ce qui vient d'être conçu. Grand nombre d'individus orateurs, poëtes, musiciens, mathématiciens, etc., ont exécuté en dormant des ouvrages dont ils n'ont pas eu à rougir étant éveillés, qui même ont été souvent mieux exécutés, ce qui a donné lieu à la fable des esprits-follets, des sylphes, des pactes avec le malin esprit, etc.

Ces phénomènes sont du même âge que le genre humain, et un auteur très-ancien les avait déjà observés lorsqu'il dit textuellement : « que c'est l'âme qui préside à la vue, à l'ouïe, au tact, au goût, à l'odorat, à la marche, à l'action, enfin à chaque faculté du corps vivant; que, lorsque celui-ci repose, l'âme n'en est pas moins en mouvement, continuant à connaître, à voir, à entendre, à toucher, à agir, à s'attrister ou à se réjouir, enfin à remplir toutes les fonctions de l'homme qui veille; cet homme interne, continue l'auteur, exécute ce qu'il fait avec d'autant plus d'élégance et de précision; il marche avec d'autant plus de sûreté dans les endroits les plus périlleux, qu'il n'est pas détourné par le réveil; car s'il est excité par des cris ou autrement, il court alors les plus grands dangers dans cette espèce d'antagonisme entre l'exercice des sens internes et celui des sens externes (1) ». Nous verrons les maniaques avoir de fréquens rapports avec les somnambules.

§. 146. On doit rapprocher du somnambulisme *l'extase*, dont quelques individus se trouvent saisis involontairement ou volontairement (comme le faisaient sainte Thérèse et quelques autres), et qu'on pourrait presque appeler *somnambules qui veillent.* Cet état, qui appartient aux névroses, est sujet, comme toutes les maladies de ce genre, au type périodique, et il indique très-bien aussi la propriété qu'a l'homme interne de se séparer de l'externe, et d'exécuter des actes tout aussi parfaits que dans l'intégrité de la communauté, suivant les habitudes du malade. Je vais en rapporter deux exemples bien concluans, si jamais il en fut; l'un, tiré d'un mémoire lu par M. Désessarts en 1810, à l'Académie de Médecine de Paris, concernant un jeune Anglais dont la maladie a duré depuis le 26 novembre 1806 jusqu'au printemps de 1808, histoire qui, par le grand nombre de témoins éclairés qui ont vu les faits qui la composent, est d'une vérité incontestable. L'autre exemple a été recueilli et consigné par M. Savary, médecin qui était d'une grande espérance.

Cet Anglais, alors âgé de quinze ans, et d'une éducation très-soignée, s'occupait particulièrement dans ses paroxysmes, où il ne voyait et n'entendait absolument rien, ainsi qu'on l'a vérifié plusieurs fois, et qui étaient périodiques de deux

____

(1) *Hippocrat., in libro de Insomniis.*

jours l'un, de mathématiques, du tracé et du calcul logarithmique, qui étaient ses travaux favoris. Ses opérations étaient rapides et justes, quoiqu'elles exigeassent une attention scrupuleuse et une grande suite dans les combinaisons; c'étaient tous les jours des problèmes nouveaux, qu'il résolvait par conséquent pour la première fois, ensorte qu'on ne pouvait les attribuer à une reproduction machinale de la mémoire, etc., etc.

Après que plusieurs célèbres médecins eurent employé inutilement tous les anti-spasmodiques les plus puissans contre cette catalepsie, ou cet état extatique singulier, on appela le docteur Leigthon, qui jugea que le siége principal de la maladie était dans les organes digestifs; que c'était eux qu'il fallait traiter, et non les nerfs, assurant que ces derniers cesseraient de souffrir dès qu'on serait parvenu à détruire le vice qui causait leur désordre. Il ordonna dans cette vue de prendre tous les soirs une cuillerée d'huile de castor (huile de ricin, nommée par les médecins anglais *huile de castor*), qui produisit d'abondantes évacuations de matières d'une très-mauvaise qualité; il associa à cette huile des pilules composées d'aloès, de calomel, de savon et de gingembre. Après un mois de ce traitement, aidé d'un régime convenable, l'accès ne revint plus. (1).

Dans l'observation du docteur Savary, il s'agit

____

(1) Il faut lire en entier cette histoire intéressante et instructive, dans le Journal général de Médecine de Paris, tom. XL, p. 155 et suiv.

d'un ouvrier armurier, âgé d'environ trente ans, sujet à des accès de catalepsie (1), accompagnés de délire, qui revenaient périodiquement chaque jour, presqu'à la même heure, et qui duraient depuis une jusqu'à quatre ou cinq heures. Cet ouvrier fut placé à l'hôpital Saint-Antoine, à Paris, en 1805, et observé par plusieurs personnes. Ses accès présentaient les particularités suivantes : ils commençaient ordinairement par quelques mouvemens convulsifs, ensuite le malade était pris d'un délire gai, dans lequel il exprimait exactement par la parole et par le geste toutes les scènes que son imagination lui retraçait : croyait-il par exemple être en course ou occupé des travaux de son métier, on voyait ses bras et ses jambes se mouvoir de la même manière que s'il eût exécuté réellement ces diverses actions. Une fois, dans son délire, croyant être à table avec plusieurs amis, il faisait tous les frais de la conversation, s'invitait à boire de temps en temps, et aussitôt après exécutait les mouvemens de la déglutition avec tant d'exactitude, que, si dans ce moment on versait une boisson dans sa bouche, il l'avalait naturellement et sans se déconcerter. L'auteur parle encore de plusieurs autres scènes du

______

(1) M. Bérard, auteur de l'article *Extase*, du XIV⁰ volume du Dictionnaire des Sciences médicales, a très-bien fait remarquer qu'il ne faut pas confondre l'extase avec la catalepsie, maladie qui en diffère essentiellement au physique et au moral ; mais il a mal fait de la placer dans la classe des aliénations mentales, car ce n'en est pas une. Voyez le mot *extase* au livre ci-dessus.

même genre, durant lesquelles le malade ne voyait
ni n'entendait (1). Je dois faire remarquer que le
mot *délire*, dont l'auteur se sert ici, est un terme
impropre, s'agissant d'actes qui s'exécutaient suivant la raison, ou conséquemment au travail de
l'intérieur.

CHAPITRE VII.

Conséquences générales tirées des considérations précédentes.

§. 147. Si j'ai réussi dans les six Chapitres précédens à faire une analyse supportable de ce bel
ensemble qui constitue l'homme; si je suis parvenu à isoler ce qui est fixe, immuable, d'avec ce
qui est mobile; ce qui éprouve des modifications
de tout ce que renferment le temps et l'espace,
d'avec ce qui n'en éprouve aucune; ce qui appartient à l'instinct, aux penchans, d'avec la puissance de régir cet instinct et ces penchans; ce qui
enfin est commun à tous les animaux, d'avec ce
qui n'appartient qu'à l'homme, j'aurai ce me
semble justifié en plein la définition que j'en ai
donnée au commencement de cette section (§. 80);
j'aurai mis en évidence deux élémens bien distincts, dont l'un n'est que l'instrument de l'autre,
comme les yeux sont les instrumens de la vue,
sans être proprement la vue.

Le lecteur, pénétré, d'une part, de la vérité et
de la majesté des phénomènes exposés dans les

____

(1) Biblioth. médicale, tom. XXXV, p. 206.

trois derniers Chapitres ; de l'autre, armé des notions anatomiques, qui, malgré leur étendue, ne
peuvent lui fournir que des explications négatives
de ces phénomènes, s'étonnera vraisemblablement
avec moi, s'il a le sens droit, et s'il n'a aucun
intérêt à tromper ou à se tromper, de lire dans
des écrits modernes destinés à l'instruction, et
même dans un mémoire médico-légal sur l'effet
moral de l'apoplexie : « que, quelle que soit la
» cause de cette maladie, le cerveau perd primi-
» tivement ou consécutivement, autant qu'elle
» dure, *la force de concevoir et de comparer des*
» *idées* (1) », élocution barbare qui remplace par
une masse de chair inerte et insensible toutes les
idées nobles que la méditation avait fait naître,
et qui ont animé le monde depuis son existence.

Il reconnaîtra facilement que les facultés mentales, dont l'exercice est si actif et en même-temps
si homogène et si central, ne sauraient être la
propriété de rien de ce qui tombe sous nos sens,
et dégoûté d'opinions incompatibles avec tout ce
qu'il voit et tout ce qu'il sent, il finira par se reposer avec tout ce qu'il y a eu d'hommes éclairés,
d'hommes justes et amis de leurs semblables, sur
la croyance à une substance spirituelle, seule susceptible des phénomènes qui font son admiration :
mais, d'un autre côté, le lecteur comprendra que
dans son existence actuelle, et pour paraître comme
un être du monde que nous habitons, l'âme a be-

____

(1) Journal de Médecine de M. Leroux ; cahier de juillet
1815, p. 272.

soin des organes corporels, tant dans ses relations
extérieures qu'intérieures; que, quoique inaltéra-
ble de sa nature, cependant elle ne peut bien juger
des objets du dehors qu'autant que ses instrumens
sont dans un état sain ; qu'au contraire, lorsqu'ils
sont malades, elle peut recevoir des perceptions il-
lusoires, de la même manière que nous voyons la
vue être exposée à des erreurs d'optique quand
l'œil est altéré, l'ouïe à de faux sons, le tact à de
fausses sensations, quand leurs organes sont viciés.

Telle est, à mon avis, la véritable doctrine du
délire : c'est mal à propos qu'on l'a nommé *aliénation mentale ;* l'âme, *mens*, ne saurait être altérée, aliénée; mais elle est susceptible de fausses
perceptions, de faux jugemens, si les matériaux
sur lesquels elle se replie lui sont fournis par des
intermédiaires dont la composition n'est pas nette,
Cette question est loin d'être oiseuse ; sa solution,
comme on le verra par la suite, sert à asseoir les
bases du traitement que nous devons faire à la
folie.

§. 148. Quel est cet intermédiaire avec lequel
l'âme se trouve avoir une relation immédiate ?
Sont-ce les organes soumis au couteau anato-
mique ? Mais les fonctions de la vie et ses phénomènes ne requièrent pas moins l'unité que les
fonctions mentales (§. 117). Le sentiment établit
dans chaque animal un être qui se soustrait à
l'investigation expérimentale, et dont chaque organe n'était que l'instrument : en considérant le
crétin ou l'idiot de naissance, je me trouve fortifié
dans cette idée. Voici la description que j'en ai

donnée ailleurs : tête petite, plate au sommet ,
tempes écrasées; visage plat et carré, sans aucune
expression ; yeux petits, enfoncés, quelquefois
même très-saillans; regard fixe , égaré, avec un
air d'étonnement; en général, sourds-muets, cependant tressaillans à un coup de pistolet; pous-
sant des cris composés de voyelles sans conson-
nes; sens du goût et de l'odorat paraissant peu
actifs; peau d'un blanc mat, quelquefois olivâtre,
devenant brune en vieillissant; sens du toucher
très-obtus; corps tremblant sur les extrémités;
démarche chancelante; qualités affectives et spéculatives entièrement nulles ; incapables de se
procurer leur nourriture, et se couchant sur leurs
propres excrémens; fonctions vitales et génératrices très-actives; têtus et mutins, très-irascibles.
Voilà le *maximum*; mais il y a ensuite plusieurs
gradations dont le tableau ci-dessus est le type
général (1).

En examinant ces malheureux qui ont été sous
mes yeux pendant plusieurs années, je ne pouvais
me dissimuler que cet état d'abrutissement ne dépendait pas de la privation des organes des sens,
mais bien du défaut des perceptions externes : j'en
ai d'abord attribué la cause à la configuration des os
du crâne, et à l'état de densité de la pulpe cérébrale; mais depuis lors j'ai vu beaucoup de têtes
semblables, dont les hommes qui les portaient
n'étaient pas crétins, et les travaux ultérieurs

____

(1) Traité du Goître et du Crétinisme. Paris, an VIII,
depuis le §. 61 jusqu'au §. 74.

des anatomistes sur l'encéphale, ainsi que les miens propres, n'ont pas confirmé mes présomptions. Qu'y a-t-il donc de défectueux dans ces individus qui les empêche de jouir de leurs facultés ? Je ne saurais l'attribuer à autre chose qu'à une distribution inégale du principe de vie accumulé vers les organes de la vitalité et de la génération, et éloigné de ceux du sentiment : combien de raisons nous échappent, même dans les objets en apparence les plus simples ! Chaque plante, chaque fruit, chaque animal, chaque minéral, ont des qualités particulières, suivant le sol, l'exposition, la latitude, sans qu'on puisse en donner aucune raison positive, sans même que l'orgueilleuse chimie puisse trouver quelque différence dans les principes ; serait-il étonnant que l'espèce humaine éprouvât aussi la même influence dans la combinaison intime de ses élémens ?

§. 149. A ce que je viens de dire sur les crétins se lie une autre considération, à laquelle je prie le lecteur d'avoir aussi égard pour se décider : je veux parler de cet air animé et spirituel qu'on voit répandu sur la physionomie de beaucoup de gens, qui fait que nous les jugeons d'abord favorablement, qui se trouve même sur le visage de l'homme privé de plusieurs de ses sens (§. 136), que le peintre et le sculpteur habiles savent quelquefois communiquer aux produits des arts ; qui éclate aussi sur la physionomie des animaux, dans lesquels nous reconnaissons le plus d'instinct, qui fait enfin percer l'homme interne à travers son enveloppe extérieure : mais vous ne le retrouvez plus cet air de vie chez les sujets idiots et chez les crétins en particuliers ; vous y voyez au contraire un air niais et stupide qui vous en éloigne, quelle que soit la régularité de leurs traits : observons les condamnés à mort, quels que soient leur courage et leur pétulance avant l'arrêt, dès le moment où ils l'entendent prononcer, la vie se retire insensiblement de dessus leur front, pour y placer déjà les traits du cadavre, malgré qu'il n'y ait encore rien de désorganisé ni dans les nerfs ni dans les autres organes destinés aux fonctions. L'œil étincelant de l'homme en colère et du maniaque, les traits passionnés de l'animal en amour, etc., peuvent-ils encore s'expliquer autrement que par l'accumulation du principe de vie en certaines parties ?

§. 150. Ce sont donc ces phénomènes, ce sont les phénomènes de la vie décrits dans les trois premiers Chapitres de cette Section, qui ont donné naissance à *l'âme mortelle* de Pythagore, aux *mânes* des Grecs et des Romains (d'où est venu *manie*), au *feu intelligent* des Stoïciens, à *l'âme irraisonnable* de Platon, à *l'archée* de Van Helmont, à la *flamme vitale* de Willis, à *l'âme agissante* de Sthall, aux *esprits animaux* des mécaniciens, au *principe vital* de Barthez, etc. etc. ; les principaux de ces philosophes, qui valent bien ceux d'aujourd'hui, n'ont pas cru pouvoir se passer d'admettre un pareil principe pour expliquer la marche et la régularité des phénomènes vitaux, comme ils avaient admis une âme raisonnable et immortelle pour pouvoir se rendre raison des opérations de l'esprit. Entraîné par les mêmes motifs, comme eux, j'ai dû y recourir, et avec d'autant plus de raison, que, sans partir de ces points fixes, il m'eût été impossible de rien concevoir dans le caractère et dans la marche de la folie, ainsi que la chose deviendra évidente pour le lecteur de bonne foi.

Je dis un lecteur de bonne foi, car pour celui qui ne croit qu'à ce qu'il palpe, qui ne voit que des organes, et qui ne se donne pas la peine de pousser plus loin ses recherches, les opinions que je renouvelle, si on ne les couvre pas des sarcasmes du ridicule, seront du moins regardées comme oiseuses : et je conviens que, pour le commun des hommes, les deux êtres dont je parle se confondent si fort et entre eux et entre les organes qui leur servent de ministres, qu'il leur est très-difficile de les séparer. Nous nous sommes d'ailleurs si fort accoutumés à donner un air de spiritualité aux passions, et à les considérer comme les effets de l'intelligence ; d'une autre part, à regarder comme suite nécessaire de notre organisation ce qui lui est entièrement étranger, que nous en avons été induits à placer dans le domaine du moral ce qui n'appartient qu'au domaine matériel, c'est-à-dire, à ce domaine soumis à toutes les impressions, et réciproquement. J'ose pourtant espérer maintenant que le travail actuel aura quelque fruit, celui d'aider à séparer des effets aussi dissemblables, malgré la promptitude et la fréquence de l'action et réaction réciproques des deux principes qui en sont la cause.

§. 151. Les critiques les plus difficiles auront dû remarquer au surplus que je ne suis qu'un simple historien des propriétés de mon être, et que je n'ai fait jusqu'ici que décrire et classer tout ce qui se passe dans le *moi*, sans vouloir ni pouvoir passer outre. Il y a long-temps que je reconnais mon insuffisance pour pénétrer l'essence des choses ; mais il n'en est pas ainsi des lois et des phénomènes que la nature a présentés à la vue de chaque homme depuis le commencement du monde ; toujours les mêmes, comme le soleil et les saisons, la pensée a dû les réunir suivant qu'ils se convenaient, et les rattacher à des êtres desquels ils découlent, d'après le principe incontestable qu'il n'y a point d'effet sans cause. Rejeter ces êtres comme principes occultes, c'est rejeter les phénomènes, et rester dans la plus parfaite et la plus dangereuse inactivité ; or, l'expérience a déjà prouvé qu'on ne s'écarte pas en vain des limites qui nous ont été assignées, et ce ne sera pas là le seul pas rétrograde que fera notre orgueilleuse raison, lorsque nous réfléchirons sérieusement sur des faits que nous ne pourrons nier, et pour lesquels nous n'aurons point de cadres dans nos systèmes physiologiques.

Arrêtons-nous encore un moment sur ce sujet, et terminons par-là cette Section : il est évident que ce qui nous rend si prompts à affirmer et à nier, c'est que nous sommes accoutumés à voir partout des organes, et que nous ne pouvons pas concevoir que la vie puisse s'exercer sans eux ; et pourtant nous devrions bien déjà savoir que

la nécessité de tels et tels organes n'est que relative aux différens animaux, et aux différentes
manières d'être du même animal : l'on connaît,
par exemple, depuis long-temps, que les tortues
peuvent vivre sans tête, et que le coq qui vient
d'être décollé n'en exécute pas moins encore différens mouvemens : dans l'espèce humaine, l'exemple des acéphales et de tant d'autres monstres
dépourvus de cœur, de poumons, etc. (1), démontre que la vie fœtale n'a pas besoin des organes
qui régissent celles de l'homme adulte : et dans
celui-ci, les maladies ont souvent détruit des
viscères sans lesquels nous aurions cru qu'il ne
pouvait pas vivre, et sans lesquels pourtant il a
vécu. J'ai vu dans le corps de poitrinaires qui
avaient traîné plusieurs années, et en qui la respiration n'avait pas cessé de s'exercer jusqu'au
dernier moment, les poumons entièrement con-
sumés, et les vaisseaux flottant librement dans
le thorax sans aucun reste de parenchyme. Morgagni, Lieutaud, M. Portal, et plusieurs autres
auteurs d'anatomie pathologique font mention
de fòies, de reins, entièrement détruits, et dont
il ne restait plus que la poche. Mais c'est particulièrement dans l'hydropisie que se passent les
phénomènes les plus surprenans. Schenkius rapporte l'ouverture du corps d'un marchand d'An-

____

(1) Voyez, sur les fœtus sans cerveau, sans cœur, etc.,
et qui pourtant ont vécu quelques jours, les Transact. philosoph., ann. 1809, Iʳᵉ Partie, p. 161–168; le Journal gén.
de Médec., tom. LVI, p. 284 et suiv., etc. etc.

vers, mort d'hydropisie, faite le 11 septembre 1564, et authentiquement certifiée, où l'on ne trouva aucune trace du foie et de la rate; l'observation de Houlier, relative à une femme morte de concrétions pierreuses à la matrice et au crâne, ouverte aux Écoles de Médecine de Paris, et qui se trouva manquer de rate (1). Un fait pareil, mais bien plus extraordinaire encore, a été présenté à la société de médecine pratique de Paris, dans le mois d'août 1811, par M. Bézard, médecin de cette ville; il s'agit d'une femme hydropique depuis treize ans, dans le corps de laquelle manquaient le mésentère, les reins, le foie, la vésicule biliaire, le pancréas, la vessie et la rate : l'espace que chacun de ces viscères occupe dans l'abdomen était libre ; on distinguait seulement une membrane épaisse, lisse, qui, partant de chaque viscère détruit, se rendait à l'hypocondre du côté droit, où leur réunion formait une tumeur squirrheuse, aplatie, large de six pouces, et pesant à peu près une livre. Cependant, dit l'observateur, malgré tous les viscères détruits, (destruction qui devait avoir une date assez ancienne) et malgré tant de causes de mort, non-seulement la malade existait, mais elle vaquait encore à des travaux domestiques (2).

Il est vrai que Malpighi, Haller, et en dernier

______

(1) *Observat. med.*, lib. *III ; de Jecore, observ. VII ; de Liene, observ. II.*

(2) Journal de Médec., par M. Leroux, tom. XXXIV, p. 400 et suiv.

lieu, l'historien de l'anatomie, mon savant collègue M. Lauth, regardent ces faits comme faux; ou du moins mal observés : sans doute, parce que, ne pouvant concevoir la vie sans organes, ils trouvent plus facile de les nier; mais ils n'en existent pas moins, et ils sont une preuve authentique de l'existence d'un principe indépendant des organes (1).

---

(1) Depuis que ceci est écrit, j'ai éprouvé quelque satisfaction à lire, dans le Journal de Médecine de M. Leroux, cahier de janvier et février 1816, *des Recherches sur les probabilités et les fondemens rationnels d'une théorie de la vie, par Hunter,* lues devant le Collége royal des chirurgiens de Londres, par le professeur John Abernethy. Dans ces recherches (qu'il est bien déplorable de voir devenir ensuite un sujet de raillerie dans le même numéro de ce Journal), le célèbre Hunter avait été amené à penser *que la vie est indépendante de l'organisation, et qu'elle est une substance active et invisible ajoutée à l'organisation; qu'en outre, l'on trouit d'égales raisons de croire que l'âme peut être surajoutée à la vie, comme celle-ci l'est à l'organisation, l'âme et la matière agissant ainsi réciproquement l'une sur l'autre au moyen d'une substance intermédiaire.* Mais M. Abernethy, et peut-être aussi son illustre maître, se sont égarés, ce me semble, avec plusieurs autres savans, en identifiant le principe vital avec le fluide électrique, et en transportant à l'économie animale les idées des chimistes actuels, qui prétendent que l'action chimique dépend des propriétés électriques que possèdent les atomes des diverses espèces de matières. (Voyez le Journal cidessus, tom. XXXV, p. 122 et suiv. Voyez aussi, sur le même sujet, un discours de M. Saumarez, prononcé à la Société médicale de Londres, janvier 1813; par extrait dans le XXVIIIe vol. des Annal. de Littér. médic. étrang., p. 9 et suiv.)

TROISIÈME SECTION.

Définition du Délire, et classification de ses diverses espèces ; affections qui n'appartiennent pas à la folie proprement dite ; de la mélancolie et de ses espèces, telles que suicide, démonomanie, nostalgie, etc. ; de la manie en général ; manie avec délire, nymphomanie, etc. ; manie sans délire ou fureur, et ses variétés ; de la démence et de l'idiotisme ; des signes communs à la folie et à plusieurs vésanies ; folie accidentelle, temporaire ; folie épidémique ; des folies périodiques.

CHAPITRE PREMIER.

Définition du Délire proprement dit, et classification de ses diverses espèces.

§. 152. L'on appelle *folie*, dans le langage ordinaire, tout ce qui s'écarte plus ou moins de la sévère raison, comme nous appelons *manie* la tendance presque irrésistible qu'ont la plupart des hommes à faire telle ou telle chose. Il est, comme nous l'avons dit en commençant cet ouvrage, des folies aimables, véritables délassemens de l'exercice de la raison, nécessaires, pour ainsi dire, au maintien de la sagesse, et que les gouvernemens doivent se contenter de diriger, sans jamais les empêcher. Quelquefois l'homme a intérêt de feindre un dérangement d'esprit, et alors c'est plutôt sagesse que folie. L'état relatif de la société, des mœurs, des usages, et du degré de lumières des nations, fait volontiers regarder comme extravagances tout ce qui dépasse les bornes ordinaires des habitudes et de la manière de voir d'une population quelconque; mais il est évident que ce ne sont pas là de ces choses dont nous devions nous occuper.

Au contraire, rentrent déjà dans le cadre que je me suis formé les circonstances suivantes : sources inépuisables de folies de divers genres, ainsi que de délires; 1°. l'ignorance des premières vérités, des devoirs et de la destination de l'homme. L'on a dû voir que l'esprit humain n'est pas une *table rase* qui reste telle lorsqu'il manque d'instruction ; qu'il est doué, au contraire, d'une grande activité, laquelle, quelle que soit sa direction, s'exerce sur toutes choses indifféremment : il en résulte que l'ignorant se croit tout aussi instruit que le savant, avec cette différence, que ses connaissances se composent de préjugés absurdes, de superstitions grossières, d'une disposition à tout croire et à tout oser; et en outre, dans les classes privilégiées, du sentiment profond d'une prétendue grandeur, du mépris du genre humain, et de la nécessité du despotisme. 2°. Par opposition, on trouve également grand nombre de fous parmi ceux qui ont reçu une grande instruction, mais mal dirigée ou mal di-

gérée; instruction, si commune aujourd'hui, qui
a plutôt soigné l'esprit que le jugement; qui s'est
toute portée vers la spéculation, et non sur la
raison pratique; qui a laissé méconnaître à l'élève
qu'il est un *penseur agissant*, et que les vérités
qui ne sont pas praticables restent, quoique vérités en théorie, *des mensonges en action*. Je ne
finirai pas si je voulais nommer et spécifier tous
les divers genres de folies; mais il est évident que
l'abandon ou l'oubli d'une bonne direction de
l'esprit, fondée sur les règles et les convenances
sociales, laissant à l'amour de soi tout son ascendant et toute sa nudité, donne nécessairement
naissance à ce désir insatiable de puissance et de
richesses, qui ne reconnaît plus aucune borne,
qui fait de chaque homme un ennemi de son semblable, qui .amène le délire lorsqu'il n'est pas
satisfait, et qui resserre par conséquent les liens
que j'ai cru observer entre le crime et la folie.

Toutefois ces espèces, tant que les sens de ceux
qui en sont frappés ne sont pas altérés, sont plutôt du ressort des législateurs et des moralistes
que des médecins : je leur conserverai le nom de
folie, pour ne donner celui de *délire* qu'à celles
qui font l'objet principal de ce Traité, et qui, à
dire vrai, sont fort souvent produites par les
premières. Là, il y avait intégrité des sens, et l'esprit était accessible au raisonnement; ici, les sens
sont égarés, les choses se présentent autrement
qu'elles sont réellement; l'esprit ne peut pas rectifier ses jugemens, parce qu'il est trompé par les
images présentes; c'est un état de maladie où il n'y

a point de liberté. Telle est d'abord notre situation sous l'empire de plusieurs grandes passions (et le mot *passion*, qui vient de *pati*, désigne déjà lui-même un état de souffrance), comme l'amour, la colère ou la fureur, la frayeur, etc. ; véritables délires temporaires, qui peuvent devenir chroniques par leur intensité, ou leur répétition ; tels sommes-nous aussi quand nous perdons momentanément le libre usage de nos facultés mentales par l'effet des substances narcotiques ou enivrantes, ou par celui de la chaleur, du froid, etc. ; enfin, tels sont certainement tous les vrais aliénés, que la cause pathologique soit évidente, ou qu'ils paraissent n'éprouver aucun dérangement physique. Tous ces cas, du petit au grand, exigent le même traitement, et entraînent à leur suite les mêmes effets légaux.

Pour exprimer ma pensée en peu de mots, il y a, selon moi, les différences suivantes entre la folie et le délire : la première est quelque chose d'extrêmement répandu, et qui s'allie très-bien avec l'intégrité des sens et des sensations ; le second est plus rare, et ne peut subsister qu'avec l'altération des sens, et par conséquent des sensations ; la première peut être volontaire, et l'est même très-souvent ; le second, au contraire, est toujours un état forcé ; enfin, la folie a ses remèdes dans de bonnes institutions, tandis que le délire exige impérieusement le concours de la médecine (1).

____

(1) Malgré la distinction que je viens de faire, et que je

§. 153. Nous définirons donc la maladie qui fait le sujet de ce Traité, *un état dans lequel la raison est éclipsée par un dérangement quelconque, direct ou indirect, de la substance intermédiaire qui sert aux relations entre l'intelligence et les organes corporels.*

Cet état devient bientôt manifeste aux yeux de tout le monde, lorsque tel homme qui jouissait auparavant d'une bonne santé, porte, quoique bien éveillé, un jugement faux ou erroné sur les rapports d'objets qui se rencontrent le plus fréquemment dans le cours de la vie, et sur lesquels tous les hommes portent le même jugement; lorsque surtout ce jugement est fort différent de celui qu'il avait coutume de porter lui-même habituellement; qu'il y joint l'inobservation des règles les plus triviales envers la société et sa propre personne; qu'il méprise les avis qu'on lui donne, qu'il manifeste la conviction intime que tous les autres, hors lui seul, sont dans l'erreur; lorsque enfin cet homme, oubliant ce qu'il est, et ce que sont pour lui les choses placées hors de lui, n'est capable d'aucune récollection d'idées qui le ramènent à son état ordinaire.

§. 154. Nous disons, 1°. *rapports d'objets qui se rencontrent le plus fréquemment, etc.;* pour que la définition s'étende à toutes les classes, et sur

---

crois tellement essentielle, qu'elle m'a guidé pour le titre de cet écrit, j'emploierai cependant souvent les mots *folie* et *aliénation,* mais seulement pour me conformer à l'usage, et ne pas toujours répéter le même terme.

les choses dont l'ignorant peut aussi bien juger que le savant ; et pour que l'on ne considère pas comme fou celui qui, dans les choses qui ne sont pas d'un usage général, et sur lesquelles il reste encore des contestations, porterait un jugement tout différent de celui de ses concitoyens.

2°. *Lorsque le jugement est différent de celui que l'individu portait lui-même auparavant.* Ce membre de la définition renferme non-seulement le jugement porté par le commun des hommes sur les sujets ordinaires, mais encore celui que portent les différens individus sur les articles de leur profession, et sur les objets ordinaires de leurs affections : ainsi, pour me servir des expressions de John Haslam, chirurgien et pharmacien de Bedlam, un paysan qui pourrait vouloir se rendre à cheval en Amérique, pourrait aussi n'encourir d'autre reproche que celui d'ignorance ; démarche qui, au contraire, serait une preuve évidente de folie de la part d'un homme éclairé : mais si ce paysan ou un savetier prenaient le hoyau ou le tire-pied pour des attributs d'une dignité ou de toute autre profession que la leur, raisonnant en conséquence, il ne pourrait y avoir aucun doute qu'ils ont perdu le jugement : de même, l'espèce de terreur que plusieurs personnes du peuple éprouvent à la vue d'un vase rempli de mercure ne prouve rien autre chose qu'une crédulité superstitieuse, tandis qu'il serait un symptôme bien caractérisé de folie de la part d'un chimiste, etc. ; relativement aux objets ordinaires de nos affections, l'indifférence que nous venons à leur porter tout à coup est assez souvent un signe de folie : ainsi j'ai vu une femme qui avait été très-avare, mise dans une maison de fous à Marseille pour avoir jeté par la fenêtre son or et son argent, qu'elle avait eu bien de la peine à gagner, et l'on ne s'était nullement trompé sur son état.

3°. *Inobservation des règles envers la société et sa propre personne :* ce signe est des plus frappans ; l'on observe, en effet, déjà, avant que la folie ait tout-à-fait éclaté, un changement notable dans les mœurs, le caractère, les gestes, les discours et les actions des insensés, changement qui coïncide souvent avec l'altératon des traits du visage.

Ceux-ci pleurent ou rient sans sujet, malgré la gravité attachée à leur état ou à leur âge ; ceux-là s'affligent de ce qui devrait les réjouir, admirent ce qui ne mérite aucune attention, aiment ce qu'ils devraient haïr, et réciproquement ; tel qui était doux et affable est devenu inquiet, rude et emporté ; tel autre, mais plus rarement, d'irascible est devenu affable et caressant. Celui-ci fait la conversation comme s'il était en compagnie ; ce lui-là, auparavant discret et réservé, raconte sans réserve tout ce qu'il pense de ceux qu'il connaît ; son amitié s'exprime avec ferveur et extravagance, et son inimitié avec intolérance et dégoût. Vous les voyez, surtout aux approches d'un accès de manie, parler avec loquacité, haranguer, décider promptement et positivement sur tous les sujets qui se présentent. Quelques-

uns, au contraire, auparavant parleurs, sont devenus taciturnes et silencieux; ils soupirent, ils
marmotent entre leurs dents, ils se promènent
en levant les yeux aux ciel, et ne vous répon-
dent pas.

La plupart des insensés négligent leur propre
personne, les soins de propreté, le choix de vêtemens et celui d'ustensiles pour leurs alimens :
s'ils sortent, ils prennent une route incertaine,
et marchent dans la boue comme dans le beau
chemin; ils sont grimaciers et gesticulans; ils
insultent les passans, leur crachent dessus, ou
leur jettent des pierres sans aucun propos; ils
méconnaissent ou feignent de méconnaître ceux
qu'ils rencontrent, même leurs parens et leurs
amis, saluant ceux à qui ils ne doivent point de
salut, et ne saluant pas ceux à qui ils le doivent;
ils font des largesses gratuites, ou sous des conditions ridicules à des étrangers, et déshéritent
leurs parens, etc. etc. Il est impossible de tout
dire, puisque l'on sait que la folie a autant de
nuances qu'il y a de caractères, de genres de vie,
de professions, et de sujets qui ont occasionné
l'aliénation.

J'ai ajouté que les traits du visage étaient aussi
fort souvent altérés; et effectivement cela se remarque dans les yeux et dans les traits qui dépendent de l'action des muscles incisifs, orbicu-
laires des lèvres, zygomatiques, surciliers, des
paupières; le regard est fixe et égaré; les yeux
sont plus enfoncés ou proéminens, et ils jettent
souvent cet éclat qu'on observe dans la colère;

les muscles sont ou plus tendus , ou plus relâchés
que de coutume , et j'ai plus d'une fois remarqué
de l'analogie entre ce *facies* et celui des individus dans l'invasion d'une fièvre maligne.

4°. *Ils méprisent les avis qu'on leur donne , etc.*
On les voit même se plaindre et s'indigner de ce
qu'on les contrarie, et cela par la conviction ou
ils sont qu'ils ont raison, ce qui vient de ce que
l'erreur des sens internes est maintenue par celle
des sens externes : en effet, nous verrons que,
quand le délire est complet, l'illusion est égale
dans ces deux ordres de sens ; et déjà chacun de
nous aura pu remarquer que, dans un violent
accès de colère, nous nous méprenons sur les
objets placés immédiatement sous les sens de la
vue, de l'ouïe et du toucher. Lorsqu'au contraire
le délire n'est pas complet, l'état sain de l'un de
ces deux ordres de sens rectifie les erreurs de
l'autre, et nous sommes dans le cas d'écouter des
avis et d'en profiter, ce qui exclut la présomption
d'un délire parfait, et ce qui m'a déterminé à
faire du mépris des avertissemens un des membres de ma définition ; ce qui sera mieux éclairci
au Chapitre suivant.

§. 155. La première classification à faire du délire en général , est de le distinguer en aigu et en
chronique , et de distinguer le premier en délire
frénétique, lequel se rapproche beaucoup du délire chronique continu, et en délire purement
fébrile, accident très-commun surtout chez tous
les sujets doués d'une grande mobilité nerveuse.

Les anciens se sont beaucoup attachés à isoler

ces diverses sortes de délire. Dans la frénésie, le délire arrive tout à coup et conjointement avec une fièvre tres-aiguë ; ce délire est toujours accompagné d'un mouvement des mains pour attraper des flocons ou fétus, qu'on croit voir continuellement (*carphologia et crocidismus*) (1), et il y a en même temps un pouls petit et vite : dans le délire fébrile, que la fièvre soit essentielle ou symptomatique, la fièvre précède toujours ou presque toujours le délire, et celui-ci s'accroît ou diminue avec la fièvre. Le pouls est ordinairement plus grand, il n'y a pas de carphologie, ou, lorsque ce symptôme arrive, la fièvre se change en frénésie, conversion ordinairement mortelle.   :

Au contraire, le délire chronique, qui porte plus vulgairement le nom de *folie*, est caractérisé par l'absence de la fièvre, ou du moins de la fièvre aiguë (car nous verrons qu'il n'est pas toujours apyrétique). Il ne vient pas tout à coup, mais il est communément précédé d'un changement dans le caractère, de tristesse et de mélancolie, qui précède presque toujours la manie. L'on voit par exemple les hommes et les femmes les plus laborieux être dégoûtés du travail, vivre dans l'oisivité sans en donner aucune raison : la plupart refuser de parler, de sortir, de se nourrir, être troublés par des craintes, par des rêves, etc. ; ensuite, au bout de quelque temps, un mois pour le plus tard, un accès de fureur éclater tout à coup.   •

____

(1) *Cælius Aurel.*, *acut. Morbor.*, *lib. 1*, *cap.* 5.

§. 156. Dans un ouvrage particulièrement destiné à la. pratique., nous n'occuperons pas nos
lecteurs des nombreuses distinctions nosologiques
de la folie, faites par les auteurs qui nous ont précédés; quand on a vu beaucoup d'aliénés, l'on a pu
reconnaître qu'il y a autant de différence parmi
eux qu'il y a de caractères parmi les individus
qui ont l'esprit sain, et qu'ainsi toute distinction
un peu minutieuse est inutile en application : on
ne peut même plus isoler parfaitement dans les
hôpitaux, lorsque les malades y ont séjourné
quelque temps, la mélancolie, la manie, la démence et l'idiotisme, qui sont les quatre grandes
divisions admises par les meilleurs maîtres, de
manière à ce que les nuances soient pures ; c'est
du moins ce qui m'est arrivé en voulant faire ce
travail en 1813 à l'hôpital d'Avignon ; cet hôpital qui contenait, au 30 septembre de cette
année, 70 insensés, dont 49 hommes et 21 femmes,
ne put me fournir un seul caractère pur; mais
j'y ai trouvé dans mes observations journalières
qui ont duré plusieurs heures, pendant deux
mois, que les maniaques étaient en même temps
en démence, dans les intervalles des accès, et
que, réciproquement, ceux affectés de mélancolie,
de démence et d'idiotisme, étaient fort souvent
maniaques. J'avais déjà fait la même observation
à l'hôpital de Marseille, sur 80 fous, et à l'hôpital
civil et militaire de Martigues, ou l'on reçoit aussi
des aliénés. L'on est donc réellement en peine de
faire des classes qui ne soient pas fictives, à moins
de se contenter d'opérer d'après le caractère le

plus saillant et le plus constant de chaque aliénation, et de saisir dans la pratique particulière
toutes les occasions d'observer les sujets qui viennent de perdre l'esprit, et qui n'ont pas encore
eu le temps de recevoir les diverses complications
qui n'ont été malheureusement que trop, jusqu'ici,
le résultat de leur séjour dans les établissemens
publics. C'est en partant de ces données que, sans
vouloir rien innover, j'ai cru devoir me tenir à
la division commune en quatre classes, savoir :

Mélancolie avec plusieurs sous-divisions;

Manie avec ses deux principales sous-divisions,
en manie avec délire, et fureur maniaque, qu'on
nomme vulgairement *manie sans délire*, et leurs
complications;

Démence sous-divisée en partielle et en complète;

Idiotisme acquis, sous-divisé en complet et
incomplet.

Je dois faire remarquer qu'ayant beaucoup observé de ces cas qu'on nomme *manie sans délire*,
j'ai trouvé que cette dénomination n'était pas juste,
soit parce que l'acception du mot *manie* dans
notre langue indique un délire particulier, et
dans un sens plus modéré, un goût irrésistible
pour telle ou telle chose, et qu'il n'y a point de
délire particulier dans cette maladie; soit parce
que, d'une autre part, elle n'est pas proprement
sans délire, mais qu'il y a durant l'accès exaltation des sens, perversion du sentiment du juste
et de l'injuste, avec fureur indomptable, ce qui
est un délire général : j'ai donc préféré l'appeler
fureur maniaque. En second lieu, je n'ai mis au

rang des folies que l'idiotisme acquis, et non l'idiotisme de naissance, parce que ce dernier ne peut donner lieu à aucune contestation, et que d'ailleurs on ne peut devenir fou qu'après avoir été sage, ce qui n'arrive jamais aux crétins.

§. 157. En totalité, le furieux est entraîné par sa fougue impétueuse, qui éclipse en entier sa raison, et qui exalte à tel point ses facultés percevantes, que la vue de ses parens et de ses amis fait sur lui le même effet que la couleur rouge chez certains animaux : le maniaque et le mélancolique sont entraînés par des erreurs de sensation et de jugement, par de fausses perceptions, par l'abondance ou la fixité des idées : celui qui est en démence n'imagine rien, ne suppose rien ; la mémoire existe encore, mais elle est confuse, elle ressemble à une bibliothèque renversée ; il a peu ou presque point d'idées ; il ne se détermine pas, mais il cède : l'idiot a perdu la plus grande partie de ses facultés, souvent même toutes, et il ne vit plus ni dans le passé ni dans l'avenir ; l'homme simplement en démence a encore des souvenirs, des réminiscences ; ses manières conservent le caractère de l'homme fait et l'empreinte de son état antérieur ; l'idiot accompli n'a rien conservé, et il est dégradé par une physionomie stupide, par une force d'inertie qui le placent même au-dessous de certains animaux.... Tel est le sommaire des tableaux des quatre classes ci-dessus et de leurs variétés, que je vais présenter au lecteur, après avoir distrait de ce cadre des accidens qui ne sont pas proprement folie, dans le sens rigoureux de ce terme.

CHAPITRE II.

Maladies dans lesquelles l'erreur des sens n'est pas complète, et qui ne sont pas proprement folie. Présages, hallucinations, cauchemar, perte de mémoire, hypocondrie, etc.

§. 158. LES affections que les médecins et le vulgaire nomment *nerveuses*, faute d'autre dénomination mieux adaptée, présentent fort souvent des phénomènes extraordinaires que l'on serait tenté de placer dans les catégories des aliénations, qui même ont fait renfermer quelquefois des malades aux Petites-Maisons, sans appartenir à ces catégories, puisque, ou il n'y avait point d'illusion, à proprement parler, ou s'il y en avait, il était facile de la rectifier (§. 154). Il est pourtant extrêmement utile de signaler ces cas, pour préserver ces malades d'être transférés dans des maisons publiques, où ils pourraient devenir tout-à-fait insensés.

Par exemple, l'énoncé de quelque chose de surprenant, et qui paraît surpasser les bornes de notre intelligence ; le narré, je suppose, fait avec un air de persuasion, de ce qui s'est présenté en songe (§. 142), pourrait bien être considéré comme un acte de folie, et cependant à tort, lorsque d'ailleurs la conduite de l'individu et aucune autre de ses paroles ou de ses actions n'offrent rien de répréhensible. Il en est de même de certains pressentimens qu'on a dans quelques maladies : plusieurs auteurs, et en dernier lieu, le docteur Thomas Beddoes, dans des mémoires et

observations envoyés au rédacteur du Journal de
Médecine de Londres, pour l'année 1808, ont
donné des exemples incontestables de personnes
qui, n'étant pas encore bien malades en apparence, ont néanmoins prédit leur mort prochaine,
ce qui a eu effectivement lieu sans aucun concours
de la volonté. Or, je dirai avec ces auteurs que
le sentiment d'une dissolution prochaine appartient à la réunion et à l'accord des deux principes (§. 150) repliés sur eux-mêmes, et que, loin
d'être une preuve de démence, il l'est au contraire
d'une réunion d'idées bien assorties, appuyées
par l'instinct et la réflexion.

§. 159. Les divers genres d'hallucinations, c'est-
à-dire, de croyance de voir et d'entendre des objets
qui n'existent réellement pas, sont ce qui présente au commun des hommes le plus d'analogie
avec la folie, sans pourtant en avoir le caractère
spécifique, puisque le malade peut reconnaître à
chaque instant son erreur, ainsi qu'on va le voir.

Les hallucinations dépendent, ou d'une altération des organes des sens externes, qui présentent
de fausses sensations, ou d'un état maladif des
sens internes, qui entraîne aussi le dérangement
des sens externes, ou même d'impressions déterminées par des rêves habituels (§. 140).

A la première cause appartiennent, pour ce qui
regarde la vue, certaines illusions d'optique,
causées par l'hystérie et l'hypocondrie; ainsi, une
fille délicate, de vingt-deux ans, voyait, dans ses
paroxismes d'hystérie, les objets renversés, en
exprimait sa surprise, et riait de bon cœur de

voir tous les assistans les pieds en haut et la tête
en bas, illusion qui cessait avec l'accès, qui durait
environ une heure (1); et telle est aussi, pour
ce qui regarde l'ouïe, l'histoire de ce préfet dont
parle M. Esquirol, qui se croyait sans cesse poursuivi par des voix étrangères qui frappaient son
oreille, et qui le portaient à se détruire (2); telle
est celle d'un hypocondriaque que j'ai connu, qui
me parlait sérieusement de coups de pistolet dont
il se prétendait assailli de temps à autre.

Les apparitions de spectres, d'esprits, de personn-
nes mortes depuis long-temps, ou encore vivantes,
mais très-éloignées de nous, appartiennent à la
seconde cause. J'ai eu occasion d'en voir quelques
exemples, et le docteur John Alderson en rapporte trois qui sont de la plus grande authenticité,
dont je vais donner ici le sommaire.

Le premier est celui d'un homme qui vendait
des liqueurs fortes, et qui en avait fait lui-même
un usage immodéré. Après avoir dû s'en priver
quelque temps à la suite d'une blessure à l'artère
temporale, faite par un soldat ivre, et à la suite
d'une marche forcée, entreprise pour une gageure,
il tomba dans un état de langueur et d'anxiété qui
lui faisait voir des spectres lorsqu'il était couché,
et qui lui faisait même souffrir des douleurs corporelles, causées par des coups de fouet que venait lui appliquer toutes les nuits un charretier,
qui disparaissait toujours quand il sautait à bas

---

(1) Annales de Littér. médic. étrang., tom. VI, p. 324.
(2) Gazette de Santé, novembre 1814, et Dict. des Scienc.
médic., tom. XVI, p. 155.

du lit pour se venger. Son hallucination avait
commencé par des huîtres qu'il croyait qu'une
jeune fille, à qui il venait de vendre des liqueurs
fortes, avait laissé tomber, et qu'il fut bien surpris de ne plus trouver lorsqu'il voulut les ra-
masser : il vit ensuite, en montant à sa chambre,
un soldat à regard menaçant, qui y était entré,
sur lequel il s'élança, et qui n'était qu'un fantôme :
ce fantôme et plusieurs autres le poursuivaient
partout le jour et la nuit, tellement, que cet homme
naturellement courageux, ne savait plus que devenir, et qu'il se fatiguait continuellement en
sautant à bas de son lit, pour s'assurer si ce qu'il
voyait était réel ou fictif. Ses idées commençaient
à se confondre, et déjà il ne savait pas toujours
distinguer ses véritables pratiques, lorsqu'elles venaient en plein jour, de sorte que toute sa famille
était convaincue qu'il était insensé, et qu'il craignait lui-même de l'être, quoique, excepté ses
folles visions et apparitions, il fut d'ailleurs très-
raisonnable. M. Alderson, qui avait été appelé,
apprit du malade toutes ces circonstances, et lui
promit guérison, promesse qu'il effectua au moyen
de l'application des sangsues et de purgatifs violens.

Le second exemple est celui d'une dame octogénaire, sujette à des accès de goutte, qui, aux
approches d'un paroxysme de cette maladie, fut
atteinte de surdité et d'une grande distension dans
les organes de la digestion : elle crut en même-
temps avoir reçu la visite de plusieurs de ses connaissances qu'elle n'avait pas invitées, et même
de parens morts depuis long-temps, et qu'au com-

mencement elle croyait si réellement présens,
qu'elle leur dit qu'elle était bien fâchée de ne pas
pouvoir les entendre ni converser avec eux ; elle
voulut en conséquence faire approcher la table de
jeu, et sonna sa servante, laquelle assura sa maîtresse que personne n'était entré dans l'appartement. Celle-ci en fut si honteuse, qu'elle souffrit
pendant plusieurs jours et plusieurs nuits de suite
les importunités d'une foule de fantômes qui s'éva-
nouissaient chaque fois que la servante entrait.
Enfin, par les soins de M. Alderson, qui fit appliquer des cataplasmes aux pieds de la dame, et qui
administra deux purgatifs, cette affection disparut,
et peu après la malade eut deux accès réguliers de
goutte.

Le troisième regarde un M. R...., qui, pendant
sa navigation en revenant d'Amérique, avait souffert cruellement de maux de tête suivis d'un abcès
au cuir chevelu, de gonflemens à la gorge et de
difficulté de respirer. Etant couché, deux mois
après, il crut fermement avoir auprès de lui sa
femme et ses enfans, tandis que sa raison lui disait qu'ils étaient en Amérique. Il fut un jour tellement convaincu d'avoir eu la nuit avec son fils
une conversation détaillée et importante, qu'il
ne put s'empêcher de la raconter à ceux qui vinrent
le voir le matin, et de leur demander si sa femme
et son fils n'étaient pas réellement arrivés d'Amérique, et s'ils n'étaient pas alors dans la maison.
Il fut encore long-temps tourmenté par des spectres, quoiqu'il ne crût pas à leur réalité ; enfin,
la formation d'un nouvel abcès sur le cuir che-

velu le débarrassa tout-à-fait de ces apparitions (1).

J'ai vu un cas pareil au second exemple, dont une vieille dame maltaise fut le sujet ; elle s'imaginait aussi converser avec son mari et sa fille, morts depuis vingt ans, et avec d'autres personnes, et elle ne revenait de son erreur que lorsque, ayant sonné pour faire mettre les tables de jeu et servir du thé, ses domestiques l'avertissaient qu'il n'y avait personne. Étant entré moi-même un jour à l'improviste, elle me présenta ses connaissances, quoiqu'elle fût seule, et elle fut toute honteuse quand je lui eus dit qu'il n'y avait personne. L'ayant vue couverte de taches scorbutiques, je jugeai que c'était là la cause de ses visions, et effectivement des apozèmes anti-scorbutiques et un bon régime la guérirent entièrement.

§. 160. Il est à remarquer que, quoiqu'en général ces apparitions aient eu lieu le jour aussi-bien que la nuit, cependant elles commencent ordinairement avec les ténèbres, et elles sont plus fortes pendant la nuit, parce qu'alors on a moins de moyens de s'informer de la véritable raison de ce qu'on croit voir ou entendre, et que d'ailleurs l'obscurité et le silence prêtent singulièrement au travail de l'imagination. Il sera toujours facile de ne pas confondre ces illusions avec celles de la véritable folie, en leur appliquant les considéra-

---

(1) Dissertation sur les Apparitions, lue devant la Société philosophique et littéraire de Hull, par John Alderson, doc. méd., insérée dans le tom. XIII du Journ. de Litt. méd. étrang., p. 47 et suiv.

tions suivantes : 1°. j'ai souvent éprouvé sur moi-même qu'il est tel état de notre être, soit du système sensitif, où l'on se croit près d'expirer, où l'on désespère de tout, où toutes les idées sont noires au possible, et où cependant l'on sait bien qu'on se trompe, et que les choses ne sont pas ou ne peuvent pas être telles qu'on les imagine; 2°. dans l'hallucination, c'est-à-dire quand on voit des fantômes, des revenans, des personnes absentes, l'on n'est pas d'abord bien persuadé de l'objet de ces perceptions, l'on a honte d'avouer de semblables visions, quoiqu'il soit impossible de s'empêcher de les avoir, et si on ne rectifie pas soi-même son jugement, l'on défère à l'avis de ceux qui nous disent que nous nous trompons. Dans la folie, au contraire, on est assuré de la réalité de ces visions, on affirme hardiment que les choses sont ainsi, et non autrement, et l'on rejette avec mépris tous les avis qu'on reçoit; l'on fait du mal, parce que ce mal est la conséquence de la perception dont le sens intime est entièrement occupé; l'on refuse le boire et le manger, parce que ce refus est la conséquence nécessaire du faux raisonnement qu'on n'est plus le maître de rejeter; enfin, dans l'hallucination, l'homme se trouve placé entre la maladie et la puissance à laquelle appartient la volonté; dans la folie, cette puissance est entièrement offusquée par les fausses perceptions et le dérangement du principe sensitif, qui ne laisse plus à l'âme d'autre objet clair et certain que celui qui fait le sujet du délire; 3°. il est évident, par ce que nous venons de voir, que les hallucinations reconnaissent pour cause un dérangement quelconque des fonctions, que l'on parvient à guérir par des remèdes appropriés; et elles diffèrent encore du délire consommé, en ce qu'elles guérissent beaucoup plus facilement. Ces considérations, au reste, s'appliquent à toutes les autres infirmités dont nous allons nous occuper.

§. 161. *L'incubus* ou cauchemar est une variété des hallucinations, mais dont la cause tombe entièrement sous les sens. Cette maladie, où l'on se figure avoir sur le corps une femme ou un homme qui nous oppriment et qui nous étranglent, et qui dépend ou d'un spasme des poumons, ou d'une difficulté temporaire de la respiration, ou d'une plénitude de l'estomac; cette maladie, dis-je, est très-propre à produire une illusion complète, surtout chez des personnes grossières et crédules : de là l'imagination qu'on a été étranglé par un sorcier, une magicienne, un démon, ou même un ennemi. L'obscurité de la nuit, durant laquelle arrivent ordinairement les paroxysmes du cauchemar, la crainte, l'ignorance de la cause d'un phénomène singulier et terrible par lui-même, les effets mêmes du phénomène, tout favorise l'illusion.

Cette maladie a été parfaitement décrite par Cælius Aurélianus, qui nous apprend qu'elle est souvent le prélude de l'épilepsie; que ses répétitions fréquentes ont été quelquefois fatales, et que Silimachus, sectateur d'Hippocrate, en avait vu à Rome une épidémie qui avait été funeste à plusieurs.

La saignée et l'abstinence, si le cauchemar vient de pléthore, les vomitifs et les purgatifs, s'il y a

saburre dans les premières voies, les anti-spasmodiques seuls ou combinés avec les premiers remèdes, si la cause est nerveuse, guérissent communément et en très-peu de temps cette maladie.
L'auteur que je viens de citer employait l'abstinence de trois jours (*diatriton*), la saignée ou les
vomitifs , suivant les cas. Il avertit sagement
(conseil que nous ne devons pas oublier) que
comme, lorsque l'accès a eu quelques répétitions ,
l'imagination frappée fait redouter les approches
du sommeil, ce qui seul peut rappeler le paroxysme, il convient d'assister le malade jusqu'à
ce qu'il s'endorme, en l'entretenant de discours
joyeux et de contes agréables (1).

§. 162. On observe assez souvent, dans diverses
circonstances de la vie, et notamment dans les
maladies et les convalescences , des lésions d'une
ou de plusieurs des facultés mentales, qui n'entraînent pas la perte du jugement, mais qui cependant méritent de fixer l'attention des médecins.
Ces lésions se rapportent ou aux hallucinations
dont je viens de parler, ou à la perte de la mémoire. Je vais en citer quelques-unes insérées dans
un mémoire de M. Savary, intitulé : *Faits pour
servir à l'histoire des lésions des facultés intellectuelles.*

« Un homme, dit-il, d'un âge mûr, ayant
essuyé une fièvre maligne, devint sujet à de
longues absences, pendant lesquelles il oubliait
tout : il se perdait dans les quartiers de Londres

------

(1) *Morbor. chronicor.*, *lib. 1, cap.* 3.

qu'il connaissait le mieux, et ne reconnaissait pas même sa propre maison. Ces absences devinrent ensuite très-fréquentes, et elles cessèrent tout-à-fait dans un voyage qu'il fit peu de temps après en Portugal ».

« La maladie dont fut attaqué M. Baudelocque, offre l'exemple d'une lésion de la mémoire d'un tout autre genre. Il se rappelait fort bien ce qu'il avait fait étant en santé; il reconnaissait à la voix (car il avait été frappé de cécité) les personnes qui venaient le voir; mais il n'avait aucune conscience de sa propre existence. Lui demandait-on, par exemple, Comment va la tête? il répondait : La tête? je n'ai point de tête. Si on lui demandait son bras pour lui tâter le pouls, il disait qu'il ne savait pas où il était. Il voulut un jour lui-même se tâter le pouls, on lui mit la main droite sur le poignet gauche; il demanda alors si c'était bien sa main qu'il sentait; après quoi il jugea fort sainement de l'état de son pouls ».

« Une jeune femme, parvenue au dernier degré de la phthisie pulmonaire, parlait souvent d'elle-même à la troisième personne et au masculin. Elle s'écriait : Ah ! comme il souffre ! sa respiration est horriblement gênée, il va étouffer, etc. On lui fit d'abord apercevoir son erreur, et elle en convint avec beaucoup de surprise; mais dans les derniers jours de sa vie, elle y tombait continuellement, et ne parlait de ce qu'elle éprouvait que de cette manière ».

« Un charpentier, âgé de quarante-sept ans, ayant toutes les apparences d'une bonne santé, est

assailli d'une multitude d'idées insolites et extravagantes. Il croit souvent planer dans les airs, il
parcourt par la pensée des campagnes riantes, des
appartemens, de vieux châteaux, des bois, des
jardins qu'il a vus dans son enfance ; quelquefois
il croit se promener dans des cours, des places
publiques et autres lieux qui lui sont connus : en
travaillant, au moment où il va donner un coup
de hache sur un point déterminé, une idée lui
passe dans la tête, lui fait perdre de vue son but,
et le coup porte sur un autre point, etc.... Un
jour il se lève à minuit pour aller à Versailles,
et s'y trouve arrivé sans se rappeler qu'il a fait
la route, etc.... Toutes ces hallucinations n'empêchent pas le malade de raisonner juste. Il s'étonne,
et il rit lui-même de toutes ces visions fantastiques,
sans pouvoir cependant s'y soustraire. Cet homme,
après un court séjour dans les salles de l'hospice
clinique de la Charité, a été envoyé à Charenton (1) ».

La plupart de ces exemples ont beaucoup de
rapport avec la décrépitude sénile ; rien· n'empêche, en effet, que les maladies et la débauche
n'amènent le même résultat que la faiblesse de
l'âge ; mais il y a cette différence, que les lésions
mentales amenées par l'âge ne guérissent pas, et
vont plutôt en augmentant, tandis que celles
amenées par les maladies se dissipent par le temps,
comme Sydenham (§. 40) l'avait déjà fait remar-

---

(1) Biblioth. médicale, tom. XXXIX, p. 358, et Journ.
de Médec., décembre 1812.

quer, à moins qu'il ne s'agisse d'une maladie incurable. L'état de M. Baudelocque, en annonçant
l'intégrité de la pensée, fait voir une interruption
de communication entre l'âme et les organes du
sentiment (§. 148); et celui du charpentier se rapporte à la condition de ces hommes distraits dont
nous avons plusieurs exemples dans la société, et
qui sont doués d'une très-grande mobilité nerveuse. Il n'était certainement pas dans le cas de
Charenton. Nous y reviendrons, pour les effets
légaux, à notre septième Section.

§. 163. L'hypocondrie, les vapeurs ou maladies
dites imaginaires, *morbus ressiccatorius* d'Hippocrate, sont un état qu'on a souvent pu confondre
avec la véritable folie, mais qui en diffère par ses
symptômes, sa durée, le caractère et le génie
des malades. On y voit, avec étonnement, des
idées sublimes succéder aux idées les plus débiles,
des raisonnemens justes à des raisonnemens absurdes, et réciproquement; quelquefois semblables aux maniaques, on les entend s'exprimer
avec la plus grande dignité; et, peu après, plaintes
continuelles et propos décousus; ils sont fatigués
de haines et de soupçons conçus sans motifs, de
rêves affreux, de sensations pénibles et bizarres
dont ils importunent sans cesse leurs amis et leurs
médecins, etc. Voilà bien des ressemblances avec
la manière d'être des mélancoliques; mais cet état
traîne à sa suite un grand nombre d'infirmités
réelles dont la folie chronique est rarement accompagnée, telles que flatuosités incommodes,
hoquet, douleurs vers l'estomac, vomissemens

de bile, de salive, de mucosités; pesanteur et faiblesse des extrémités inférieures, constipation habituelle, chaleur et rougeur après les repas, mal de tête, douleurs vagues dans les membres, mauvaise haleine presque habituelle, débilité générale, perte d'appétit, émaciation, etc. : d'un autre côté, le délire de l'hypocondriaque n'est pas fixe et tenace comme celui du mélancolique; il cède aux avis et aux consolations; il a des exacerbations et des rémissions bien marquées, et le matin surtout, l'on observe presque toujours une liberté entière dans l'exercice des fonctions intellectuelles, laquelle s'obscurcit à mesure que le jour avance; observation qui n'a pas lieu chez le mélancolique, lequel ne se débarrasse jamais du sujet sur lequel il déraisonne, ce dont il donne des preuves à quelque instant du jour ou de la nuit qu'on l'interroge (1).

§. 164. Toutefois, lorsque la marche de l'hypocondrie, et même de l'hystérie, qui a avec la première de grandes affinités, est accompagnée d'événemens propres à susciter des chagrins, des haines, des vengeances, à blesser des prétentions et à irriter l'orgueil; cet état, abandonné à lui-même, peut facilement conduire au délire chronique : Van Helmont rapporte avoir observé plusieurs fois des hypocondriaques prendre des yeux hagards et le visage contourné dès qu'ils faisaient le récit de

______

(1) Voyez une bonne Dissertation de M. Louyer Villermay, intitulée : *Recherches historiques et médicales sur l'Hypocondrie*. Paris, 1803.

leurs conceptions extravagantes, et reprendre leur assiette ordinaire aussitôt que ce récit était interrompu; il affirme d'ailleurs que la plupart des maniaques ne sont tombés dans cet état que par la superbe (1). M. Pinel cite un exemple remarquable de la terminaison de l'hypocondrie en mélancolie et en manie, dans l'observation d'un étudiant en droit, doué d'une imagination ardente, qui se croyait destiné par la nature à jouer dans la suite le rôle le plus brillant dans le barreau, et qui devint entièrement hypocondriaque à la suite d'études opiniâtres, d'une vie sédentaire, et d'un régime pythagoricien; bientôt mélancolique et maniaque, pour avoir vu jouer la pièce du *Philosophe sans le savoir,* et s'être figuré qu'on le jouait lui-même, et qu'on se moquait de lui (2).

§. 165. A côté de l'hypocondrie l'on peut placer diverses névroses dont les phénomènes singuliers ont, aux yeux du vulgaire, toutes les apparences de la folie; tel est, parmi un grand nombre, le cas suivant, observé et rapporté par M. Buisson, médecin à Lorvesc (Ardèche), et qui lui a servi de sujet de thèse; cas qui offre à la fois une complication d'affections hystérique et convulsive, de chorée, de catalepsie et de délire, guéri naturellement, comme il arrive quelquefois, par un accès plus fort, par le concours du printemps, et vraisemblablement par l'apparition de la men-

---

(1) *J. B. Van Helmont, Ortus imaginis morbosæ,* p. 442 *Operum omnium.*
(2) Encyclopédie méthod., au mot *Hypocondrie.*

struation. Il s'agit de deux jeunes filles âgées,
l'une de douze ans, et l'autre de treize, qui, dans
l'hiver de 1803, s'imaginent avoir été maléficiées
par des pommes-de-terre que leur donna une
vieille femme à qui elles avaient refusé la charité : vomissemens dans la nuit, crampes d'estomac, perte de la parole, rêvasseries, affections
spasmodiques et convulsives variées, fureur, esprit prophétique, froid, danses, singeries alter-
nant avec l'insensibilité et l'affaissement, favo-
risées par des cérémonies superstitieuses. Après
un fort purgatif, apparition des règles et accès de
délire maniaque, suivi de la guérison (1). Il est
possible au surplus que ces pommes-de-terre
eussent quelque principe vénéneux, ce qui arrive
quelquefois, ainsi que j'en ai rapporté des exemples dans ma Médecine légale, au Chapitre *des
poisons en particulier,* ce qui, joint aux circonstances où ces deux jeunes filles se trouvaient,
aura donné plus d'intensité à la maladie.

§. 166. Les diverses combinaisons de l'ordre
social produisent dans le caractère des hommes
une infinité de nuances qu'on n'observe vraisemblablement pas dans l'état sauvage, qu'on prendrait volontiers pour des grains de folie, quoiqu'ils n'en soient pas, et qu'il est plus aisé de
décrire que de définir : il faut distinguer, par
exemple, du délire mélancolique, une certaine
affection mélancolique indéterminée, qui n'est

---

(1) Considérations médicales sur deux cas de médecine-
pratique. *Montpellier,* 1810.

pendant pas l'hypocondrie, puisqu'il n'a pas ses symptômes (§. 163), et qui consiste dans l'humeur d'un homme qui se trouve un peu chagrin, qui se fâche facilement sans sujet, à qui rien ne plaît, qui est triste et pensif, qui s'épouvante et s'inquiète sans aucun motif, enfin qui n'est pas maître de ses pensées. C'est ce que nous apprenons par expérience pouvoir arriver à chacun de nous, surtout dans les changemens de temps, et dans d'autres circonstances où nous nous trouvons pesans et fâcheux contre l'ordinaire.

En second lieu, et nous avons déjà touché ce sujet précédemment, il n'est pas rare de rencontrer dans le monde des originaux extrêmement rêveurs et distraits, qui perdent entièrement l'impression des événemens qui se passent devant eux, qui, en bonne compagnie, chantent, sifflent, se parlent à eux-mêmes, ou se livrent à des mouvemens étranges et ridicules; on les prendrait certainement pour fous, s'ils ne revenaient pas à eux-mêmes lorsqu'on les avertit, et si nous ne les voyions pas suivre vie d'homme, sans se corriger ni devenir pires. Enfin, et ceux-ci sont encore plus communs, la société offre de tels hommes qui, soit par l'effet d'une disposition originelle, ou par défaut d'éducation, se distinguent par mille travers dans leurs idées et dans leurs actions; qui se rendent fatigans et ridicules par les désordres de leur imagination, qu'ils prennent pour des élans de génie; par des inconvenances extravagantes, des étourderies ridicules, des prodigalités sans motifs, des parades vaines, des criail-

leries sans raison, des ordres minutieux ⬛ ;
on n'observe que trop ces écarts dans la classe
au-dessus de la médiocre, et surtout dans les petites villes, et nous verrons qu'ils sont fort souvent l'origine de cette manie qu'on a nommée *sans
délire ;* mais ces individus ne doivent pas encore
être appelés fous dans le sens rigoureux, puisqu'ils sont susceptibles de recevoir des avis, de
comprendre, du moins momentanément, l'in-
convenance de leur conduite, et d'y apporter des
changemens lorsque la force des événemens les y
oblige, ce dont les véritables insensés ne sont en
aucune façon susceptibles.

CHAPITRE III.

*Du Délire mélancolique ; Mélancolie amoureuse,
religieuse, nostalgique, etc.*

§. 167. Ce délire consiste dans l'intuition permanente et exclusive d'un objet quelconque,
poursuivi avec ardeur, presque toujours accompagnée de crainte de prétendues embûches, d'un
esprit de défiance et de réserve ; ordinairement
tranquille, mais facile, par la contradiction, à
devenir furieux.

Ses préludes : tristesse insolite, dégoût du
monde, amour de la solitude, soupirs, palpita-
tions et mouvemens spasmodiques divers, inquiétudes vagues durant la veille, rêves affreux pendant le sommeil.

Tempéramens plus disposés : tous en général ;
et lorsqu'on cultive sa raison, on est sage toute la

vie, avec le tempérament qu'on a voulu nommer
mélancolique : les tempéramens lymphatiques et
replets y sont également sujets : il est vrai de dire
pourtant que ces derniers guérissent plus facilement, et que la mélancolie est plus fréquente chez
les sujets bruns, couverts de poils, maigres, ayant
les chairs fermes ; chez ceux dont les veines sont
saillantes et les lèvres grosses, dont les mœurs et
la démarche sont graves, et qui, depuis l'enfance,
ont déjà montré de l'éloignement pour les amusemens et les jeux. Les anciens avaient considéré
le bégaiement et le clignotement des paupières,
comme des signes de mélancolie, mais je n'ai pas
trouvé que cette remarque fût juste.

État confirmé de la maladie en général : promptitude à se fâcher, vertiges, tintemens d'oreilles,
craintes imaginaires dont les espèces sont infinies ; visions multipliées ; idées opiniâtres de
changement de corps et de personnages ; regard
fixe attaché à la terre, ou à un objet déterminé ;
marmotement ; point de réponse aux interrogations, ou paroles brèves ; les yeux se cavent et
le regard est triste et languissant ; le corps se
rembrunit, se dessèche, et se couvre de poils
rudes ; suppression des évacuations périodiques
et accoutumées ; lenteur de la respiration, de
la circulation, des sécrétions ; puanteur de la
l'haleine ; sommeil presque toujours troublé, dans
lequel le malade pousse des plaintes, des soupirs,
ou parle seul ; dégoût des alimens, d'autres fois
faim vorace, souvent goût dépravé ; cependant
appétit vénérien quelquefois immodéré. J'ai vé-

rifié l'assertion des Anciens, que les ulcères qui naissent chez les mélancoliques sont des signes mortels.

Quelques malades qui paraissent tranquilles sont néanmoins fort à craindre; j'ai couru de grands risques auprès d'un mélancolique qui se disait *le Père éternel*, parce qu'il prétendait que je ne lui avais pas témoigné assez de respect.

§. 168. La mélancolie, toujours enfant de l'orgueil ou produit de la crainte, renferme autant de variétés de délires qu'il y a de passions tristes, et d'occasions d'éprouver des privations ou des déplaisirs; qui pourrait donc entreprendre de les décrire tous ? Il est même difficile d'assigner précisément ce qui peut occasionner spécialement la maladie, ceux qui y sont disposés pouvant la contracter pour des causes si légères, qu'on n'y aurait jamais songé : par exemple, j'ai vu en dernier lieu un négociant de trente à trente-six ans, d'une belle physionomie, à yeux bleus et à cheveux blonds, qui, se prétendant d'une race plus illustre qu'il ne l'est réellement, tomba dans une tristesse profonde, et devint ensuite réellement fou, parce que sa femme l'avait fait père d'une fille, au lieu d'un garçon qu'il attendait. Ce sont des faits qu'il faut voir pour les croire; mais ayant remonté à la source, j'ai appris que cet homme avait déjà eu des fous dans sa famille, et alors tout le merveilleux s'explique de lui-même.

Les variétés les plus saillantes de la mélancolie dont j'occuperai le lecteur, sont : la misanthropie, la mélancolie amoureuse, la mélancolie prophéti-

que, la mélancolie superstitieuse, la nostalgie, et le
penchant au suicide, dont je crois utile de traiter
dans un Chapitre particulier. Le tableau que je
viens de faire de cette maladie, vue en général,
convient à ces variétés; on n'ignore cependant
pas qu'il est des délires mélancoliques partiels,
qui permettent à l'individu de juger très-saine-
ment sur toutes les autres choses, et qui n'en
altèrent pas la santé : ainsi, je connais un jeune
homme très-intéressant qui, ayant été, dans une
occasion, sur le point d'être jeté par la fenêtre,
se tient depuis lors sans cesse renfermé dans une
alcove, crainte du même danger, sans pouvoir
être dissuadé, quoique très-raisonnable d'ailleurs,
et jouissant de la plus belle santé. Un autre qui
raisonne très-bien, qui est gras et bien portant,
se figure avoir été gravement atteint par le mercure employé autrefois pour le guérir d'une syphilis, et ne veut pas quitter le lit depuis plusieurs années, etc. Ces sujets et autres dont il
serait trop long de parler, ne font pas tout-à-fait
exception à la règle, car je ne doute pas, d'après la
loi d'association des idées, et d'après l'expérience,
que, si l'on ne parvient pas à les guérir, le délire
ne devienne plus général, en traînant à sa suite
toutes ses conséquences.

§. 169. La première variété est celle qui a été
anciennement désignée sous le nom de *lycan-
thropia* (1), plus souvent observée dans les pays
brûlans, qui existe cependant aussi dans les pays

____

(1) *Avicenna, Feni. 1, Tractat. 1v, cap. 21.*

froids et tempérés, puisqu'il en est encore question au moment où j'écris (année 1815) dans des journaux anglais et allemands; la *misanthropie*, enfin, née d'une succession de chagrins cuisans, du spectacle odieux des méchans toujours triomphans, et du dégoût de la vie, sans cependant avoir la force de se l'ôter ! Celui qui en est attaqué fuit la compagnie des vivans, cherche les morts et les tombeaux : il sort de chez lui la nuit, et il évite de se montrer le jour; toujours inquiet, il ne peut rester une heure entière au même endroit, mais il erre sans cesse, passant avec la rapidité de l'éclair devant quelqu'un qui le rencontrera, ce qui le fait regarder comme un loup-garou, une ombre, ou un revenant; absorbé par la plus profonde tristesse, il ne sait lui-même où il va, ni ce qu'il y a devant lui ; son corps jaunit et se dessèche, sa langue est aride, et ses jambes se recouvrent d'ulcères, par lesquels se termine souvent sa misérable carrière.

§. 170. La mélancolie amoureuse, dont on voit encore aujourd'hui quelques exemples, rares à la vérité, a été très-commune chez tous les peuples à demi-civilisés, même chez les Scandinaves : ici (§. 94) le malade est continuellement occupé de la beauté imaginaire des formes, des gestes et des habitudes de l'objet aimé; son corps s'amaigrit; les yeux seuls semblent conserver leur volume, et on les voit constamment, ainsi que les paupières, faire un mouvement, comme pour regarder quelque chose d'agréable; la respiration est entrecoupée; le sommeil et l'appétit se perdent; le sourire ne paraît sur ses lèvres desséchées qu'au bruit d'une chanson d'amour ; le pouls est lent, variable et sans ordre ; mais il devient fréquent, si l'objet aimé vient à passer, si seulement on prononce son nom, ou si une circonstance quelconque en rappelle le souvenir ; et ces signes ont été saisis de tous les temps par les grands médecins pour reconnaître la cause et le sujet de cette mélancolie (1).

Mais il faut distinguer l'amour réel, l'amour passion proprement dit, ce qui tient uniquement à un besoin du cœur ou des sens, d'avec l'amour imaginaire, l'amour pour un objet qui n'existe pas, ou dont la condition ne saurait avoir de rapport avec celle de la personne amoureuse : cette seconde espèce est proprement l'*érotomanie*, l'*amor insanus* des auteurs du moyen âge.

Ce genre de mélancolie ne dépend pas uniquement de l'instinct naturel qui porte les sexes l'un vers l'autre, mais il est compliqué des sentimens de vanité et d'orgueil, qui nous persuadent que nous méritons quelque chose de plus qu'humain, ou tout au moins que nous nous sommes attiré les regards des premiers parmi les mortels. Ce n'est ni la jeunesse, ni la beauté, ni les grâces qui nous ont captivés; c'est la puissance, le rang élevé, le luxe des habits, des valets, de la fortune. De là vient l'idée de quelques dévots d'être aimés par des sylphes ou des anges ; celle de quelques hommes que j'ai connus, qui se desséchaient, dans la persuasion que des reines et des princesses les

---

(1) *Galenus, Libr. de Præcognit: ad Posthumum,* cap. 6, et *Valer. Maxim., lib. 1, cap. 7.*

avaient distingués. Pauvres effets de la présomption des esprits faibles et de notre éducation ro-
mancière, qui ne permet à personne de rester à
sa place ! Exemple :

Une dame âgée de trente-deux ans, d'une taille
élevée, d'une constitution forte, ayant les yeux
bleus, la peau blanche et les cheveux châtains,
et sortant d'une maison d'éducation où l'on n'entretenait les jeunes personnes que du plus brillant avenir et des plus hautes prétentions, aperçoit, quelque temps après son mariage, un jeune
homme d'un rang plus élevé que son époux; aussitôt elle devient éprise de lui, elle murmure de
sa position, ne parle qu'avec mépris de son mari,
se refuse à vivre avec lui, et finit par le prendre
en aversion, ainsi que ses propres parens, qui
s'efforcent vainement de la retirer de son égarement. Le mal augmente, il faut la séparer de son
mari; elle parle sans cesse de l'objet de sa passion, elle devient difficile, capricieuse, colère; elle
s'échappe de chez ses parens pour courir après
lui; elle le voit partout; elle l'appelle par ses chants
passionnés; c'est le plus beau, le plus grand, le
plus spirituel, le plus aimable, le plus parfait
des hommes.... Cet état persiste depuis plusieurs
années. Un traitement méthodique d'un an, l'isolement, les bains tièdes et froids, les douches,
les antispasmodiques à l'intérieur et à l'extérieur,
rien n'a pu la rendre à la raison (1).

---

(1) Voyez cette histoire avec d'autres détails dans le
XIIIe volume du Dictionnaire des Sciences médicales, article *Érotomanie.*

§. 171. La manie de prophétiser a été une maladie fréquente dans les pays d'Orient, et même chez les peuples du Nord à demi-civilisés. Il ne faut pas la confondre avec les pressentimens nés d'un examen réfléchi du présent et de l'avenir (§. 158), et qui, par conséquent, ne dépendent pas du dérangement de la santé; ici c'est une vraie maladie accompagnée de tous les rêves d'une imagination déréglée, du trouble des fonctions et de l'amaigrissement. Notre âge ne fournit plus que de loin en loin quelques misérables *Nostradamus*; mais les écrits des médecins du seizième et dix-septième siècles fourmillent d'exemples de mélancoliques qui parlaient, disait-on, des langues étrangères, et qui prophétisaient sans avoir rien appris. Des amas de bile porracée et de vers étaient pour ces prétendus prophètes la fontaine de Castalie, où ils opéraient des miracles qui cessaient lorsque cette saburre avait été expulsée (1). Du reste, cette folie n'est qu'une variété de celles qui vont suivre.

§. 172. J'ai substitué le nom de mélancolie superstitieuse à celui de mélancolie religieuse, qui est plus usité, parce que, loin que ce soit la religion qui la provoque, celle-ci est au contraire très-propre à en garantir : mais c'est le mélange monstrueux que nous faisons de nos passions et des croyances religieuses qui, du plus grand des biens, est parvenu à fabriquer un mal, et c'est ce que nous allons démontrer.

____

(1) *Joann. Schenckii Observat. medic.*, *lib. 1.*

Les idées superstiticuses donnent lieu à deux sortes de délires mélancoliques dont les effets sont différens : le premier, audacieux, accompagné d'orgueil , de présomption , d'exaltation et de contentement ; dans lequel les individus se croient dieux , ou s'imaginent avoir des entretiens, des communications intimes avec le Saint-Esprit, les anges, les saints , prétendent être inspirés, avoir reçu une mission du ciel pour convertir les hommes, etc., auquel se rapporte la variété précédente : le second , triste, craintif, plein de découragement et d'effroi, dans lequel le malade croit éprouver ou éprouve réellement des douleurs intolérables, qui le portent à la cruauté envers lui et envers les autres.

Le premier, analogue à celui où l'on se croit roi, empereur, etc., est enfant de l'orgueil, et peut être accompagné de bonté ou de férocité, suivant le caractère de l'individu ; il est pourtant toujours à redouter pour les personnes qui ne sont pas familières avec les malades ; témoin ce fou dont j'ai parlé ci-devant, qui se croit le Père éternel, et qui est cruel si on ne lui rend pas de suite un tribut d'adoration. La seconde variété naît de la crainte d'un mal chimérique, du regret de s'être abandonné à la vivacité de ses passions, et de la fausse interprétation des lois divines.

§. 173. Cette variété se subdivise en deux autres : 1°. celle où l'on se croit possédé par un malin esprit, par un démon, ou par plusieurs, dont on ne peut se débarrasser, et auquel on se croit forcé d'obéir irrésistiblement ; c'est la *démono-*

manie. La seconde, où l'on croit avoir commis de grands crimes, dont on ne peut éviter le châtiment, et où l'on est convaincu qu'on ira bientôt en enfer. Plusieurs de ces malheureux s'imposent des mortifications plus ou moins outrées, plus ou moins bizarres, pour prévenir leurs destinées. L'histoire de toutes les sectes religieuses présente des hommes qui, effrayés de l'avenir, soumettent leurs corps et leur esprit aux tortures les plus cruelles et les plus inconcevables : c'est la *damnomanie*, maladie qui a pour analogue la folie de certaines gens, dont j'ai vu plusieurs exemples, qui se persuadent avoir la syphilis, et n'avoir jamais pu en guérir complètement, ce qui les rend dupes de tous les charlatans, et ce qui les engage à subir des traitemens éternels, qui achèvent de ruiner leur santé et leur bourse. Cette variété, conduisant au suicide, je la réserve pour le Chapitre suivant, et je ne parlerai ici que de la démonomanie.

§. 174. M. Esquirol a donné, dans le VIIIe tome du Dictionnaire des Sciences médicales, l'histoire de cinq démoniaques observés à la Salpêtrière en 1813 ; il y a joint le portrait d'un de ces malades, lequel ressemble parfaitement à celui de quelques sujets que j'ai eu l'occasion de voir, ce qui me prouve que cette affreuse maladie imprime sur les formes un type particulier. Au tableau général des mélancoliques, donné ci-dessus (§. 167), il faut joindre ici un regard plus sombre, des traits de la face plus crispés, des douleurs dans la tête, la poitrine, le bas-ventre, les membres, surtout le sentiment d'un feu intérieur qui les dévore ; ils se croient ainsi entourés des feux de l'enfer, qu'eux seuls perçoivent ; comme les autres fous, ils négligent leurs parens, leurs amis, leurs enfans, leurs intérêts, et ils sont par-conséquent tous misérables et dans l'infortune. Inspirés par leur mauvais génie, ils cherchent souvent à faire du mal à ceux qui les entourent, et deviennent furieux : ils annoncent alors que le diable les déchire, les pince, les brûle, qu'il leur ordonne des crimes, des meurtres, des incendies ; qu'il les provoque aux obscénités les plus ordu-rières, aux blasphèmes les plus impies ; qu'il les menace et les frappe, s'ils n'obéissent. J'ai vu une malheureuse femme, mère de sept enfans, qui avait été entretenue dans cette cruelle erreur, hurler au sacrifice de la messe, et livrée aux convulsions les plus horribles, être bien persuadée, et avec elle toute la populace, que c'était un million de démons qui avaient poussé ces cris, en tentant de fuir : elle était alors très-dangereuse, même pour ses enfans.

Nous verrons ailleurs que les prétendus démo-niaques supportent tranquillement les douleurs les plus cruelles lorsqu'ils sont prévenus, mais qu'ils y sont sensibles comme les autres hommes, lorsqu'elles sont inattendues et qu'on ne les pré-vient pas : la femme dont je viens de parler, sur laquelle je faisais quelques expériences en présence d'un curé qui croyait bien sincèrement qu'elle était en puissance du diable, ne put résister à l'application du feu que je lui fis sentir à l'improviste, à son grand étonnement et à celui du curé. La même raison qui les fait résister à la douleur leur donne aussi quelquefois une force d'expression et de sentiment qui surprend d'autant plus, qu'il n'y a guère plus aujourd'hui que des gens grossiers et ignorans qui soient démoniaques. Leur mémoire rassemblant, au moment de l'accès, les différens mots de quelque langue qu'ils avaient entendus, et auxquels ils n'avaient fait nulle attention dans l'état de santé, l'intelligence appliquant en même-temps à ces mots l'heureux à-propos du moment, il n'en faut pas davantage à des esprits crédules pour s'écrier que ces malades parlent des langues qu'ils n'ont pas apprises, et que ce ne peut être que le malin esprit qui s'énonce par leur organe. Ainsi la femme en question, entrant en fureur en ma présence, à la vue d'une relique, prononça des mots latins, italiens et allemands, reste malheureux des contrées où on l'avait promenée pour l'exorciser.

Un autre caractère spécifique de la démonomanie, c'est que les malades sentent un feu intérieur, et qu'ils croient brûler, soit que cela provienne de l'idée du feu d'enfer dont ils logent les habitans, soit qu'ils ressentent réellement une sensation de chaleur brûlante, ce que le soulagement qu'ils éprouvent de l'immersion dans l'eau froide et autres réfrigérans semblerait indiquer. Telle était la sensation qu'éprouvait au suprême degré, en février 1812, une femme de Sessa, au royaume de Naples, affectée de cette maladie à la suite du sermon d'un missionnaire sur l'enfer,

fait décrit par M. Berthollet, médecin de l'armée,
et qui est inséré dans le Journal de Médecine de
M. Le Roux, cahier de février 1815. « Quels se-
» cours, disait-elle à son médecin, penses-tu don-
» ner à une femme au pouvoir du démon, et qui
» est consumée par un feu qu'il n'est pas donné
» aux mortels de pouvoir éteindre » ?

Il est à remarquer dans cette maladie, qui a été
suivie de près dès son principe, et qui s'est terminée spontanément le onzième jour, à la suite
d'une grande commotion occasionnée par un violent coup de tonnerre, il est à remarquer, dis-je,
1°. qu'il n'y a eu, pendant sa durée, que l'application constante de la glace sur la tête qui ait
produit des effets marqués et avantageux ; 2°. que
les laxatifs ont aussi eu de bons résultats, mais
inférieurs à ceux de la glace ; 3°. mais que cependant le délire continuait, lorsque la violente commotion causée par le bruit du tonnerre est venue
terminer la maladie, faits importans, et qui, réunis
à d'autres, nous seront utiles à la Section du traitement.

§. 175. A côté de la démonomanie, quoiqu'à
un degré inférieur, se place la croyance d'être
sorcier ou magicien (§. 5), née, à peu de chose
près, des mêmes causes. Il faut ajouter à la crédulité, qui est nécessairement le premier élément
de cette folie, l'espoir d'un bien-être sans travailler, car la plupart des sorciers sont fainéans, et
ensuite la terreur dont le sorcier finit par être
obsédé lui-même, deux puissans ressorts qui
prennent successivement le dessus sur les idées

religieuses et les lumières de la raison. Il faut ajouter aussi que les individus qui en sont le plus susceptibles sont d'un tempérament bilieux ou mélancolique, et que ce sont ordinairement des êtres faibles. De là vient que ce sont presque toujours des femmes qui jouent ce rôle, depuis l'époque où elles ont cessé d'être occupées par d'autres affections. De là tant de contes sur les vieilles femmes. Il est de fait que ces insensés prennent insensiblement le caractère des vrais mélancoliques (§. 167); qu'ils exhalent une odeur forte et insupportable; qu'ils marmotent continuellement entre les dents, et qu'ils portent un regard soupçonneux, un teint hâlé et une physionomie inquiète, bien propres à inspirer une sorte de terreur aux âmes faibles, aux femmes et aux enfans. Il est de fait aussi qu'ils deviennent malfaisans, parce qu'ils s'y croient poussés, et qu'ils n'attendent plus de salut pour eux. Cette folie est plus difficile à guérir que la démonomanie même : dans celle-là, il n'y a pas d'intérêt à rester dans un état où l'on souffre beaucoup ; dans celle-ci, on ne souffre pas, et l'intérêt personnel ferme à chaque instant les yeux à la raison.

§. 176. La mélancolie *nostalgique* est un désir excessif de revoir son pays ou sa famille, accompagné d'un tel chagrin produit par la difficulté de réussir, que celui qui en est affecté, n'ayant plus d'autre pensée, languit, se consume, et devient susceptible des plus graves maladies.

Elle s'annonce par des symptômes analogues à ceux de la mélancolie ordinaire : rêveries, tristesse, ennui, dégoût pour tout ce qui n'est pas la passion dominante. Bientôt à ces tristes annonces succèdent une taciturnité sombre, le trouble des diverses fonctions, la suppression des excrétions naturelles, le plus souvent une petite fièvre nocturne qui simule la fièvre hectique, et une espèce de désespoir qui déconcerte tous les remèdes et épuise de plus en plus les forces du malade. Une affection délirante termine le plus souvent cette affligeante scène, à moins que les maladies qui l'ont précédée ou qui s'y sont jointes n'amènent auparavant une mort presque inévitable.

Les individus d'un caractère simple et pusillanime, accoutumés à une vie uniforme (§. 105), ayant peu fréquenté les étrangers, identifiés avec certains objets toujours les mêmes, qui les ont frappés dès leur enfance, et qui se voient arrachés à une famille chérie, transportés dans des lieux inconnus, où ils doivent vivre seuls et sans appui, au milieu d'objets nouveaux, et se former à des usages étrangers à leurs premières mœurs, ces individus, dis-je, sont les plus exposés à la nostalgie. L'on comprend de là qu'il est rare que les habitans des villes, des gros bourgs, des lieux de passage, tombent dans cette maladie, excepté le cas d'une sensibilité exquise et d'une éducation très-efféminée. J'ai vu parmi ceux-ci beaucoup de nostalgiques simulés, rarement de réels. Mais l'habitant des lieux agrestes, des Alpes et des Pyrénées, les Lapons enterrés dans les neiges, les sauvages exilés au milieu des bois et environnés de mers, s'attachent à leur pays, le préfèrent à tous les autres, et languissent dans l'attente de le revoir. En général, l'amour de la patrie et le courage pour la défendre, en même-temps la disposition à la nostalgie, décroissent à mesure que la civilisation augmente : c'est ce que l'histoire de notre temps ne nous apprend que trop.

Je ne connais qu'un remède à la nostalgie, c'est le retour dans le lieu désiré, quand ce ne serait que pour quelques jours. Hélas ! la tyrannie où nous avons vécu nous empêchait même de l'employer (1).

CHAPITRE IV.

Du penchant au suicide, et des variétés de cette maladie.

§. 177. LE penchant à se détruire peut être placé avec juste raison parmi les maladies plus fréquentes aux dix-huitième et dix-neuvième siècles qu'aux siècles antérieurs. On le voit se présentant sous diverses nuances, depuis l'état de dégradation auquel se trouvent réduits les mélancoliques confirmés, jusqu'à l'apparence de la plus belle santé et du calme philosophique. Le lecteur comprend sans doute que je n'entends pas parler ici de ce suicide d'occasion, provoqué par de puissans

______

(1) Voyez une fort bonne Monographie de la Nostalgie, intitulée, *Considérations, etc.*, par M. Castelneau, doc. méd., 1806, insérée dans la Biblioth. médic., tom. XIV, p. 191 et suiv.

motifs qui tiennent aux mœurs, aux usages et aux opinions des peuples, tel, par exemple, que la mort de Caton ou de Sénèque, mais bien du suicide amené par la crainte d'un mal imaginaire, que j'ai déjà considéré dans un autre ouvrage comme une des preuves d'autant plus grandes de folie, qu'à part le sentiment qui nous fait préférer l'honneur à la vie, sentiment bien rare aujourd'hui, rien, si l'on n'est pas fou, ne peut nous déterminer à renoncer même à quelques heures de plus d'existence (§. 91).

Voici quatre formes sous lesquelles ce délire se manifeste : 1°. dans la *damnomanie*, dont j'ai déjà dit un mot ; 2°. dans une espèce de mélancolie dont le penchant au suicide fait le type, où l'insensé, sans être tourmenté par des douleurs réelles, est pourtant déchiré par la crainte continuelle d'un mal présent à sa pensée, et cherche à cesser de vivre pour s'en délivrer ; 3°. dans l'orage impétueux de certaines passions ; 4°. enfin, dans une certaine situation où le simple ennui de la vie, et sans aucune crainte d'un mal présent ou à venir, fait prendre de sang-froid la ferme résolution de quitter ce monde, ce qu'on a nommé la maladie noire, ou *spleen*.

§. 178. La première variété (§. 173), maladie de quelques dévots qui ont des fautes graves à se reprocher, ou de vieux libertins qui ont un retour sur eux-mêmes, par sa tendance au suicide, par la crainte de la damnation, et par les atrocités auxquelles elle porte ses malheureuses victimes, présente le phénomène de la contradiction la plus

insigne entre notre croyance et l'objet de nos déterminations. Comment se fait-il, en effet, qu'on
craigne d'être damné, et qu'on se hâte de faire
arriver le moment d'un supplice éternel dont
l'idée fait tout notre désespoir? C'est pourtant ce
dont nous avons plusieurs exemples.

En 1812, une dame de Marseille, devenue veuve
étant encore jeune, augmente ses exercices de piété,
et éprouve pour son directeur de conscience un
sentiment qu'elle ne savait pas définir, mais qui
n'était peut-être pas entièrement religieux; celui-
ci s'en aperçoit, et rejette loin de lui sa pénitente.
Désespérée, elle va à Aix chercher un autre directeur, auquel elle fait le récit de ce qui vient de lui
arriver : celui-ci, ne connaissant pas encore assez
le caractère de cette dame, lui fait une peinture
effrayante des risques qu'elle a courus et de ceux
qu'elle a fait courir à son premier confesseur :
l'enfer s'ouvre aux yeux de cette malheureuse, et
lui paraît inévitable; des craintes et des remords
la consument, sa situation lui devient insupportable, elle cherche à se donner la mort et elle en
épie toutes les occasions : en vain lui représente-
t-on et convient-elle elle-même que son dessein
est le premier des crimes et le plus propre à lui
assurer la damnation qu'elle redoute; ces réflexions
n'ont qu'un effet momentané : placée dans un pensionnat de fous, où on la surveille de près, elle
parvient à se pendre à un ratelier destiné à accrocher sa robe, et à finir ainsi sa vie malheureuse.

« La peur, a fort bien dit M. Esquirol, est
un sentiment qui se surmonte par un sentiment

plus fort. Les individus qui craignent d'être damnés ne sont affectés que de leurs tourmens actuels; l'imagination leur peint cet état d'angoisse comme le plus grand des maux, comme plus grand que la mort même. Les maux qu'ils redoutent, mais qu'ils ignorent, font nécessairement moins d'impression sur eux que les maux qu'ils endurent; les maux à venir peuvent n'être que des chimères, les maux actuels sont des réalités; l'intolérable position où ils sont est affreuse, il faut la changer: n'ayant pas assez de force pour souffrir, comment en auraient-ils pour respirer? C'est là tout le désespoir. Il faut changer de situation à quelque prix que ce soit; le plus sûr est de cesser de vivre : la résolution est prise, l'avenir, les supplices de l'enfer s'évanouissent; le délire et le désespoir conduisent le fer du malheureux qui se tue (1). »

§. 179. La cause du délire ci-dessus est connue, mais nous en voyons d'autres chercher à se détruire sans aucune cause connue, ou du moins qu'ils ne veulent pas avouer; on voit du moins qu'ils sont animés d'un sentiment de crainte qui leur fait aussi regarder la mort comme le souverain bien. Ils sont tranquilles d'ailleurs, mais inquiets, sombres, soupçonneux, l'œil égaré, et méditant sans cesse un projet : ce projet est de se suicider par le moyen qu'ils ont choisi. Il y a de quoi être surpris de l'industrieuse activité de l'homme ainsi égaré pour se dérober aux recher-

____

(1) Dictionn. des Scienc. médical., tom. VIII, *Démono-manie*.

ches et parvenir enfin au but qu'il se propose : cette industrie égale au moins celle des prisonniers pour se procurer la liberté, et les moyens d'exécution sont souvent tels, qu'ils paraîtraient impraticables à tout homme sensé. Une femme de Marseille, qui avait été plusieurs fois empêchée de se jeter par la fenêtre, ce qui paraissait le mode de destruction auquel elle attachait le plus de prix, réussit à détacher un barreau de sa croisée, sans autre secours que ses mains, et trouvant ensuite l'espace trop petit pour passer, elle grimpa le long des autres barreaux, qui étaient pourtant sans traverses, et par le secours du barreau enlevé, elle fit un trou au plancher, parvint de dedans en dehors jusqu'au toit, souleva les briques qui le recouvraient, et s'élança dans la rue.

Remarquez, et faites bien attention que, lorsque ces fous ont échoué dans leur projet, ils ne l'abandonnent pas pour cela ; il est même rare qu'ils abandonnent le mode qu'ils ont choisi, et qui a été l'objet de leurs longues méditations ; honteux d'avoir été découverts, ils paraissent se repentir, et sont adroits à dissimuler. Une femme des environs de Strasbourg, issue de parens dont quelques-uns s'étaient détruits par l'étranglement, ayant échoué une fois dans ce suicide, fit la repentie, et parut avoir renoncé à son projet. On la trouva un an après pendue à une poutre. Ainsi l'on doit encore plus redoubler de surveillance avec ces fous, et de jour et de nuit, et tout en faisant semblant de les croire, éloigner d'eux les moyens qui pourraient servir leurs projets.

§. 180. Il ne saurait y avoir de doute sur la propriété des grandes passions pour amener le délire (Chapitre 2ᵉ de la 2ᵉ Section); aussi le suicide occasionné par le désespoir ou la crainte d'un mal réel n'est-il pas rare : mais le délire des passions n'est qu'un délire passager, qui se dissipe avec sa cause, et si le suicide n'est pas consommé, on ne le répète plus. Une amante abandonnée veut se tuer dans son désespoir : elle avale de l'arsenic ; mais l'amour de la vie prend le dessus, et un instant après elle appelle du secours. Au contraire, le véritable suicide médite long-temps et tranquillement son projet ; il est industrieux à se procurer les moyens de l'exécuter ; il persiste dans l'exécution, et il éprouve même une telle jouissance d'y être parvenu, qu'il en acquiert la force de feindre le calme de l'âme au milieu des plus grandes douleurs. Ainsi une fille de vingt-cinq à trente ans, qui avait rassemblé une suffisante dose d'émétique, en s'en procurant, chez divers pharmaciens, un grain après l'autre, mourut calme, sans se plaindre, et sans rien avouer, au milieu des souffrances auxquelles elle devait être en proie.

§. 181. Sans infortune, sans misère, sans passions, mais simplement parce qu'ils sont las de vivre, d'autres se donnent la mort : l'on peut bien révoquer en doute ce que disent quelques voyageurs, savoir : que, chez certaines tribus sauvages, les pères, parvenus au terme commun de la vie, se font assommer par leurs enfans ; car l'amour de la vie est le sentiment le plus fort de l'homme non civilisé, tant qu'il est de sang-froid ; mais il n'est

que trop vrai que, dans un haut état de civilisation, des individus, distingués par les qualités de
leur esprit se suicident lorsqu'ils croient avoir
assez vécu, et qu'ils ont épuisé toutes les jouissances de la vie. C'est le tourment de l'ennui,
tourment cruel de ce qu'on nomme *bonne compagnie*, qui porte à ce crime ; c'est donc aussi la
crainte d'un mal qu'on redoute plus que la mort
même. Véritable gangrène du corps social, semblable à celle dont sont affectés nos membres après
l'inflammation et un surcroît de vie ; aussi la
trouvons-nous à toutes les époques qui se ressemblent. Pline le naturaliste, qui vivait dans
un temps assez semblable au nôtre, regardait
même le pouvoir de cesser de vivre quand il nous
plaît comme un privilége que nous avons sur les
dieux et sur les animaux ; et il n'a pas manqué
d'écrivains prétendus philosophes, qui, à l'exemple de Pline, ont fait l'éloge de cette triste pré-
rogative.

Dans ce suicide par ennui de la vie, les malades
calculent froidement l'époque à laquelle ils l'exécuteront et les moyens qu'ils emploieront ; ils
discutent tous ces moyens ; et ne pouvant pas plus
supporter la douleur que la vie, ce qui est une
grande preuve de leur lâcheté, ils s'arrêtent à
ceux où ils souffriront le moins : cependant les
principes de morale et de religion reçus dans l'enfance se présentent à leurs yeux, et font naître
quelques scrupules : ils les combattent par des
sophismes, et le néant de leurs affections triomphe
enfin de la crainte d'un mal dont ils n'ont aucune

certitude sensible. Telle fut la fin d'un jeune chimiste, riche et considéré, qui, ayant déjà tout épuisé à trente ans, se donna la mort aux salines de la Valduc, à deux lieues de Martigues, dans le temps que j'étais médecin de l'hôpital de cette ville : tels furent ses combats avant d'exécuter son noir projet. Sa résolution prise, et l'asphyxie par le gaz acide carbonique ayant été choisie pour moyen d'exécution, il étendit des carreaux dans une chambre contenant quatre fourneaux allumés, s'y coucha dessus, et passa de là à l'éternité.

Ce délire doit-il être rangé dans l'ordre des maladies par *volition*, ainsi que l'a prétendu Erasme Darwin ? Cet auteur, citoyen d'un pays où cette maladie est commune, après avoir rapporté le fait de M. Anson, frère du lord de ce nom, qui, ayant pris la résolution de mourir, voulut bien en retarder de trois jours l'exécution, pour attendre le retour d'un ami, compare cette résolution de quitter la vie à l'avarice, par laquelle on se prive de tout, et en fait une opération pure et simple de la volonté (1) : mais je ne puis être de son avis ; quoiqu'en effet la volonté ait nécessairement sa part dans cette détermination, si on y regarde de près, l'on trouvera que quelque chagrin antérieur et un désir de préférence qu'on ne veut pas avouer, et qui n'a pas été satisfait, se sont joints à la satiété des biens qui sont à notre disposition et dont on ne se soucie plus, au mépris du genre humain, à une séparation entière de notre être d'avec nos

____

(1) Zoonomie, tom. IV.

semblables; on trouve enfin que ces poisons subtils ont agi sur l'homme matériel. Ces individus
changent effectivement peu à peu de couleur,
prennent une teinte jaune, maigrissent, perdent
l'appétit, font de mauvaises digestions, et deviennent une preuve vivante de la terrible influence
des vices du cœur et de l'esprit sur l'ensemble des
fonctions vitales et naturelles.

§. 182. Indépendamment des considérations
légales sur le suicide, dont je m'occuperai à la
dernière section, il n'est pas moins utile de soumettre à un examen sévère le penchant à une action aussi détestable, pour essayer de le prévenir,
et même de le guérir lorsqu'il est formé. Tout ce
que nous en avons déjà dit sur les causes indique
suffisamment à quelles mesures prophylactiques
on doit recourir, et ce sera de notre devoir d'y
revenir plus spécialement, puisque c'est une maladie qui fait chaque jour de nouveaux progrès.
Quant au traitement médical, lorsque ce penchant
est formé, peut-être n'aura-t-il pas toujours toute
l'efficacité désirable. Je doute, par exemple, de
réussir dans la damnomanie, lorsque l'insensé,
obéissant à son aveugle fureur, aura exécuté des
actes d'atrocité sur ses semblables; car, comme
tout délire a des intervalles plus ou moins lucides,
le retour à la raison, ramenant de trop justes re-
grets, augmente le désespoir, les tourmens et les
inquiétudes inséparables de pareils actes. Cependant l'on cite quelques exemples de guérison de
penchant au suicide; il paraîtrait même, d'après
quelques exemples de personnes qui s'étaient pen-

dues, qui ont été secourues à temps, et qui se sont rétablies, que l'asphyxie peut être utile, en produisant l'oubli : en rapportant quelques-uns de ces cas à la cinquième Section, nous en verrons pourtant d'autres où le malade a rechuté. Des praticiens se conduisant d'après des données d'anatomie pathologique et l'inspection du teint bilieux de la peau, ont proposé une marche plus directe : Albrecht assure avoir guéri un homme robuste, qui, depuis quelques années, passait pour possédé, en lui faisant prendre du vin émétique de quatorze en quatorze jours ; à la quatrième prise, dit-il, son malade fut guéri (1). Avenbrugger, médecin à Vienne, Noest, médecin hollandais, et M. Le Roy, médecin à Anvers, ont cherché à prouver, en dernier lieu, contre l'opinion commune, que le suicide dépend presque toujours de causes physiques, et ils ont essayé de tracer la marche médicale à suivre pour en détruire le penchant, en s'appuyant de quelques cures heureuses opérées par la réunion des délayans et des purgatifs aux vésicatoires (2) ; et nous rapporterons aussi en son lieu un cas où l'emploi bien dirigé des consolations religieuses, réuni aux moyens physiques convenables, a triomphé d'un penchant au suicide, qui s'était répété souvent durant le cours d'une mélancolie religieuse.

§. 183. Puisque je viens de mentionner l'ana-

____

(1) Décade philosophique, an VI.
(2) Bulletin des Sciences médic. de la Société d'Émulat. de Paris, juillet 1808, p. 198 et suiv.

tomie pathologique, je ne puis m'empêcher, pour
compléter l'histoire de la cruelle maladie que je
viens de considérer, d'anticiper un peu sur ce que
je dirai à l'occasion des causes locales; savoir : qu'il
est assez vraisemblable, comme Cabanis l'a dit
après Hippocrate et plusieurs autres, que les affections tristes portent le désordre dans les organes
biliaires, lesquels à leur tour rembrunissent toutes
les idées; et quoique, après la mort, l'on n'ait
quelquefois rien découvert d'extraordinaire, souvent aussi l'on a remarqué des lésions bien sensibles dans les corps des suicidés, et principalement
comme Fourcroy l'avait fait voir, il y a près de
trente ans, des calculs biliaires dans la vésicule du
fiel, lesquels avaient certainement précédé la
mort, et n'en étaient pas l'effet.

La nièce d'un bon curé dont j'ai été le médecin,
fille sage et vertueuse, vieillissait avec le regret
de ne pouvoir pas s'établir; elle en conçut un
grand ennui pour la vie, et résolut plusieurs fois
de se détruire, en prenant différens remèdes très-
actifs, tels que tartre émétique et autres, dont on
réussit pourtant à empêcher les funestes effets;
mais le mal était déjà fait, et les viscères du bas-
ventre en avaient éprouvé les cruelles atteintes.
Il se forma une anasarque des extrémités inférieures, avec laquelle le penchant au suicide
avait cessé, et la raison était revenue insensiblement : consulté en dernier lieu pour ce cas,
j'ai trouvé le foie douloureux et d'une dureté
squirrheuse; et d'après la fièvre de suppuration
et les autres symptômes, je n'ai pu douter qu'il

n'y eût à ce viscère ou à son voisinage un ou plusieurs foyers purulens, dégâts dont le commencement a dû être ancien et simultané avec le délire
mélancolique.

Voici deux faits d'anatomie pathologique qui se
rapportent à notre sujet, l'un présentant des lésions dans l'abdomen, et l'autre à la tête : un
soldat, âgé de trente ans, devenu fou par une application trop suivie à la lecture des livres de
piété, s'était imaginé avoir acquis la précieuse
propriété de vivre sans boire et sans manger, et
s'était obstiné depuis deux ans à refuser toute
sorte d'alimens. Envoyé à l'hôpital militaire de
Paris pour y être examiné et soigné, il continua à
s'opiniâtrer à ne rien prendre, et y mourut, après
environ trois mois de séjour. A l'ouverture du
corps, l'on remarqua que le système vasculaire
de la tête et les sinus n'étaient nullement gorgés
de sang ; dans le cerveau, consistance, densité,
couleurs naturelles ; quelques concrétions blan-
châtres à la partie supérieure et interne de chaque
hémisphère ; nul épanchement entre les membranes, ni dans les ventricules ; le cervelet dans
l'état naturel ; l'estomac réduit au quart de son
volume ordinaire, ayant ses tuniques épaisses,
et presque cartilagineuses, contenant une assez
grande quantité de mucosités jaunâtres ; la situation du colon transverse renversée ; le foie, la
rate et le pancréas dans l'état naturel ; mais la vésicule du fiel volumineuse remplie d'une bile très-
noire, épaisse, très-visqueuse, et commençant à
se concréter ; tout le système veineux de l'abdomen,

et surtout celui de la veine-porte hépatique présentant un sang extrêmement noir; la vessie très-petite, avec ses membranes très-épaisses, etc. (1). — L'autre fait, opposé à celui-ci, mais qui prouve également la puissance des causes locales pour produire le suicide, est celui observé par M. Récamier, d'un homme de cinquante ans environ, mort à l'Hôtel-Dieu de Paris, au quatrième jour d'un empoisonnement volontaire par quarante grains d'émétique pris dans un petit véhicule, et au milieu des convulsions et d'un délire furieux. On trouva, en ouvrant le crâne, parmi plusieurs autres phénomènes pathologiques qui pouvaient avoir été les effets immédiats de la maladie ou de la mort, deux lésions qui ont dû être bien antérieures au suicide, savoir : 1°. vers la partie antérieure de l'hémisphère du cerveau, du côté gauche, une ossification de la dure-mère, dans une étendue circulaire d'environ un pouce et demi de diamètre; 2°. l'arachnoïde qui double la face supérieure des deux hémisphères entièrement opaque, et beaucoup plus épaisse qu'à l'ordinaire (2).

§. 184. Il faut savoir aussi que plusieurs fous ne font que semblant de vouloir se détruire, et qu'ils

---

(1) Fait observé et décrit par MM. Des Genettes et Ballin, inséré dans la Décade philosophique, an x, 3e trimestre, pag. 516.

(2) Fait inséré dans le Mémoire de M. Magendie, sur l'Émétique, et rapporté aussi par M. Orfila dans sa Toxicologie, tom. I, p. 46.

le font par pure malice et pour fatiguer leurs surveillans : on reconnaît cette ruse, en ce qu'ils
prennent leurs précautions pour ne pas se faire
de mal. Une folle qui en faisait la menace toutes
les fois qu'on lui refusait un aliment à son goût,
ou telle autre douceur, l'effectua un jour; elle jeta
par la fenêtre sa paillasse, son matelas et ses vêtemens, puis s'y laissa couler doucement dessus sans
se faire aucun mal. Une autre femme pour laquelle
je suis encore consulté quelquefois, menace de se
jeter dans l'eau pour effrayer son mari et ses enfans, et elle l'a déjà effectué quelquefois; mais elle
cherche toujours un endroit de la rivière où elle
ne court aucun risque, et un lieu fréquenté, où
elle pourrait au besoin avoir du secours. L'on voit
bien que ce n'est plus là la véritable espèce d'aliénation qui porte au suicide, dans laquelle on évite
au contraire tout ce qui pourrait faire manquer
le projet après lequel l'on soupire. La ruse se reconnaît aussi en ce qu'il n'y a que les véritables
mélancoliques qui éprouvent ce penchant, lesquels sont sérieux, tristes, et plutôt vindicatifs
que malins; au lieu que les maniaques imaginent
toutes sortes de malices et de contrariétés pour
harceler les personnes qui les soignent : deux
caractères tranchés qui distinguent assez bien ces
deux genres de folie.

CHAPITRE V.

De la manie avec délire, et de quelques-unes de ses variétés, telles que la nymphomanie, etc. (1)

§. 185. DÉLIRE impétueux, ordinairement sans fièvre, accompagné d'audace, de témérité, de férocité, de mouvemens tumultueux long-temps prolongés, de loquacité, d'aberration des sensations externes et internes, d'altération de tous les traits du visage, se prolongeant une ou plusieurs journées, avec des rémissions légères pendant la durée du paroxysme, et reparaissant avec un intervalle plus ou moins long.

Préludes. Ajoutons ce qui suit à ce que nous avons décrit aux paragraphes 153 et 154. Aux approches de la manie, plusieurs malades se sentent mal à l'aise, ce qui n'est pourtant pas général, et ce qui arrive plus souvent dans la variété qui fera le sujet du Chapitre suivant. Le gonflement, la rougeur des yeux et du visage, l'étourdissement, la céphalalgie et le trémoussement des artères de la tête précèdent alors l'attaque. Rien n'est capable de fixer l'attention du malade ; il néglige tout ce qui le regarde, il déchire ses habits et refuse de manger ; tout à coup, comme s'il était inspiré, il se met à haranguer et à faire des gestes

______

(1) On rend en français, par l'addition du mot *manie*, le penchant irrésistible qu'on a pour certaines choses ; comme pour jouer, pour bâtir, pour danser, pour dérober, etc. Il en est de même dans l'espèce qui nous occupe ; on y est porté à quereller, à faire des malices, du bruit, à déchirer, etc.

et des mouvemens les plus inutiles et les plus bizarres; il paraît aux étrangers dans un véritable
état d'ivresse; le soupçon s'est emparé de lui; il
parle de complots auxquels on n'a jamais songé;
il trouve des motifs qui n'ont jamais existé, ce qui
le porte à se quereller et à se battre avec le premier venu; dès ce moment, succession d'idées
toujours plus rapides et décousues, qui ne peut
être saisie par les spectateurs, auxquels l'insensé
n'offre que trouble et confusion qui vont sans cesse
en augmentant.

Ces préludes et le restant du paroxysme, quelle
que soit sa durée, offrent pourtant des nuances
suivant le caractère particulier des individus, leur
tempérament (car tous les tempéramens indistinctement sont sujets à la manie) et l'objet du délire,
ce qui varie à l'infini. Quelques-uns sont gais, et
manifestent par l'expression d'une grosse joie, à
laquelle il veulent que tout le monde participe, le
contentement intérieur dont ils sont pénétrés.
Celui qui éprouve l'influence du chagrin offre une
autre série de symptômes. Sa figure est sombre
et peint l'anxiété; tout le monde est son ennemi;
après avoir exprimé sa haine en public par un torrent d'injures et une longue vocifération, il se
retire brusquement dans la solitude, et continue
à déclamer et à exhaler sa fureur, que rien ne peut
contenir, etc. C'est ce qui avait donné lieu à deux
variétés de manies décrites par les Anciens, et fondées uniquement sur la nature et la véhémence des
symptômes : *canine*, dans laquelle l'insensé parle
beaucoup et dispute sans cesse, mais aussi dans laquelle il rit et obéit quelquefois, retournant bien-

tôt à son premier état; *lupine*, dans laquelle, presque réduit à l'état des bêtes féroces, l'insensé se jette sur les passans, et se déchire lui-même, comme le faisaient les prêtres de Cybèle.

Tout cela, la gaîté exceptée, appartient également à nos deux espèces actuelles de manie, et celui qui n'est pas accoutumé à voir des fous n'y ferait aucune distinction. Voyons présentement les caractères spécifiques de la manie avec délire, séparés des caractères généraux de la maladie, et formant le corps du paroxysme.

§. 186. Délire quelconque, auparavant calme, et dont on s'apercevait à peine, devenu tumultueux par l'exaltation singulière de toutes les forces intérieures : l'insensé ne paraît rien voir et rien entendre de ce qui se passe autour de lui; il voit les objets avec les formes et les couleurs que son imagination leur prête; les spectateurs sont un amant ou une amante, des sujets qui doivent obéir, des démons, des magiciens, des ennemis qu'il faut combattre; les lambeaux des vêtemens, la paille de son grabat, des fétus que lui seul aperçoit sont des serpens, des outils, des armes, des marchandises. Propension à se battre, veilles opiniâtres, regard animé, propos d'amour, reparties vives, sentiment de supériorité dans ses propres forces et ses facultés morales, etc. Du reste, il y a dans ce spectacle de très-grandes variations, et la scène change à chaque instant dans un hôpital de fous à mesure qu'on va de loge en loge.

Les uns n'ont qu'un délire partiel et raisonnent bien sur toute autre chose, raisonnent même et parlent mieux qu'avant l'accès; chez les autres,

le délire est général : ici, humeur joviale, éclats
de rire immodérés, propos pleins de jactance
et de déraison ; là, joues de feu, regard étincelant, contenance superbe , tête altière, accou-
trement fantastique, paroles de commandement :
celui-ci vous traite en despote, exige votre soumission , maudit la nature entière, exerce sa rage
sur tous les êtres animés et inanimés qui se présentent à ses regards ; celui-là vous fait des niches,
se moque de vous, vous trouve mille ridicules;
cette femme presque nue, aux cheveux d'une
Madelaine, au teint blême, au regard lascif, au
maintien indécent, aux gestes lubriques, vous
prend la main ou le pan de votre habit, vous
presse ou vous poursuit, puis vous crache dessus
et vous maudit. Un marin (et je ne saurais l'oublier) à qui la conscription venait d'enlever un
fils unique, l'appui de sa vieillesse et de sa pauvreté, s'écriait avec le ton de la persuasion, lorsque
je lui portai des paroles de consolation, et que je
l'engageai à manger et à tenir ses habits plus propres : « Eh ! ne le voyez-vous pas qui se dégage des
» gendarmes, qui passe sur les toits, qui porte des
» habits neufs à son père, avec des plats pour le
» faire dîner » ? Or, il est aisé de reconnaître dans
le premier, l'orgueil, l'ambition démesurée, la
haine, la jalousie, l'esprit de vengeance ; dans le
second, l'idée de supériorité d'esprit, l'habitude
de se moquer des autres, contenue dans de justes
bornes pendant l'empire de la raison ; dans la
troisième, le besoin d'être aimée, l'amante dédai-
gnée ; et enfin, dans le quatrième, l'amour paternel, l'espérance la mieux fondée dans les secours

d'un fils, blessés, déçus, outragés dans ce qu'ils ont de plus cher.

§. 187. Je vais citer trois exemples des derniers que j'ai observés, où les deux sortes de délires, maniaque, gai et triste, sont parfaitement tranchés. — Un négociant de Marseille, septuagénaire, chaud royaliste d'opinion, s'étant toujours plus occupé de recherches nobiliaires que de son état, homme aimable et adonné au plaisir, eut une si grande joie du retour de la famille des Bourbons en France, dans le printemps de 1814, qu'il en devint fou, furieux à être mis dans un pensionnat : sa manie était de réciter jour et nuit à haute voix l'histoire des rois de France, et de fatiguer ses auditeurs de faits chronologiques : son contentement éclatait sur toute sa personne quand on l'écoutait avec patience ; mais il entrait en fureur dans le cas contraire. Il me traça avec la plus grande fidélité la généalogie de plusieurs personnes de ma connaissance, car ses idées favorites étaient très-généalogistes ; il ne s'oubliait pas lui-même, et il parlait de sa prétendue lignée avec une satisfaction indicible. — Je vis aussi dans le même pensionnat, au mois de juillet 1814, un portefaix âgé de trente-cinq ans, également ardent royaliste, qui, par suite de la paix avec l'Angleterre, s'imaginant que ses coffres s'étaient tout à coup remplis d'or, d'argent et d'effets précieux arrivés d'Amérique, ne voulut plus faire son état, s'irritant à outrance contre sa femme et ses enfans lorsqu'ils le contredisaient, et étant devenu complètement maniaque : rien n'était plus risible que

I.   25

les discours de cet homme, véritable pendant de cet Athénien qui croyait que tous les vaisseaux qui arrivaient au Pirée et qui en partaient étaient à lui : il était devenu infiniment heureux, et sa générosité était au comble lorsqu'on abondait dans son sens. Ces deux malades se sont assez vite rétablis par la méthode dont je parlerai à la 6e Section.

Voici l'opposé : un jeune étudiant âgé de vingt-cinq ans, d'un tempérament mélancolico-sanguin, veut égaler et même surpasser ses camarades les plus distingués par leurs talens et leurs succès ; et pour cela, il se livre jour et nuit à l'étude, il abandonne toutes les sociétés, et ne se permet aucun délassement. Il est déchu de ses espérances, et il essuie même quelques mortifications : cependant il dissimule et redouble d'efforts, lorsque tout à coup on s'aperçoit qu'il délire et qu'il tient des propos absurdes et indécens ; bientôt il se rend incommode à tous ses compagnons par ses attaques hardies, téméraires et inopinées. Il cherche encore à se contraindre ; mais peu de jours après, il entre en fureur, il crie à l'injustice, il jure contre ses maîtres ; son regard est terrible, et il se jette sur tout le monde ; nouveau calme apparent, et le lendemain il lance par la fenêtre ses livres d'étude qu'il avait tant chéris, il maudit les passans, il crache sur ses amis ; il a acquis une force incroyable, à laquelle quatre robustes jeunes gens ne suffisent pas. Il déchire ses vêtemens, il rejette les alimens, il court nu dans sa chambre, il met en fuite toutes les personnes qui y sont, et ce n'est que par la ruse réunie à la force qu'on parvient à s'en saisir pour le conduire dans une maison de fous.

§. 188. Il existe, comme l'on voit, dans le maniaque un délire sourd qui a précédé l'éclat d'un accès de manie, et qui subsiste dans les intervalles. L'on observe aussi que la mélancolie, lorsqu'elle est invétérée, se change souvent en manie : cependant l'on ne doit pas en inférer avec plusieurs auteurs que les deux maladies sont la même chose, et que la manie n'est que la mélancolie dégénérée en fureur : établissons les différences et les ressemblances, car cette distinction est utile dans le traitement.

Le mélancolique et le maniaque ont de commun, de penser, de parler et d'agir, en beaucoup de choses, dans un sens contraire à la raison et au jugement des autres hommes; de pouvoir néanmoins quelquefois vaquer à leurs occupations ordinaires; d'être très-enclins à la colère, très-changeans; de s'inquiéter aisément des plus petites choses; de fuir les soins domestiques, de négliger leur propre personne, et de manquer d'égards envers les autres; de se prévenir facilement, d'avoir des tics et de faire des grimaces; d'être souvent privés des douceurs du sommeil; d'être quelquefois insensibles au froid et au besoin de se nourrir; d'exécuter difficilement ce qu'ils n'ont pas conçu, et de mettre la plus grande persévérance dans ce qu'ils ont entrepris; enfin, tandis que les passions de l'un et de l'autre s'émeuvent avec la plus grande facilité, leur tube intestinal est excessivement paresseux, et n'est purgé que très-difficilement; mais ils diffèrent dans les caractères suivans :

1°. Le délire maniaque produit par des idées de
gloire, de richesses, de bonheur et de contentement, tel que celui des exemples que je viens de
rapporter, n'a aucun rapport avec la mélancolie,
et lui est entièrement opposé. 2°. Le mélancolique
est accablé d'une perpétuelle anxiété, qu'il exhale
par des soupirs fréquens ; il est triste, peureux,
circonspect, et sa circonspection se montre alors
même qu'il entre en fureur ; le maniaque, au contraire, ne se plaint jamais de cette anxiété, à laquelle d'ailleurs le trouble de ses sens ne lui per-
mettrait pas de faire attention ; il n'est pas triste,
et s'il a par intervalles quelque chose qui l'attriste,
cette situation est passagère ; elle se trouve bientôt
remplacée par la tendance à des actes téméraires,
à la pétulance, à des vociférations, qui forment
l'essence de sa folie. 3°. S'il arrive que le mélancolique soit porté aux plaisirs de l'amour, son naturel craintif l'empêche de se dévoiler, et la honte,
d'en faire l'ouverture ; il se cache, et il se livre en
secret à l'onanisme ; le maniaque, porté à ces
plaisirs, loin de s'en cacher, en fait gloire ; il
assaillit les personnes de l'autre sexe, et ayant
perdu toute honte, il se livre publiquement à sa
brutalité. 4°. Enfin, l'état des fonctions établit une
grande différence entre les deux maladies, même
lorsqu'elles sont nées toutes les deux de passions
tristes : le mélancolique rend souvent des urines
noires, et éprouve des débordemens de bile ; l'habitude du corps se flétrit petit à petit, prend une
teinte vert-livide, avec des taches de cette couleur aux jambes et ailleurs ; le pouls est très-souvent petit et lent, au point de n'offrir que trente ou

quarante pulsations par minute; la respiration
n'est pas moins lente et rare : mais la plupart des
maniaques jouissent d'une bonne santé et vivent
long-temps ; beaucoup ont le visage rouge, les
veines gorgées, la respiration et la circulation très-
actives, surtout durant l'accès; loin de maigrir,
plusieurs engraissent, ce qui arrive même aux
mélancoliques qui tombent dans la manie; et c'est
ce qui prouve, conjointement avec leur nouveau
mode de manifester leurs idées délirantes, qu'il
s'est fait une transmutation, et que la manie est
actuellement une maladie très - différente de la
mélancolie qui l'avait précédée.

§. 189. Il serait inutile de s'arrêter à décrire
au long un grand nombre de variétés de la manie
avec délire : eh ! qu'importe d'ailleurs ? La manie
existe dès qu'il y a mouvemens impétueux, et
l'on ne doit plus appeler manie l'état où le délire
est tranquille. Cependant l'on parle beaucoup de
la nymphomanie et du satyriasis, comme d'une
espèce signalée ; l'on en parle systématiquement
par une conséquence des idées physiologiques sur
la prédominance de tels ou tels organes, et l'on en
parle aussi parce que l'on porte naturellement un
grand intérêt aux organes et aux fonctions qui
forment l'occasion supposée de ce délire. Resté
pourtant à savoir si cette manie spéciale existe
réellement, si on doit l'isoler de tout autre délire,
ou si elle n'est qu'un accident de la manie en général. Cet examen n'a pas encore été fait, et c'est
ce qui m'a engagé à m'y livrer, d'autant plus que
la solution de cette question est d'un grand prix
dans le traitement de ce genre de vésanies.

§. 190. M. Pinel, simplement entraîné par les opinions reçues, a admis qu'un tempérament ardent, une imagination exaltée, des besoins des organes sexuels, irrités et non satisfaits, pouvaient produire des maniaques nymphomanes, et cette doctrine se trouve assez généralement admise : voici les caractères assignés à cette espèce : air de dévergondés peint dans la figure, dans les gestes et dans le discours ; agitation extrême, attitudes lascives, gestes les plus lubriques à la vue d'un ou de plusieurs hommes ; signe d'appel et de connaissance à ces hommes, quoique la femme ne les ait jamais vus ; flux de paroles d'abord équivoques, et ensuite les plus grossières et les plus obscènes ; yeux ternes et un peu troubles, regard languissant, mais plein d'expression et d'action ; visage changeant sans cesse, représentant l'image de la lubricité, et exprimant la fureur du libertinage ; agitation extrême lorsqu'on se retire, accompagnée d'injures exprimant le mépris et le dépit. — Feu M. Buisson, élève de M. Pinel, qui avait observé deux prétendues nymphomanes à la Salpêtrière, ajoute que la fureur génitale chez la femme conserve toujours le caractère qui tient au sexe, et qui la distingue très-bien du satyriasis, auquel elle répond chez l'homme ; que, dans le premier cas, elle est toujours suppliante et séductrice, et qu'elle ne pousse jamais la malade à s'élancer sur l'homme ; qu'au contraire, dans le satyriasis, l'homme sollicite peu, mais qu'il se jette avec fureur sur la première femme qu'il trouve, et la viole lorsqu'il est libre, sans attendre son

consentement, etc. ; qu'ainsi il est inutile d'attacher la nymphomane, excepté pour s'éviter un
spectacle indécent (1). Les mêmes idées sont répétées dans toutes les dissertations publiées sur cette
matière, et l'on en a soutenu dernièrement une
à cette École, où l'auteur nous a assuré avoir vu
à Naples plusieurs exemples de nymphomanes (2).

Je me propose de démontrer que la logique, ap·
puyée de l'expérience, s'oppose à l'admission de
ce genre exclusif; que ce qu'on a pris pour tel
n'est qu'un accident empreint à la manie par le
caractère et le sexe des malades (§. 185); et que,
dans les cas rares d'exubérance de force ou d'irritation dans les organes sexuels, les individus n'ont
présenté d'autres phénomènes que ceux attachés
à un besoin quelconque de satisfaction des sens,
pareils à ceux qu'offrent certains affamés ou ama-
teurs de bonne chère, mais sans aucune trace de
délire, ni de cet état dans lequel on a dépeint les
prétendues nymphomanes.

§. 191. 1°. Il est naturel de se demander pourquoi, avec un attrait si universel et si puissant
attaché à l'exercice des fonctions génératrices ;
pourquoi, avec la contrainte dans laquelle les
femmes doivent vivre, si opposée avec leur désir
inné de plaire et avec les besoins qu'on leur suppose; pourquoi enfin, avec tout ce que la nature,
le luxe et la dépravation ont pu produire de Mes-

___

(1) Biblioth. médic., tom. XL, p. 289 et suiv.
(2) Dissertation sur la Nymphomanie, par A. A. J. Ala-
voine. *Strasbourg*, 1815.

salines depuis que le monde existe, cependant il y a eu si peu de véritables maniaques pour cause de privations. Les descriptions de la fureur utérine fournies par Hippocrate appartiennent plutôt à l'inflammation de matrice qu'à toute autre maladie. Arétée, examinant cette question, s'annonce pour n'avoir point vu de nymphomanes, et n'en parle que comme d'un *on dit* (*memoriæ proditum est*); que comme de femmes ayant acquis des mœurs libertines, mais qui par elles-mêmes, à cause de leur nature froide et humide, sont peu propres à une exaltation morbifique vénérienne (1). Cælius Aurélianus, traitant, au chapitre du Satyriasis, de cette fureur érotique des deux sexes, la fait dépendre de jouissances anticipées, immodérées, de l'usage d'alimens âcres, de l'affection des nerfs, d'un état de manie; et il compare très-bien les succès qu'on peut espérer du coït, déjà recommandé de son temps comme remède, aux succès que retirent les galeux en se grattant pour apaiser leurs démangeaisons (2). Aetius a fait les mêmes remarques, et il n'hésite pas à considérer la nymphomanie et le satyriasis comme des symptômes de manie (3). Pour moi, je dois avouer que, ni chez les femmes folles que j'ai vues, et qui toutes, lorsqu'elles sont encore jeunes, ont le propos et le geste indécens, ni dans les descriptions que j'ai

______

(1) *Aret., de Caus. et Sign. acut. morb., lib. II, satyrias.*

(2) *Acut Morbor. lib. III, cap.* 18.

(3) *Tetrab. IV, cap.* 74 *et* 82.

lues, je n'ai rien vu qui puisse s'appliquer exclusivement à ce genre particulier. 2°. Si une pareille cause de folie existait, indépendante de toute autre, une satisfaction complète devrait détruire le délire, comme l'expulsion des vers ou l'emploi de l'opium détruit le délire sympathique; et c'est ce qui n'est pas. Comme nous l'avons déjà indiqué (§. 41), Alexander Bénédictus parle d'une femme maniaque par suite de rétention de règles et d'un désir immodéré des hommes, qui fut guérie dans un corps-de-garde, après avoir à longs traits assouvi sa passion; et cette histoire a été répétée par tous les auteurs, sans avoir été confirmée par de nouvelles observations qu'on puisse avérer; or, lorsqu'on s'appuie si fort d'un fait particulier, tandis que nous devrions avoir tant d'occasions de le voir se renouveler, c'est une preuve que ce fait est rare, et qu'il ne doit pas faire règle. Je vais en citer un autre bien observé, et qui prouve tout le contraire.

En 1813, une dame de Marseille, âgée de vingt-deux ans, devenue maniaque, avait, dans ses extravagances, un délire fort souvent obscène : elle fut placée dans un pensionnat dont le directeur, conduit par l'expérience, considéra ces symptômes érotiques plutôt comme l'effet que comme la cause de la maladie, et très-vraisemblablement, il serait parvenu à améliorer le sort de la malade; mais la mère de celle-ci, étant persuadée que la folie de sa fille venait du besoin des jouissances, la retira du pensionnat pour lui faire passer quelques nuits avec plusieurs hommes robustes, ce qui, loin d'adoucir la maladie, ne fit que l'irriter, affaiblit singulièrement la malade, et la rendit incurable (1). — Ce fait n'a rien que de conforme au relevé des causes de la folie ; on y voit en effet infiniment plus de manies et de démences venues à la suite des excès dans les plaisirs de l'amour qu'en conséquence d'une situation contraire ; il est conforme également à ce que nous observons dans l'application vague du remède d'Hippocrate à la chlorose. Dans des recherches que j'ai faites sur cette maladie, j'ai trouvé que le mariage y avait été tout aussi souvent inutile, et même aussi nuisible qu'avantageux.

3°. Il semblerait que la guérison devrait être certaine après avoir enlevé les organes d'où partent les irradiations supposées : l'on manque d'observations sur ce qui arrive après l'extirpation de l'utérus, parce que ce cas est rare ; mais il y en a plusieurs dans le recueil de Schenckius, d'hommes qui, fatigués de ces organes, se les sont amputés ; et il y a peu d'années qu'un fou de l'hôpital de Marseille s'est fait la même opération avec un fragment de sa cruche : il n'est pas dit que tous aient été délivrés de leur folie : quant à celui de Marseille, il est resté aussi fou après qu'aupara-

___

(1) M. Esquirol, qui parle souvent d'érotomanie, est aussi forcé d'avouer qu'on s'est trop hâté de conseiller le mariage pour guérir la folie ; que ce moyen ne réussit pas aussi souvent qu'on le pense, et qu'il augmente quelquefois le mal. Il a vu plusieurs monomanies, plusieurs manies résister à la grossesse, à l'accouchement et à l'allaitement. *Dict. des Scienc. médic.*, tom. XVI, p. 199.

vant ; or le contraire eût dû arriver, si les mouvemens maniaques étaient partis auparavant des
organes qui ne sont plus ; donc, dans ces cas,
l'érection importune du pénis, que ces malades
éprouvent, est plutôt l'effet que la cause de l'irritation générale qui existe dans la manie.

4°. Il semblerait aussi qu'il pourrait y avoir
des exceptions, qui seraient celles d'une puberté
anticipée, d'un développement, d'une vie extraordinaire des parties sexuelles, d'une irritation,
d'un prurit extrême à ces organes : tel, dit-on,
a été le cas de cette fille âgée de douze ans, très-
brune, d'un teint vif et très-coloré, d'une petite
taille, ayant des formes très-prononcées et de l'embonpoint, déjà nymphomane, dont M. Buffon s'est
plu à embellir l'histoire (1). Telle fut une demoiselle
napolitaine, du même âge, dont il est parlé dans la
thèse que j'ai citée plus haut ; tels furent ces hommes attaqués de priapisme, dont parle Alexandre
de Tralles, qui, n'ayant cessé de nourrir le feu de
la concupiscence, furent encore trouvés dans un
état d'érection après leur mort (1) ; ou ce terrible
ennemi de l'honneur des filles, qui, sous l'instrument même de son supplice, montra sa verge
prête à entreprendre un nouveau crime.... Eh
bien encore, dans ces cas, qui ont été sans doute
beaucoup exagérés, recueillis parmi des sujets livrés à l'oisiveté, à la bonne chère, à une vie licen-
cieuse, à la contagion de l'exemple, mille fois

---

(1) Histoire natur. de l'Homme, *Puberté*.
(2) *De Arte medicâ, lib. IX, cap. 10.*

répétée, dans les grandes villes, il n'est pas dit qu'à part un désir insatiable de la jouissance, provoqué par la présence de l'un des sexes, ces malheureuses victimes d'une passion brutale aient déliré sur d'autres objets, aient pu faire le pendant des descriptions qu'on nous a données des nymphomanes.

Au demeurant, le satyriasis a été quelquefois symptôme d'une fièvre maligne, provoquée par des miasmes contagieux. Dans la dernière peste de Malte (1812), son historien rapporte qu'il y eut un satyriasis qui attaquait les malades des deux sexes, et qui rendait les précautions et le traitement encore plus difficiles, car il fallait agir avec eux comme avec des maniaques (1). Il peut aussi être provoqué par des gaz, des insectes, des substances âcres, appliquées (§. 53, à la note), ou ingérées.

J'ai vu et guéri à Fos (*Fossæ Marianæ*) un homme et une femme attaqués de satyriasis à la suite d'alimens très-âcres, dont ils s'étaient nourris pendant long-temps dans cette contrée chaude, aride et entourée de marécages : il n'y avait pas de manie, à part l'indécence de leurs manières ; et chaque fois l'usage des plaisirs de l'amour ou de simples attouchemens produisaient des convulsions, loin de soulager. J'en avais déjà vu un autre cas dans la province de Mantoue, occasionné par la piqûre d'un insecte aux parties génitales, et qui ne fut pas non plus accompagné de

______

(1) Biblioth. britann., tom. LX, p. 343.

manie. Loin d'en faire parade, ces malades avaient honte de leur état.

§. 192. Nous nous croyons donc fondés à conclure que la nymphomanie et le satyriasis ne forment pas un genre particulier de délire maniaque; qu'ils peuvent appartenir comme symptôme à la manie en général comme à toute autre maladie, et que si, dans quelques cas, ce symptôme paraît l'emporter sur les autres, cela dépend des passions et de la constitution physique des malades, et surtout de la perte des sentimens de honte et de pudeur dont nous voyons la manie, la démence et l'idiotisme constamment accompagnés.

§. 193. Ainsi, pour donner en deux mots une idée des folies dont nous avons déjà parlé, nous dirons que la mélancolie est un délire tranquille, durant lequel le malade peut raisonner, et raisonne effectivement très-bien sur tous les autres objets qui n'ont point de rapport avec son délire, pouvant en même-temps, lorsqu'elle n'est pas extrême, vaquer à toutes les fonctions étrangères à ce qui le fait délirer; que la manie est un état dans lequel tous les sens internes et externes de l'individu sont troublés par des objets fantastiques qui l'excitent à des mouvemens tumultueux, et qui l'empêchent de faire attention à ce qui se passe autour de lui; qu'enfin la manie diffère de la fureur maniaque que nous allons considérer, par l'existence d'un délire particulier qui avait précédé l'accès qui l'accompagne, avec le désordre tumultueux de toutes les fonctions, et qui existe encore après l'accès. Ces deux manies se ressemblent, il est vrai, parce qu'elles affectent tantôt un type rémittent, tantôt un type d'intermittence ; mais la manie avec délire est plus souvent continue rémittente, et peut même persister avec cette apparence pendant plusieurs années ; au lieu que l'autre offre communément des intervalles de calme parfait, pendant lesquels les accès de fureur reçoivent une sorte de préparation avant de se renouveler.

CHAPITRE VI.

De la Fureur maniaque , ou de la Manie, sans délire.

§. 194. NULLE altération sensible antérieure dans les fonctions de l'entendement, de la perception, de la mémoire, de l'imagination ; mais perversion temporaire dans les fonctions affectives, au point de méconnaître père, mère, femme, enfans, enfin les personnes les plus chères ; impulsion aveugle à voler, à insulter, à provoquer, et même à verser du sang, sans qu'on puisse assigner durant ce funeste penchant d'autre idée dominante que celle de faire le mal ; véritable rage périodique, manie lupine des Anciens, dont un violent accès de colère est une assez fidèle image.

De même que l'éclat complet d'un accès de colère (§. 99) est souvent précédé d'un fourmillement, d'un malaise, d'un sentiment d'irritation générale, de même aussi un paroxysme de fureur maniaque est presque toujours annoncé par un sentiment d'ardeur dans les intestins, avec soif intense et constipation ; cette chaleur se propage à la poitrine, au cou , à la face, aux tempes , avec des battemens très-forts et très-fréquens dans les artères de ces parties, comme si elles allaient se rompre ; quelquefois même, suivant la remarque de M. Haslam, chirurgien de l'hôpital de Bedlam , on observe un gonflement bien prononcé aux tégumens du crâne, accompagné d'une contraction très-forte de la pupille ; tout le réseau sous-cutané de la face, du cou et de la poitrine, est alors injecté d'une manière étonnante. Un insensé, dit M. Pinel, calme depuis plusieurs mois , est tout à coup saisi de son accès durant un jour de promenade ; ses yeux deviennent étincelans et comme hors des orbites ; son visage, le haut du cou et de la poitrine, prennent la rougeur du pourpre ; il croit voir le soleil à quatre pas de distance ; il dit éprouver un bouillonnement inexprimable dans la tête, et il avertit qu'on l'enferme promptement, parce qu'il n'est pas le maître de contenir sa fureur ; il est effectivement furieux un instant après. Tel était aussi un artisan qui était renfermé à Bicêtre , et qui avait plusieurs fois manqué de tuer sa femme, qu'il chérissait d'ailleurs beaucoup.

§. 195. Il est cependant fort rare que le paroxysme arrive aussi promptement, et dans les cas que j'ai observés, il a pu être prévu plusieurs jours auparavant : on doit ordinairement s'y attendre lorsque les insensés se plaignent d'un resserrement dans la région de l'estomac, de dégoût pour les alimens, de constipation opiniâtre, d'ardeurs d'entrailles, qui leur font rechercher avec avidité les fruits, les salades, les boissons rafraî-chissantes, les bains froids; lorsqu'ils commencent à éprouver des agitations, des inquiétudes vagues, des terreurs paniques, des insomnies, ou des rêves effrayans, des migraines; lorsqu'ils sont tristes ou plus parleurs que de coutume, qu'ils ont des alternatives de pleurs et d'éclats de rire, qu'ils ont les yeux rouges et le regard étincelant, qu'enfin ils se livrent à des mouvemens et à des gestes insolites.

Telle est la différence qui existe entre cette manie et la manie avec délire, que, quoiqu'en général les préludes soient les mêmes pour toutes les deux, cependant, dans cette dernière, le malade s'aper-çoit rarement de l'arrivée d'un paroxysme : plongé sans cesse dans sa chimère, il la voit s'agrandir sans s'en effrayer; dans les accès de dévotion ma-niaque, on aura eu la veille des visions extatiques, et dans ceux de manie amoureuse, il y aura eu apparition de l'objet aimé sous les traits d'une beauté ravissante; mais on se sera complu dans ces visions, et l'on se gardera bien de les regarder comme de malheureux présages : au contraire, dans la manie sans délire, l'accès est pressenti par le malade lui même, et lorsqu'il n'est pas tout-à-fait perverti, il cherche à le prévenir. — Une dame, déjà âgée, sujette à cette manie depuis longues années, et qui, dans ses intervalles de calme, conversait avec toute la raison, la dignité et la politesse qui convenaient à l'éducation qu'elle avait reçue, excepté de temps à autre quelque

bouffissure d'orgueil que lui inspirait sa noble ex-
traction, et qu'elle faisait aussi paraître dans sa
manière de s'habiller; elle écrivait ses pensées très-
correctement, et elle supportait avec patience les
insultes de ses compagnes d'infortune, et les privations qu'on lui faisait supporter, malgré le prix
élevé de sa pension, les attribuant à la pauvreté
de l'établissement; mais tout était changé aussitôt
que son accès la prenait, ce qui arrivait tous les six
mois; elle avait alors les yeux hors de la tête, elle
injuriait et battait tout le monde, elle exagérait
les torts qu'on avait envers elle, et ne savait plus
écrire une seule phrase avec suite : or, cette malade prévoyait très-bien l'arrivée de cette situation
dont elle avait honte; elle me détaillait parfaitement tout ce qu'elle sentait, et m'indiquait elle-
même les remèdes que l'expérience lui avait appris
être les plus convenables pour retarder et modérer
ses paroxysmes. Elle eût sans doute guéri entièrement, si l'ignorance et l'avarice ne s'y fussent
opposées, et si même elles n'eussent chaque fois
exaspéré sa situation.

§. 196. La plupart de ces maniaques ne sont
pourtant pas aussi honnêtes dans leurs intervalles
de calme, et l'on doit toujours s'en méfier; cela dépend de la méchanceté des principes dont ils ont
nourri leur esprit, et qui rendent plus dangereux
les penchans naturels : dans le même hospice où
était cette dame se trouvaient aussi deux autres
maniaques extrêmement astucieux, et que l'on
aurait regardés comme extrêmement raisonnables
dans les intervalles de leurs accès : l'un était un

jeune homme âgé de vingt-cinq ans, qui avait plusieurs fois porté des mains parricides sur son respectable père, et qui était enfermé pour cela dans une maison de fous ; il était toujours fort propre de sa personne et paraissait très-sensé, ce qui me fit entreprendre d'exciter en lui quelques remords ; mais il ne voulut jamais convenir de l'énormité de son crime, et il me mesura fort souvent pour me frapper, tout en ayant des manières extrêmement polies. L'autre, âgé de trente à trente-six ans, renfermé par jugement pour cause d'homicide, et qui avait tenté plusieurs fois de répéter les mêmes scènes sanglantes, avait ce qui suit de particulier, et que j'ai observé avec soin ; savoir : que tous les jours, surtout après les repas, il était pris d'un spasme du bas-ventre, qui s'étendait sur les membres jusqu'au bout des doigts, lesquels devenaient extrêmement pâles et très-froids, comme dans l'invasion des fièvres d'accès, état qui, d'après l'assertion du malade, durait depuis plusieurs années. Cet homme, dont l'œil hagard et la mine traîtresse se faisaient redouter des servans, avait beaucoup lu, et surtout les écrits de certains prétendus esprits forts, dont il m'entretenait chaque fois que j'allais lui faire visite ; il argumentait surtout d'une manière extrêmement subtile sur le droit que chacun avait de résister à l'oppression et de s'ôter la vie quand bon lui semblait. — Quelques autres, moins redoutables, ne tenaient pas de semblables discours ; mais ils s'entretenaient, dans les intervalles de calme, de choses étonnantes et extraordinaires, comme d'incendies, d'inondations, de combats, de vols; et j'ai vu qu'en général tous les fous aiment singu- lièrement à parler de ces choses, ce qui les rap- proche de nos esprits romanciers, et ce qui me paraît n'être pas indigne d'une attention particu- lière.

§. 197. Ce qu'on vient de voir suppose déjà que, de sa nature, cette manie est rarement continue, et que c'est l'espèce qui peut le plus facilement induire en erreur les tribunaux ainsi que les per- sonnes non accoutumées à observer le *facies* de la folie; que c'est par conséquent aussi celle où nous devons être le plus circonspects à prononcer sur la guérison complète de la maladie. Jæger rap- porte l'histoire d'un magistrat suspendu de ses fonctions à cause de cette maladie, qui, ayant été remis en place parce qu'il paraissait avoir récupéré entièrement sa raison, et ayant rechuté, avec le soin cependant de cacher de son mieux le retour de ses accidens, prit tout à coup à la gorge, dans un grand repas, et chercha à étrangler un autre magistrat qu'il haïssait et qu'il soupçonnait d'am- bitionner sa place (1); je pourrais citer un grand nombre d'autres exemples semblables.

§. 198. L'on ne saurait douter, d'après l'obser- vation des phénomènes qui préludent et qui ac- compagnent un accès de fureur maniaque (§. 195 et 196), qu'ils ne dépendent d'une disposition maladive du corps, mais qu'il n'est pas aisé de

---

(1) *Will.-Frideric. Jæger., de Præsumption. furor. atque dement. Tubing.*, 1730.

déterminer, parce qu'on n'observe pas d'affection particulière à tel ou tel système d'organes : on a quelquefois confondu cette maladie, mais à tort, avec les effets de l'hypocondrie, de l'hystérie, ou de la suppression de quelque évacuation : ainsi M. Amard de Lyon, voulant en donner un exemple, parle d'une demoiselle âgée de trente-six ans, d'un tempérament bilieux, valétudinaire, fort irritable, qu'il a guérie par des vomitifs, et qui présenta les symptômes suivans : irrégularité de la menstruation, obstructions, état morbide des viscères du bas-ventre, hilarité et tristesse insolites, imagination pervertie, penchans à des actes de fureur, et envie très-prononcée de se détruire, que cependant elle savait prévenir par anticipation (1) : or cet exemple n'appartient pas à l'espèce dont nous traitons : 1°. l'on ne remarque pas chez les maniaques des symptômes prononcés de maladie; ils paraissent au contraire jouir de la santé ; 2°. un hypocondriaque peut bien être porté à des actions criminelles, mais il y résiste ; au contraire, le maniaque éprouve une propension à des actes de fureur et d'atrocité sanguinaire, même au suicide, par un ascendant auquel communément il ne résiste pas.

Je serais plutôt porté à considérer cette maladie de l'homme social comme l'effet d'une nature brute (§. 92) combattue, mais non suffisamment asservie par l'exercice des devoirs de la religion et de la morale. Nous pouvons peut-être la suivre dans ses

______

(1) Traité analyt. de la Folie, p. 23 et 79. *Lyon*, 1807.

commencemens, et la voir tantôt avortée, tantôt ayant un plein effet, suivant les mesures qu'on aura prises pour subjuguer un naturel trop impétueux et en réduire les mouvemens déréglés à la classe pure et simple des *tentations*. Ainsi Félix Plater et Michel Ettmuller, qui ont aussi décrit une maladie analogue qu'ils nomment *mélancolie sans délire*, et qui n'est, disent-ils, qu'un trouble d'esprit qui a lieu sans que la raison soit déréglée, rapportent l'exemple d'un pareil trouble chez une femme qui était tentée par intervalles de tuer son enfant; elle était cependant dans son bon sens, et elle résistait à ces sortes de tentations. Une autre femme se sentait de temps à autre poussée à maudire Dieu et à commettre des actes de fureur, résistant néanmoins à la tentation, et restant dans son bon sens (1). Nous avons dans la vie humaine plusieurs exemples analogues, s'étendant sur tous les objets qui sont défendus. L'esprit, dans ces sortes de cas, est ordinairement triste et inquiet; si l'on obéit à ce penchant aveugle, c'est alors la manie dite *sans délire*.

§. 199. Cette maladie au reste n'est pas nouvelle, et elle paraît même avoir été beaucoup plus commune dans tous les temps où l'on a fait un plus grand usage des forces du corps que de celles de l'esprit, ce qui vient à l'appui de l'origine que je lui donne : Hérodote, Arétée et les auteurs du moyen âge ont décrit, sous le titre impropre

---

(1) *Plater, Observat. medic., lib. 1; Ettmuller, Praxis universa, tom. II, Deliria.*

d'*enthousiasme*, l'aliénation que nous appelons aujourd'hui manie sans délire ; l'individu, disent-ils, croit entendre des sons de musique, auxquels il se met à sauter, à courir, à saisir la première arme qui tombe sous sa main, et à frapper à tort et à travers, même à se frapper lui-même, s'il ne trouve personne sur lequel il puisse exercer sa rage ; et faute d'armes, il se met à mordre. Les Latins nommaient ces insensés *percussores*, et les Grecs, trompés par une religion fallacieuse, les disaient inspirés d'une divinité. Il est possible, il est vrai, que les vins fumans de la Grèce, et que les gaz narcotiques, naturels ou artificiels, dont les prêtres savaient si bien tirer parti pour faire rendre de prétendus oracles, aient souvent produit temporairement de pareils maniaques ; mais je pense qu'indépendamment de ces circonstances accidentelles, il a existé, dans l'aurore des sociétés humaines, plusieurs hommes féroces possédés de ce penchant sanguinaire ; tels pouvaient être, sous le beau ciel de la Grèce, ces centaures et ces fameux brigands vaincus par Thésée et par Hercule, et plusieurs de ces guerriers chantés par Homère (1).

L'histoire des peuples du Nord, où l'on retrouve les mêmes scènes sanglantes et la même passion à faire le mal, prouve certainement que

---

(1) Tels étaient peut-être aussi les géans dont parle l'Écriture ; car le mot hébreu *nophel* et *nephilim*, veut tout aussi bien dire un homme violent ou terrible, qu'un homme très-grand.

ce penchant est indépendant des circonstances , et
qu'il s'exhale toutes les fois qu'il est favorisé par
la force ou la puissance , et qu'il n'est pas réprimé
par la crainte ou par la raison. Tels étaient ces
anciens Scandinaves, si fiers lorsqu'ils parvenaient
au titre de *berserkes* (chevaliers), espèce de sauvages dont la rage se renouvelait souvent; qui,
au lieu de manger, avalaient, et au lieu d'attaquer, renversaient tout sur leur passage, et
n'épargnaient même pas leurs compagnons d'armes dans leurs grands accès de fureur ; qui man-
geaient de la chair crue, avalaient des charbons
ardens, mordaient dans leurs boucliers, et se
jetaient à travers le feu ; dont l'occupation était de
chercher des aventures, de piller les habitations,
et de violer les princesses (1) ; tels étoient encore,
dans les premiers temps du régime féodal, plusieurs
descendans de ces hommes féroces, possesseurs de
châteaux, dont l'histoire nous a conservé les faits
gratuitement atroces : ils seraient aujourd'hui
enchaînés comme des furieux, et dans ces temps
où ces actes étaient communs, la peur les trans-
formait en héros et en demi-dieux ($. 97).

Les générations d'hommes civilisés qui se sont
succédées ont certainement beaucoup adouci la
férocité de notre malheureuse nature, de même
que cela est arrivé à nos animaux domestiques, et
à plusieurs plantes vénéneuses qui nous servent
aujourd'hui d'aliment : mais tout prouve qu'il ne-

---

(1) **Mémoire** sur les Duels chez les anciens Scandinaves,
dans les Annal. des Voyag. de la Géograph. et de l'Hist.,
par Malte-Brun, tom. XXIV, p. 8.

faut pas abandonner le fil de la culture, parce
qu'alors le naturel ressort : je puis assurer qu'ayant
remonté aux premières années des furieux que
j'ai connus, j'ai toujours trouvé un défaut d'éducation, et cette observation a été faite avant moi
par M. Pinel. Entre plusieurs faits, il nous cite
celui d'un jeune homme de bonne famille, nourri
et entretenu dans un grand fonds de vanité, accoutumé aux prévenances, et à ne souffrir aucune contrariété, dont les penchans n'avaient
jamais été réprimés ; il jeta, dans un de ses emportemens, une femme dans un puits ; et comme,
sur la déposition de plusieurs témoins, il fut
prouvé qu'il avait déjà donné mille exemples de
ses écarts emportés, il ne fut pas condamné à la
peine capitale, mais à une réclusion perpétuelle à
l'hospice des aliénés de Bicêtre (1). Ceux qui
l'avaient élevé n'eussent-ils pas dû y être également renfermés ?

Ainsi, ce qu'on nomme *manie sans délire*, ou
folie raisonnante, et qu'on a décrit pour une chose
nouvelle, a nécessairement existé de tout temps,
et plus encore lorsque le délire des passions s'est
trouvé sans frein. Les mêmes circonstances ont
pu aussi la rendre plus fréquente de nos jours, et
lui donner une apparence de nouveauté ; effectivement le renversement de la morale, et la vie
militaire ont rendu cette manie commune dans
nos hospices.

§. 200. Nous avons décrit jusqu'ici la fureur
maniaque pure, *exquisite* ; mais elle peut se com-

---

(1) Encyclop. méthod., art. *Manie sans délire.*

pliquer d'un délire réel ; et alors elle est beaucoup plus difficile à guérir, et beaucoup plus dangereuse, si ce délire est de la nature de ceux qui portent à verser du sang (§. 172). Le même Jæger que j'ai cité ci-dessus donne l'histoire d'une mère de famille âgée de quarante-trois ans, mariée en secondes noces, qui, après avoir donné des preuves évidentes de manie avec son premier mari, avait paru tellement rétablie, qu'elle en avait trouvé un second. S'étant livrée à des exercices outrés de dévotion, elle redevint encore folle avec ce second mari, et voulut se jeter dans un puits, par ordre, disait-elle, de sainte Marguerite. Elle récupéra encore entièrement sa raison, ne fit plus aucune mention de sa sainte, se comporta pendant une année en personne sensée, et devint enceinte. Tout à coup, trois semaines après ses couches, elle coupe le cou à son enfant, qu'elle avait voulu nourrir, et qu'elle chérissait tendrement, puis elle descend en chemise chez une voisine, pour se vanter de cette action, dont elle donne pour raison que c'était l'effet d'un vœu qu'elle avait fait, et dans l'intention aussi de perdre elle-même la vie. Passé cet acte de cruauté, elle revint à raisonner et à se conduire comme toute autre femme (1).

Je dois avertir aussi, d'après mes propres observations, que des répétitions fréquentes d'accès de manie sans délire parviennent enfin à troubler entièrement la raison et à rendre le sujet délirant, même dans les intervalles des accès. Tel était

____

(1) *Jæger., Dissertat. ut suprà.*

un capitaine de cavalerie, auquel j'ai donné des soins, qu'on n'a pu parvenir, durant plusieurs années, à faire interdire, à cause de sa raison complète dans les intervalles de ses paroxysmes de manie sans délire, et qui délire actuellement sur un grand nombre de points : il est vrai qu'il est issu d'une mère morte dans un état complet de démence.

§. 201. Je terminerai ce chapitre par une remarque qui ne confirme pas moins que ce que j'ai déjà dit, que la cause de la fureur maniaque n'est point dans un délire involontaire, mais bien dans des mouvemens intestins qu'il serait autant au pouvoir de l'homme d'éloigner qu'il est parvenu à éloigner ceux de la colère ; et ces remarques sont autant du ressort des moralistes que de celui des médecins : c'est que 1°. les paroxysmes de cette manie sont beaucoup plus retardés et beaucoup plus courts dans les hôpitaux bien ordonnés que dans les maisons des particuliers ; 2°. c'est que l'on voit plusieurs individus sortis des maisons de fous, qui ne sont sages que dans ces maisons, et qui en ont tellement pris l'habitude, que, honteux de leur renom d'insensés, quand ils sont dans le monde, soit aussi parce qu'ils ne peuvent pas se maîtriser, ils ne veulent plus quitter une demeure où ils sont contenus par un régime sanitaire, par des règlemens, et par la présence de leurs anciens compagnons d'infortune : ainsi, je connais, dans un pensionnat de cette espèce, une servante, fille jeune et jolie, et très-forte, qui, y ayant été traitée comme maniaque, en était sortie entièrement guérie ; ayant rechuté chez ses parens, on la renvoya au pensionnat, où elle recouvra de nouveau la tranquillité et la raison; cette expérience fut répétée plusieurs fois, et maintenant cette fille est bien portante depuis trois à quatre ans, mais elle ne veut plus sortir de la maison. Combien d'autres exemples ne pourrais-je pas encore rapporter, qui prouveraient qu'il n'a souvent dépendu, pour prévenir le retour du paroxysme, que d'une volonté ferme, ou du moins, lorsqu'on ne se sent pas capable d'avoir une résolution et de l'exécuter, de se mettre hors du cas d'obéir à la tentation! Il résulte de ces considérations que cette espèce n'appartient pas au délire proprement dit, mais que nous devons la maintenir, à cause de sa fréquence, et des soins qu'elle exige dans la catégorie des nombreux écarts du sentier de la raison.

CHAPITRE VII.

De la Démence et de l'Idiotisme.

§. 202. LE nom de *démence* est donné vaguement à toute espèce de délire; mais il doit être réservé spécialement à celle que nous allons décrire, parce qu'elle est parfaitement distincte, sauf les complications de la mélancolie et de la manie, par les phénomènes qu'elle présente, et même par les causes qui lui ont donné naissance. En effet, pour ce qui concerne les phénomènes, l'on conçoit que, dans le délire mélancolique et maniaque, il y a encore perception et jugement,

mais qui roulent sur des choses fausses; dans la
démence, au contraire, la perception et le jugement, vrais ou faux, manquent totalement, et
jamais l'insensé ne s'occupe, dans cette éclipse de
la raison, d'aucun raisonnement, et ne se livre
à aucun acte qui ait été déterminé par la volonté.

§. 2o3. MM. Pinel et Esquirol ont donné de
fort belles descriptions de la démence; l'article de
ce dernier, dans le Dictionnaire des Sciences
médicales, est surtout d'une grande fidélité; j'y
joindrai mes propres observations : — Faiblesse
d'esprit et défaut de jugement; succession rapide,
ou plutôt alternative non interrompue d'idées
isolées, et d'émotions légères et disparates ; mouvemens désordonnés et actes continuels d'extravagances ; oubli plus ou moins complet de tout état
antérieur ; mémoire cependant , parfois, très-
active, des mots, des lieux , des personnes, des
choses, avec les plus petits détails, mais dans une
confusion singulière des temps et des signes
propres à chaque objet : par exemple , un ancien
avocat d'Oranges, qui est dans une maison de
fous, et qu'on n'aurait pas cru insensé dans les
premiers momens de la conversation, me prenait
tous les jours pour un de ses confrères mort il y
avait quarante ans, et m'occupait des détails
d'alors, comme s'ils se fussent passés au temps
présent : avec cela, babil imperturbable, suivi
quelquefois tout à coup d'une déclamation ora-
toire que rien ne peut faire cesser ; activité continuelle, sans but et sans dessein ; fàcheries brus-

ques, et quelquefois air menaçant, sans aucune véritable colère ; rire immodéré après une fâcherie.

La jeunesse de ces individus a de grands rapports, en général, avec les vieillards décrépits ; leurs passions sont presque nulles ; ils n'ont ni désirs, ni aversion, ni haine, ni tendresse ; ils sont indifférens à tout, excepté pour le boire et le manger ; ils voient leurs parens et leurs amis sans plaisir, et s'en séparent sans regret ; ils ne les reconnaissent même plus dans le dernier degré de la maladie : c'est ce que j'ai vérifié, lorsque je travaillais à cet article, sur la personne d'un agriculteur âgé de trente à trente-six ans, qui, de maniaque, était tombé dans la démence, à la suite d'abondantes saignées ; je l'ai mis plusieurs fois en présence de sa femme, de son père, de ses frères et de ses sœurs, qui avaient la douleur de s'en retourner sans avoir été reconnus. Presque tous, au surplus, ont un tic favori dans la contenance, dans le geste, dans le bâbil, dans la manière de s'habiller ; plusieurs se vêtent d'une manière bizarre, s'emparent de tout ce qu'ils rencontrent pour l'ajuster à leurs habits, ou pour en décorer leur logement.

L'état du principe intermédiaire, qui fait ombre à la raison (§. 153) se peint ici parfaitement au-dehors, tandis que, dans grand nombre de cas, on ne découvre rien sur le mélancolique et le maniaque qui ne sont pas dans leurs accès : chez plusieurs sujets atteints de démence, on observe, comme chez les idiots, un *facies* particulier, savoir : visage pâle, yeux ternes, mouillés de larmes, pupilles dilatées, regard incertain, presque toujours immobile et sans expression ; souvent, les muscles d'un côté sont relâchés, et font paraître le visage de travers ; quelquefois il y a émaciation générale; d'autres fois le corps est chargé d'embonpoint. Cette règle n'est pourtant pas générale ; car j'ai vu des sujets en démence avec la face pleine, colorée, le col court, et rien d'extérieur n'annonçant l'oblitération des facultés de la raison. En général, les fonctions de la vie organique conservent leur intégrité, et lorsqu'elles la perdent, elles la récupèrent, s'il survient un accès de manie ; par contre, lorsque la manie se termine par la démence, si le sujet était maigre, il engraisse souvent beaucoup, ce qui est, dans mes observations, un indice presque certain que la maladie est devenue incurable.

§. 204. Les nosologistes ont divisé la démence en démence innée et accidentelle, et la première est sous-divisée par Sauvages en stupidité, et en démence des *microcéphales*, c'est-à-dire, de ceux qui ont la tête très-petite : mais la démence innée me semble être la même chose que l'idiotisme, ou le crétinisme; et quant à la démence des microcéphales, l'admission de cette espèce n'est fondée que sur quelques cas particuliers, rien n'étant moins généralement vrai que l'influence du volume de la tête sur l'exercice des fonctions intellectuelles. La division établie par M. Esquirol est beaucoup plus pratique : cet auteur divise la démence en aiguë et en chronique, en continue, en intermittente et en compliquée (1). Je n'admettrai cependant pas non plus cette division, la démence aiguë et intermittente me paraissant appartenir à la démence compliquée de fureur, et étant celle par conséquent dans laquelle il faut faire attention aux équinoxes et aux solstices, ainsi qu'aux retours des flux menstruels et hémorrhoïdaux, comme le recommande M. Esquirol. Les nuances infinies dont ce genre est susceptible, ainsi que les autres aliénations, ne souffrent guère de classification fixe, et je pense qu'on doit se contenter de la distinguer par ses degrés d'intensité, par la différence des causes qui la font naître, par ses complications, et surtout par l'âge de l'individu, pour ne pas la confondre avec la démence sénile.

§. 205. Cette dernière est pareillement l'effet de l'abolition presque entière des sensations et des fonctions de la vie intellectuelle ; le vieillard décrépit a presque tout oublié, excepté l'heure de ses repas ; souvent on le voit, étant sorti du seuil de sa porte, ne pas savoir y rentrer de lui-même, et méconnaître ses parens, ses amis et ses domestiques : mais de même que la démence accidentelle, la démence sénile ne se borne pas toujours à une insensibilité calme, à une sorte de stupeur : on voit plusieurs vieillards décrépits agités d'un mouvement vague continuel, vociférant sans cesse et querellant sans aucun sujet ; fait déjà connu d'Arétée, qui, voulant distinguer

---

(1) **Dictionn.** des Sciences médic., au mot *Démence*, 3ᵉ table.

cet état de la manie, disait qu'une fois qu'il s'était établi, il ne cessait plus, mais mourait avec le malade, au lieu que la manie avait ses intervalles (1); je dirai également qu'il se distingue de la démence acquise, en ce que celle-ci est quelquefois curable, et que l'autre ne l'est jamais.

§. 206. L'on n'observe pas toujours la démence avec des caractères isolans; mais je puis dire que le plus souvent le malade offre un mélange si singulier de démence, de mélancolie et de manie, qu'on ne peut le placer dans aucune classe positive, à moins de distinguer comme caractère l'affection la plus dominante; l'on n'observe pas moins très-souvent une succession rapide de ces diverses espèces, rentrant l'une dans l'autre, ce qui exige de la part du praticien l'attention la plus soutenue, et de se mettre en garde contre toute classification exclusive. Le cas suivant fournira un exemple de cette ambiguité.

Il s'agit d'un médecin du midi de la France, âgé de quarante-cinq ans, d'une belle stature, ayant un crâne très-ample et de la plus noble conformation, et d'un esprit très-cultivé avant sa maladie, placé dans une maison de fous, que j'ai visitée plusieurs fois durant l'été de l'année 1814.

Ce malade avait été sujet depuis long-temps à des affections hypocondriaques, à des accès d'emportement et à de fréquens mouvemens d'impatience. Jouissant de la faveur d'un personnage très-puissant, qui fut renversé par les événemens

---

(1) *De Caus. et Sign. diutur. morb.*, lib. *1*, *Furor.*

de 1813, son changement de fortune qui en fut la suite avait provoqué vraisemblablement des accès de manie, dans lesquels le malade poussait des cris presque continuels. Ces cris, dans un moment où il était dans une chaise de poste, épouvantèrent les chevaux, et il fut jeté contre une borne, où il se fractura les os du crâne. Il fut long-temps à toute extrémité de sa blessure, dont il guérit enfin, mais avec perte absolue de la mémoire, qu'il avait auparavant excellente. Il tomba de là insensiblement dans un état mixte de manie et de démence, cette dernière caractérisée par l'oubli absolu de ce qu'il avait été et des personnes qu'il avait le mieux connues. Ce défaut était tel, qu'en écrivant une lettre, il ne se rappelait plus, à la seconde ligne, de ce qu'il avait mis à la première, de sorte qu'il lui était impossible d'achever sa lettre. La chute produisit en même-temps un autre effet, celui de calmer la fureur antérieure, et d'arrêter les vociférations.

Touché du malheureux sort de ce confrère, je cherchai à le soulager et à lier conversation avec lui; mais il ne me répondit que par monosyllabes, comme ferait quelqu'un qui craint de se compromettre, puis il me quitta pour continuer sa promenade : arrêté encore par un de ses compagnons, il répondit à ses discours par des gestes singuliers avec les mains et avec la tête, levant les yeux au ciel comme un inspiré ou comme un homme qui se résigne à son malheur. Bientôt après, j'eus la certitude que son caractère irascible ne l'avait pas tout-à-fait quitté; car, le souper ayant été servi en ma présence, il s'impatienta à table contre un autre insensé qui l'importunait de son babil, et cette colère n'eut aucune suite après le souper. — Je reviendrai sur ce malade dans une autre occasion.

§. 207. Tous les auteurs s'accordent à placer parmi les causes occasionnelles de la démence les fièvres de mauvais caractère, les accidens d'apoplexie, l'épilepsie, les longues et violentes douleurs de tête, les chutes et les coups reçus sur cette partie, les excès d'intempérance, l'abus des plaisirs de l'amour, l'usage des narcotiques, le défaut de nourriture et les évacuations répétées, des études et des méditations prolongées, l'abus du mercure, une vive frayeur, des chagrins profonds et prolongés, la gale et d'autres maladies de la peau, rentrées, des accès de manie ou de mélancolie très-intenses, ayant duré long-temps et s'étant souvent répétés. Enfin, tous les bons praticiens conviennent que cet état est souvent produit par un traitement débilitant trop actif, et surtout par les saignées prodiguées au début de la mélancolie et de la manie.

M. Esquirol a fait la remarque que, sur 235 individus en démence, sujets de ses observations, plus de la moitié offraient quelques symptômes de paralysie, et dans une visite qu'il a faite dans un grand nombre d'hôpitaux des fous, il a reconnu que le scorbut y est endémique, surtout parmi les sujets qui sont en démence; ce qu'il attribue autant à la maladie qu'aux circonstances environnantes, le sort des aliénés étant partout très-malheureux.

Le résultat général de ces observations serait donc que la démence consiste dans l'affaiblissement de toutes les fonctions, et spécialement de celles du système sensitif; que conséquemment les médications doivent être prises dans les effets connus des toniques et des excitans, traitement qu'ont effectivement en en vue la plupart des praticiens qui ont écrit sur cette maladie. Cependant cette manière de voir trop exclusive peut occasionner des erreurs funestes : quoiqu'en effet il soit vrai de dire que les causes affaiblissantes sont les plus fréquentes, l'on aurait tort d'en induire qu'il n'en existe jamais d'autres qui exigent l'emploi des débilitans et des évacuans. J'ai dit, dans la description de cette maladie (§. 202), que j'avais vu des sujets avec le visage rouge et le cou court; effectivement, rien de plus commun que de rencontrer des gens hébétés ou ayant perdu la mémoire, et incapables de toute détermination, et qui le sont par l'effet d'une pléthore générale, et spécialement des vaisseaux de la tête; l'on sait qu'en général les gros mangeurs, et qui font peu d'exercice, sont dans ce cas; or ce serait certainement ajouter de l'huile, comme l'on dit, à un incendie, que d'attaquer cette démence par les toniques et par les excitans.

§. 208. *Idiotisme* ou *crétinisme*. Je traite de cette maladie au Chapitre de la *Démence,* à cause de leurs affinités : il n'est pas rare d'ailleurs que la démence se termine en idiotisme complet.

Oblitération entière ou partielle des facultés affectives, et nulle apparence de facultés intellectuelles, innées ou acquises. Hébétitude, stupeur, indifférence, oubli de soi-même, atonie, immobilité ou mouvemens vagues, absence totale ou partielle de la parole et de la mémoire, insensibilité aux coups et aux mauvais traitemens, obstination, entêtement, irascibilité sans aucune suite.

Je n'ajouterai rien à ce que j'ai dit sur le crétinisme de naissance, dans mon Traité *ex professo* sur cette maladie (§. 148); je dirai seulement, 1°. que les idiots de naissance ont une physionomie particulière, qui manque à ceux qui sont tombés accidentellement dans l'idiotisme; 2°. que cependant ces derniers ont pareillement un *facies* hébété plus prononcé que dans la simple démence; 3°. que le crétinisme offre infiniment plus de nuances que l'idiotisme acquis.

Voici encore ce que j'ai observé dernièrement sur un demi-crétin du département des Basses-Alpes, âgé de neuf ans, et né dans une classe au-dessus de la commune, dont l'éducation avait par conséquent été plus soignée : figure allongée en museau de singe, assez blanche et sans expression ; yeux louches et hagards ; sujet à des vents puans, et à se salir dans sa culotte ; fort gourmand, insensible aux coups, au fouet et aux menaces ; n'ayant commencé à articuler que très-tard, et ne prononçant distinctement que des juremens qu'on lui a appris ; ayant un peu de mémoire ; battant la mesure, retenant très-bien un air, et fort sensible à la musique ; n'ayant pu apprendre ni à connaître les lettres, ni à compter même avec ses doigts ; et manquant absolument de discernement pour ce qui est mal et pour ce qui est bien. Sa mère est très-sujette aux passions hystériques, et elle a un frère placé dans la même classe de crétinisme.

§. 209. Actuellement, voici des exemples d'idiotisme acquis. J'ai été consulté en 1814 pour un commis des vivres de la marine, homme âgé de cinquante ans, ayant une belle tête, une assez belle physionomie, avec un visage naturel, mais avec cet air niais et étonné qu'on prend aussitôt qu'on tombe dans l'idiotisme.

Cet homme avait été grand calculateur, bon musicien, fort habile à tourner et à faire différens ouvrages en bois. Il commença à tomber dans l'idiotisme dans l'été de 1813, et l'on s'en aperçut à ce qu'il s'attendrissait et qu'il versait des larmes à la lecture des romans et des histoires, à la comédie, et pour le moindre sujet; il oubliait des chiffres dans ses calculs, et il perdait insensiblement la mémoire des choses présentes, jusqu'à oublier le nom des personnes, des choses, et les lettres de l'alphabet.

Je le trouvai ne pouvant plus rien prononcer distinctement, ne sachant ni ouvrir la bouche, ni montrer la langue, mais crachotant quand je l'invitai à me faire voir cet organe. Il rendait involontairement ses excrémens, et sa vessie était dans un état parfait d'inertie. Après avoir été très-puissant dans les combats amoureux, il était tombé dans une impuissance absolue; sa démarche était assez ferme et assurée; continuellement agité, surtout des bras, son agitation était quelquefois fu-

rieuse, et sa femme* pour laquelle seule il a conservé l'habitude des déférences, le calmait en lui
chantant l'ariette de *Richard cœur de lion :* on en
a fait l'épreuve devant moi, et j'ai vu avec plaisir
la grande influence de cet air sur le malade, tandis
que les autres étaient sans effet (§. 109). Le pouls
était faible, l'appétit, le sommeil et la respiration
dans l'état naturel. — *Causes présumables :* point
d'hérédité; abus des plaisirs de l'amour, dont le
malade avait usé tous les jours; excès de travail
dans le calcul; syphilis traitée secrètement et long-
temps, quelques années auparavant; gale réper-
cutée. — Les toniques et les excitans ont été
utiles.

M. Amard a cité dans son ouvrage deux
exemples qui ont quelque analogie avec celui-ci :
le premier, d'un sculpteur âgé de vingt-huit ans,
tombé dans un idiotisme complet, avec perte
absolue de la mémoire, pour s'être épuisé par des
excès d'intempérance, mort ensuite d'une fièvre
hectique; le second, d'une demoiselle âgée de quatorze ans, non encore réglée, sujette aux vers,
et tombée dans l'idiotisme après la rentrée de la
teigne, qui se fit subitement à l'occasion de la
coupe des cheveux (1).

§. 210. Il est évident, d'après ce qui vient d'être
dit, qu'en général l'idiotisme est une maladie de
faiblesse, beaucoup plus souvent et plus exclusivement produite par les causes débilitantes que
l'on a dit occasionner la démence, et parmi les-

---

(1) Traité analytique de la Folie, p. 13, 16, 18 et 22.

quelles la rentrée des diverses éruptions cutanées peut souvent être une des principales ; aussi le régime analeptique et fortifiant, et toutes les médications qui ont pour but d'augmenter le ton des différens systèmes d'organes, et de produire une excitation durable, paraissent-elles devoir être avantageuses ; c'est ce que j'ai éprouvé en la personne d'un garçon manœuvre, tombé dans l'idiotisme complet par la peur de la conscription et par une privation de nourriture durant plusieurs jours qu'il resta caché, et ensuite dans des cachots humides ; et en celle d'un invalide abandonné aux effets de la disette et de la malpropreté ; l'un et l'autre pâles et flétris comme des cadavres ambulans : de bons alimens, du bon vin et du quinquina, réunis aux secours de la propreté, des frictions et d'un soleil vivifiant, leur rendirent, avec des couleurs, la santé et la raison. La considération des causes doit sans doute beaucoup contribuer à déterminer le médecin.

§. 211. Cette espèce elle-même n'est pas toujours pure, mais elle se complique quelquefois de fureur maniaque, d'épilepsie, d'hypocondrie et d'hystérie. Les complications d'idiotisme et d'épilepsie sont assez fréquentes. Un prêtre du midi de la France, idiot depuis plusieurs années, était en même-temps épileptique, et quelquefois furieux, sans but déterminé, ce qui le rendait alors dangereux pour ses voisins. Dans ces instans où il semblait avoir repris un peu d'énergie, il mettait son rabat ; et avait l'air de prier ; mais je m'assurai pourtant qu'il ne savait ce qu'il faisait.

M. Pinel a donné, dans le cas suivant, un exemple d'idiotisme compliqué de manie périodique irrégulière : il s'agit d'une fille âgée de quarante ans, qui perdit la raison à l'âge de sept ans, à la suite de convulsions suivies d'une fièvre violente. Elle était parfaitement réglée, riant toujours, et ne répondant aux questions que par un sourire niais ; seulement sensible à la vue des objets propres à satisfaire la faim, exerçant des actes de fureur spontanée, mais seulement par accès et durant l'été ; jouissant de la parole, mais dépourvue de mémoire, excepté lorsque l'objet frappe lui-même les sens ; n'attachant de propriétés à aucun objet, lorsqu'on ne fait que le rappeler en prononçant son nom ; ne sachant pas distinguer son frère de son père qui est mort, lorsque ce frère n'est pas présent, etc. Le même auteur donne encore d'autres exemples de complications de démence et d'idiotisme, de démence et de nymphomanie ; cette dernière concernant une malade nommée *Julie*, tombée dans cet état pour avoir été abandonnée de son époux (1) ; exemple qui me paraît être simplement un délire maniaque compliqué d'accès hystériques et épileptiques, mais qui néanmoins prouve que les caractères ne sont pas toujours bien tranchés, et que les médications doivent être dirigées suivant les indications que présentent les symptômes opposés.

---

(1) Encyclop. méthod., *Aliénation mentale*.

CHAPITRE VIII.

Du Délire temporaire, occasionné par quelques substances, telles que les narcotiques; et des Délires épidémiques.

§. 212. ENTRE le délire aigu et le délire chronique se trouvent naturellement placés certains délires temporaires, c'est-à-dire, qui ne durent qu'un temps limité et proportionné à la durée de l'effet de certaines substances qui ont la propriété de troubler les mouvemens réguliers du principe vital (§. 111, 112, etc.); phénomènes qu'on peut produire à volonté, et qui prouvent que le siége du délire n'est ni dans le cerveau, ni dans l'âme raisonnable; phénomènes qu'on peut rendre épidémiques, c'est-à-dire, étendre sur un grand nombre d'hommes, et qui, à cause de ces caractères, diffèrent de la folie constitutionnelle, qu'il n'est pas en notre pouvoir de produire à volonté.

Les délires temporaires sont occasionnés par l'action du soleil sur la tête nue, ou par un froid excessif, accidens que nous considérerons ailleurs; par la présence des vers dans le conduit intestinal, par l'application au système sensitif, des substances narcotiques fixes ou gazeuses.

§. 213. Les vers sont tantôt cause, tantôt effet de l'état d'aliénation. Ils sont plus particulièrement cause chez les jeunes personnes, et plus particulièrement effet chez les adultes : c'est ce qui avait déjà été parfaitement connu des anciens observateurs, et spécialement de Cælius Aurélianus, qui remarque que la toux, les convulsions, l'aphonie, les clameurs ou cris sans raison, la léthargie, l'épilepsie, la catalepsie, la fureur et le délire peuvent résulter sympathiquement de la présence des vers, et qu'on les distingue de celles qui sont essentielles, en ce que celles-ci n'arrivent qu'à des adultes, au lieu que les sympathiques atteignent des âges encore imparfaits, et seulement après la manifestation évidente d'affections gastriques (1). La manière d'agir des vers se rapproche beaucoup de celle des poisons narcotiques, non alcooliques ; et il est digne de remarque que, d'après une analyse chimique que j'ai déjà faite de plusieurs narcotiques, ces plantes sont très-riches en substances animales. Parmi plusieurs exemples de l'action narcotique des vers, dont les praticiens ont l'occasion journalière de voir les analogues, je vais rapporter les deux suivans, recueillis par M. Giraudy, médecin adjoint de l'hospice de Charenton.

Première observation. Un jeune homme âgé de seize ans, devient pâle, inquiet, perd l'appétit, et finit par éprouver une répugnance invincible à passer sur un morceau de papier, sur un livre, une planche, et en général sur un corps quelconque, dont le volume ou la couleur paraissaient étrangers au sol. Une fois, il fait des efforts pour vaincre cette répuguance, et tombe en syncope. Né de parens sujets à des affections vermineuses, on soupçonne qu'il en est lui-même atteint. Pen-

---

(1) *Morbor. chron., lib. IV, cap. 8, de Lumbric.*

dant cinq semaines, on lui fait faire usage d'anthelmintiques variés ; il rend une grande quantité d'ascarides vermiculaires ; le délire mélancolique disparaît, et la santé se rétablit.

Deuxième observation. Délire subit chez une demoiselle âgée de douze ans, sujette, dans son enfance, à des affections vermineuses, avec pâleur, abattement, perte de l'appétit, dilatation de la pupille. Évacuation d'une quantité considérable d'ascarides et de lombricoïdes à l'aide d'un anthelmintique, et disparition du délire. Six semaines après, la malade devient aveugle, et successivement folle, sourde et muette à des intervalles à peu près semblables. Chaque fois elle a été guérie par les mêmes moyens (1).

§. 214. Le délire par les narcotiques a été une chose plus commune dans les temps qui nous ont précédés qu'elle ne l'est aujourd'hui, où nous ne connaissons plus guère que les fantômes que nous fait voir l'opium, pris comme médicament, et qui se dissipent avec sa puissance fugace. La célèbre *Circé,* fille du Soleil, souveraine de l'île d'Ææa, ou Ænusse, dans la mer Égée (si pourtant elle n'est pas l'emblème de la mandragore, qui portait aussi le nom de *circœa,* ou s'il ne s'agissait pas d'une prêtresse du mont *Circœum,* près de Terracine, où il croît beaucoup de plantes vénéneuses, et où il y a encore une caverne dite de *la Magicienne*): Circé, dis-je, qui changeait les hommes en pourceaux, a eu des successeurs nombreux,

____

(1) Biblioth. médic., tom. VII, p. 111.

dans une longue suite de générations, qui se sont à peu près éteintes à mesure que la raison a étendu son empire sur les passions et sur la civilisation.

On ne peut révoquer en doute qu'on n'ait fait anciennement un très-grand usage des narcotiques, soit dans des intentions criminelles, soit en guise de *philtres* pour se faire aimer, soit comme objets de simple curiosité ; et les premiers empereurs chrétiens durent faire une loi expresse pour arrêter le cours d'une pratique aussi·dangereuse et aussi criminelle (1). Les philtres amoureux furent surtout en grand crédit, quoique les bons esprits fussent généralement convaincus qu'ils n'avaient point d'autres effets que de tourner l'esprit : *Philtra nocent animis, vimquefuroris habent*, disait Ovide, qu'on peut regarder comme un grand juge en cette matière. Tel fut l'effet du breuvage donné par Césonia à Caligula pour s'en faire aimer, et de celui donné à Lucrèce par sa femme Lucille, qui, semblable à la robe du centaure Nessus, rendit ce poète si furieux, qu'il se tua de sa propre main (2). La même croyance, malgré son peu de fondement et les lumières du christianisme, a traversé plusieurs siècles. Charlemagne, à la suite d'un breuvage qui avait altéré sa raison, ne croit pas que sa maîtresse soit morte, et conserve de l'amour pour son corps inanimé (3). L'empereur Charles IV re-

---

(1) *Codex* L., *de Malef. et Mathem., lib. IV.*

(2) *Sueton. in Caligulá, Joseph., lib. II, Antiquit. Judaic.*

(3) *De Spina, disput. de philtroman.*, 1687.

çoit la mort, après un long délire maniaque, dans une potion que son épouse lui fait prendre pour s'en faire aimer, et autant en arriva-t-il à des théologiens, ses contemporains, et à plusieurs autres de la part de leurs maîtresses (1). D'autres, poussés par des démons encore plus barbares que que celui de l'amour, s'en servaient pour endormir les gens, dans le dessein de les tuer ou de les voler, ou au moins pour en obtenir des largesses, après leur avoir fait perdre la raison. Il paraît qu'on se servait, dans ces intentions, des plantes narcotiques les plus actives, cueillies dans leur lieu natal, à Larisse et ailleurs, et qu'on y ajoutait de prétendus aphrodisiaques, tels que la poudre de cantharides, etc., quand on voulait en faire des philtres amoureux.

Je ne puis m'empêcher de remarquer ici que les recherches auxquelles je me suis livré m'ont amené à cette conclusion, que chaque siècle a son génie particulier, et que le passage de la liberté à la servitude est particulièrement remarquable par la torture que se donnent les hommes à trouver le moyen de commettre des crimes obscurs : les Grecs et les Romains ne se sont occupés des poisons qu'après avoir franchi ce pas. Les 15e, 16e et 17e siècles se sont distingués par leur tendance à se servir des plantes soporifiques, comme le 18e et le 19e par la tendance à discuter les opinions philosophiques et politiques. Malgré le juste ridicule dont on a couvert alors les accusations si

____

(1) *Elwert., Disput. de philtris.*, 1673.

fréquentes de magie , de sorcellerie, de commerce avec les démons, on ne peut pas s'imaginer
que ce ne soient que fables tout ce qu'en ont écrit
Bodin , Wier, Froment, del Rio, Sprenger, Beker,
Torreblanca, etc. ; mais, ainsi que je l'ai déjà dit
au commencement de cet ouvrage ($. 5), il est
raisonnable d'attribuer les choses merveilleuses
exécutées par ces prétendus sorciers à des poisons
secrets, inconnus alors à la multitude, et connus
seulement de ceux qui se livraient à cette étude
par pur esprit de curiosité, ou pour faire du mal,
à l'exemple des *Locusta* de l'ancien empire romain, dont les derniers émules ont été les distri-
buteurs de la fameuse poudre de succession, et
cette bande de voleurs dont parle l'illustre Le Sauvages (1), arrêtée à Montpellier dans le commencement du siècle dernier, qui déclarèrent avoir
enivré, détroussé et fait périr nombre de voyageurs en leur donnant du vin dans lequel ils
avaient mêlé des semences de *stramonium*.

$. 215. Les occasions fréquentes qu'eurent les
auteurs des siècles que je viens de nommer, d'observer les symptômes occasionnés par ces poisons,
soit à cause de l'usage criminel qu'on en faisait,
soit par le peu de soin qu'on mettait alors à veiller
sur les qualités des substances alimentaires, les
mit dans le cas d'apprécier les différentes doses
auxquelles ils étaient plus ou moins nuisibles,
soin que s'est particulièrement donné Geoffroy
Linocier, dans son histoire des plantes, aujour-

____

(1) Nosologie, traduct. française, tom. II, p. 713.

d'hui peu connue ; de spécifier les différens symptômes occasionnés par chacun de ces poisons, et de donner des règles pour distinguer le délire qu'ils produisent d'avec le délire sporadique.

La mandragore et la jusquiame ont été regardées, dès les temps les plus anciens, comme capables de produire une manie temporaire ; mais Cælius, après avoir fait cette remarque, observe qu'on peut distinguer les effets de ces plantes d'avec le délire par cause interne, au moyen du pouls rare et peu fréquent qui en est la suite (1), ce qui est très-vrai. Arétée, parlant du même délire, fait observer qu'il diffère totalement de la fureur maniaque, en ce qu'il arrive tout à coup et qu'il s'arrête promptement, tandis que la manie est stable et permanente (2). Les auteurs des 16ᵉ et 17ᵉ siècles ont ajouté à ces documens qu'on reconnaîtra l'effet d'un philtre ou d'un poison narcotique aux caractères suivans ; savoir : que, sans aucun symptôme précurseur, et immédiatement ou peu après avoir pris un breuvage ou un aliment de la part d'une personne suspecte, on se sentira mal vers la région de l'estomac, et l'on éprouvera des nausées ; qu'ensuite on tiendra des discours absurdes, en riant ou pleurant sans raison ; puis qu'on entrera en fureur, qu'on éprouvera un satyriasis incommode, qu'on perdra le sommeil, ou qu'on ne dormira qu'en rêvant ; que la tête sera

____

(1) *Cœl. Aurel., Acutor. morbor., lib. 1, cap.* 4, *et chronicor., lib. 1, cap.* 5.

(2) *Aret., Morb. diuturn., lib. 1, cap.* 6 *, in initio.*

lourde et douloureuse, que les joues deviendront
rouges, que les pupilles se dilateront, qu'on sentira une palpitation incommode au cœur et aux
paupières; et qu'enfin la chose sera d'autant plus
certaine, que ces divers symptômes, qui sont per-
manens lorsque le délire est de cause interne, ces-
seront ici, promptement et d'eux-mêmes, ou du
moins par l'administration d'un vomitif, si la dose
du narcotique n'a pas été trop forte.

Telle était pourtant la croyance à la puissance
des philtres, que, dans les cas compliqués, c'était
à ces substances qu'on attribuait exclusivement
la cause de la folie. J'en vois une preuve dans le
cas suivant, rapporté par Georges Wedel, professeur à Jéna en 1673, et grand partisan de la
philtromanie.

Un étudiant en théologie, âgé de vingt-six ans,
d'un tempérament bilieux et sanguin, à cheveux
rouges, vindicatif et très-irascible, éprouve diverses contrariétés dont il se console en s'enfer-
mant pendant plusieurs jours avec une jeune fille.
Quelque temps après, il se marie avec une autre
fille, et deux mois après ses noces, il s'enivre dans
un festin. Dans cette ivresse, il est furieux; il
méconnaît et il injurie son épouse, ses parens et
ses meilleurs amis. Loin de passer avec l'ivresse,
la fureur continue : le malade se dit confesseur
de l'empereur; il vocifère, il brise ses liens, il se
salit dans sa chemise, il ne dort plus; il est insensible au froid, et dévoré d'une faim canine; il
ne se rappelle que du banquet, et il accuse sa
maîtresse abandonnée de lui avoir donné un

philtre dans du vin.... Les médecins partagent aveuglément cette croyance, et ils dirigent leurs batteries en conséquence. On fait vomir le malade, puis on l'abreuve de prétendus alexitères; il devient incurable (1).

Sans doute que les craintes du malade pouvaient être fondées; mais la manie n'eût-elle pas eu immanquablement lieu tôt ou tard sans aucun breuvage? n'y avait-il pas assez de raisons pour provoquer la manie, dans la considération des antécédens, dans la constitution physique et morale du malade, et dans ses excès de débauche et d'intempérance? Le philtre, s'il a eu lieu, n'aurait fait que hâter l'explosion d'un accès déjà tout préparé; mais s'il en eût été l'unique cause, l'accès aurait passé avec l'ivresse, ou du moins après que les alimens et les boissons auraient été rendus par le vomissement; c'est ce qui va devenir encore plus clair par les observations suivantes.

§. 216. *Première observation.* Dans le mois d'août de l'année 1691, une jeune paysanne du diocèse de Kœnisberg, vendit innocemment des baies de *belladona* pour celles de myrtile, et ne manqua pas d'acheteurs, attirés par la grosseur des baies et par la rareté des fruits. Il s'était à peine passé une heure depuis qu'on les avait mangées, que les imprudens acheteurs éprouvèrent les symptômes suivans : sentiment d'ardeur à l'estomac, trouble d'esprit, envie de dormir, démarche chancelante comme dans l'ivresse : quelques-uns vo-

____

(1) *In Disputat. de philtromaniâ, suprà memoratis.*

missent et sont soulagés; mais la plupart font des extravagances, soupirent, rient, chantent, entrent en fureur, et prennent les assistans par les cheveux : peu après, convulsions épileptiques, qui font périr les enfans et les personnes délicates qui avaient avalé un plus grand nombre de ces baies. Les magistrats et les médecins ne tardèrent pas à reconnaître la cause de ces accidens, auxquels on remédia promptement au moyen des vomitifs, suivis de l'administration de la thériaque. L'auteur de l'observation, témoin oculaire de l'événement, dit que les baies avaient été mangées à neuf heures du matin, et qu'à dix heures les malades déliraient déjà ; il observe que ce délire provenait de l'action sympathique de l'estomac sur le cerveau (1).

Deuxième observation. Un semblable empoisonnement par les baies de la belladone, eut lieu dans le mois de septembre de l'année 1813, aux environs de Pirna. 180 jeunes conscrits français, dévorés de soif et de besoin, les prirent pour des fruits salutaires : M. Gaultier, auteur de cette observation, rapporte que les plus affamés périrent en peu d'heures, mais que ceux qui n'avalèrent que quelques baies en furent quittes pour un délire de vingt-quatre heures, qui se dissipa de lui-même, et dont il ne leur resta aucun souvenir (2).

Troisième observation. En septembre, année 1805, un jardinier de Gand, en nettoyant son jardin, jeta dans la rue les mauvaises herbes,

(1) *Jacob Mardorff, Disput. med. de Maniac.,* 1691.
(2) Biblioth. médic., tom. XLIII, p. 238.

parmi lesquelles se trouvait le *stramonium*. Dix
à douze enfans, de l'âge de sept à quatorze ans,
jouèrent avec les fruits et en mangèrent quelques
semences, vers les cinq heures de l'après-midi :
le lendemain au matin ils étaient tous dans un
délire furieux, la bouche écumante, le visage
rouge et animé, les yeux comme hors des orbites,
vifs et hagards, les pupilles fortement dilatées,
et des mouvemens convulsifs si rapides et si forts,
que deux hommes avaient peine à tenir l'enfant
durant l'accès. Dans l'intervalle des paroxysmes,
les membres étaient pour ainsi dire paralysés ; la
langue était gonflée, la respiration gênée, le ventre
distendu et dur au toucher ; pouls très-accéléré,
grande chaleur à la peau sans aucune transpiration ; insomnies et agitations continuelles, aversion pour les liquides, et ensuite avidité pour
toutes sortes de boissons ; cris perçans durant les
convulsions, mais sans pouvoir prononcer ni
articuler une parole. Diminution, au bout de
vingt-quatre heures, des convulsions et du délire ; transpiration universelle accompagnée d'un
soulagement marqué ; rétablissement complet au
bout de trois à quatre jours. Différens praticiens
avaient été appelés chez ces malades ; les uns admi-
nistrèrent des vomitifs, et les autres des boissons
acidulées : quelques-uns de ces malades furent
abandonnés à la nature ; et tous, tant les derniers
que les premiers, guérirent à peu près à la même
époque (1).

____

(1) Annal. de Littérat. médical. étrang., tom. I, p. 387
et suiv.

Quatrième et cinquième observations. Le docteur Swain, d'Édimbourg, cite le cas d'un homme âgé de soixante-neuf ans, qui, ayant été conseillé par un ami de boire, pour se soulager de la gravelle, la décoction des fruits de bardane, se méprit sur la plante, et fit une décoction des fruits de *stramonium*. A peine eut-il pris ce breuvage, qu'il fut privé de la parole, qu'il eut des vertiges, un délire universel, des anxiétés, des insomnies, les yeux hagards, le pouls agité, les membres paralysés, etc. Après dix à douze heures, ces symptômes diminuèrent, et toutes ses facultés se rétablirent (1). Autant en arriva à deux enfans alsaciens, qui avalèrent quelques-unes de ces fatales semences (2), dont Gmelin a décrit les effets redoutables, ainsi que ceux des feuilles de toute la plante, imprudemment recommandée en guise de tabac, pour la guérison de l'asthme (3). L'on peut voir, au Chapitre des poisons, de mon Traité de Médecine légale, plusieurs autres exemples de délire occasionné par diverses plantes vénéneuses.

§. 217. Les faits que je viens de rapporter sont très-propres, ce me semble, 1°. à montrer la différence qu'il y a entre le délire temporaire causé par des substances étrangères à l'homme, et le délire fixe, né de causes internes, auquel on a donné le nom d'*idiopathique,* pour désigner l'autre

______

(1) *Essays and observ. physic. and Litter. a Society in Edimb.*, vol. *II*, p. 247.

(2) *Guerin, Dissert. de vegetat. venen. Alsatiœ. Argentorati*, 1766, p. 71.

(3) *Nova Acta Nat. curios.*, vol. *VI.*

sous celui de *sympathique*; 2°. qu'il n'est besoin souvent d'aucune cause morale, et non plus d'aucune cause organique pour déterminer le délire, puisque les enfans, encore peu susceptibles d'affections morales, en sont travaillés comme les adultes, et puisque la santé se trouve rétablie après que le délire a cessé, ce qui n'arriverait pas s'il avait existé un dérangement organique; 3°. que la partie de notre être susceptible de recevoir des altérations de la part de certaines substances est d'une nature très-subtile, capable de se relever par elle-même, mais aussi capable d'altérations durables, si les doses des narcotiques sont répétées, comme le prouvent plusieurs exemples d'individus empoisonnés par ces plantes, et qui sont restés insensés ou maniaques.

Si un grand nombre d'individus à la fois se trouvent sous l'influence du narcotisme, cette cause, aidée de quelques autres circonstances dépendantes de la nature de l'homme, pourra donner au délire l'apparence d'épidémique; et cette apparence, qui a déjà eu lieu plusieurs fois, mérite bien que nous nous en occupions.

§. 218. Le délire peut paraître épidémique (c'est-à-dire populaire et produit par une cause générale), ou par suite d'un état particulier de l'atmosphère, ou par l'action d'un soleil ardent, ou par la faute des alimens, ou par celle de l'imagination et de notre tendance à imiter (§. 110 et 122); nous allons en produire des exemples que nous soumettrons ensuite à l'analyse; et les preuves que nous donnerons du pouvoir de l'imagination et

de l'exemple, pour reproduire à l'infini les actes
les plus extravagans, avec tendance à se mêler
dans toutes les opérations purement physiques,
seront de nouveaux motifs pour engager ceux qui
sont à la tête des peuples à ne jamais laisser
exposer à leurs yeux que des images avouées par
la sagesse et par la raison.

§. 219. Il est vraisemblable, quoi qu'on ne le
dise pas, que le cauchemar dont Cælius a fait mention (§. 161), et qui s'est montré à Rome épidémiquement, tenait à une influence catarrhale et
à un vent du sud-ouest, car j'ai vu des effets presque
analogues sous cette influence sur les bords de la
Méditerranée : nous reviendrons incessamment
aux influences atmosphériques.

L'action d'un soleil brûlant, auquel plusieurs
individus auront été exposés à la fois, aura, à
plus forte raison, le même résultat. Telle a été
la cause du délire dont furent atteints les habitans
d'Abdère, au rapport de Lucien, pendant qu'on
jouait l'*Andromaque* d'Euripide; ceux qui assis-
tèrent à cette représentation étaient comme des
insensés; ils dansaient et chantaient, à l'imitation
de Persée, ce qui provenait de ce que l'imagination était aidée dans son développement par l'action du soleil, car on représentait en plein air. Ce
délire a lieu quelquefois dans nos provinces méridionales, mais il est passager. La réunion d'un
vin fumant à l'action du soleil peut rendre raison
des fureurs auxquelles se livraient les ministres
de Bacchus, dont les historiens de l'ancienne
Grèce nous offrent si souvent le tableau à la fois

terrible et dégoûtant. La réunion des liqueurs fortes à l'action d'un soleil brûlant offre, en effet, quelquefois les mêmes scènes dans les pays chauds, et l'on a trouvé quelque chose d'analogue dans certaines associations des insulaires de la mer du Sud.

§. 220. Il n'est pas rare de voir des soldats affamés après une longue disette, et des marins débarquant sur une terre inconnue après une longue et pénible navigation se jeter avec avidité sur les premiers végétaux qu'ils rencontrent, et donner en masse des symptômes de délire, pour être tombés sur des plantes vénéneuses.... ; mais la scène la plus étendue et la plus remarquable est la suivante, offerte encore par le 16e siècle (siècle si fécond en extravagances), attestée par tous les historiens et les médecins de ce temps-là, et qui, quoique ancienne, est bien digne de remarque, puisqu'il n'y a aucune raison pour que ce qui est arrivé une fois à la pauvre humanité ne puisse se répéter encore lorsqu'elle se trouvera dans les mêmes circonstances.

C'est la fureur de sauter et de danser qui a apparu épidémiquement au commencement du siècle que j'ai nommé, dans le Brisgaw et dans plusieurs autres contrées de l'Allemagne qui avoisinent le Rhin, décrite par Jean-Georges Schenckius, alors médecin à Haguenau, en Alsace, par Paracelse, Scaliger, Passionnarius et autres. Cette folie avait commencé par les gens du peuple, et par les ouvriers des professions sédentaires : tout à coup, comme s'ils étaient inspirés, les cordonniers, les tailleurs et les paysans quittaient les attributs de leur état, se mettaient à courir en sautant, pour se réunir à de certaines places, d'où ils partaient en dansant, en gesticulant horriblement , l'écume à la bouche, les yeux hors des orbites, n'étant arrêtés par aucun des obstacles naturels ou artificiels qu'on pouvait leur opposer, ni même par le Rhin, dans lequel ils se précipitaient , et continuant ainsi jusqu'à ce qu'ils tombassent de lassitude et d'épuisement, dont plusieurs ne se relevaient plus, et dont ceux qui se relevaient ne reprenaient des forces que pour recommencer ; les femmes enceintes , agitées de la même fureur, se soutenaient le ventre avec des bandes pour s'y livrer avec plus de liberté. Le magistrat était forcé, par cette multitude insensée, de lui fournir des musiciens : malheur à ceux qui étaient vêtus de rouge et qui se rencontraient sur son passage ; car ils en étaient déchirés par l'antipathie que ces maniaques avaient pour cette couleur.

Les riches et les personnes d'une condition élevée furent successivement attaqués de la même folie ; mais ils prenaient la précaution , avant de commencer leur exercice , de se faire précéder de domestiques pour écarter tous les dangers (1).

Cette maladie singulière prit le nom dé danse de *Saint-Wit*, non que ce fût la même que celle

---

(1) *Schenckius , Observat. medicin. , lib. 1 , N.* Je suis instruit que dans le département des Forêts, à une lieue de Luxembourg, on continue encore tous les ans une danse pareille, pour souvenir.

que nous connaissons aujourd'hui sous le nom
de *chorée*, mais parce que l'invocation à saint
Wit était déjà employée pour la guérison de cette
convulsion, et que, par analogie, on courait
également en foule à la chapelle du même saint.
Deux temples dédiés à saint Jean-Baptiste étaient
aussi beaucoup courus pour le même sujet, et
les routes qui conduisaient à ces sanctuaires
étaient continuellement remplies de pèlerins,
sautans et gambadans, furieux et haletans; il
fallait voir, disent les historiens du temps,
comme le mois qui précédait la fête de Saint-
Jean (car la maladie, quoique n'ayant plus la
même origine, se continua plusieurs années),
il fallait voir comme ce mois était fécond en
fous de cette espèce, qui avaient été raisonnables le reste de l'année : à peu près, comme
encore de nos jours, les prétendus possédés devenaient inquiets et turbulens un mois avant
l'époque où l'on l'exposait publiquement le Saint-
Suaire à Besançon.

Les auteurs que j'ai cités nous apprennent
qu'indépendamment des actes de dévotion, on
traitait cette folie par les mêmes remèdes que
les Grecs appliquaient à l'*enthousiasme* (§. 199);
c'est-à-dire, par les coups, la prison, la faim,
la saignée et les évacuations de tout genre; médecine qui devait empirer le mal, loin de le
soulager : on y tenta aussi l'*aconit napel*, poison
que Scaliger nous apprend avoir été employé
de son temps à Naples dans le tarentulisme. En
effet, cette maladie, que nous considérerons plus

bas, et tellé que Baglivi nous l'a dépeinte, avait de l'analogie avec la maladie du Brisgaw.

On lit encore dans l'histoire des épidémies d'Allemagne, consignées dans le Recueil des œuvres complètes de Sydenham, qu'après une année féconde en fièvres putrides de tout genre, les mois de juin, juillet et août de l'année suivante 1698, se signalèrent par la multiplication de diverses sortes de délires. Ambroise Stegmann, médecin à Mansfeld, eut à traiter pour sa part dans cette seule ville, pendant ces trois mois, 15 mélancoliques, 7 maniaques, et 18 femmes atteintes de fureur utérine, dont les unes se contentaient de proférer des paroles obcènes, les autres se croyaient mariées à des princes ou à des anges, et les autres prétendaient être devenues prophétesses, maladies qui cédèrent facilement, selon le rapport de l'auteur, aux saignées et aux vésicatoires. Ces fureurs utérines, continue Stegmann, étaient contagieuses; il en rapporte en preuve le fait dont il fut témoin, d'une jeune paysanne qui, ayant refusé un baiser à une grande dame qui était dans son paroxysme, en reçut un soufflet qui l'effraya tellement, que le jour d'après elle eut la même maladie (1), preuve pourtant, à mon avis, insuffisante; la maladie ayant pu tout aussi-bien être l'effet des contagions morales dont je parlerai incessamment.

§. 221. Le suicide a été aussi quelquefois épidé-

____

(1) *Thom. Sydenham, Opera medica, tom. II, edit. Genevæ, p.* 125 *et seq.*

mique : nous en avons pour exemples, 1°. cette manie des filles de Milet, dont parle Plutarque, qui les portait à s'étrangler, qui leur faisait employer toutes les ruses possibles pour parvenir à se défaire, et qui les rendait inflexibles aux larmes et aux supplications de leurs parens : maladie qui ne céda à aucun autre remède qu'à la loi qui fut portée, de traîner nus dans les rues les corps des vierges qui se suicideraient : on vit ces filles être plus sensibles à l'idée de la honte et du déshonneur dont leur corps inanimé serait couvert, qu'au sentiment de la douleur et de la mort ; 2°. la fureur de se détruire, qui, sur la fin du 15e siècle, s'était aussi emparé, au rapport de Crinitus, écrivain contemporain, d'un grand nombre de dames lyonnaises, dont plusieurs se précipitèrent dans le Rhône et dans des puits.

§. 222. Appliquant l'esprit de recherches à la cause de ces événemens, il nous paraît, 1°. que la maladie du Brisgaw a pu avoir pour première origine les semences de poisons végétaux mêlées aux blés, telles que celles du *lolium temulentum*, du *bromus multiflorus*, de l'*agrostemma*, ou du *raphanum raphanistrum*, poisons fortement sédatifs ou narcotiques, lorsqu'on en a pris une dose assez forte, et qui ne sont pas rares dans les champs de blé en deçà et au-delà du Rhin ; en effet, dans le même temps, et pendant plusieurs années successives, il régna dans une partie de l'Allemagne plusieurs maladies qu'on attribua à la disette et aux mauvais grains : l'on voit aussi que la maladie a commencé par la plus basse classe, par la classe la plus pauvre et la moins soignée, d'où elle s'est propagée aux classes supérieures ; or, rien n'empêche de présumer qu'au milieu d'une profonde ignorance, le délire, né d'abord d'une cause naturelle, se soit ensuite répandu par le pouvoir de l'imagination, et surtout de l'imitation ; ce qui devient sensible, lorsqu'on fait attention que les riches, avant de vagabonder, prenaient des précautions pour ne pas se faire du mal.

Je viens de dire qu'il régnait dans une partie de l'Allemagne diverses maladies qui dépendaient des mauvais grains ; et en effet, je trouve décrite dans les ouvrages de Horto (1), sous le nom d'*épidémie de raphanie*, une autre maladie qui affligea la Hesse en 1596, sur laquelle la faculté de Marbourg fut consultée, et dont Godefroy Gruner a publié encore une description séparée, sur la fin du siècle dernier, dans laquelle l'épilepsie et la manie se montraient aussi quelquefois et duraient même toute la vie, nonobstant la guérison de la raphanie ou des convulsions, qui étaient la maladie principale (2). Je n'hésite pas non plus d'attribuer à la même cause une frénésie produite par des vers, qui régna épidémiquement en France, en 1545, observée et décrite par Forestus (Pierre Foreest) : les malades, dit-il, se plaignaient de vives douleurs dans la tête et de cha-

---

(1) *Observ. medic.*, *lib. III*, *pars II*, *append.*, *p.* 299.
(2) *De Convuls. cereali epidem.*, etc., *auct. Crist. Gottfr. Gruner, p.* 32 et 33, *in-4. Jenœ*, 1793.

leurs à la région lombaire ; ils étaient privés du sommeil, et en proie au délire le plus violent, ou plongés dans un profond état comateux. Le même auteur parle aussi d'une mutité occasionnée par la même cause (1); et ces accidens qui se sont souvent répétés dans plusieurs parties de l'Europe, même pendant le cours du siècle dernier, ne sauraient être assez rendus publics.

2°. Quant aux délires de la ville de Mansfeld, l'observateur dit qu'il avait regné une grande irrégularité dans la température, dans l'humidité et dans la sécheresse, que l'été avait été fécond en vents violens et en pluies, entremêlés d'un soleil ardent ; et il semble leur attribuer la cause de ces maladies. Mais nous voyons que régnait aussi en ce temps-là la fièvre dite de *Hongrie*, accompagnée de pétéchies et de symptômes les plus malins qui donnaient la mort le septième jour : n'est-ce point à une modification des effets des miasmes fébriles que la naissance de ces délires doit être attribuée, plutôt qu'à l'irrégularité de la saison, phénomène fréquent, sans pourtant être accompagné de ces mêmes effets ? Les causes épidémiques occasionnent assez souvent des avortemens, pourquoi ne pourraient-elles pas aussi occasionner des délires ?

3°. L'on attribua la maladie des filles de Milet, et celle des dames de Lyon ; la première à l'impureté de l'air, et la seconde à une maligne conjonction des astres. J'ai dit ci-dessus qu'on ne

____

(1) *Forest., Observ., lib. III, p.* 111.

peut tout-à-fait rejeter les influences miasma=
tiques : je sais aussi par expérience, et par celle
de plusieurs autres, qu'il est même telle constitution atmosphérique, la chaude et humide,
par exemple, avec calme de l'air, ou les affections tristes, l'hypocondrie et l'hystérie prennent
beaucoup plus d'empire sur notre être, et nous
font moins tenir à la vie : il est à remarquer
encore qu'il s'agit d'une ville, berceau des plus
fameuses courtisanes et célèbre par son luxe,
son opulence et ses plaisirs ; or, l'état de l'air a
plus d'effet sur des corps ainsi amollis que chez
des sujets d'une constitution plus robuste. Je
serai donc porté à croire qu'effectivement des
causes physiques ont pu agir chez les premières
Milésiennes qui se tuèrent ; mais je pense aussi
d'une autre part qu'ensuite, par l'effet si commun de la contagion de l'exemple, à laquelle
l'imagination si souvent dépravée des jeunes
personnes sait donner plus d'une couleur, la
résolution des premières a pu être embrassée
par les autres, comme une action héroïque et
très-méritoire. Quant à l'événement de Lyon,
que je me rappelle avoir lu (sans pouvoir maintenant citer avec précison), s'être montré deux
fois, je me rappelle aussi que ce fut après avoir
assisté à une fête publique, en plein air, que
des dames de cette ville, après s'être jetées sur
les hommes pour les déchirer, se dépouillèrent
de leurs habits, et coururent se précipiter nues
dans le Rhône. Ici on peut accuser l'ardeur du
soleil d'avoir causé, comme chez les Abdéritains,

un délire maniaque, et il ne serait pas impossible que quelques femmes qui ne déliraient pas, mues par cette funeste impulsion moutonnière, n'aient aussi suivi l'exemple de celles qui déliraient.

§. 223. L'on ne saurait assez insister sur cette fatale puissance de l'instinct imitateur, que nous avons considéré à la Section précédente. C'est sur cette puissance que doivent être calculés les faits, les gestes, les écrits, les doctrines, les spectacles, qu'il convient ou non de rendre populaires. Le genre humain, à cet égard, a toujours été le même : nous lisons, dans les annales des temps héroïques de la Grèce, que les filles de Prétus, qui se croyaient métamorphosées en vaches, et qui, pensant mugir comme ces animaux, faisaient retentir les vallons de leurs cris, eurent bientôt grand nombre d'imitatrices chez les autres femmes d'Argos, qui abandonnèrent leurs familles pour aller errer nues dans les bois avec les Prétides (1). Pouvons-nous regarder ce récit comme fabuleux, quand nous avons sous les yeux l'histoire des possédées de Loudun, des convulsionnaires, des prétendus miracles des tombeaux de Saint-Médard et du diacre Pâris ; quand nous voyons que l'empire de la mode, qui régit l'autre sexe, ne nous gouverne pas moins, et que dans l'exercice des professions les plus sévères, telles que la médecine, il a fait recevoir les doctrines les plus absurdes, au point que les médecins les plus

____

(1) *Apollodor., lib. II, cap.* 2.

sensés ont été forcés de les admettre sous peine d'être rejetés ; quand la lecture d'un roman en vogue ou l'exemple d'un personnage du bon ton peuvent être supérieurs, comme nous l'avons dit ci-devant, à l'amour de la vie, et rendre le suicide une action glorieuse ? Ainsi, me rapportait un de mes collègues, témoin digne de foi, il arriva sur la fin du siècle dernier, dans une petite ville sur la Loire, qu'un jeune homme s'étant défait, dans un lieu romantique, avec le livre de la Nouvelle Héloïse à la main ; il devint du bon ton pour plusieurs jeunes personnes des deux sexes d'en faire autant !

Celui à qui l'histoire n'est pas familière ne s'imaginera certainement pas qu'on puisse être sorcier ou possédé du diable, de bonne foi, et qu'on s'opiniâtre à être grillé en cette qualité : c'est pourtant ce qui n'a été que trop vrai, et que je ne répondrai pas qu'on ne voie encore revenir, si les mêmes circonstances se présentent derechef. Nous apprenons en effet de Mæhsens, dans son histoire des sciences dans la marche de Brandebourg, citée par Kurt-Sprengel, que l'épidémie de la sorcellerie et de la possession du démon, était telle dans le 16ᵉ siècle, que les malheureux, condamnés par centaines par les inquisiteurs Henri Institor et Jacques Sprenger, allaient gaîment à la mort, s'avouant de bonne foi sorciers et possédés. Ce n'était pas, comme on l'a dit, et comme les ignorans pourraient encore le croire, à l'influence de la religion romaine qu'on devait attribuer cette épidémie ; car les papes et

les conciles condamnèrent constamment toutes
les illusions du mysticisme, mais bien à l'esprit
du siècle, à la secte des rose-croix ou des illu-
minés, surtout au pouvoir de l'exemple; d'autant plus que l'emploi des narcotiques, et le nombre des gens troublés par ces moyens, n'avaient
jamais été aussi grands. Seulement à Friedberg,
dans la Nouvelle-Marche, on voyoit à la fois
cent cinquante possédés; et le mal était devenu si
général, que le consistoire ordonna des prières
publiques pour l'expulsion de l'esprit malin.
L'historien nous dit que Luther et Mélanchthon
étaient eux-mêmes très-superstitieux, croyant à
la magie et aux démons; et il est forcé d'avouer,
quoique protestant, que la réformation avait été
plus propre à favoriser les diableries qu'à y mettre
un terme (1).

Nous conviendrons pourtant qu'il y a une certaine préparation qui dispose à recevoir cette
contagion, et qu'elle aura principalement accès
chez ceux dont la constitution physique et morale sera également faible : de nouvelles observations qui m'ont été communiquées sur le tarentulisme, ne laissent aucun doute sur l'étendue
du pouvoir d'une petite cause pour produire les
plus étonnans effets, lorsque l'imagination y est
préparée, et pour n'en produire que d'analogues
à la cause, lorsque cette faculté reste dans ses
limites; ainsi, d'après une thèse soutenue à cette

_____

(1) Kurt Sprengel, Histoire de la Médecine, tom. III
p. 232, 2ᵉ édit., trad. de M. Jourdan.

école, sous ma présidence, sur les effets de la piqûre de la tarentule en Espagne, les soldats français piqués par cet insecte, dans les régions les plus chaudes de la péninsule, n'en ont éprouvé d'autres accidens que ceux qui résultent de la piqûre des animaux venimeux (la gangrène a eu lieu dans un cas); tandis que les Espagnols, dont l'imagination est plus ardente et plus crédule, sautent et gambadent comme les Apuliens au son des intrumens, et qu'ils croient que le mal revient tous les ans à la même époque (1). Les voyageurs modernes qui ont visité l'Abruzze et la Pouille attestent aussi que les phénomènes bizarres qui suivent la piqûre de cette célèbre araignée n'ont lieu que chez des sujets mélancoliques; et que ceux-ci produisent ensuite chez les personnes du même tempéramment les mêmes singeries, sans qu'elles aient été piquées, et par le seul pouvoir de l'imitation. Il paraîtrait même que la chaleur du climat n'y ferait rien ; car j'ai lu dans une notice américaine de l'année 1814, qu'une femme des États-Unis a fait les mêmes singeries que les Apuliennes, et qu'elle a aussi invoqué le secours de la musique après avoir été piquée par la tarentule, tandis que les soldats français étaient guéris par la simple application de l'alcali volatil.

---

(1) Dissertation sur les propriétés médicales des feuilles d'oranger, et sur la piqûre de la tarentule, en Espagne, par François Faure, chirurgien major, etc. *Strasbourg*, 1814.

CHAPITRE IX.

Du Type périodique et de ses causes, dans le Délire aigu et le Délire chronique.

§. 224. LA manie a été divisée par la plupart des auteurs en continue et non continue ; la première, en continue aiguë, qu'on a supposé pouvoir durer trois mois plus ou moins ; et en manie continue chronique, sous laquelle on entend la manie des hôpitaux, qui est toujours plus ou moins compliquée de démence. La manie non continue est divisée en rémittente, c'est-à-dire, dont l'exacerbation est remplacée par un délire taciturne et paisible ; en intermittente régulière, c'est-à-dire, dont les intervalles sont nets, et dont les accès reviennent à des époques fixes ; et enfin, en intermittente irrégulière, dont les époques des accès sont variables et indéterminées. De ces divisions de la manie continue, je ne saurai admettre que la continue rémittente, quelquefois il est vrai subintrante ; et ceci me conduit à placer sous les yeux du lecteur une comparaison entre le délire fébrile et le délire chronique maniaque.

§. 225. L'observation attentive que j'ai faite plusieurs fois d'un paroxysme de manie de plusieurs semaines, pendant toute sa durée, m'a convaincu qu'on peut dire avec vérité qu'un accès de manie continue n'est autre chose qu'un enchaînement d'accès de manie périodique ; et de même que l'observation ne saurait nous faire voir aucun de ces accès de plusieurs jours de fièvre *continue et continente*, admis par quelques auteurs anciens et du moyen âge, et qui répugnent à la marche ordinaire de la nature, de même aussi il n'existe aucun accès de manie continue sans rémission pendant plusieurs jours consécutifs.

Voici ce qui se passe dans le délire aigu fébrile : dans toutes les fièvres accompagnées de délire, il y a communément une rémission plus ou moins considérable pendant le jour ; c'est ordinairement vers les six heures du soir que le malade commence à avoir l'esprit confus ; il reconnaît à peine ses proches, parle beaucoup et confusément de ses affaires, se met en colère, etc. ; cette violence augmente jusqu'à minuit ; alors, si la maladie est grave, il essaie de sortir de son lit, ou tâche de s'accrocher aux rideaux ; enfin il devient intraitable. Cet état dure jusqu'à deux ou trois heures du matin, puis diminue par degrés, et le malade revient à lui-même vers cinq à six heures du matin ; après cela, il s'endort, et s'éveille sans confusion, ou avec les idées plus ou moins confuses, suivant le degré et la nature de la maladie, et il reste quelque temps raisonnable jusqu'à l'arrivée du nouveau paroxysme. Je dis, *suivant le degré et la nature de la maladie*; car il faut se reporter à la division que nous avons faite (§. 155) du délire aigu : les choses se passent communément ainsi quand le délire tient à la fièvre ; mais quand la fièvre tient au délire, ou dans la frénésie ex-

quisite, jamais le malade ne redevient entièrement raisonnable; mais il cesse ses agitations et
reste tranquille jusqu'à une nouvelle exacerbation : c'est-là la fidèle image de la manie compliquée de démence.

Les choses se passent à peu près ainsi dans un
accès de manie continue, à quelque différence
près, pour les heures, pour le retour au calme
et à une sorte de raison, et pour la durée de ce
retour, laquelle, ainsi que dans les fièvres, est
plus ou moins longue, jusqu'à être imperceptible,
parce que quelquefois les paroxysmes se suivent
et rentrent l'un dans l'autre : mais l'observateur
ne laisse pas de saisir l'intervalle, quelque petit
qu'il soit; il s'aperçoit d'abord, aux gestes et à
la contenance du malade, qu'il va entrer dans
son accès ; successivement celui-ci ne reconnaît
plus son médecin, ni les personnes qu'il respec-
tait le plus ; il ne fait que s'agiter et vociférer
sans faire attention à ce qu'on lui dit ; c'est là le
moment de l'augmentation et du haut période
de l'accès : quelque temps après, il entend, répond et reconnaît ; il s'arrête dans les mouvemens
dont il paraît très-occupé, c'est l'époque de la
rémission. Je n'ai encore vu aucun maniaque
qui ne m'ait plus ou moins reconnu dans un
temps quelconque de la journée, après m'avoir
entièrement méconnu dans un autre temps. Ces
accès sont de six, douze, dix-huit heures.

§. 226. Le délire fébrile a d'autres analogies
avec le délire chronique, qu'il est utile de connaître, et que je vais continuer d'exposer.

1°. Il est vrai de dire que dans la plupart des délires fébriles, surtout des jeunes gens, il suffit souvent d'avertir les malades pour qu'ils reconnaissent promptement leur erreur ; ce qui loin d'avoir lieu ordinairement dans le délire chronique, fait au contraire que les malades se fâchent, s'impatientent et s'irritent, à moins d'un événement subit et extraordinaire qui détourne pour un moment leur attention ; mais aussi, j'ai vu plusieurs fois, dans la frénésie essentielle, qu'il était impossible de redresser le malade sur son erreur ; et j'ai vu pareillement dans le délire chronique, lorsqu'il ne fait que commencer, qu'on parvient souvent à obtenir les mêmes résultats que dans le délire fébrile.

2°. Cette seconde remarque est essentielle pour le pronostic et pour le traitement ; savoir, que dans plusieurs malades de la fièvre, qui auront été tourmentés plusieurs jours, avant de mourir, d'un violent délire, l'ouverture du crâne n'offrira chez les uns aucun indice de la cause prochaine de ce délire, tandis que chez d'autres, on pourra voir dans l'engorgement des vaisseaux et dans d'autres lésions de l'encéphale, une cause en apparence manifeste ; or, en comparant les symptômes qui avaient précédé, avec ce que le cadavre offre de positif ou de négatif, on peut distinguer, comme l'a fait le docteur George Fordyce, dans sa troisième Dissertation sur la fièvre, deux sortes de délires fébriles, l'un dit *sans matière*, et l'autre *avec matière :* sans matière, lorsque le malade revient subitement à lui-même, sans qu'il y ait aucune diminution dans les autres symptômes de la maladie, et que l'ouverture du crâne ne laisse rien apercevoir après la mort ; avec matière, lorsqu'il reste de la confusion dans les perceptions, que le malade ne revient pas tout-à-fait à lui le matin, que le délire est plus fort et plus intense vers cinq à six heures du soir, et qu'il augmente vers deux à trois heures du matin, pour être remplacé par la stupeur et une sorte d'insensibilité ; qu'enfin, durant la maladie, les vaisseaux des yeux sont un peu tuméfiés, les joues colorées, et l'ouverture du cadavre laisse voir les vaisseaux du cerveau gorgés de sang.

De même observe-t-on, dans les diverses espèces de paroxysmes de manie, des intervalles plus ou moins nets, plus ou moins réguliers, suivant que la cause est plus ou moins sensiblement matérielle ; ce qui s'annonce par la lucidité ou la confusion des perceptions dans la rémission des paroxysmes, par l'altération des traits et de la couleur du visage, et enfin, ce qui est très-souvent confirmé après la mort, par les dérangemens organiques observés dans le cadavre.

§. 227. Toutes les douleurs, toutes les maladies éprouvent une rémission : l'homme aurait-il pu subsister avec une douleur constante ? C'est donc là une loi de la nature vivante ; mais rien n'empêche que nous ne la considérions aussi dans ses liaisons avec l'univers entier.

Le globe que nous habitons est soumis lui-même à une révolution journalière et perpétuelle, qui nous expose successivement, dans la période de vingt-quatre heures, à la lumière et aux ténèbres ; la pesanteur de l'air, l'électricité et le magnétisme, varient constamment aux différentes heures de cette période. En s'arrêtant, par exemple, à l'électricité qui se fait si fort sentir aux animaux, nous voyons qu'un état électrique moyen de l'atmosphère est nécessaire à la santé, qu'un état faible, tel que celui des temps sous l'influence des vents nord-est, sud-est et sud-ouest, est insalubre ; qu'un état fort, sous l'influence du nord et nord-nord-ouest, est trop irritant ; que c'est pendant la nuit que l'électricité ordinaire est la plus faible, qu'elle s'accroît au lever du soleil, qu'elle décroît vers midi, qu'elle augmente à mesure que le soleil baisse, puisqu'elle diminue et reste faible pendant la nuit (1).

Or, nous voyons que nous sommes également soumis nous-mêmes à une succession d'actions vitales, souvent correspondantes à ce mouvement général, ce qui s'observe principalement dans les maladies : ainsi, la plupart d'entre elles éprouvent, comme nous venons de le voir, une rémission matinale, une exacerbation le soir : l'on sait que les fièvres quotidiennes et les syno-

---

(1) Résultat de dix-huit mois d'observations de M. George John Singer, dans ses Élémens de Physique et de Chimie, publiés à Londres en 1814, dont la Bibliothèque britannique a donné deux extraits. Juillet. *Voyez* aussi celles de M. Deluc, même journal. Juin, juillet et août 1811, et août 1814.

ques commencent constamment de grand matin ;
les tierces avant midi, et les quartes après midi ;
les angines, le croup, les maladies du système
lymphatique, les adynamies, les cachexies, les
hémorrhagies, etc., sont plus pénibles la nuit
que le jour; l'asthme, la dyspnée, la goutte, etc.,
se déclarent le plus souvent vers l'aube matinale;
c'est vers midi que s'aggravent la manie, l'hydro-
phobie, le *choléra-morbus*; que se renouvelle le
paroxysme des fièvres hectiques; enfin, ce paroxysme se renouvelle encore dans la soirée, et
c'est aussi alors que se font également sentir,
avec une nouvelle force, les diverses névralgies,
la sciatique, le tic douloureux, etc. etc. ; les
heures de mortalité sembleraient même aussi suivre la marche du *nycthéméron*, suivant des observations de M. Virey. Ainsi, d'après un tableau de
cet auteur, elle est toujours plus considérable le
matin, après le lever du soleil, ensuite le soir,
aux heures de son coucher; plus de jour que de
nuit ; un peu plus forte de deux à trois heures
après midi, et moindre de dix heures du soir
à trois heures du matin (1).

§. 228. Voilà pour ce qui se passe dans un
espace de vingt-quatre heures ; il ne sera peut-
être pas impossible à ceux qui en ont le temps
de trouver quelque concordance entre les actes
de notre vie durant ce court espace, et les révolutions journalières des choses naturelles que

____

(1) Dictionnaire des Sciences médicales, tom. XII, art.
Éphémérides.

je viens d'indiquer : mais comment expliquer le retour périodique de plusieurs maladies après plusieurs jours, plusieurs semaines, plusieurs mois, plusieurs années ?

Casimir Médicus, médecin de Manheim, a réuni dans un seul article grand nombre d'histoires de folies et de manies périodiques, rapportées par les auteurs ; folie de jour, folie de nuit ; délire de deux jours l'un ; délire tous les trois jours ; folie d'hiver, folie d'été ; folie annuelle de trois semaines ; folie des jours caniculaires ; érotomanie hors le temps de la grossesse, cessant avec la grossesse ; manie de tous les mois, d'un ou de plusieurs jours ; mélancolie de tous les jours pendant quelques heures, tous les deux jours, tous les quatre jours, tous les ans, tous les sept ans ; mélancolie en hiver, remplacée tous les étés par la manie (1). Dans un recensement fait à l'hospice de Bicêtre, en l'année 1793, le professeur Pinel a trouvé que, sur le nombre total de 200 malades, il y en avait 52 qui éprouvaient une manie périodique irrégulière, et 6 qui en éprouvaient une de régulière ; un de ces derniers avait chaque année un accès de trois mois, qui finissait vers le milieu de l'été. Les accès de manie d'un second semblaient suivre le type de la fièvre tierce, puisqu'il jouissait constamment d'un jour de calme ; un troisième aliéné était dans un état extrême de fureur seulement durant quinze jours de l'année, et il était calme et jouis-

____

(1) Traité des Maladies périodiques, sans fièvre, §. 9. trad. de l'allemand. *Paris*, 1790.

sait de sa raison durant onze mois et demi. Chez trois autres aliénés, les accès se renouvelaient constamment après dix-huit mois de calme, et leur durée était de six mois révolus (1). En général, les accès dont les retours sont irréguliers sont les plus communs; et parmi les espèces de délire, c'est la fureur maniaque qui est le plus sujette aux retours périodiques.

En analysant en effet les affections délirantes qui affectent une marche périodique, de la même manière que nous devons le faire pour les fièvres d'accès; en distinguant parmi les intervalles ceux qui sont parfaitement libres d'avec ceux où il n'y a qu'une diminution notable de symptômes, nous trouvons (du moins c'est ce que j'ai pu voir dans ma pratique) que, 1°. quant à la manie délirante, le délire n'en existe pas moins après que la fureur est passée, mais d'une manière sourde et presque insensible; 2°. qu'il n'y a que dans la fureur maniaque que les intervalles sont entièrement libres, ne restant que la disposition à un nouveau paroxysme; et que, tant dans l'une que dans l'autre, les accès sont déterminés le plus souvent par une des causes que nous allons considérer, et dont la coïncidence fortuite avec un retour régulier a pu quelquefois exciter notre admiration, jusqu'à faire croire à son indépendance de toute cause évidente.

§. 229. Cette cause du retour périodique de tant d'actes et de tant de maladies, placé comme

---

(1) Encyclopédie méthodiq., art. *Manie*, et Traité de l'Aliénation mentale.

au nombre des lois de notre existence (§. 104),
on l'a cherchée et hors de nous et au-dedans de
nous : nous commencerons par jeter un coup-
d'œil sur les choses hors de nous, avec lesquelles
nous pouvons être en relation, puisque aussi c'est
presque par ces choses que les recherches des anciens ont commencé.

Les grands phénomènes, à périodes réglées, qui
se passent dans les cieux, ont été les premiers
dont on a cru voir une sorte de coïncidence avec
plusieurs faits de l'économie humaine, soit qu'il
y eût un rapport réel entre des choses si éloignées,
ou que le hasard seul eût favorisé les inductions
qu'on en tirait : aussi Hippocrate voulait-il que le
médecin ne fût pas étranger à l'astronomie, et
prescrivait-il à ses disciples de noter avec soin le
lever et le coucher de plusieurs constellations et
des astres précurseurs des saisons, tels que Syrius,
les Pléiades, etc. Ce grand homme était convaincu
qu'il existait une liaison non-seulement entre
l'homme et toutes les parties dont il est composé,
mais encore entre l'homme, quelque atome qu'il
soit dans l'espace, et le grand tout dont il fait
partie : il faut même remarquer qu'il a été quelquefois justifié par l'événement, et qu'on a vu,
dans les maladies nerveuses, les malades empirer
à l'occasion des éclipses, soit que le phénomène
exerçât une influence directe, soit que l'imagination y eût la plus grande part.

Le système admis depuis près de deux siècles, de
ne donner créance qu'à ce dont on peut se rendre
une raison pour ainsi dire palpable, a fait reléguer

dans les seuls pays où les sciences physiques ne sont pas cultivées tout ce qui tient à la vieille doctrine de l'influence des constellations ; ce n'est plus guère que dans l'Orient que l'astrologie a conservé des partisans zélés, sans que pourtant nous soyons tout-à-fait dépouillés, médecins ou physiciens, de l'idée d'une action que notre planète pourrait éprouver de la part de son satellite. Les savans, en effet, sont à peu près d'accord sur les effets de l'attraction de la lune, relativement aux marées et aux variations dans la densité de notre atmosphère, reconnue par le baromètre ; les marins prédisent les changemens de vents par l'inspection de la lune ; et je puis affirmer les avoir vus prédire juste : enfin, MM. de Laplace et Monge étendraient encore, si leur opinion était juste, ce commerce entre la lune et la terre, en attribuant, comme ils le font, aux aérolithes anciens et modernes, une origine lunaire.

§. 230. Plusieurs médecins célèbres n'ont pas hésité, malgré le mépris où cette doctrine était tombée, de continuer à étendre sur le corps humain la puissance que nous venons de voir que la lune paraît exercer sur notre atmosphère et sur les mers. L'on sait qu'une opinion ancienne en a fait la principale cause du flux menstruel, lequel étant composé, lorsqu'il est régulier, de quatre septénaires, répond, chez plusieurs femmes, aux révolutions de la lune. Nous avons déjà vu que l'illustre Sydenham (§. 40) se réglait sur les phases de la lune dans son traitement de la manie. Tout le monde connaît l'ouvrage de Mead, dans lequel ce médecin célèbre donne un grand nombre de preuves de l'influence lunaire sur les phénomènes de notre organisation. Floyer, à qui nous devons un excellent Traité de l'asthme, qui n'est que l'expression de ce qu'il a senti lui-même, dit positivement que ses accès étaient aussi assujettis aux mouvemens de cet astre que les flots de l'Océan. Herrenskwant, médecin suisse, qui a écrit, vers la fin du siècle dernier, sur les tumeurs enkystées, affirmait leur avoir vu suivre exactement les phases de la lune dans leur accroissement et leur décroissement, et que les remèdes employés contre ces tumeurs avaient plus de succès quand on les employait au déclin de la lune qu'en tout autre temps.

Les deux auteurs qui, de notre âge, ont donné une attention plus spéciale à cette influence (vraie ou imaginaire) sur les corps organisés, ont été l'abbé Toaldo en Italie, et le docteur Daquiu, médecin de Chambéry (§. 52), traducteur de l'Essai météorologique de ce célèbre astronome de Padoue, qui a paru en 1784. Si l'on jugeait du mérite des différentes questions scientifiques par l'attention que leur donnent les compagnies savantes, et par le jugement qu'elles portent, celle-ci serait déjà jugée en faveur de la lune, puisque, dans un mémoire qui a remporté le prix à l'Académie des Sciences de Montpellier, en l'année 1777, sur cette question, *quelle est l'influence des météores sur la végétation*, l'abbé Toaldo n'a pas hésité de conclure, dans la deuxième partie de sa Dissertation, *que la lune*, à laquelle il attribue la cause générale des variations de l'atmosphère, *influe sur la végétation.*

A plus forte raison, a dit M. Daquin, influe-t-elle sur les fonctions de notre vie. Cet auteur nous apprend qu'il s'est appliqué à tenir un journal de dix fous qu'il a assidument vus et visités à chaque nouvelle lune, à chaque premier quartier, à chaque pleine lune et à chaque dernier quartier, et qu'il s'est assuré que la folie est une maladie sur laquelle la lune exerce une influence constante et réelle. Les premiers quartiers et les pleines lunes sont, suivant lui, les points qui ont une moindre influence sur le renouvellement des accès ; les nouvelles lunes et les derniers quartiers sont au contraire ceux qui en ont le plus. Il observe toutefois que toutes les espèces de folie ne sont pas également susceptibles de l'influence des points lunaires, et que les idiots, les fous incurables et ceux qui sont en démence n'en sont nullement susceptibles. Les fous furieux y sont le plus sujets, et il cite, entre autres, l'exemple d'une fille tombée en manie pour avoir été abandonnée de son amant au moment même de la célébration du mariage, comme l'un des exemples les plus frappans et les mieux caractérisés de l'influence des points lunaires. Un fou, continue-t-il, qui était en même temps épileptique, éprouvait la double influence de la lune, c'est-à-dire, que son accès d'épilepsie le prenait aux premiers quartiers et aux pleines lunes, et celui de folie aux nouvelles lunes et aux derniers quartiers. M. Daquin s'appuie en outre du journal tenu par l'abbé Bertholon, d'un maniaque dont les accès périodiques s'accordaient, au rapport de ce physicien, avec un ordre admirable, à certains temps de la lune, et duquel il résulte que ces accès répondaient principalement aux nouvelles lunes (1).

Enfin, si l'on consulte les personnes affectées de maladies chroniques, on en trouve beaucoup qui avouent éprouver des changemens considérables sous certains aspects de la lune ; et si l'on s'adresse aux voyageurs capables de faire des observations, ils disent que la lune exerce entre les tropiques, sur les corps organisés, une action plus manifeste que dans notre Europe ; que sa lumière, qui ne produit aucune sensation de chaleur dans nos climats, en produit une aux environs de l'équateur. A Saint-Domingue, suivant un voyageur anglais, M. Walton, le degré de cette chaleur serait même si sensible, qu'il occasionnerait fréquemment, lorsqu'on a la tête découverte, *des coups de lune* qui produisent des migraines et des douleurs si cuisantes, qu'on est prêt de tomber en démence (2).

Déjà auparavant un assez grand nombre d'observations avaient été publiées par François Balfour, sur la corrélation qui existe sous les tropiques entre les périodes des fièvres et les phases

____

(1) Philosophie de la Folie, p. 84 et suiv., 1791. *Voyez* aussi l'Électricité du corps humain, par l'abbé Bertholon, tom. II.

(2) Annales des Voyages, etc., par Malte-Brun, tome XXIII, page 375.

de la lune, lesquelles ont été constatées par Robert Jackson (1), ce qui prouverait que, du moins aux environs de l'équateur, les habitans de la terre éprouvent, ainsi que l'air et l'eau, une sorte d'influence de la part de son satellite.

§. 231. N'ayant fait moi-même aucune observation concernant ces faits, je les abandonne à la considération des savans, en me permettant seulement de remarquer 1°. qu'il n'est pas équitable de les nier, soit à cause de la difficulté qu'il y a à s'en rendre compte, soit parce qu'ils n'ont pas été vus par tout le monde. L'on peut en effet répondre à cette dernière objection que la plupart du temps on ne voit pas les choses, tant parce que d'avance on est prévenu et qu'on n'y croit pas, que parce qu'on ne s'est pas donné la peine d'observer : deux obstacles également contraires aux progrès de nos connaissances.

2°. Qu'on ne peut plus mettre en doute que la pression de l'air, la pluie, les nuages et les vents n'exercent une influence directe sur les corps organisés ; et que, comme il est à peu près certain que la lune agit sur l'atmosphère terrestre avant d'agir sur les flots de l'Océan, y produisant des espèces de marées, aussi bien réglées que celles de la mer, qui nous pressent de tous les côtés, et qui sont rendues sensibles par les variations du baromètre, nous devons du moins éprouver, sinon immédiatement, du moins médiatement,

---

(1) *Treatise, etc.*, c'est-à-dire, Traité de l'Influence de la Lune dans les Fièvres, *in*-8. *Londres*, 1795.

une partie des effets de l'attraction que l'atmosphère éprouve de la part des corps célestes; conclusion déjà admise au commencement du dix-
huitième siècle, après un mûr examen, par Frédéric Hoffmann (1).

§. 232. Passant de ces considérations à des phénomènes plus à la portée de nos sens, nous avons
à examiner l'action du froid, du chaud, des vents
et des orages.

On a remarqué que le temps des gelées et des
froids secs excitait en plusieurs occasions des
émotions soudaines de colère, d'impatience et de
violence chez les sujets d'une constitution mobile,
qui semblent être alors en un état de tension et de
souffrance : tel était Henri III, roi de France, au
rapport de l'historien De Thou. L'automne et les
vents d'ouest sont souvent féconds en suicides,
surtout en Angleterre (2). Dans l'Andalousie, un
vent d'est piquant, qui survient à certaines
époques de l'été, cause une sorte de frénésie, qui
excite des vengeances et des assassinats en plus
grand nombre (3).

M. Pinel a vu les accès de manie se renouveler
durant le mois qui suit le solstice du printemps,
se prolonger avec plus ou moins de violence durant la saison des chaleurs, et se terminer pour la
plupart au déclin de l'automne, ayant une durée
proportionnée à la sensibilité individuelle, et sui-

____

(1) *Dissert. physic. med. IV, de Curiosis physic. medit.,*
cap. 1.

(2) Cheyne, Traité de la Maladie anglaise.

(3) Bourgouing, Voyage en Espagne, tom. II, p. 264.

vant que la température des saisons était accélérée, retardée ou intervertie. Il a vu, au contraire, trois insensés dont les accès se renouvelaient seulement aux approches de l'hiver, et qui se calmaient tour à tour dans cette saison, lorsque la température se soutenait pendant quelques jours à dix ou douze degrés au-dessus du terme de la glace, se renouvelant plusieurs fois alternativement durant la saison rigoureuse. Il parle aussi de deux aliénés qui d'abord éprouvaient constamment leurs accès aux approches des chaleurs, l'un depuis trois ans, et l'autre depuis quinze, et qui ne les éprouvèrent plus par la suite, qu'au déclin de l'automne et au retour du froid.

Le même praticien observe aussi que les aliénés de toute espèce manifestent une sorte d'effervescence passagère et des agitations tumultueuses aux approches des orages, ou par un temps très-chaud, comme de 16 à 18 degrés et au-dessus du thermomètre de Réaumur; qu'alors ils marchent à pas précipités, qu'ils déclament sans règle et sans suite, et qu'ils s'emportent pour des causes les plus légères (1).

Pour moi, j'ai observé, quant aux orages, ce qui suit : m'étant transporté exprès aux hôpitaux d'aliénés lorsque le tonnerre grondait, j'y ai souvent trouvé les malades assis dans les cours, ou se promenant, sans paraître très-affectés, sinon que quelques-uns avaient un air étonné. Seulement les mélancoliques m'ont paru un peu plus inquiets; ils se promenaient à pas plus redoublés,

---

(1) Encyclopédie méthodique, art. *Manie.*

sans vouloir s'arrêter lorsque je les appelais, me repoussant lorsque je les saisissais par le bras pour les interroger, et me regardant de travers sans me répondre. Après l'orage, ils redevenaient plus dociles.

Pour ce qui regarde les grands froids et les grandes chaleurs, j'ai trouvé qu'ils étaient les époques les plus ordinaires du renouvellement des accès, et que le froid l'emportait encore à cet égard sur la chaleur. Le règne du vent froid nord-nord-ouest, connu en Provence sous le nom de *mistral*, est surtout fécond dans ce pays en renouvellemens des accès de manie, dans quelque saison qu'il souffle. Ce vent froid et sec, très-pénétrant, produit en effet, pendant sa durée, un caractère irascible, même chez les personnes saines.

Du reste, j'ai vu, comme l'illustre professeur de Paris, qu'il se fait un changement dans la susceptibilité des aliénés, à mesure que la maladie se prolonge : ceux qui d'abord avaient leurs accès durant les chaleurs ne les ont plus que dans les temps froids, au bout de quelques années, et dès-lors ils commencent à tomber en démence. Ne semblerait-il pas, de là, que le tempéramment de ces insensés aurait changé, et que la bile, qui se trouve plus immédiatement sous le domaine de la chaleur, aurait fait place à une pituite froide et visqueuse ? Ce qu'il y a de certain, c'est que dès-lors les aliénés sont dévenus moins sensibles à l'action des causes extérieures, et qu'on observe d'autant moins l'influence de ces causes, que les malades s'éloignent davantage de la première époque de l'aliénation.

§. 233. Mais encore, tous les hommes et tous les animaux sont exposés à l'action des causes générales dont je viens de parler, sans nous présenter périodiquement les phénomènes étonnans qui s'offrent à notre vue dans un établissement d'insensés : les brutes, dans les bois et dans les déserts, le marin sur les eaux, le soldat au bivouac, loin d'être incommodés de ces variations parmi les élémens, en deviennent au contraire plus forts et plus uniformes. La première maladie a donc produit en nous un changement qui a avivé, pour ainsi dire, notre vie de relation avec les phénomènes de la nature entière. Pour découvrir ce changement, prenons une maladie très-commune, les fièvres d'accès, pour appliquer ensuite au délire périodique ce que nous en dirons ; car il y a de grands traits d'analogie entre ces maladies.

On a cru pouvoir expliquer les intermissions dans les fièvres par les mêmes causes auxquelles on attribue l'intervalle d'une période menstruelle à l'autre : s'il faut un mois, dit-on, pour que le sang s'accumule dans l'utérus, de manière à forcer les vaisseaux à s'ouvrir de nouveau pour produire les règles ; de même, après un accès de fièvre, faudra-t-il un temps suffisamment long pour que l'état morbifique du corps revienne à ce point de *récrudescence* nécessaire pour déterminer un nouvel accès. Cette récrudescence, qui pourra revenir régulièrement comme irrégulièrement, suivant les erreurs de régime, l'influence des passions, etc., peut se rapporter à cinq chefs :

à la pléthore, à la trop grande irritabilité des
voies alimentaires, à la bile, à la pituite et aux
métastases ; lesquels, ce me semble, peuvent tout
aussi-bien ramener un accès de délire qu'un
accès de fièvre.

Je dois y joindre, et même placer en première
ligne, le pouvoir de l'habitude (§. 105) : j'ai
trop vu de fièvres, pendant près de quinze ans
que j'ai exercé la médecine dans des contrées où
la fièvre d'accès est endémique ; j'ai trop vu de
fièvres, dis-je, dont j'ai prévenu le retour par
le quinquina ou l'arsenic, et qui eussent été in-
terminables, si je n'eusse agi vigoureusement
dès la première intermission, pour ne pas croire
que l'habitude y fait beaucoup, et que la récrudescence qui amène le retour n'est elle-même le
plus souvent que l'effet de la fièvre.

Pour peu d'ailleurs qu'on ait pratiqué, et
qu'on soit clairvoyant, il est impossible qu'on
ne se soit pas aperçu qu'à l'exception de quelques
maladies qui, sans qu'on puisse en assigner la raison, n'attaquent ordinairement l'homme qu'une
fois pendant la durée de sa vie, il n'en est peut-
être aucune qui ne laisse dans l'organisme une
disposition d'autant plus grande à la contracter
de nouveau, qu'on l'a éprouvée plus souvent.
Non seulement l'habitude donne aux organes une
facilité toujours croissante à s'abandonner aux
mouvemens vicieux qui leur ont été imprimés
plusieurs fois, et cela, sous l'action des causes en
apparence les moins propres à troubler l'harmonie de leurs fonctions ; mais encore elle repro-
duit spontanément, et dans l'absence de ces causes,

ces mêmes mouvemens. De là la nécessité de s'y prendre de bonne heure contre le délire chronique comme contre les fièvres d'accès, et le danger de la médecine expectante dans ces deux ordres de maladies.

§. 234. La pléthore réelle ou *ad vasa* du système sanguin, générale ou spéciale, quoiqu'elle ne soit pas une cause aussi fréquente qu'on l'avait cru d'abord, n'est pas non plus une cause aussi supposée qu'on le prétend dans les théories modernes. Le tempérament particulier, la rétention des évacuations sanguines, le genre de vie, la contrée même qu'on habite, font souvent dominer ce genre de cause, et rendent même, dans les fièvres d'accès, la saignée nécessaire avant l'emploi de tout fébrifuge. Pour ce qui regarde le délire, nombre d'observations prouvent d'une manière péremptoire le retour de la manie et de la démence (§. 202 et 207), simultané avec celui de la pléthore.

§. 235. La trop grande irritabilité de l'estomac et des intestins, admise par Casimir Médicus (§. 228), comme principale cause des maladies périodiques, d'où il dérive les propriétés médicatrices des substances qui les guérissent, paraîtrait encore mieux démontrée dans l'hystérie, l'hypocondrie et la manie, par les spasmes et les borborygmes, si fréquens dans les préludes de ces maladies : de là la facilité des indigestions ou des mauvaises digestions ; la voracité chez les uns, et la perte de l'appétit chez les autres ; les flatuosités enfin et les mouvemens turbulens qui partent presque toujours de l'appareil digestif comme d'un centre commun.

Au milieu de ce *consensus* unique qui rend toutes nos parties solidaires les unes des autres, on ne saurait trop insister sur la puissance de l'estomac et des intestins : voyez comme, lorsqu'ils sont affectés, l'homme le plus sage perd, pour ainsi dire, la faculté de penser ; comme le plus délié devient stupide; le lâche, le plus courageux; le sombre et le taciturne, le plus joyeux et le plus bruyant; comme la vue la plus perçante s'obscurcit, comme l'ouïe la plus fine devient dure, la langue la plus déliée devient glacée, la beauté la plus piquante devient insipide!... Cette irritabilité existant, ce sont souvent la bile et la pituite qui la mettent en jeu, et en font un instrument de désordre.

§. 236. La bile (§. 6) n'a cessé d'être regardée comme une des principales causes des maladies périodiques, soit lorsqu'elle excède en quantité, soit lorsqu'elle est altérée dans ses qualités constitutives, et plus encore, lorsque ces deux défauts sont réunis ; il faut même avouer que souvent plusieurs de ces maladies disparaissent par un vomissement de bile ou une déjection abondante de cette matière.

Il en est de même de la pituite, que nos théories modernes confondent trop souvent avec le simple mucus, et qui en est entièrement dissemblable. Il est certain qu'un amas de pituite fatigue l'estomac et les intestins, naturellement irritables, et que la sortie de cette humeur a fort souvent suffi à la guérison de l'épilepsie et de la folie.

L'observation prouve qu'elle est susceptible de différentes altérations, d'acidité, par exemple; à faire effervescence avec les carbonates alcalins et calcaires ; de devenir visqueuse, épaisse, glutineuse, ressemblant à du verre fondu, lorsqu'on l'examine étant rejetée au-dehors, ainsi que Galien l'avait fort bien remarqué. Elle est en outre, aussi-bien que le mucus, le réceptacle, et peut-être l'élément générateur de plusieurs espèces de vers, dont la présence seule est capable, comme nous l'avons déjà dit (§. 213), de produire les effets les plus surprenans, qui disparaissent avec l'expulsion des vers et de la pituite, et qui reparaissent avec le retour de ces dangereux hôtes, dont il n'est pas toujours aisé de se débarrasser entièrement.

§. 237. Nous rapporterons dans la section suivante un assez bon nombre de faits qui sembleraient prouver que l'on a pu déduire la cause éloignée de plusieurs délires des métastases ou du transport de matières acrimonieuses du dehors au-dedans. Ces matières sont alors plutôt nuisibles par leur qualité que par leur quantité; et l'on pourrait croire qu'elles sont entraînées, comme certains poisons, dans le torrent de la circulation, d'où elles sont déposées sur des organes éminemment sensibles, foyers de mouvemens tumultueux, et d'où, au bout d'un certain temps, elles sont reprises par les bouches absorbantes, reportées dans le torrent circulatoire, et de nouveau déposées ensuite au même lieu. Ce qui semble autoriser encore l'admission de cette doctrine, c'est que nous verrons aussi des cures obtenues de l'application d'un exutoire, d'un cautère, d'un moxa, etc., à l'endroit souffrant, où l'on suppose que l'humeur est déposée, ou sur le premier point de départ de cette humeur, pour l'y rappeler, lorsqu'on ne peut découvrir le lieu où elle s'est transportée. Ici, c'est la pratique qui nous dirige, et la pratique est au-dessus du raisonnement (1).

§. 238. Certes, il reste toujours la difficulté de savoir comment, en admettant la réalité de plusieurs des causes que nous venons de passer en revue, elles ont pu résider dans le corps sans ne donner avis de leur présence, qu'au temps limité pour la manifestation du paroxysme! Et c'est ici le cas d'avoir recours aux causes adjuvantes, prises dans les modifications considérées ci-devant, des choses hors de nous, avec lesquelles nous formons la chaîne de l'univers, et qui, lorsque

---

(1) Je ne vois pas pourquoi on n'admettrait pas que, de même qu'il s'opère des sécrétions d'humeurs utiles à l'entretien de la vie, de même aussi il se fait des sécrétions lentes et graduées de principes morbifiques expulsés hors du corps, et dont l'accumulation sur les organes, par suite d'un travail imparfait, amène quelquefois la mort de ceux-ci. C'est par-là que je me suis rendu raison d'une gangrène périodique au pied de la femme d'un tourneur de Marseille, que j'ai observée six fois dans l'espace de deux années, cette femme jouissant, dans l'intervalle, de la santé, en apparence, la plus belle et la plus florissante. C'est de même que j'explique deux cas analogues, insérés au Dictionnaire des Sciences médicales (tom. XVII, art. *Gangrène*, p. 339); et cette explication, que mon expérience m'a prouvé être utile à la pratique, vaut bien le scepticisme adopté dans l'article que je viens de citer.

les causes de l'intérieur de notre organisme se trouvent prêtes à agir, achèvent de leur donner l'impulsion nécessaire à la perfection de leur effet.

Ainsi, je suis persuadé qu'en épiant ce qui se passe avant un accès de manie ou de mélancolie, plus prononcé ou renouvelé, on verra disparaître bien des choses qui semblent merveilleuses aux gens inattentifs ; qu'on aura presque toujours l'occasion d'en accuser une des causes ci-dessus, mises en jeu par un défaut de régime, ou un oubli des règles d'hygiène adaptées au traitement de la folie ; que le paroxysme aura été précédé, par exemple, de la boisson de liqueurs fermentées, de l'usage d'alimens salés ou épicés, de la disette ou d'une mauvaise nourriture, de repas trop copieux, d'exercices trop prolongés ou faits au soleil, de l'abus des plaisirs de l'amour, d'emportemens de colère, de revers de fortune, de chagrins plus ou moins réels, de la suppression d'évacuations accoutumées, de la disparition d'une maladie cutanée ou de l'humeur d'un cautère, de la constipation, etc., aidés, dans leurs effets morbifiques, de la présence d'un temps d'orage, de la variation brusque de la température, d'un grand froid comme de grandes chaleurs, etc. ; enfin, ces choses auront agi conformément au tempéramment du sujet et aux modifications propres à maintenir et à exaspérer le genre de délire dont il est affecté.

QUATRIÈME SECTION.

ANALYSE des facultés intellectuelles, des facultés affectives, et des divers systèmes de fonctions chez les aliénés ; mortalité des aliénés ; crises et terminaisons spontanées ou artificielles du délire ; probabilités de guérison ou de non-guérison de cette maladie ; circonstances dans lesquelles les récidives sont à craindre.

CHAPITRE PREMIER.

De l'état des facultés intellectuelles et des facultés affectives dans le Délire.

§. 239. EN passant en revue dans ce Chapitre les principales facultés intellectuelles et affectives, je me propose d'insinuer, 1°. que les fous sont des sortes de gens qui songent en veillant ; 2°. que l'homme en délire est rentré dans l'état d'enfance, et par conséquent dans celui de simple nature ; 3°. que parmi les facultés affectives, il en est qui sont entièrement le fruit de l'éducation, et qu'il ne reste aux insensés que celles qui sont naturelles.

§. 240. *La mémoire* (§. 121) a subi, comme nous l'avons déjà dit, de grandes altérations chez

les aliénés ; ils ne savent plus mettre l'ortho-
graphe ; ils ne peuvent plus unir deux mots
ensemble pour former un sens ; ils ont désappris
les noms techniques des choses les plus usuelles,
et il en est résulté une irrégularité de langage
bien remarquable : c'est ce qui a fait plusieurs
fois l'objet de mes observations auprès d'un
maître d'école devenu fou. Ce pauvre homme,
qui avait excellé dans sa profession, et que
j'engageai souvent à m'écrire, mettait plus mal
sur le papier que ne l'aurait fait un enfant de
cinq à six ans, à la seule différence que certaines
lettres étaient encore assez bien peintes. La plupart ne savent plus mesurer le temps ; ils n'ont
aucun souvenir, dans les intervalles lucides, de
ce qui leur est arrivé durant le paroxysme, et
le temps de leurs extravagances est entièrement
perdu pour eux. Il en est des musiciens comme
de ce maître d'école : j'ai mis plusieurs fois des
instrumens dans les mains d'aliénés qui avaient
excellé à s'en servir; mais quoiqu'ils fussent dans
leurs intervalles de calme, il les gâtaient au lieu
d'en savoir jouer ; c'est, au contraire, un très-
bon signe lorsqu'ils commencent à le savoir,
comme c'en est un lorsque l'aliéné reprend la
faculté d'écrire correctement.

Il y a, au surplus, en ces choses une infinité
de nuances dont les détails seraient trop longs à
retracer : quelques-uns, en effet, se rappellent
de quelques détails qui ont rapport avec le sujet
de leur délire, et surtout des mauvais traitemens
qu'ils ont reçus, pour en tirer vengeance dans

l'occasion (§. 34). Je suis pourtant porté à croire
que ces réminiscences n'appartiennent pas à la
manie délirante, mais bien uniquement à la fureur maniaque. En effet, dans cette dernière,
de même que nous avons honte de nous-mêmes
après un violent accès de colère, et que souvent
l'homme bon en demande pardon aux personnes
offensées, de même aussi ceux qui sont dominés
par cette manie, et qui ne sont pas tout-à-fait pervers, se retracent vivement, dans les intevalles
de calme, toutes les circonstances du paroxysme,
tous les propos outrageans qu'ils ont tenus, tous
les emportemens auxquels ils se sont livrés, les
mauvais traitemens qu'ils ont reçus; ils deviennent sombres et taciturnes pendant plusieurs
jours; ils vivent retirés au fond de leurs loges,
et paraissent pénétrés de repentir. Il est rare que
la même chose s'observe après un paroxysme de
manie délirante.

§. 241. *L'imagination* (§. 122) ne peut être
refusée aux mélancoliques et aux maniaques,
puisque c'est par ses erreurs qu'ils se signalent,
et que la richesse de cette faculté est souvent si
grande chez ces individus, qu'on est en peine
quelquefois de savoir si c'est à un cerveau sain
ou à un cerveau malade qu'on en doit attribuer
les produits. Si cette imagination n'offre pour la
plupart que des propos décousus, et des actions
pleines d'extravagances, on est étonné d'autres
fois de l'élévation des idées, de la pureté du langage, de la force du raisonnement, de la noblesse
du maintien, et de l'expression de certains aliénés

durant leurs accès, lesquels n'étaient pourtant, dans leurs intervalles, que des hommes ordinaires. Il semble qu'alors l'homme soit devenu une machine sublime dont on a monté les ressorts, qui tombe et n'est plus rien à nos yeux quand a cessé le jeu des rouages secrets qui la mettaient en mouvement. Jean Huart parle du page d'un grand seigneur dont les facultés avaient été jusque-là assez bornées, et qui, se croyant dans sa folie devenu maître d'un empire, raisonnait sur la manière de le gouverner de façon à étonner tout le monde, et à attirer près de lui grand nombre d'auditeurs qui venaient moins par curiosité que pour s'instruire. Méad, Willis, Haslam, Mason-Cox, Harper, M. Pinel, etc., citent plusieurs faits de cette nature, qui prouvent jusqu'où peut aller l'exaltation singulière de l'imagination dans certains accès de manie.

§. 242. *L'attention* et *le jugement* (§. 125) existent chez les fous à leur manière. Le Dictionnaire des Sciences médicales (1) dit qu'un homme est en délire lorsque ses sensations ne sont point en rapport avec les objets extérieurs, lorsque ses idées ne sont point en rapport avec ses sensations, lorsque ses jugemens et ses déterminations ne sont point en rapport avec ses idées; lorsque ses idées, ses jugemens, ses déterminations sont indépendantes de sa volonté; enfin, dans un autre endroit, que *l'attention* manque particulièrement chez les fous : il n'y a de vrai

____

(1) Tom. VIII, art. *Délire*, et tom. XVI, art. *Folie*.

dans ces expressions que la première proposition; car les idées de l'aliéné sont toujours en rapport avec ses sensations, ses jugemens avec ses idées, et ses déterminations sont toujours une suite de sa volonté; mais d'une volonté et d'un jugement provoqués par des sensations et des idées erronées, différentes de celles des autres hommes. Celui, en effet, qui est trompé par ses sens, ou qui croit apercevoir des objets hors de leur portée, est réellement persuadé que ses perceptions sont l'image fidèle des objets extérieurs, parce que les sensations qu'il éprouve actuellement sont aussi vives, et lui paraissent aussi justes que celles qu'excitaient en lui ces mêmes objets lorsqu'il n'était pas malade. Cet homme est en délire pour les autres et non pour lui. Qu'est-ce, au demeurant, que la mélancolie et la monomanie, sinon une attention sans cesse fixée sur le même objet?

Il faut distinguer deux sortes de mélancoliques et de maniaques : ceux dont le délire n'est pas fixe, mais qui saute continuellement d'un objet à l'autre, tel qu'on l'observe souvent dans les fièvres, dans les femmes en couche, dans les sujets épuisés par la débauche, par des traitemens anti-vénériens, ou enfin dans tout délire occasionné par une cause matérielle bien évidente; et ceux dont le délire est fixé à un ou plusieurs objets, et qui est né d'une disposition préexistante, ou de sensations et de perceptions extrêmement vives : or, l'on remarquera toujours que ces derniers raisonnent très-bien sur l'objet de leur délire, et qu'après avoir changé leurs propres fantaisies en réalités, ils en tirent des conséquences fort raisonnables, absolument comme ceux qui raisonnent juste sur de faux principes. Ils ne sont pas moins conséquens sur les égards qu'ils prétendent qui leur sont dus, relativement au personnage qu'ils font. Ainsi, l'on a vu des fous qui, croyant que leur corps était de verre, prenaient les mesures les plus sages pour qu'il ne se brisât pas ; et une fille, de ma ville natale, qui voulait passer pour garçon, agissait parfaitement en conséquence comme garçon, en remplissait tous les devoirs, et était un modèle de sagesse et de raison, tant qu'on ne l'appelait pas *mademoiselle*, mot auquel elle devenait furieuse à outrance.

M. Pinel rapporte une histoire bien propre à prouver jusqu'où peuvent aller l'attention et le jugement chez les aliénés ; c'est celle d'un orfèvre qui s'était imaginé qu'on lui avait changé de tête, et qui était en même temps infatué de la chimère du mouvement perpétuel. Il obtint ses outils et se livra au travail avec la plus grande obstination. On imagine bien que la découverte n'eut point lieu ; mais il en résulta des machines très-ingénieuses, fruit nécessaire de l'attention la mieux suivie et des combinaisons les plus profondes. L'auteur prend de là l'occasion de demander *si tout cet ensemble de faits peut se concilier avec l'opinion d'un siége ou d'un principe unique de l'entendement* (1)? Je dis que oui,

---

(1) Encyclop. méthod., au mot *Manie*.

et que cet orfévre en est précisément une preuve.
Comment, en effet, exécuter ces machines ingé-
nieuses , composées de tant de pièces différentes,
et concourant toutes au même but , s'il n'y a pas
un principe unique de l'entendement ? Il est en
même temps un exemple de l'abîme où peut nous
entraîner un excès de présomption : doué de
facultés intuitives très-profondes dans les mécaniques, et ne sachant ou ne voulant pas reconnaître les bornes de l'esprit humain, il est arrivé
à cet orfèvre ce qui arrive à plusieurs grands esprits, *d'errer dans le vide;* il s'est irrité contre les
obstacles, et, ne se croyant pas au-dessous du problème, il a préféré penser qu'on lui avait changé
de tête, plutôt que de s'avouer qu'il ne pouvait
réussir avec la sienne.

§. 243. Ces abstractions des insensés me paraissent d'une ressemblance frappante avec ce qui
nous arrive dans les rêves et dans les songes
(§. 139) : la même persuasion où l'on est de la
réalité de ce qu'on voit en dormant existe aussi
lorsqu'on veille, dans le cas dont il s'agit. 1°. Tous
les insensés qui prétendent, par exemple, avoir
vu le diable, s'accordent tous à le représenter
comme un grand homme noir , ayant une longue
queue et des griffes pointues, tel qu'on le représente dans les tableaux ; preuve que cette idée
s'est placée dans leur esprit, comme il arrive
dans les songes, d'après une impression précédente. 2°. Ceux qui reviennent de cette maladie
assurent tous que l'état où ils se trouvaient leur
paraît un rêve, et ils témoignent le plus grand

étonnement de la rapidité avec laquelle ce temps s'est écoulé. 3°. Une troisième circonstance qui rapproche encore singulièrement l'aliénation du rêve, c'est que, semblables aux somnambules et aux ivrognes (§. 143), les fous marchent avec sûreté dans des lieux où un homme en santé ne pourrait pas se tenir, et se précipiterait infailliblement : je pourrais en citer plusieurs exemples pris dans des établissemens mal pourvus, et où les fous sont parvenus, en traversant des passages regardés inaccessibles, à satisfaire leur désir dominant, celui de s'échapper.

Je me crois donc autorisé à persister à regarder le délire comme une véritable abstraction, un sommeil des sens externes, et une veille des sens internes ; abstraction durant laquelle l'homme est capable de tout ce que peut l'intelligence, relativement au degré de son exercice, et capable en même temps de la conséquence la mieux suivie de tous les actes des facultés qui en dépendent, suivant l'ordre de leur filiation ; ce qui deviendra encore plus évident lorsque nous parlerons de l'état des sens externes.

§. 244. Le parallèle est peut-être plus forcé lorsqu'il ne s'agit que d'une folie partielle ; cependant encore ici je trouve quelque ressemblance avec ce qui nous arrive entre le sommeil et la veille. Jæger parle de plusieurs mélancoliques furieux qui conservaient de la mémoire, et qui, interrompus au milieu d'un accès par quelque demande étrangère à l'objet de leur délire, répondaient avec raison. Il cite entre autres un

jurisconsulte qui assignait la valeur d'une mon-
naie étrangère inconnue , qui distinguait un
homme à cent pas de lui, dont on lui demandait le nom, et qui, après avoir satisfait à ces
demandes, retombait de suite dans son délire,
qui était de se jeter par la fenêtre ,-pour fuir les
poursuites du bourreau qu'il croyait avoir sans
cesse à ses trousses; et l'exemple d'un mélancolique, général d'armée, qui passait les journées
entières dans le jardin du palais du Roi à s'amuser
à voir les domestiques jouer aux boules, et à
juger des coups, en quoi il excellait par-dessus
tous les autres, fuyant à toutes jambes aussitôt
qu'il se voyait approcher d'un sujet un peu mar-
quant (1). Tel aussi cet autre maniaque dont parle
M. Pinel, qui interrompt le cours de ses extravagances pour lui écrire, conformément à ses désirs,
une lettre pleine de sens et de raison, et qui
retombe aussitôt après dans les propos les plus
absurdes (2), etc.

En visitant les hôpitaux des fous, l'on observe ainsi certains sujets dont on peut faire
ressortir à volonté la raison ou la folie : appro-
chez-vous de celui-ci qui est en colère, et faites-
lui diversion ; il raisonnera avec vous très-sen-
sément : revenez par un mot, ou simplement un
geste, sur ce qui fait le sujet de son délire , aussitôt vous serez surpris de l'abandon rapide de

----

(1) *Annotationes de præsumt. furor. atque dement.
Tubing.*, 1730.
(2) Encyclop. méthod., art. *Manie.*

cette raison , et de ce flux d'absurdités qui vous changeront l'homme du tout au tout. Souvent l'aspect inopiné d'une physionomie qui porte quelques traits d'une personne haïe suffit à mettre le trouble parmi les habitans d'un quartier qui paraissaient sages : le bruit des verroux suffit quelquefois à calmer des criards forcenés ; d'autres fois le bruit qu'on fait en ouvrant la loge d'un aliéné qui était calme depuis plusieurs jours le rappelle à ses idées , et ramène un accès. Or , tout ceci me paraît beaucoup ressembler à un homme moitié endormi ; il me semble voir cet homme , tandis que d'une part il parle avec raison lorsqu'on le réveille , continuer d'une autre part à rêvasser , parce qu'il est entraîné invinciblement par la force de l'illusion qui occupe ses sens.

§. 245. La manière avec laquelle les fous expriment leurs pensées est quelque chose de bien digne de remarque, et à quoi il me semble qu'on n'a pas donné assez d'attention jusqu'ici. L'on sait que le langage, et la parole en particulier, sont le signal de ce qui se passe dans notre intelligence, et l'on n'ignore pas que le langage des gestes a précédé celui de la parole, et qu'il est d'autant plus expressif et d'autant plus étendu, que l'autre se trouve être encore peu perfectionné ; or, c'est là le cas de plusieurs aliénés. Comme leur mémoire se trouve en défaut sur plusieurs termes, ils s'expriment par des gestes assez animés , dans lesquels la tête et les yeux font fonction de bras , lorsque ceux-ci sont retenus par le gilet de force. Il en est de même de la déclamation : cette manière d'exprimer par le ton de la voix les sentimens dont on est pénétré, et qui, naturelle chez plusieurs peuples peu riches en mots, est devenue un art chez les nations les plus civilisées, se montre spontanément chez les aliénés les plus grossiers, à faire voir qu'ils sont intimement persuadés de ce qu'ils disent, et qu'ils font leurs efforts pour le persuader aux autres : il semblerait, à les voir, que l'aliénation les a rendus plus éloquens, en même temps qu'elle les a, pour ainsi dire, ramenés vers le premier état de nature.

§. 246. J'entends par *qualités affectives*, les sentimens qu'on a coutume de considérer comme appartenant au cœur, soit qu'ils se dirigent vers les autres, soit qu'ils ne regardent que notre propre personne, et que nous avons placés en grande partie dans le domaine de l'instinct et des passions (§. 91). Quiconque aura le courage d'avoir commerce pendant quelques mois avec les aliénés, s'apercevra bientôt qu'ils vivent particulièrement dans le *moi*, et que leurs habitudes avec les objets extérieurs, leurs parens, leurs amis, leurs connaissances, se trouvent singulièrement affaiblies, souvent même entièrement détruites, comme si elles n'avaient jamais existé. Aussi le chien fidèle méconnaît-il son maître dans le délire occasionné par la rage. Cette diminution de vie de relation renforce d'autant plus la vie intérieure ; *l'amour de soi* (§. 92) se trouve plus concentré, et le malade reste émi-

nemment dominé par ces trois sentimens , l'orgueil, la crainte du mal , et le désir de la liberté.

§. 247. J'avais été tenté autrefois de ranger *la
pudeur* parmi les qualités affectives , et peut-être
devrais-je encore l'y laisser ; mais ce qui se passe
chez les femmes, lorsqu'elles sont affectées de délire , me force de convenir que du moins cette
arme puissante du beau sexe reçoit tout son
poli de l'éducation , et qu'elle n'est employée que
par la raison. En effet , dans la plupart des délires , la pudeur est oubliée , et de suite des paroles obscènes se trouvent mêlées parmi les propos décousus ; la femme annonçant par-là que la
pudeur est pour elle ce que raisonner , lire et
écrire sont pour l'homme. On a induit très-mal
à propos de ces paroles et gestes indécens l'existence de la nymphomanie (§. 190), tandis qu'ils
ne sont qu'un signe spécifique de folie ; car pour
peu que le délire ait de rémission , aussitôt cessent les paroles et les actions qui présentaient de
l'indécence.

§. 248. *L'orgueil* (§. 96), renfermé pour ainsi
dire , tant que nous nous portons bien , dans le
fourreau de la raison , se montre chez l'insensé
entièrement à découvert, et le rend très-sensible
aux marques de mépris et d'humiliation, lorsqu'il n'est pas dans son accès ; et lorsqu'il y est,
il lui fait prendre souvent comme des marques
d'honneur ce qui n'est employé que pour le contenir. On a un exemple familier de la survie de
l'orgueil à tout état de dégradation morale dans
les réunions d'hommes peu civilisés, chez les en-

faus, et chez tous les individus dont l'éducation n'a pas été soignée, et chez lesquels, à côté de la faiblesse, se trouve ce sentiment extrêmement exalté. Le médecin et le moraliste savent tirer parti de cette observation.

§. 249. Quant à *la crainte* (§. 97), quelles que soient la fureur et la hardiesse d'un maniaque, quel que soit son délire, il est rare qu'il soit sans ce sentiment : il est aisé de voir, dans les maisons de fous, que ce n'est que lorsqu'ils s'aperçoivent que quelqu'un les craint, qu'ils se jettent sur lui, mais qu'ils laissent ceux qui sont hardis, et qui témoignent ne pas les redouter ; à plus forte raison craignent-ils et fuient-ils à toutes jambes ceux dont ils ont une fois éprouvé la force et la puissance. Aussi n'y a-t-il rien de plus efficace pour rendre doux comme un agneau le maniaque le plus redoutable, que de lui opposer tout à coup un grand nombre d'hommes vigoureux : il se retire dans sa loge par pur effet de la peur, mais sans convenir de sa faiblesse, ni être désabusé de sa supériorité.

Distinguons avec soin cet instinct, du sentiment qui préside aux actions morales : on a dit que le fameux docteur Willis regardait comme un bon augure *quand l'aliéné craignait;* car il commençait alors à donner son attention aux objets extérieurs, ou même à raisonner juste, à conclure de la cause à l'effet ; il saisissait ce moment pour placer divers moyens de consolation et un doux excitement moral ; il encourageait surtout les malades qui, arrivés à la convalescence, étaient tourmentés de la crainte d'une rechute, en les assurant que cette crainte était un symptôme du plus heureux présage. Mais il est évident que c'est de la crainte morale dont parlait le docteur Willis, et non de cette crainte animale avec laquelle le sujet n'en est pas moins délirant ; situation dans laquelle tous les raisonnemens et toutes les consolations seraient encore à bien pure perte.

La crainte *instinct* n'en mérite pas moins notre attention, et d'autant plus que sa puissance est plus grande et plus durable que celle du sentiment moral. C'est par son secours que des aliénés, qui refusent d'abord avec la plus invincible obstination toute nourriture, sont conservés à la vie, étant fortement ébranlés par le ton impérieux et menaçant des servans, et cédant enfin, à la suite d'une lutte intérieure, à la crainte des mauvais traitemens : ils imitent en cela les enfans que j'ai vus si souvent se soumettre à une opération cruelle, et retenir même leurs cris, épouvantés des menaces que leur fait l'opérateur ; tant il est vrai que la crainte de la douleur est plus forte que la douleur même.

§. 250. *Le désir de la liberté* est aussi un des caractères les plus constans des aliénés ; toujours ils aspirent à sortir de leurs loges quand ils y sont fermés, et ils cherchent à s'évader, pour peu qu'ils en puissent trouver l'occasion et en saisir le moment : aussi en est-il rarement, parmi les plus furieux et les plus constamment insensés, qui, étant visités par le médecin, l'administrateur, ou telle autre personne, n'interrompe sa fureur ou le torrent de ses idées et de ses propos extravagans, pour demander de le laisser sortir de son cachot; et ce besoin, ce désir impérieux, sont-ils d'une grande ressource pour fixer l'attention de l'aliéné, et pour le maîtriser par l'arme puissante des peines et des récompenses? Il est certain que, dans une maison de fous, les liens sociaux sont brisés, qu'il n'y règne plus ni amitié, ni confiance; cependant ces malheureux se réunissent assez tous généralement dans un point, celui de haïr leurs gardiens et de récupérer leur liberté.

CHAPITRE II.

De l'état des diverses fonctions animales, vitales et naturelles chez les aliénés ; des maladies des aliénés et du degré de mortalité parmi cette classe d'hommes.

§. 251. Nous allons examiner parmi les fonctions animales, les fonctions des sens, celles des organes de la locomotion, et les forces musculaires. Parmi les fonctions vitales, celles de la calorification, de la circulation, de la respiration, de la nutrition, de la veille et du sommeil; et parmi les fonctions naturelles, celles de la génération, de l'absorption et des excrétions.

Avant tout, nous allons dire un mot du *facies*, puisque la physionomie exprime ce que nous éprouvons intérieurement. Celle de tous les fous exprime le soupçon; en général, sa teinte est pâle; ses traits sont convulsifs, et portent assez communément l'empreinte de la douleur; mais cette douleur n'est souvent qu'imaginaire, ou elle dépend de leur état intérieur : elle ne se rapporte pas aux causes de douleur des personnes en santé, puisque, comme nous le verrons plus bas, ce qui l'occasionnerait à celles-ci ne paraît pas affecter les aliénés.

Souvent aussi c'est la physionomie de la vieillesse; la peau des joues est ridée, et le menton se rapproche du nez : plusieurs femmes, encore jeunes et belles, sont méconnaissables et paraissent âgées; ont-elles quelques heures de répit, reconnaissent-elles les personnes qui les entourent, reprennent-elles leur gaîté, le visage reprend ses belles formes et la jeunesse reparaît : mais bientôt avec le délire la caducité se montre de nouveau; tant est grande la mobilité, tant est grand le changement qu'imprime à toutes les formes le principe interne dévié de ses habitudes ordinaires !

§. 252. Parmi les sens, ceux de la vue, de l'ouïe et du toucher sont ordinairement les plus altérés, et ceux de l'odorat et du goût se conservent plus long-temps intacts.

Tantôt les fonctions de la vue et de l'ouïe sont exaltées, tantôt elles sont nulles, et tantôt leurs perceptions sont décevantes. J'ai observé l'exaltation de la vue chez un capitaine d'infanterie, à l'hôpital d'Avignon, dont le délire roulait toujours sur les revues et l'exercice, et qui, me prenant pour un de ses soldats, lorsque je le visitai, me reprochait d'avoir des taches sur mon habit, laches qui y existaient réellement , mais que je ne pouvais voir qu'avec une loupe. Plusieurs maniaques , semblables aux hydrophobes , sont inquiétés , dans l'intensité de leurs accès , par la clarté du jour et par celle de la lune , et l'on est obligé de les tenir alors dans l'obscurité. J'ai observé pareillement , tant chez le malade ci-dessus que chez plusieurs autres , que le moindre bruit produit souvent parmi eux la plus grande agitation , ce qui annonce la finesse et la tension de leur ouïe. Pour la nullité de sensations , on la remarque dans deux cas particuliers , ou dans un état de torpeur et de grande faiblesse des organes, ou dans l'état complet d'abstraction, dont je donnerai bientôt des exemples. Pour la décevance, on la juge facilement lorsqu'on voit des insensés occupés sans cesse à déchirer et à mettre en lambeaux tout ce qu'ils peuvent atteindre , dans la croyance qu'ils font quelque chose de convenable : ainsi un militaire et une femme qui mettaient tout en pièces, même la paille de leur lit, me disaient, l'un, qu'il multipliait ses habits dont on lui faisait faute , et l'autre, qu'elle travaillait à carder du coton , par ordre de son mari. Il en était de même de l'aliéné dont parle M. Pinel , qui déchirait le linge et la paille de sa couche, qu'il prenait pour un tas de serpens et de couleuvres entortillées.

§. 253. Voici deux exemples d'altérations opposés des sens , où il a fallu un traitement différent :

1°. Un homme âgé de quarante-quatre ans ,

d'une constitution sèche, colérique, éminemment sensible, passant les nuits à l'étude, buvant et fumant beaucoup, prend une grande quantité de vin brûlé au sortir d'un violent accès de colère suscité par une injure reçue ; insomnie durant la première nuit, gestes et discours absurdes au matin : il bat sa domestique sans motif ; il brise avec un bâton les vitres de ses croisées. On l'enferme comme maniaque ; point de fièvre, point de soupçon d'affection hypocondriaque cachée, point d'hémorrhoïdes ; l'appétit est bon, les selles sont resserrées durant les paroxysmes ; le pouls est dur et tendu, l'urine, rendue en petite quantité, est aqueuse, quelquefois rouge, un peu sédimenteuse. Le délire maniaque se trouve singulièrement diminué au bout de quinze jours, sans le secours d'aucun remède ; mais il reste une telle sensibilité dans les organes de la vue et de l'ouïe, que le malade ne pouvait voir les objets un peu trop éclairés ou colorés de rouge, de jaune, de blanc, etc., ni entendre sonner les cloches, chanter, marcher, etc., sans de vives douleurs, et sans le retour complet du délire et de la fureur. Purgatifs violens, remèdes âcres et échauffans, qui, loin de soulager, firent perdre le peu de sommeil qui restait, ramenèrent un délire permanent, et ajoutèrent à l'intensité de sentiment des sens de la vue et de l'ouïe celle des organes du goût et de l'odorat, au point que ce qui était un peu odorant et sapide causait aussi les plus vives douleurs ; saignée du pied, relâchans, bains tièdes

et pédiluves , fomentations émollientes sur la
tête , lavemens, petit-lait et autres analogues. Le
malade est d'abord beaucoup mieux , et il se
trouve rétabli dans l'espace de neuf semaines (1).

  2°. Un peintre suisse , âgé de quarante ans ,
élève de David , tombe dans une sombre mélancolie , avec penchant au suicide , et il est renfermé par autorité de justice dans l'établissement
de M. Dubuisson à Paris. Ce médecin s'aperçut
que son malade avait en même temps les sens de
la vue et de l'ouïe tellement affaiblis , qu'ils ne
faisaient presque plus de fonctions. Il apprit que
cette lésion avait commencé avec la mélancolie ,
et il jugea de là que celle-ci dépendait d'un état
de *collapsus* du cerveau , et qu'une violente irritation produite à son voisinage pourrait le relever ; il fut en conséquence appliqué un vésicatoire à la nuque , qu'on renouvela plusieurs fois
pendant trois mois. Le succès de ce moyen fut
tel , aidé en même temps des laxatifs , des bains
tièdes , des délayans et des distractions , que le
malade récupéra insensiblement l'ouïe, la vue et
la raison , et qu'il fut en pleine convalescence
au bout de ces trois mois (1).

  §. 254. Le sens du toucher participe également
aussi, dans plusieurs circonstances , à l'erreur ou
au désordre des autres sens, et il ne remplit plus
ses fonctions ordinaires , celles de rectifier les

---

(1) *Conrad Fischer, Dissertat. med. sistens explanat.
adfect. maniac., etc. Hal. Magdeb.*, 1734.
  (2) Biblioth. médic., tom. XL, p. 203 et suiv.

erreurs de ces sens, et de produire le sentiment du plaisir ou de la douleur. Souvent l'aliéné, absorbé dans ses idées et entièrement replié dans lui-même, paraît hors du domaine de son enveloppe, et ne pas s'apercevoir de ses déchirures. L'officier dont j'ai parlé ci-devant se fit, dans ses agitations, une blessure à la tête, de la largeur d'un écu de cinq francs. Il ne parut jamais s'en apercevoir, et je ne pus par conséquent parvenir à la faire panser ; mais, comme ainsi que je l'ai dit, il rêvait toujours revues et propreté, et que son goût actuel était de porter de la poudre, il grattait sans cesse les murs de sa loge pour se blanchir la tête : je trouvai donc un jour sa plaie remplie de plâtre en poussière et en fragmens, ce qui fut répété plusieurs jours de suite, et malgré cela elle n'en guérit pas moins.

Mais sans parler davantage de ceux qui, comme cet officier, se déchirent et se font des plaies, s'amputent même des organes sans paraître en souffrir, nous avons les exemples très-réels, quoique bien étonnans, d'un grand nombre de sectaires de toute couleur et de tous les pays qui semblent au contraire se délecter de ce qui est pour les autres un cruel supplice : tel fut ce cordonnier de Venise qui se crucifia complètement dans le mois de mai 1805, et qui, après s'être cloué les pieds et les mains, et s'être fait avec un tranchet une large plaie au côté, fut trouvé suspendu à sa croix, à la façade de sa maison, d'où il fut retiré et transporté à l'hôpital de clinique. Aucune de ses plaies ne fut reconnue mortelle, et il en guérit bien , mais non pas de sa folie. Le chirurgien César Ruggiéri , qui lui donna ses soins , et qui a publié cette observation , insérée dans tous les journaux de médecine de l'an 1806 , fit la remarque que ce malade , dans les intervalles lucides que lui laissait son délire, souffrait cruellement de ses plaies , tandis que dans les autres momens il paraissait n'éprouver aucune douleur. On avait déjà fait la même remarque dans la publication des procès-verbaux du crucifiement des sectaires de Jansénius , du tombeau de S. Médard et du diacre Pâris : le courage et l'insensibilité de ces femmes étaient proportionnés à la durée de l'exaltation , et elles témoignaient malgré elles le sentiment de la douleur aussitôt qu'arrivait la rémission (1). Tels furent encore les sorciers et les possédés des temps passés (§. 173).

§. 255. Pour le sens de l'odorat, il présente ces deux remarques : que les fous s'aperçoivent peu des mauvaises odeurs au milieu desquelles ils vivent, et qu'ils aiment presque tous le tabac avec passion, lors même qu'ils n'en prenaient pas avant d'être malades. Ils en usent non-seulement en poudre, mais encore ils en mâchent et en fument; de sorte que cette plante entre nécessairement dans les dépenses d'une maison d'insensés. Ils sont même beaucoup plus tranquilles lorsqu'ils en ont obtenu; et c'est un moyen de gagner leur confiance que de leur en promettre. J'ai pourtant observé

---

(1) Voyez l'art. *Convulsionnaires* , Dictionn. des Scienc. médic. , très-bien traité par M. de Montègre.

que les principaux solliciteurs étaient parmi les
mélancoliques et les maniaques qui se rappro-
chaient le plus de la démence (1).

J'ai cherché naturellement à me rendre raison
de ce phénomène, afin de pouvoir profiter des
résultats ; et voici ce que j'ai cru trouver. L'expérience nous prouve, relativement au tabac, qu'en
même temps qu'il est sédatif, c'est aussi un puissant stimulant, ayant peut-être la propriété spécifique de pénétrer le système jusqu'au centre, et
de réveiller le cerveau de la torpeur : or, les sens
de l'odorat et du goût des aliénés sont presque
toujours affectés de cette torpeur, en même temps
que la vie intérieure semble tout ramener à elle ;
une excitation nouvelle paraît établir un instant
d'équilibre, et c'est ce que cherchent à se procurer les insensés par un instinct naturel : c'est le
même instinct qui guide l'homme de cabinet, absorbé par ses études et ses réflexions, à prendre
du tabac ; ce qui, dans le fait, soulage et délasse
singulièrement.

§. 256. En fait de goût, j'ai trouvé qu'en général
les aliénés l'avaient très-décidé, 1°. pour les liqueurs fortes et le vin, sans doute par la même
raison que nous venons de voir pour le tabac ; ils
se plaignent toujours que le vin qu'on leur donne,
qui, à la vérité, est trempé, n'est que de l'eau :

---

(1) Ceci souffre cependant quelques exceptions : j'en ai
observé une dernièrement chez une folle que j'ai traitée et
guérie, qui avait perdu le goût du tabac, et qui ne le reprit
qu'après sa guérison.

I.　　　　　　　　　　　　　　　32

2°. pour les fruits, les herbages et les acides. Mais plusieurs aussi ont ce sens dans une aberration singulière, au point de manger leurs excrémens, souvent avec autant d'avidité que le meilleur aliment; ce qui est d'un mauvais augure.

§. 257. Il résulte donc de ces considérations, 1°. que les sens des aliénés, en général, ne s'exercent pas tout-à-fait comme chez les personnes saines; 2°. que, tant que dure cet état, toute communication du dehors avec le dedans est ou interceptée ou mal exécutée; qu'ainsi, les leçons de sagesse, la musique et les spectacles auront peu ou point d'effet, jusqu'à ce que les sens aient repris leur intégrité; 3°. que rien n'est mieux prouvé, d'après ces alternatives de présence et d'absence de sentiment des insensés, que la possibilité de l'isolement du *nous* d'avec la société des sens externes; ce qui produit deux vies, l'une entièrement concentrique, et l'autre excentrique. C'est, au surplus, ce que nous éprouvons tous les jours dans les délires momentanés : que de charmes ne trouvons-nous pas à l'objet de nos amours, qui nous font rougir de notre erreur, lorsque le voile est tombé ! Combien de fois, dans des accès de colère, n'avons-nous ni vu, ni entendu ce qui se passoit autour de nous, et nous sommes-nous blessés grièvement sans nous en être aperçus ! Et les trophées de la victoire ne sont-ils pas dus en partie à l'insensibilité que donne la fureur des combats ? (§. 101.)

§. 258. L'état d'abstraction agrandit singulièrement la puissance locomotrice. J'ai vu des maniaques qui s'étaient sauvés de chez eux parcourir pendant plusieurs jours et plusieurs nuits des espaces immenses sans se reposer, et presque sans boire et sans manger; j'ai vu des jaloux, et des hommes qui cherchaient la vengeance, ne pas s'apercevoir, quoique délicats d'ailleurs, du chemin qu'ils faisaient pour courir après leurs chimères ! Les muscles, qui obéissent à la volonté ($. 86), ainsi que les sens internes et externes, ont besoin de repos, du moins de l'alternative de relâchement, sinon l'animal périt. Dans le tétanos, qui est la contraction permanente et forcée des muscles soumis à la volonté, avec la veille des sens internes et externes, cet état est suivi de la débilité la plus profonde, et le plus souvent de la mort. Dans les longs paroxysmes de manie, les muscles volontaires sont également toujours en contraction, et ils ne paraissent différer que parce que les contractions alternent avec le relâchement.

Or, l'on ne saurait expliquer par aucune loi connue, ni la longueur des exercices dont j'ai parlé ci-dessus, ni comment des insensés, retenus dans leurs loges et très-mal nourris, peuvent vociférer pendant plusieurs semaines, agiter la tête et les différens membres, écraser leur paille et la remuer en mille manières, travailler sans cesse à détruire leurs cellules, fixer plusieurs journées entières le même objet, sans se détourner un instant, sans paraître en être fatigués, etc. ! Le mouvement paraît même un état désiré, nécessaire dans cette situation. M. Haslam a reçu l'aveu de plusieurs malades, après leur guérison, qu'ils éprouvaient un grand soulagement d'agiter

leurs chaînes, ou de battre le plancher du pied
pendant la plus grande partie du jour. En général, aussi, la position horizontale est nuisible à
ces malades, surtout aux fous furieux ; ils se trouvent bien d'être debout, et il leur est toujours
avantageux de se promener lorsque leur état le
leur permet.

Cette mobilité si étonnante s'accompagne souvent d'une force musculaire qui ne l'est pas moins ;
tellement que chez quelques-uns les liens les plus
puissans cèdent à leurs efforts avec une facilité
qui tient du prodige, et cela a souvent lieu chez des
sujets très-faibles, dans les intervalles des paroxysmes : encore ici nous retrouvons la même image
dans un accès de colère, dans les névroses, dans
les mouvemens convulsifs des personnes languis-
santes, souvent même dans les oiseaux de basse-
cour à qui l'on vient de couper la tête ; de sorte
que nous devons attribuer cette exaltation des
forces plutôt à une aberration qu'à un accroissement réel des puissances de la vie.

§. 259. Il est en effet raisonnable de penser
que ces mouvemens si rapides et si violens ne sont
que des espèces de spasmes et de convulsions dé-
pendans de l'irritation du système sensitif, et du
mouvement tumultueux du principe de la vie :
n'importe que les aliénés se trouvent bien de les
exécuter ; car nous savons par expérience que,
dans les maladies convulsives, les malades souffrent davantage quand on leur retient les membres que quand on les abandonne à leurs agitations : nous savons aussi que ces mouvemens et
cette force éphémère n'indiquent aucunement une

force tonique réelle, puisque les sujets chez lesquels cette force existe, tels que les hommes de
peine, sont précisément les moins impression-
nables. Il n'implique donc pas contradiction qu'on
recommande l'exercice du corps, comme partie
essentielle du traitement des aliénés : un exercice
régulier, suffisant pour fixer l'attention, est au
contraire très-propre à rompre cette exaltation
morbifique, en augmentant l'énergie réelle du système musculaire, et en donnant d'autres direc-
tions à tout l'ensemble de l'économie.

Au surplus, cette force et ces mouvemens sont
loin de se remarquer dans tous les accès de manie
périodique ; il règne au contraire dans quelques-
uns un état de stupeur, et on ne retrouve plus
cette énergie dans les intervalles des accès. Lorsque ceux-ci ont été très-longs, l'aliéné se trouve
frappé d'une sorte d'épuisement marqué par un
sentiment général de lassitude, qui, comme l'a
fort bien annoncé M. Pinel, va quelquefois jusqu'à la syncope, avec confusion extrême dans
les idées, morosité sombre et profonde mélancolie. En général, dans la manie rémittente, où
les malades se sont beaucoup agités, ils maigrissent considérablement, et cette période est le terme
de leurs agitations, qui recommencent lorsqu'ils
ont repris des forces et leur premier embonpoint.
J'ai même toujours remarqué qu'on ne peut être
assuré de la guérison d'un aliéné qui est devenu
maigre que lorsqu'avec le retour de son premier
embonpoint il ne donne plus de signes de folie.

§. 260. Il y a deux choses à considérer dans *la
calorification* (§. 89), relativement au délire ; la

puissance de produire la chaleur, et la puissance vraie ou supposée des insensés de supporter le froid.

Le refus que font certains aliénés de porter aucun vêtement, la constance et la facilité avec laquelle ils supportent le froid le plus rigoureux et le plus prolongé, indiquent bien un dégré supérieur d'intensité dans la chaleur animale. On en a vu, durant certains jours où le thermomètre marquait dix, douze et jusqu'à quinze degrés au-dessous de la glace, qui ne pouvaient garder leur couverture de laine, qui restaient assis en chemise sur le parquet de leurs loges, et qui prenaient la glace ou la neige à poignées, pour, avec une sorte de délectation, se l'appliquer et la faire fondre sur la poitrine, où elle se fondait en effet, et qui était devenue un véritable calorimètre. Ettmuller parle de plusieurs maniaques qui recherchaient l'eau froide et la glace dans les plus grandes rigueurs de l'hiver. Il est fait mention dans les Actes de Copenhague, années 1674 et 1675, d'une jeune fille maniaque qui, quoiqu'elle fût nue, ne paraissait pas souffrir des plus grands froids. Cabanis rapporte que la commission des hôpitaux de Paris, dont il était membre, trouva à l'hospice de la Salpêtrière, en 1791, une folle furieuse, âgée de 82 ans, qui avait passé l'hiver rigoureux de 1788 à 1789, sous un hangar, sans se ressentir en aucune manière du froid (qui a été jusqu'à 18 degrés sous o, R.), quoiqu'elle n'eût qu'une simple couverture, et que même elle la rejetât souvent pour se mettre absolument nue. M. Pinel rapporte des faits semblables observés parmi les aliénés de Bicêtre (1). Il est bon de remarquer encore que les fous ont presque toujours la tête découverte, et qu'ils supportent tous en général, sur cette partie, l'action des plus grands froids sans en être incommodés; particularité qu'on observe également chez plusieurs personnes qui aiment à aller tête nue, lesquelles, si on y fait bien attention, se trouvent avoir le cerveau un peu timbré.

Il ne saurait donc y avoir de doute sur la puissance du principe intérieur de l'animalisation, de produire, lorsqu'il est exalté, en même temps que les mouvemens nombreux dont nous avons parlé ci-devant, une augmentation de chaleur, rendue sensible dans bien des cas par le toucher et par le thermomètre, et partant vraisemblablement de la même source que l'éclat des yeux, si ordinaire aux aliénés qui sont un peu animés. Il n'est personne, d'ailleurs, qui ne se soit aperçu d'un développement plus grand de chaleur, sur soi-même ou sur autrui, dans l'acte d'une grande passion, telles que la colère, la jalousie, l'amour, la poursuite d'un projet, etc.

§. 261. Mais l'on a eu tort de faire de ces observations un principe général pour établir que les fous n'ont besoin ni de couvertures, ni de vêtemens, ni de combustibles, et pour introduire

---

(1) *Ettmuller, Praxis univers.*, *tom. II*, *Deliria.* Collection académiq., tom. VII, partie étrangère; Cabanis, Rapport du Physique et du Moral de l'Homme, tom. I, p. 377; Pinel, Nosogr. philos., tom. III, p. 109.

dans plusieurs hospices l'économie la plus sordide dans les fournitures.

Plusieurs aliénés, loin d'avoir trop chaud durant leurs accès, sont au contraire vivement affectés par le froid : on les voit, dit M. Pinel, se précipiter avec empressement dans les chauffoirs, et il arrive chaque année, à Bicêtre, des accidens, par la congélation des pieds ou des mains, lorsque la saison est rigoureuse. Puis, à la fin des accès, comme si la chaleur animale étoit épuisée, un froid général s'empare du corps, et, réuni à l'état de faiblesse auquel les fous se trouvent réduits par leurs agitations, il peut faire périr les malades dans les froids rigoureux, si l'on n'y prend garde. J'ai même vu, à Marseille et à Avignon, des maniaques, à la fin de leurs accès, être, au milieu du mois d'août, si sensibles au froid du vent nord-nord-ouest (mistral), qu'il fallait les couvrir davantage. C'est ce qui fait que M. Haslam combat fortement la croyance sur la faculté des aliénés de résister au froid : il assure qu'il agit sur leurs organes, et surtout sur les pieds, qui sont, dit-il, tellement sujéts à la mortification par cette cause, qu'il y a un ordre exprès à l'hôpital de Bethléem, que tout aliéné renfermé étroitement sera visité aux pieds, matin et soir, par le gardien, et qu'il les aura constamment enveloppés de flanelle. Ceux, continue-t-il, qui ont la faculté de se promener dans la maison, sont toujours auprès du feu, pendant l'hiver (1).

____

(1) *Observations on madness and melancholy, etc.*, 1809.

Il n'est pas inutile de remarquer, avec le même auteur, qu'on a pu prendre quelquefois pour une faculté calorifique l'insensibilité dans laquelle se trouvent certains maniaques et mélancoliques fortement absorbés (§. 257) : ainsi, il n'est personne qui n'ait éprouvé que, tandis qu'il était occupé sérieusement, son feu se sera éteint sans qu'il se soit aperçu du changement de température ; mais que, dès qu'il a eu fini, ou que la fatigue a amené l'indifférence, il a alors senti qu'il avait froid , ce dont il ne s'était pas aperçu auparavant. Or, il est possible qu'un grand nombre d'aliénés soient dans ce cas-là , et qu'alors ils souffrent d'autant plus du froid que la circulation dans les extrémités du corps est plus faible. Mais cette observation n'infirme en rien l'assertion contraire de développement d'une grande chaleur chez des aliénés , pendant l'intensité de l'accès , et qui est démontrée par l'expérience.

Il résulte de ces faits opposés un point de pratique essentiel : c'est que, n'y ayant rien d'absolu dans cette puissance de supporter le froid, l'on doit se conduire d'après l'expérience, et examiner avec le thermomètre, s'il est posssible, et avec les mains, l'état de la température des différens aliénés, pour les couvrir plus ou moins : c'est principalement à la fin des accès qu'il faut redoubler de surveillance, et lorsque le malade est faible, le réchauffer, lui donner quelques cordiaux, étendre sur lui des couvertures de laine, etc. Si ce changement brusque arrive pendant la nuit, il peut devenir mortel par défaut de secours, et c'est ce que j'ai vu arriver en 1796 à l'hôpital de Marseille, en la personne d'un soldat maniaque : de là la nécessité de rondes fréquentes, surtout à l'époque des premiers froids, et la pratique de plusieurs précautions sur lesquelles nous reviendrons en parlant du traitement.

§. 262. *Respiration* et *circulation*. Ce n'est pas avec un moindre étonnement qu'on observe que, dans cette exaltation des fonctions nerveuses et musculaires, cependant les fonctions du cœur et des poumons sont rarement altérées.

J'ai répété maintes fois l'observation faite avant moi par M. Daquin, que le fou le plus furieux, le plus irrité, celui qui est le plus en colère, n'a pas la plus petite altération dans la respiration ; que le jeu des poumons s'exécute chez lui avec la plus grande aisance, et qu'on ne remarque pas la moindre oppression, même après les plus violentes agitations.

Un seul caractère spécifique m'a paru distinguer la respiration des fous d'avec celle des personnes en santé, et il se trouve dans la nature du fluide de l'expiration ; c'est-à-dire, qu'ils exhalent tous une odeur fétide très-forte, qui paraît venir des poumons plutôt que de l'estomac. La fétidité de l'haleine est un symptôme qui accompagne assez généralement toutes les maladies nerveuses, et je l'ai vue souvent, lorsqu'elle se manifeste inopinément, annoncer l'imminence des convulsions, d'un accès de mélancolie, de manie, d'hystérie. Je l'avais d'abord prise pour un symptôme saburral, mais l'ayant vue venir et disparaître avec l'accès, je l'ai considérée comme essentielle à la maladie, et je crois ne m'être pas trompé. La respiration est pareillement long-temps naturelle dans la frénésie vraie.

§. 263. Le même docteur Daquin, examinant le pouls des maniaques la montre à la main, a souvent trouvé que les battemens de l'artère n'allaient pas au-delà de 65 à 70 pulsations dans une minute ; il a vu, au contraire, plusieurs fous mélancoliques et imbécilles dont les fonctions cérébrales étaient, dit-il, enchaînées ou presque nulles, dont les pulsations allaient dans une minute au nombre de 80 à 85, et même à 95 ; ce qui lui avait fait conclure qu'il y a dans cette maladie inégalité entre les fonctions du cerveau et celles du cœur (1); conclusion qui n'aurait pas la même valeur aujourd'hui que les attributions et l'indépendance du grand nerf sympathique ont reçu une plus grande extension : au surplus, les observations de cet estimable confrère n'avaient eu lieu que sur un petit nombre de sujets.

Il résulte de mes propres remarques, réunies à ce que les autres ont observé, en avouant toutefois qu'il n'est pas fort aisé de s'assurer du nombre exact des pulsations chez les maniaques au moment de l'accès, il résulte, dis-je, qu'il n'y a rien d'absolument constant dans la force et la fréquence du pouls chez ces malades. Dans plusieurs circonstances où l'œil était étincelant et le malade furieux, j'ai trouvé le pouls faible, petit

____

(1) Philosophie de la Folie, p. 17 et suiv., 1791.

et ralenti; dans d'autres, au contraire, il était fort, dur, et fréquent, avec des battemens sur les parties latérales du cou et aux tempes. Nous apprenons de Mason-Cox qu'un de ses malades était furieux lorsque son pouls était à 90 pulsations, mélancolique à 5o, à demi-mort à 4o, et tout-à-fait raisonnable à 70 pulsations; il l'a guéri par le secours de la digitale pourprée, administrée pendant plusieurs semaines de suite, en doses suffisantes, pour entretenir constamment le pouls à ces 70 pulsations (1).

Cette différence dans la manière d'être du système circulatoire dépend évidemment de la différence de la constitution physique des malades. Les individus forts, robustes, riches en sang, ont le plus souvent les mouvemens de ce système en rapport avec le degré de leur exaltation : les sujets faibles, d'une constitution plutôt lymphatique et nerveuse que sanguine, ne présentent plus le même rapport : le visage, au surplus, se met assez bien d'accord avec la circulation : il est rouge, et même violet, dans le premier cas; il reste pâle et blême dans le second; distinction qui est d'une grande utilité dans la pratique.

§. 264. *Nutrition.* Quelques aliénés présentent le phénomène de pouvoir supporter la privation d'alimens pendant 10, 15, 20 jours et plus, sans accident, et sans même qu'ils paraissent s'affaiblir; le même volume de la Collection académique de Copenhague, cité précédemment, rapporte le

____

(1) Extrait de la Biblioth. britann., 1806.

cas d'un aliéné qui, s'imaginant être un nouveau Messie, jeûna pendant 40 jours consécutifs, sans prendre autre chose qu'un peu d'eau pour se rincer la bouche, et n'ayant cependant pas paru, durant ce long jeûne, avoir éprouvé d'altération dans sa santé. Nous avons rapporté à la Section précédente (§. 183) le fait de ce soldat nommé *Pierre Landart*, dont l'abstinence fut bien plus longue ; et M. Pinel a été plusieurs fois témoin de cette obstination à ne pas se nourrir, qu'il regarde comme un des symptômes les plus dangereux durant certains accès, contre lequel, pour en triompher, il faut employer le plus d'adresse et d'expédiens. L'on n'ignore pas d'ailleurs que les longues abstinences sont communes à toutes les maladies nerveuses.

D'autres insensés éprouvent, au contraire, pendant leurs accès, une grande voracité, et la défaillance de ces malades suit de très-près le trop peu de nourriture. La plupart sont, comme nous l'avons dit, en parlant de la chaleur, assaillis du besoin d'être restaurés promptement, aussitôt que leur accès est sur sa fin, et il faut alors de la diligence pour les soutenir par des alimens convenables.

§. 265. Il n'est pas inutile de rechercher la cause de cette absence du besoin de manger chez les aliénés ; il m'a paru pouvoir être réduit à trois chefs : 1°. à l'état pathologique du système digestif, dont les fonctions sont singulièrement influencées par les affections hypocondriaques, hystériques, mélancoliques, maniaques et nerveuses en général. La membrane muqueuse de ce système a été souvent trouvée rougeâtre, quelquefois excoriée, et plus souvent couverte d'une quantité plus ou moins grande de mucosités ou de glaires, dans lesquels sont nichés des pelotons de vers; la bile est presque toujours, à la longue, plus ou moins altérée, et les calculs biliaires ne sont pas rares dans sa vésicule, ce qui peut contribuer à la constipation presque habituelle dont la plupart des fous sont frappés. 2°. L'abstinence dépend aussi très-souvent de ce que l'aliéné, trop préoccupé de ses chimères, n'éprouve pas plus la sensation du besoin de nourriture que celle du froid (§. 261), ainsi qu'il arrive à chacun de nous quand l'esprit est livré à de profondes méditations. 3°. Enfin, et ce cas est heureusement le plus rare, l'abstinence peut être volontaire; ce qui arrive lorsqu'elle forme l'objet principal du délire religieux, ou lorsque l'insensé, dévoré de chagrins, a choisi ce genre de suicide.

Quant à la voracité, on en conçoit facilement la raison, lorsqu'on considère l'état de fatigue auquel les aliénés furieux viennent de se livrer, et les déperditions de substance qui ont dû en résulter.

§. 266. L'abstinence des fous n'est donc qu'un état maladif : cependant on l'a considérée de tous les temps (§. 29) comme une indication naturelle de leur faire faire diète, et on ne l'a que trop fait servir de prétexte d'économie dans plusieurs établissemens, dans lesquels, soit par l'ancien préjugé qu'ils doivent peu manger, soit par motif d'intérêt, ces malheureux sont encore nourris aujourd'hui avec la plus grande parcimonie ; et dans tels hôpitaux, l'exténuation de l'insensé par une diète sévère est encore un des fondemens de leur traitement. L'on doit à M. Pinel d'avoir fait connaître en France les dangers de cette maxime absurde ; de l'avoir combattue, en produisant de nombreux exemples de manies prolongées, et même rendues incurables par la privation mal entendue d'une nourriture suffisante ; et surtout en rendant publique la malheureuse expérience qu'on fit à Bicêtre de ce préjugé irrationnel, en 1793, amenée par la disette de vivres, qui y fit périr plusieurs aliénés, et qui exaspéra la manie de plusieurs autres.

Admirons combien nous sommes inconséquens : c'est un proverbe généralement admis par le peuple, et qui lui fait souvent commettre bien des imprudences, *que l'inanition rend le cerveau vide*. Comment a-t-on pu en même temps admettre qu'elle pouvait guérir la folie ? L'on sait que les longs jeûnes empêchent de dormir, qu'ils produisent une inquiétude générale et un caractère irascible ; qu'on se prépare aux extases et aux visions par les jeûnes et les abstinences ; que les gros mangeurs, s'ils sont rarement spirituels, deviennent aussi rarement fous ; que toutes les personnes affectées de névroses, les femmes surtout, ont besoin en général de prendre des alimens pour pouvoir se livrer aux douceurs du sommeil. Ces simples observations, que chacun a pu faire, auraient bien dû suffire pour faire sentir la nécessité de nourrir les insensés.

§. 267. *Veille* et *sommeil*. Je considère le sommeil comme une fonction tout aussi nécessaire que les autres à la conservation de la vie (§. 258); cependant il est de fait que les fous dorment peu, et qu'ils dorment d'un sommeil très-léger; les plaintes de plusieurs mélancoliques ne cessent même pas durant ce temps accordé au reste de la nature pour la réparer. Quelques aliénés supportent très-bien, pendant plusieurs mois, des insomnies qui feraient périr tout autre individu.

Quelle est la raison de ce phénomène, tout aussi étrange que tous ceux que présente la folie? Le corps des insensés n'est certainement pas privilégié, et nous ne voyons pas que nul homme sage puisse passer plusieurs jours sans dormir, du moins sans un sommeil de quelques heures, ou la nuit ou le jour : or, je ne puis concevoir ce fait sans revenir à la comparaison du délire avec les rêves (§. 243); c'est-à-dire, le sommeil complet est autant le repos des sens internes que des sens externes, et le seul qui délasse complètement; le sommeil incomplet est le repos de l'un de ces deux ordres de sens, et la veille de l'autre; il délasse beaucoup moins, mais il soulage plus la nature qu'un réveil entier, et je connais beaucoup de gens qui n'en ont pas d'autre. Or, lorsqu'on dit que les fous ne dorment pas, peut-être est-il mieux de dire qu'ils rêvassent toujours, excepté dans leurs intervalles lucides. L'état d'abstraction dans lequel ils vivent permet peu d'exercice aux sens externes; ce qui fait qu'il y a assez souvent une moitié d'eux-mêmes qui se repose, et la nature s'accoutume insensiblement à cet état; tellement qu'après avoir d'abord maigri, le maniaque reprend un certain embonpoint, quoiqu'il dorme rarement tout-à-fait.

Pourquoi l'opium est-il si souvent contraire dans la manie (§. 36)? L'opium, chez les personnes qui jouissent de leur bon sens, produit presque toujours des rêveries ; il ne fait donc que les augmenter dans la folie; aussi vaut-il mieux, en général, chercher à enrayer cette activité turbulente par l'exercice et la fatigue des membres, ou par tout autre moyen externe ou interne, que par l'usage de l'opium.

§. 268. *Fonctions génératrices.* Ce qui se passe chez les délirans me prouve que la nature tient singulièrement à la reproduction ; car, tandis que la plupart des autres fonctions paraissent souvent délaissées, celle-ci est presque toujours singulièrement active. La folie ne s'oppose ni chez l'homme, ni chez la femme à la fécondation (§. 76), et celle-ci ne paraît influer que très-rarement sur la naissance et les progrès de la folie.

Wedel, professeur à Jéna, au commencement du siècle dernier, enseignait que les maniaques étaient enclins aux plaisirs de l'amour, les uns plus, les autres moins ; qu'ils étaient très-puissans pour l'acte, mais en même temps très-longs, jusqu'à fatiguer les femmes, d'après l'aveu que lui en avaient fait celles qui avaient eu commerce avec ces malades ; et qu'enfin ils n'éjaculaient que très-peu de semence (1). Il faut attribuer ce der-

____

(1) *Dissert. de Maniá, præsid. Cl. Wedel. Jenæ,* 1806.

nier accident au régime austère dans lequel on tenait alors les fous , et qui ne devait pas fournir un grand excédant de sucs nourriciers ; tandis qu'au contraire les muscles destinés à l'érection participent de l'état presque habituel de contraction et de spasme dont nous avons parlé précédemment ($. 259). Le même auteur rapporte, en outre, trois exemples de femmes grosses devenues maniaques dans les premiers mois de la gestation , et un exemple d'une femme maniaque, guérie après être devenue enceinte. Au contraire, dans une thèse soutenue à Montpellier, l'auteur parle d'une manie développée durant la grossesse, laquelle en aurait été la cause, qui a duré tout le temps de la gestation , et qui s'est dissipée lors de l'accouchement ; il nous apprend en même temps que le professeur Pétiot avait aussi communiqué un fait analogue dans ses conférences cliniques de l'an VII (1). Ces faits opposés n'annoncent-ils pas ce que nous venons de dire plus haut, que le délire a peu d'influence sur la génération , comme la génération sur le délire , et que ces deux états peuvent très-bien marcher ensemble ?

Nous avons déjà fait remarquer ($. 191) qu'on a beaucoup exagéré la puissance des organes générateurs pour produire une manie particulière, et nous avons fait voir aussi ($. 247) dans quel sens on devait prendre les gestes et les propos indécens des femmes aliénées en général : je ne disconvien-

___

(1) Essai sur la Manie, par Guill. Servière. *Montpellier,* 1799.

drai pourtant pas que la nature peut parler chez
les fous, et même avec plus de force que chez les
sages, parce qu'ils ont perdu toute pudeur; mais
je crois m'être assuré que chez eux le résultat de
l'irritation des organes sexuels est de les porter
plutôt à l'onanisme qu'à la réunion des sexes. Déjà
un pareil penchant est très-prononcé chez le crétin de naissance; et étant né dans un pays où
cette maladie est fort commune, et où par conséquent j'ai pu en observer toutes les habitudes,
je n'ai pas vu que les crétins parfaits des deux
sexes cherchassent à se rapprocher, ni que les
filles crétines sussent ce qu'elles faisaient lorsqu'elles avaient commerce avec des hommes assez
dépravés pour les rechercher. Il y a une grande
différence, il est vrai, de cet état avec les mélancoliques et les maniaques; mais je présume que
l'état d'abstraction dans lequel ils se trouvent
durant leurs accès, et l'égarement de leurs sens,
ne leur permettent pas, ainsi que Cælius l'avait
déjà dit, de faire attention aux attraits d'un autre
sexe; et je suis fondé sur ce que, les ayant souvent
observés dans ces visites autant inutiles qu'incon-
sidérées que le public leur fait dans leurs asiles,
la plupart d'entre eux ne faisaient aucune attention
aux curieux, quoiqu'il y eût dans le nombre de
fort jolies femmes, mais ils rentraient dans leurs
loges avec la plus grande indifférence. A Dieu ne
plaise pourtant que ces observations puissent justifier les établissemens où les sexes sont mêlés,
car les images qui restent peuvent fort bien augmenter le penchant à l'onanisme!

Ce penchant est tel , et les aliénés des deux sexes lui obéissent tellement, que j'en ai vu qui étaient devenus entièrement arqués , et que leurs doigts en étaient crochus. C'est un des plus mauvais symptômes , et qui rend la maladie entièrement incurable ; symptôme auquel jusqu'ici on n'a pas fait dans les établissemens de ce genre une attention suffisante, et qu'il faut prévenir par tous les moyens possibles.

§. 269. *Fonctions absorbantes*. L'énergie de ce système ne peut être connue dans le vivant que par l'observation ; or , voici les faits qui me prouvent qu'elle est très-grande chez les mélancoliques et les maniaques : 1°. j'ai observé que la peau de ces malades est toujours sèche, et que, lorsqu'elle a été mouillée par un bain ou autrement , elle se sèche avec la plus grande promptitude, tout étant d'ailleurs égal pour l'évaporation ; 2°. je la déduis également de la grande facilité que nous avons vue chez plusieurs aliénés de rester un grand nombre de jours sans manger et sans boire , et de ce qu'en général, il leur est commun d'engraisser, quoiqu'ils soient assez mal nourris. L'activité de l'inhalation est d'ailleurs assez une propriété de toutes les affections nerveuses, dans lesquelles il est commun de voir des malades garder une assez longue abstinence , et cependant rendre , par la voie des crachats et des urines, bien au-delà, sans comparaison, de la quantité de liquides reçus dans l'estomac. Or , il n'est aucun doute que la manie ne soit elle-même une maladie nerveuse par excellence. 3°. Ces preuves se rencontrent aussi dans plusieurs observations d'insensés purgés par des médicamens employés en frictions, et cette connaissance n'est pas d'un mince intérêt ; car, comme les fous ne se croient pas malades, et qu'ils ne veulent pas prendre de remèdes, il nous reste la voie de l'inhalation pour leur en administrer, et même pour les nourrir. 4°. Enfin l'on verra dans la manie très-aiguë, la frénésie (§. 5o5), cette fonction être extrêmement active.

§. 270. *Fonctions excrétoires.* Nous considérerons parmi ces fonctions, l'expuition, la menstruation, les urines, la transpiration et les excrémens.

L'expuition est très-fréquente parmi les aliénés, et ils excrètent naturellement une grande quantité de salive, ce qui leur est commun avec la plupart des individus attaqués de maladies nerveuses. C'est une chose bien remarquable que la salive devient pour les insensés une arme d'attaque ou de mépris, comme aux enfans et aux femmes indignées, et le rapport de son organe sécrétoire avec plusieurs maladies nerveuses qui lui donnent, comme dans la rage, une qualité vénéneuse.

La menstruation n'est pas suspendue par la manie, à moins que sa suppression n'en ait été elle-même la cause ; mais les paroxysmes de manie se renouvellent communément avec chaque nouvelle apparition des règles, ou augmentent d'intensité, loin d'en être calmés.

Comme nous l'avons dit ci-dessus de la perspiration, l'humeur de la transpiration acquiert chez

les fous une odeur infecte, pénétrante, indélébile, dont se chargent leurs vêtemens et leurs
meubles.

Les fous en général urinent beaucoup; et de
même que dans les paroxysmes de fièvres d'accès,
les névroses, les urines sont claires et limpides
durant l'accès, et ordinairement très-chargées à
la fin des paroxysmes. Pour les excrémens, ils
sont en général en moindre quantité, plus durs,
d'un jaune obscur, quelquefois gris. Les fous
sont communément constipés, et c'est même
quelquefois d'un mauvais augure lorsqu'ils ont la
diarrhée. On voit, au reste, chez quelques-uns
les urines et les excrémens être retenus pendant
long-temps, et chez d'autres couler involontairement.

§. 271. Les sujets attaqués d'un délire chronique sont susceptibles de toutes les maladies
aiguës, comme les autres hommes; la plupart des
établissemens d'insensés n'ont même des médecins
et des chirurgiens que pour les traiter de ces maladies; cependant on les regarde, en général,
comme peu sujets aux maladies. L'on sait que,
d'après une opinion ancienne, renouvelée par
Méad, ils sont considérés presqu'à l'abri des maladies contagieuses et épidémiques; et le docteur
Will. Heberden, médecin qui a pratiqué pendant
un demi-siècle, et qui n'était pas crédule, assurait
en dernier lieu que le délire chronique absorbait
toutes les autres maladies, et les faisait quelquefois disparaître pendant sa propre durée; qu'il
avait vu un homme qui, à la suite d'une fièvre,

était d'une grande faiblesse, devenir tout d'un coup fort et vigoureux en perdant la raison ; et un autre, qui était presque à la dernière période d'une phthisie regardée comme incurable, n'en avoir plus aucun symptôme en devenant fou (1). Nous examinerons ces questions, après avoir jeté un coup-d'œil sur celle-ci : *Si la manie est toujours apyrétique?*

§. 272. Les pères de l'art n'ont pas toujours été du même avis sur cette question, et tout en définissant la manie *une fureur sans fièvre*, quelques-uns, parmi lesquels Cælius, avouaient qu'il pouvait y en avoir une petite, peu apparente, *febricula larvata*. Vogel (§. 44), professeur à Gottingue, et Heckenberg, qui a soutenu en 1763 une thèse dont j'ai déjà parlé, sous ce célèbre médecin, assuraient que la mélancolie et la manie ne sont pas toujours exemptes de fièvre, sinon aiguë, du moins lente et obscure ; que ces maladies suivent souvent le type de la fièvre quotidienne rémittente, ou de la fièvre tierce, ou un type anomal avec des rémissions et exacerbations, comme la maladie principale, et qu'ils avaient vu une manie se guérir avec la fièvre qui l'accompagnait. Les professeurs de Montpellier, Grimaud et Dumas, paraissent, comme nous l'avons déjà dit (§. 15), avoir regardé la manie comme l'état chronique de la frénésie, opinion qui existait déjà du temps de Wédel (§. 42), qui insistait pour qu'on ne prît

----

(1) *Heberden, Commentaries on the history and cure of diseases*, etc. *London*, 1806.

pas une frénésie obscure pour une simple manie, et qui recommandait, pour les distinguer, de faire attention depuis le septième jour jusqu'au quarantième, jours critiques dans la première espèce, et non dans la seconde. Camérarius, professeur à Tubinge, pensait que la manie n'est pas toujours sans fièvre, et il rapportait à l'appui les deux cas suivans, insérés dans la Dissertation d'Eberhard, soutenue en 1734, et que je vais rapporter, pour en dire ensuite mon avis, ce sujet me paraissant mériter assez d'attention.

Premier cas. Un jeune homme très-laborieux, et jouissant d'une bonne santé, arrive chez lui, de retour d'un voyage fait sur la fin de l'automne, avec les sens troublés et l'esprit querelleur; éveillé inopinément pendant la nuit, il entre en fureur, et présente tous les symptômes de la manie. Rémission le matin, sans être pourtant absolument sans délire; exacerbation le soir, avec augmentation successive jusqu'au matin, où commence de nouveau la rémission, et ainsi successivement jusqu'au quarantième jour. A cette époque, les paroxysmes cessèrent, et le malade commença à récupérer plus de raison et de tranquillité. Indépendamment des exacerbations quotidiennes, la maladie avait encore présenté un type tierce; c'est-à-dire qu'il y avait des jours alternes de bien et de mal : le mauvais jour, le corps du malade semblait s'allonger, et devenir plus droit; les membres étaient plus roides et plus tendus; il y avait augmentation de force et de chaleur, et insomnie parfaite; le malade ne pouvait être re-

tenu au lit, mais il passait la nuit à marcher dans
sa chambre, en menaçant, en criant, en blasphé-
mant, en chantant, en priant, en tendant des
embûches pour s'emparer d'armes offensives, en
dévorant les alimens plutôt qu'en les prenant, en
mordant le verre, etc. Au bon jour, il était plus
calme, et jouissait de l'intégrité de ses sens, si ce
n'est qu'il ne s'occupait que de poisons, d'esprits
et de sortiléges. Le pouls était presque toujours
plus fort et plus fréquent le mauvais jour; l'urine
n'était jamais teinte, et se montrait toujours sans
sédiment; elle était limpide et aqueuse dans l'exacerbation, plus citrine et plus colorée durant la
rémission. Ce malade ayant été saigné, son sang
se trouva beau, contenant beaucoup de sérosité,
et peu de parties cruoreuses.

Deuxième cas. Une femme, dont le père avait
donné quelques marques de folie, et qui elle-
même, dans une de ses couches, avait déjà eu un
accès de délire, éprouve le même sort au quatorzième jour d'une nouvelle couche, en automne.
Elle avait eu une grossesse et un accouchement
heureux; les lochies et le lait suivaient leur cours
naturel, mais elle ne dormait pas, elle était triste,
pleurait fréquemment, et les mamelles étaient
douloureuses et enflées, surtout la droite, cependant sans frissons, ni horripilation : tout à coup,
à ce quatorzième jour, elle est prise d'un accès de
manie sans cause évidente. Elle est colère, re-
vêche, malicieuse, fait sous elle, abandonne son
enfant, et perd toute idée de pudeur ; ses sens
sont troublés, mais sans altération de fonctions ;

exacerbations et rémissions très-sensibles , annoncées , les premières , par la pâleur du visage , le nez froid et pointu ; l'urine est rouge les premiers jours ; elle dépose , un jour oui , et l'autre non , un sédiment briqueté , ce qui se continue jusqu'au commencement du troisième mois. A cette époque , il se fait une grande effusion de larmes ; les urines deviennent jaunes , avec nuage , et sédiment abondant ; la mamelle droite , dont l'enflure avait continué , toujours sans inflammation , s'ouvre et donne issue à une grande quantité de pus bien cuit , qui coule pendant long-temps : en même temps , la manie , qui avait dégénéré en stupidité , commence à céder , et la malade ne tarde pas à annoncer un retour complet à la raison. Le sang (car on ne manquait jamais d'en tirer) était couenneux , avec beaucoup de sérosité. — Camérarius en conclût que , parce qu'il y a eu chaleur , rougeur , fréquence du pouls , urines comme dans les fièvres tierces , il y a eu fièvre obscure ; et s'appuyant de l'autorité de Morton , il croit que le quinquina eût été bien placé dans ces deux cas , s'il eût pu être bien administré (1).

Pour en dire mon avis , j'observe dans ces deux cas : 1°. l'influence de l'automne , saison également favorable à la génération du délire comme à celle des fièvres d'accès ; 2°. j'entrevois , dans le premier cas , une frénésie chronique qui s'est

---

(1) *Cristian. Eberhard , Dissertat. nùm mania sit apyretos ? Tubing.* , 1734.

jugée par délitescence, et dans le second, l'effet
de mouvemens métastatiques et critiques, pareils
à ceux dont nous allons parler au Chapitre suivant ; 3°. qu'il est raisonnable d'admettre une
folie, symptôme apparent d'une fièvre cachée,
à laquelle le quinquina peut effectivement remédier. J'admets d'autant plus volontiers cette
dernière conséquence, qu'il s'en est présenté un
exemple dans ma pratique. Le propriétaire d'une
bastide isolée, sur le chemin de Marseille aux
Martigues, fut attaqué, dans l'automne de 1809,
d'une fièvre bilieuse dont je le guéris ; la convalescence fut accompagnée de symptômes évidens
de folie, un jour oui, et l'autre non ; il se mit à
haïr une fille qu'il chérissait et qui l'avait soigné ;
il tentait toujours de courir à travers champs et
de se noyer : je lui fis prendre de fortes doses de
quinquina, et sa guérison fut parfaite. Il y avait
vraisemblablement de la folie dans cette famille,
car la fille de ce cultivateur se suicida peu après,
en se jetant dans un puits.

§. 273. J'ai vu les fièvres continues et intermittentes régner dans les hôpitaux des fous ; mais
je n'ai pas eu occasion d'y voir les fièvres contagieuses et épidémiques : en sont-ils réellement
exempts, comme Méad l'a prétendu ? A considérer l'activité du système inhalant chez ces malades (§. 269), ils devraient, au contraire, être
fort exposés à recevoir la contagion : cependant
cette activité ne me paraît pas une raison suffisante, parce que plusieurs faits prouvent que le
système des absorbans n'est pas la voie que pren-

nent tous les poisons et les virus contagieux; et je partage volontiers à cet égard l'opinion du docteur Wilson d'Édimbourg, et du professeur Emmert de Berne, qui pensent que la plupart des poisons végétaux et animaux subissent, dans les vaisseaux lymphatiques, une modification qui les empêche plutôt de nuire que de les favoriser; que c'est particulièrement par le moyen de la circulation sanguine que les poisons et les virus exercent une influence funeste; et que si l'on interrompt, dans une partie, la circulation par la section des artères ou des veines, on y peut introduire toute sorte de poisons, sans troubler par-là l'économie générale (1). Or, s'il était vrai que cette préservation de la contagion ne dépendît pas uniquement de l'isolement dans lequel les aliénés sont tenus éloignés de toute société humaine, on pourrait croire que c'est à ce que tout leur corps est modifié par l'état particulier où il se trouve, qu'ils doivent ce privilége, qui n'est au surplus encore qu'une question bien digne de nouvelles recherches. Toutefois d'autres observations indiquent que ces malades éprouvent pareillement l'influence des miasmes délétères répandus dans leur atmosphère. On avait vu à l'Hôtel-Dieu de Paris que, lorsque la petite vérole était épidémique, il mourait un plus grand nombre de foûs; et suivant MM. Pinel et Esquirol, la mortalité est aussi plus forte à la Salpê-

---

(1) Recherches sur la manière d'agir des poisons, dans la Biblioth. britann., décembre 1813, p. 356 et suiv.

trière lorsqu'il y règne la fièvre d'hôpital (1).

§. 274. Quant à la propriété d'être garantis des autres maladies, et même de les voir disparaître quand la folie survient, je crois que les phthisies observées par Heberden n'étaient que des phthisies muqueuses qui ont pu être guéries par l'exaltation temporaire des forces qui accompagne la manie, comme nous en guérissons par les voyages et le quinquina; mais que cette propriété ne saurait avoir lieu lorsqu'il y a déjà lésion organique. Nous trouvons dans le Nécrologe de l'hôpital de Bethléem, publié par M. Haslam, dans son Mémoire, que, parmi les malades, l'un mourut de la dysenterie, et une femme, de la phthisie pulmonaire. Le médecin de Charenton, M. Royer-Collard (§. 21), rapporte un fait entièrement concluant à cet égard : c'est celui d'un jeune maniaque génevois, qu'il traita à cet hospice, depuis le 11 septembre 1806, époque de son entrée, jusqu'au 15 avril 1811, époque de sa mort. Cette mort fut la suite d'une phthisie tuberculeuse, qui paraît s'être développée conjointement avec le délire maniaque, et dont les progrès ne produisirent aucun changement dans la marche du délire. Je dirai, en passant, que l'autopsie cadavérique fit voir ici qu'au milieu des lésions de la poitrine et du bas-ventre, le cerveau était sain, quoique le sujet eût été hémiplégique (2). Nous insérerons d'ailleurs au Chapitre suivant une

______

(1) Dictionn. des Scienc. médic., tom. XVI, p. 208.
(2) Biblioth. médic., tom. XL, p. 63 et suiv.

observation dans laquelle on verra que la manie a au contraire été remplacée par la phthisie; et les diverses maladies auxquelles nous allons voir les aliénés être sujets nous empêcherons d'accorder une foi trop implicite à ces sortes de croyances.

§. 275. Les aliénés peuvent-ils vivre longtemps? Y a-t-il une grande mortalité dans les réunions de ces malades? De quel genre de maladie périssent-ils le plus communément?

J'ai vu des maniaques fournir une assez longue carrière, tandis que les mélancoliques l'ont, en général, assez courte. M. Tuke nous apprend qu'on a, dans l'établissement de *la Retraite*, des exemples qui prouvent que la folie n'est point incompatible avec une longue vie : on y comptait, en 1813, quatre malades de soixante-dix à quatre-vingts ans, et deux de quatre-vingts à quatre-vingt-dix. L'on connaît d'ailleurs en Europe un grand personnage attaqué de manie, qui a déjà fourni une très-longue carrière. L'on peut donc dire que cette maladie, soignée convenablement, d'une manière isolée ou dans des réunions peu nombreuses, n'est pas une condition capable d'abréger la vie; d'où il résulte très-évidemment, dans des circonstances pareilles, qu'elle ne dépend d'aucune lésion organique.

Le cas est différent dans les grands hôpitaux d'aliénés, dont on voit les nécrologes assez chargés, et les malades succomber beaucoup plus vite à leur infirmité. Par exemple, dans le tableau des aliénées traitées à la Salpêtrière, par M. Pinel,

depuis le mois de germinal an x (mars 1802),
jusqu'à la fin de l'année 1805, et inséré dans la
deuxième édition de son Traité sur l'Aliénation
mentale, on voit, sur un total de 1002 malades, un total de 250 décès, ce que je trouve
considérable; et je lis, dans le compte rendu du
bureau central des hôpitaux, que, durant l'année 1806, on a donné des soins, à Charenton, à
363 aliénés, parmi lesquels il y a eu 36 morts,
ce qui donne sans comparaison une mortalité
moindre, quoique pourtant un peu plus de 1
sur 6 (1).

On observe que c'est particulièrement parmi
les individus en démence que la mortalité s'est
le plus étendue; ce nombre étant ordinairement
très-grand dans les hôpitaux, ce qui serait d'ailleurs prouvé par le relevé d'un tableau des sujets en démence, fourni par M. Esquirol, tant de
la maison de la Salpêtrière que de son propre établissement, et formant pour une année le nombre
de 235 individus. En effet, les résultats de ce tableau sont, 1°. que la mortalité est plus forte dans
la démence que dans la mélancolie et la manie,
puisqu'il meurt près de la moitié des individus
en démence; 2°. que les maladies qui terminent
la vie de ces sujets sont généralement organiques, jamais inflammatoires, puisque, sur 81
morts dont on a pu caractériser la dernière maladie, 19 ont succombé à des maladies organiques, et 11 à des maladies chroniques ; 3°. que

---

(1) Journal général de Médecine, tom. XXXVIII, p. 95.

les maladies les plus funestes pour les individus de cette table ont été, la fièvre adynamique, la fièvre cérébrale et la fièvre lente, l'apoplexie et la phthisie pulmonaire (1).

Cependant, qu'il soit dit sans aucune intention de blesser des personnes que je vénère infiniment, la chose ne serait pas tout-à-fait ainsi, d'après le tableau ci-dessus du professeur Pinel. Sur ce total de 1002 malades, on ne compte que 152 démences et 36 idiotes; le reste est de maniaques, au nombre de 604, et de mélancoliques, au nombre de 210. Il y aurait donc eu dans ce grand hôpital bien plus de manies et de mélancolies que de démences; et l'on pourrait dire, avec quelque raison, que s'il est vrai, d'une part, que la démence porte avec elle les élémens de la destruction, il est vrai aussi, d'une autre, que la manie n'est pas sans danger, si elle est trop véhémente, et trop livrée à elle-même. De la médecine agissante, trop exclusive de nos pères, n'aurait-on point passé, par exemple, à une médecine trop expectante?

Il meurt à *la Retraite*, d'après un tableau qu'on verra à l'article 306 de ce Traité, un septième des maniaques, un cinquième des mélancoliques, et la moitié des malades attaqués de démence et d'idiotisme. Or, cette grande proportion de mortalité parmi les deux premières classes ne dépendrait-elle pas aussi d'une insuffisance dans le traitement?

____

(1) Dictionn. des Scienc. médic., tom. VIII, *Démence*, 4e table.

§. 276. Quant à la nature des maladies dont périssent les insensés, et dont il a déjà été parlé ci - dessus , suivant les assertions des docteurs Greding et Monro, sur 100 maniaques, 68 périraient de marasme, et sur 24 mélancoliques, 20 ; sur 30 imbécilles, 21. Sur 26 maniaques, spécialement observés, 13 seraient morts dans le marasme, et sur 16 imbécilles, en même temps épileptiques, 4. L'hydropisie de poitrine et la phthisie ulcéreuse seraient encore des maladies qui termineraient souvent l'existence de ces malheureux. Cette règle, d'après M. Tuke, ne s'est pas observée à la Retraite : sur 26 morts il y en a eu 3 d'épilepsie, 2 d'apoplexie, 3 d'hydropisie générale, 2 d'inflammation d'entrailles, 2 d'une inflammation extérieure, 1 d'une hémorrhagie dans l'estomac, 1 d'un érysipèle, 1 de convulsions, 1 de fièvre, 7 d'atrophie, et 3 de suicide (1).

Les observations de MM. Pinel et Esquirol, ne se trouvent pas non plus conformes à ce qu'ont avancé les auteurs ci-dessus. Ce dernier, surtout, affirme que, d'après l'ouverture des corps d'environ 600 aliénés, il a trouvé les maladies du thorax beaucoup moins nombreuses dans ces sujets que celles de l'abdomen. Cependant il convient que la plupart périssent de fièvre lente, de scorbut, de phthisie et d'apoplexie. L'apoplexie surtout (ou plutôt l'épuisement des forces) est une terminaison assez

---

(1) Biblioth. britann., tom. LIX.

fréquente , puisque nous voyons que de 277 décès qui ont eu lieu à la Salpêtrière, il y a 35 apoplexies de notées (1).

Je dis épuisement des forces, plutôt qu'apoplexie, puisqu'on observe, dans le plus grand nombre de ces morts, qu'elles ont lieu après un paroxysme violent, suivi d'un très-grand calme; durant lequel le malade cesse inopinément de vivre, son corps passant rapidement à la fermentation putride, et l'autopsie ne présentant aucun des phénomènes ordinaires de l'apoplexie : circonstances remarquables, sur lesquelles je reviendrai, et qui donnent de grands éclaircissemens sur le véritable siége du délire (2).

CHAPITRE III.

Des crises ou des terminaisons critiques du Délire; de ses changemens , et des imitations que l'art peut faire des mouvemens spontanés et naturels.

§. 277. Le changement en mieux de la plupart des maladies a lieu par des crises, précédées ou non de la fièvre; et quelques unes, telles que les fièvres intermittentes et plusieurs névroses, guérissent sans crises manifestes (§. 233). Nous allons voir que plusieurs crises ou évacuations, précédées

---

(1) Dictionn. des Scienc. médic., tom. XVI, pag. 210, 212 et 214.

(2) Ces morts subites, chez les maniaques et les épileptiques, sont quelquefois produites par la gangrène d'une portion de l'encéphale, comme M. Hébréard en rapporte quelques exemples au Dictionnaire ci-dessus, tom. XVII, pag. 323.

soit d'une fièvre réelle, soit au moins d'efforts quelconques de tout le système, ont également lieu dans la folie. Quant à la seconde terminaison, c'est-à-dire sans un changement dans le corps, ou sans l'apparition de rien de sensible, je ne sache pas qu'elle ait lieu dans cette maladie, à moins des cas où la folie et son remède se sont trouvés entièrement dans l'ordre des choses morales, et qu'elle ait pu être dissipée avant que l'habitude lui ait fait prendre racine (1).

La résolution est un autre genre de terminaison dans plusieurs maladies, des aiguës surtout. MM. Pinel, Mason-Cox, Esquirol, Amar, et autres, la regardent comme pouvant aussi être propre à la manie, principalement à la manie intense, de laquelle, disent-ils, on obtient le plus de guérisons dans les premiers quarante jours de son existence. On cite même quelques cas rares d'aliénés qui, après être restés dans l'idiotisme ou dans un état de stupeur pendant plusieurs mois, une année même, ont recouvré l'usage de la raison, à la faveur d'un accès maniaque; mais comme nous n'avons de ces faits aucun rapport circonstancié, il nous est libre de penser qu'ils ont appartenu à quelque fièvre ou à quelque phlegmasie qui ont produit un mouvement perturbateur heureux; et rien n'empêche d'assimiler ces cas à la manie aiguë ou à la

____

(1) J'ai effectivement ouï parler de guérisons spontanées et sans récidive, même sans que les enfans de ces fous eussent été fous; mais je crois que ces cas ne peuvent appartenir qu'à la folie temporaire ou accidentelle.

frénésie obscure dont nous avons donné ci-devant un exemple ($. 272, 1er *cas*), et dont nous parlerons encore en traitant des coups de soleil qui donnent des manies temporaires. Ainsi nous considérons sous ce point de vue l'exemple rapporté par Mason-Cox, d'un homme âgé de quarante ans, attaqué d'une forte mélancolie religieuse, qui se rapprochait de la démence, et qui donnait peu d'espoir. Cet état ayant été converti subitement en une manie furieuse et permanente, qui obligea à soumettre le malade à un régime anti-phlogistique très-sévère, à le renfermer dans un lieu obscur, et à écarter de lui toute espèce de stimulans, il en résulta que, par ce seul régime, et sans autre remède, cet homme se trouva entièrement et solidement guéri de sa manie et de sa mélancolie dans l'espace de quelques semaines.

Il est donc évident qu'en parlant des mouvemens critiques, cela ne doit s'entendre que de la manie et de la mélancolie où le malade conserve une certaine force; et que, pour que l'idiotisme et la démence, accompagnés de faiblesse et de froid (car ces sujets aiment beaucoup à se chauffer au soleil), en soient susceptibles, il faut qu'ils se revêtent du caractère maniaque, c'est-à-dire que, de l'état d'affaissement, l'individu passe à celui d'exaltation, ce qui a quelquefois lieu naturellement, ou ce qu'on provoque artificiellement, même en excitant la fièvre, lorsqu'on est d'ailleurs favorisé par l'âge et les forces du malade, par la cause de la maladie, qui n'est pas encore locale (distinction importante, comme nous le ferons voir), par la saison et les autres circonstances accessoires.

L'hypocondrie et l'hystérie, qui sont souvent un pas vers la folie, se terminent quelquefois aussi, dans leur retour à la santé, par des crises souvent manifestes; et l'on peut leur appliquer partie des réflexions que nous ferons dans ce Chapitre. Plus souvent, lorsqu'on les néglige, sous le vain prétexte que ce ne sont que des maladies nerveuses, qui n'exigent que des distractions, se terminent-elles par le marasme, par des affections organiques incurables, et fréquemment par la mélancolie accompagnée de manie, avec cause organique indélébile.

§. 278. Ces mouvemens critiques qui jugent le délire, sont les suivans, nommés d'après l'ordre de leur manifestation que nous croyons être la plus fréquente : les fièvres, les hémorrhagies, les évacuations alvines, les exanthêmes, les métastases purulentes à la peau et l'évacuation d'une humeur morbifique quelconque, les modifications du système absorbant, des affections générales produisant un changement dans le système, enfin le changement de la folie en une autre maladie. On a vu d'ailleurs le délire chronique guéri par une chute sur la tête, par l'empoisonnement, par la coupe des cheveux, par l'opération de la cataracte, par la castration, etc. ; mais ces accidens, dont la manière d'agir n'est pas à mépriser, sont beaucoup plus rares, et d'un succès beaucoup moins constant.

§. 279. *Fièvres*. Nous allons considérer les fièvres gastriques, bilieuses, muqueuses, ataxi-

ques et adynamiques, inflammatoires et intermittentes (1).

Fièvres gastriques. Première observation. Jeune
homme de 23 ans, contrarié dans ses amours;
d'abord mélancolique, puis maniaque, pour s'être
échauffé à la danse avec son amante. Une saignée
du pied, et des potions calmantes sont sans effet.

---

(1) Je suis encore à me dire ce que c'est que la fièvre. J'ai
sous les yeux les trois dissertations de Fordyce sur cette
maladie; la nouvelle édition du Traité des Fièvres de Grimaud, et l'article *Fièvre en général*, du XVe volume du
Dictionnaire des Sciences médicales, traité par M. Pinel;
les uns et les autres de ces graves auteurs ont senti la nécessité de traiter ce sujet d'une manière abstraite; et avant de
faire des divisions ou classifications, d'admettre une fièvre
primitive : tous conviennent que ce n'est point dans l'altération d'une des fonctions qu'il faut trouver la fièvre, mais
dans l'affection générale de tous les systèmes de l'organisme,
de ceux de la digestion, de la circulation, de la respiration,
des sécrétions, des fonctions des organes des sens, et même
des fonctions de l'entendement. La fièvre est par conséquent l'exercice de toutes les fonctions dans un ordre différent de celui de l'état de santé. Or il résulte de cette nouvelle manière d'être, tantôt une sorte de régularité et d'harmonie dans le désordre même, d'où peuvent résulter des
terminaisons heureuses; tantôt des irrégularités, des alternatives d'excitation ou d'affaissement, des perversions enfin
du sentiment et du mouvement, qui amènent une fin sinistre. Dans le premier, comme dans le second cas, il
ne peut y avoir de doute qu'il ne s'opère de grands changemens dans l'économie animale, qui peuvent avoir de bons
comme de mauvais résultats, ce qui place nécessairement
dans les domaines du hasard les crises heureuses qu'on s'attend à obtenir par la fièvre. Cette explication étoit nécessaire pour prévenir toute confiance aveugle qu'on pourroit
avoir en ce moyen.

Après deux mois de manie, il est conduit à l'établissement de M. Esquirol, à Paris, vers le milieu du mois d'avril 180.... Besoin extraordinaire de courir, qu'on satisfait, en plaçant pourtant auprès du malade un domestique fort et robuste, pour l'observer. — Boissons émétisées. 20 mai, rémission de trois jours, durant lesquels le malade paraît revenu à lui; ensuite, retour du paroxysme qui dure trois semaines. — 10 juin, symptômes très-saillans de gastricité ou saburre bilieuse. Le malade sent le besoin de rester couché, et converse raisonnablement. —Vomitifs, saignée. — Convalescence le 26 juin, et commencement de retour à la raison et aux affections du cœur. — Bains tièdes tous les deux jours. — Le 7 juillet, nouveaux signes d'embarras gastrique. Boissons émétisées pendant quelques jours, qui procurent des selles abondantes. — Raison parfaite. Sorti le 21 juillet, parfaitement guéri, non seulement du délire, mais encore de l'amour qui en avait été la cause. Point de rechute (1).

Deuxième observation. Commandant de place, âgé de 41 ans, devenu maniaque pour n'avoir pas été décoré. Son premier acte de folie fut, qu'après la bataille d'Austerlitz, il fit mettre à genoux la garnison sous les armes, pour entendre un discours qu'il prononçait à la louange du vainqueur. Le lendemain, il est furieux. — Saignées et bains qui calment la fureur et ne laissent que la mélancolie. — Rechute au bout de quelques mois, et conduit chez M. Esquirol, le 1er

______

(1) Journal génér. de Médec., tom. L, p. 3 et suiv.

avril 1806. — Visage très - rouge , mouvemens
convulsifs de la face, yeux brillans et très-mo-
biles, ardeur extrème dans les précœurs, qui
font pousser au malade des hurlemens affreux.
— Bains, douches, boissons acidulées et laxatives. — Vers le mois d'août, fièvre gastrique qui,
au sixième jour, prend le caractère tierce, in-
termittent, et au septième accès, ce malade jouit
de toute sa raison (1).

Troisième observation. Fièvre bilieuse. Au printemps de 1809, une blanchisseuse de la ville de
Martigues, fille sage et de mœurs irréprochables,
d'un tempérament sanguin et bilieux, avait aimé en secret un jeune homme dont la conscription l'avait privée, et s'était imaginée que la mère
de son amant l'avait fait partir à dessein de l'é-
loigner. Triste, rêveuse et irascible depuis cette
époque, elle cache cependant sa haine jusqu'au
moment où, étant au lavoir avec cette femme
qu'elle connaissait à peine, elle fait éclater son
ressentiment par des injures et des coups. Plusieurs scènes de cette nature la font conduire à
l'hôpital, où, après un séjour de quelques mois,
j'étais parvenu à lui faire entendre, sans trouble
et sans émotion, le nom de sa prétendue enne-
mie. La croyant guérie, je lui permets de sortir;
et elle reste effectivement tranquille jusqu'à une
nouvelle rencontre de l'objet de sa fureur. Alors,
nouvelles scènes qui la font ramener à l'hôpital;
elle y prend la fièvre bilieuse qui régnait alors,
durant laquelle elle rendit une grande quantité

______

(1) Journal génér. de Médec., tom. L, p. 3 et suiv.

de bile. Dans la convalescence, oubli complet de son amour et de son délire qui n'a plus reparu; mais la malade était tombée dans une sorte de fatuité.

Quatrième observation. En septembre 1807, une femme âgée de quarante ans, du village de Saint-Mitre, à une lieue de Martigues, apprend que son fils chéri vient d'être enlevé par les gendarmes, pour fait de conscription : à l'instant, délire furieux, aberration des sens, fureur difficile à contenir, désir de frapper, propos décousus, mêlés d'obscénités, quoique ce fût une mère de famille très-vertueuse. Je suis appelé un mois après, et ma première pensée, en considérant la cause de ce délire, est d'attaquer le moral. Parmi différens moyens de consolation, je fais présenter un congé absolu supposé, très-adroitement fabriqué; ce fut en vain. J'obtins enfin, quelques jours après, de faire présenter le fils lui-même aux yeux de sa mère; mais elle ne le reconnaît plus, et le délire persiste. Les moyens physiques ne me réussissaient pas davantage, et la maladie durait déjà depuis deux mois, quand il se manifesta une fièvre de l'ordre des inflammatoires bilieuses, si communes dans cette contrée. La saignée, les vomitifs, les délayans, les calmans, etc., en favorisant la terminaison de la fièvre, amenèrent pareillement la cessation complète du délire. —J'avais déjà soigné, quelque temps auparavant, dans le même village, la femme d'un douanier, très-libertin, qui était devenue maniaque par jalousie. Après différens autres moyens, je l'avais traitée par de fortes doses de camphre, mais

qui ne firent autre chose que la calmer, sans
lui rendre la raison. Elle ne la récupéra enfin
qu'à la suite d'une violente fièvre inflammatoire
bilieuse. Elle conserva cependant toujours, quoique remplissant tous ses devoirs du ménage, un
air stupide et égaré.

Cinquième observation. Fièvre dite *muqueuse.*
Dame âgée de vingt-cinq ans, issue d'un père sujet à
des céphalalgies dont il se débarrassait en se mettant de la glace sur la tête, esclave de passions
très-fortes, adultère, jalouse, vivant entre le crime, le remords et les inquiétudes. Elle accouche;
et le deuxième jour de ses couches, elle arrose
son lit et sa chambre avec des odeurs, elle quitte
son lit et marche nu-pieds; le troisième jour,
elle déraisonne complètement, et amenée dans
un hospice, elle y devient furieuse et tout-à-
fait maniaque. Elle entre à l'établissement de
M. Esquirol, le vingtième jour de sa maladie,
11 mars 1800, et elle présente les traits suivans :
visage pâle, yeux hagards, ton de la voix rauque
et élevé, haleine fétide, seins flasques, agitation
continuelle, désirs bizarres, propos obscènes,
besoin irrésistible de déchirer, nulle inquiétude
pour son enfant qui meurt le trente-quatrième
jour. Les lochies ont coulé leur temps ordinaire;
les règles ont paru au temps précis, sans jamais
se déranger, et les hémorrhoïdes s'étaient même
ajoutées à la menstruation. — Bains tièdes, bains
froids, douches, lavemens purgatifs, petit-lait de
veisse; tout cela ne produit qu'un calme trom-
peur. — Au 1er juillet, s'annoncent les premiers

symptômes de la fièvre catarrhale, dite *muqueuse*, qui s'est changée ensuite en intermitente-tierce, laquelle a duré tout l'automne et une partie de l'hiver. Le retour à la raison suit exactement les progrès de la fièvre, sans qu'elle ait été altérée dans la suite.

Sixième observation. Fièvres ataxiques et ady-namiques. Élève en chirurgie, d'un caractère sombre et mélancolique, se nourrissant mal, et étudiant beaucoup ; il dort moins depuis le printemps ; il devient querelleur, et s'imagine qu'on se moque de lui ; paroxysme de manie à une leçon d'anatomie. — Saigné chez lui, au pied et à la jugulaire ; boissons calmantes et rafraîchissantes, qui exaspèrent au lieu de guérir. — Il est conduit chez M. Esquirol, le 28 juillet, et le 31 du même mois, il se développe une fièvre ataxique, ou plutôt une intermittente maligne, accompagnée de coma, de pétéchies, d'urines sanguinolentes, etc. Le malade entre en convalescence le 24 août, et avec elle il se fait un retour complet à la raison, qu'on assure par l'air de la campagne et par des toniques.

Septième observation. Le même auteur parle d'une femme qu'il a vue à la Salpêtrière, qui a eu un accès de manie trois ans de suite, lequel se jugeait par une fièvre ataxi-adynamique : il a prévenu l'accès, dit-il, il y a deux ans, et cette année il n'y a point eu de fièvre (1).

Huitième observation. Fièvre inflammatoire.

---

(1) Même Journal que dessus, dans lequel il faut lire en entier ces histoires, que j'ai dû beaucoup abréger.

En 1796, lorsque j'étais médecin de l'hôpital des fous de Marseille, il y avait à cet hôpital un menuisier âgé de quarante-cinq ans, atteint régulièrement tous les quinze jours d'un fort paroxysme de manie, que tous mes soins n'avaient pu parvenir à adoucir ; il était d'un caractère singulièrement affable et honnête dans ses intervalles lucides. Cet homme fut pris tout à coup, après s'être exposé nu au vent du nord-nord-ouest, d'une inflammation de poitrine qui exigea l'emploi de deux saignées, d'un régime sévère et de l'usage prolongé du petit-lait. Le quinzième jour, le paroxysme de manie manqua, et il en reparut un très-faible, et qui dura fort peu, au quarante-cinquième jour. J'ai été éconduit à cette époque de l'hôpital par l'esprit de parti ; mais je ne doute pas que ce malade n'ait été de mieux en mieux, et j'attribue ce résultat plutôt à la fièvre qu'à la médication, puisque cette dernière avait été employée en vain dans plusieurs autres occasions.

Neuvième observation. Fièvre d'accès. M. Daquin donne deux cas de folie guéries par la nature au moyen de la fièvre : l'une d'un maniaque depuis plusieurs mois, qui se trouva guéri au sortir d'une fièvre putride ; la seconde, d'une femme folle pendant près de deux ans, d'abord furieuse et méchante, puis tombée dans une espèce d'imbécillité, et réputée incurable, après avoir parcouru successivement tous les divers genres d'aliénation. Attaquée tout à coup d'une fièvre-quarte, avec œdème des extrémités inférieures, et livrée aux seules forces de la na-

ture , elle guérit spontanément , d'abord de la
fièvre, et ensuite de la folie , devenant , contre
toute attente , entièrement raisonnable (1).

Dixième observation. Une femme âgée de quarante-huit ans , à laquelle je donne encore actuellement des soins, avait eu, il y a onze ans, à
Paris, une affection érysipélateuse, que des to-
piques avaient fait disparaître, et qui avait été
suivie d'un dérangement de fortune et de chagrins
cuisans. On ne tarda pas à s'apercevoir d'un état
mélancolique peu ordinaire , auquel succédèrent
des paroxysmes de manie qui obligèrent les parens
de la malade, après divers moyens employés inutilement, de la conduire à la Salpêtrière. Les méthodes usitées dans cet établissement n'eurent
aucun succès sur cette femme pendant deux ans,
pas même les vésicatoires et les rubéfians, auxquels on avait eu recours, dans la supposition que
la maladie dépendait d'un exanthême rentré. Le
premier paroxysme de manie avait été accompagné
de la distorsion et de la demi-paralysie de la jambe
droite, qui subsistait dans toute son intensité,
avec l'affection maniaque. Tout à coup , dans le
courant de l'automne , cette femme fut prise de
paroxysmes de fièvre d'accès très-intense (dont
la fille de la malade, de qui je tiens ces détails ,
n'a pas su me dire l'espèce, mais qui paraît avoir
été double-tierce), et au bout d'un mois de la
durée de cette fièvre, la malade reprit naturellement son bon sens et l'usage de sa jambe, qui
était néanmoins restée tordue. Le père de cette

____

(1) **Philosophie de la Folie,** 5e et 6e malades.

famille, ayant obtenu un emploi à Strasbourg, plaça sa femme dans une pension, où elle jonit pendant cinq ans d'une bonne santé, allant et venant, et se livrant à tous les travaux de son sexe.

Dans le mois d'avril dernier (1816), cet homme, croyant sa femme hors de toute rechute, résolut d'aller la chercher à Paris, ce qu'il exécuta, et il en fut parfaitement bien reçu, comme si elle n'avait jamais été malade. Tout se passa bien les deux premiers jours du voyage; mais le troisième, qui correspondait à l'époque de l'évacuation menstruelle, laquelle s'annonça sous forme de perte abondante, de nouveaux accès de manie se développèrent avec une fureur extrême; ce qui obligea ce malheureux mari à séjourner plusieurs jours à Châlons-sur-Marne. Il parvint enfin à achever son voyage jusqu'à Strasbourg ; et ne voulant pas, malgré son peu de fortune, remettre sa femme à l'hôpital, il vint me prier de lui donner des soins.

Je trouvai la malade dans un état de stupeur maniaque, ne reconnaissant ni son époux, avec lequel elle était venue, ni ses filles, qui lui avaient donné les plus tendres soins ; la paralysie de la jambe droite avait reparu, et empêchait la malade de s'appuyer dessus ; mouvement continuel des mains, désir de tout détruire, vociférations nocturnes ; et pendant le jour, délire sombre, ne roulant que sur des idées de mort. — Un laxatif léger, administré après dix-sept jours d'une constipation opiniâtre, et qui fit rendre beaucoup de matières fécales, que la malade pétrit avec les mains, exaspéra le mal, loin de le soulager. — J'estimai que l'exaltation des forces n'était qu'apparente, et qu'il y avait au contraire un état de cachexie et de débilité ; je prescrivis, en conséquence, un régime fortifiant, une nourriture animale, du vin rouge et du café, autant comme toniques que comme excitans. Je fis faire usage de poudres composées de quinquina, de fer, et de cannelle, à de très-faibles doses, et d'un liniment ammoniacal et cantharidé sur toute l'épine du dos ; la malade prit aussi tous les soirs, dans la vue de la faire reposer, des pilules composées d'extrait d'opium et de jusquiame. — Ces moyens rétablirent les forces physiques de la malade, et la rendirent supportable à sa famille et à ses voisins ; cependant elle ne reconnaissait encore ni les lettres de l'alphabet, ni le travail, quoiqu'elle eût des intervalles lucides assez longs. Au 1er juillet, il se manifesta des symptômes de fièvre bilieuse, qui tinrent la malade alitée pendant huit jours. La raison a commencé à reparaître avec la convalescence : nous avons obtenu de la malade de coudre, de tricoter et de lire : elle ne fait plus d'extravagances, et est devenue obéissante ; mais la demi-paralysie a continué, et je la considère aujourd'hui, 1er septembre, comme tombée dans une sorte d'idiotisme qui lui permet d'être encore utile à sa famille par son travail, mais qui est très-loin d'une raison complète (1).

___

(1) Cette femme est aujourd'hui, 22 janvier 1817, entièrement rétablie, à la paralysie près, et les règles ont reparu sans aucune nouvelle crise.

Onzième observation. Typhus. **M.** Tuke rapporte qu'une jeune femme qui avait servi autrefois comme domestique chez le père d'un médecin de ses amis, pendant l'enfance de celui-ci, était devenue folle, et à la suite de cette folie, était tombée dans une imbécillité complète dont elle ne guérit point ; mais plusieurs années après, elle fut atteinte d'un typhus, pendant lequel le jeune homme, qui était déjà un médecin distingué, lui donna ses soins. A l'époque où la fièvre produit ordinairement le délire chez d'autres, elle parut au contraire recouvrer graduellement sa raison ; elle reconnut dans son médecin le fils de son ancien maître ; elle lui rappela plusieurs circonstances relatives à sa famille et aux différentes personnes qui la fréquentaient ; elle parla avec beaucoup de sens et de netteté de ce qui lui était arrivé à elle-même pendant sa jeunesse. Mais, hélas ! à mesure que la fièvre diminua, ces apparences de retour à la raison s'évanouirent ; elle retomba dans une imbécillité aussi complète qu'avant la fièvre, et vécut encore plusieurs années dans cet état, sans aucune amélioration (1).

§. 280. *Remarques.* Ces exemples, réunis à plusieurs autres, de crises heureuses opérées par la fièvre, et déjà connus d'Hippocrate, qui regardait la fièvre comme un vrai spécifique dans l'épilepsie, et dans la manie, à la suite de la frayeur (2) ; ces exemples, dis-je, ont fait désirer

____

(1) Biblioth. britann., tom. LIX, p. 167.
(2) *Hipp., de Morb. vulgar., lib. I et VI, Coac. Prænot.,* n° 485.

de pouvoir l'exciter à volonté dans les maladies chroniques, et de pouvoir la régler après l'avoir excitée (comme si cela était en notre puissance); et tel a été le célèbre sujet d'un prix proposé par l'ancienne Société royale de Médecine, qui a été partagé entre feu M. Dumas et M. Alexis Pujol, médecin à Castres. Les membres de cette compagnie estimaient vraisemblablement que la fièvre n'est qu'une *surexcitation* qui succède à un *collapsus;* et l'un des auteurs couronnés nous dit qu'il parvenait à produire la fièvre pour guérir les vapeurs en administrant les toniques *fractá dosi*, conjointement avec les délayans et les moyens gymnastiques, après avoir employé les bains tièdes, et même les anodins, pour émousser la sensibilité (1). Les auteurs de l'article *Fièvres*, du Dictionnaire des Sciences médicales (tome XVe, page 259, article 85), partageant cette heureuse croyance, font figurer *la fièvre artificielle* dans leur longue énumération pyrétologique. Mais si la fièvre n'est point une chose aussi simple qu'on veut bien se l'imaginer, ainsi qu'il a été démontré dans la note placée au bas de l'article précédent (§. 279), il sera évident que ce n'est point la fièvre qu'on procure en singeant un paroxysme de fièvre intermittente, et qu'il n'y a point de fièvre artificielle. L'unique moyen de donner une véritable fièvre, serait d'exposer le sujet à l'action de la con-

---

(1) Œuvres diverses de Médec. pratique d'Alexis Pujol, tom. II, p. 86. *Castres*, 1801.

tagion, ou des effluves marécageux : mais qui osera tenter un essai aussi hasardeux ?....

Quoi qu'il en soit, il pourra être quelquefois utile de susciter un simulacre de fièvre, soit en produisant une simple réaction; et alors l'immersion dans l'eau froide et les bains froids déjà usités par les pères de l'art suffisent et sont les plus efficaces, soit en administrant à doses brisées des oxides métalliques, et même des poisons. M. Esquirol rapporte que le médecin chargé de l'hospice des insensés de Tubingen, en Wirtemberg, fait prendre à ses malades le sous-muriate de mercure à doses répétées, afin d'exciter un mouvement fébrile, ce qui lui réussit quelquefois. D'après Fordyce et plusieurs autres auteurs modernes, et mes propres observations, les préparations antimoniales auraient encore plus d'énergie pour opérer des crises semblables à celles que déterminent les fièvres : l'arsenic lui-même n'est pas sans quelque propriété à cet égard. Nous apprenons d'Ackerman et de M. Harles, habile médecin à Erlan, que dès le commencement du dix-huitième siècle cette substance est employée avec succès contre la mélancolie dans plusieurs endroits de la Prusse et de la Saxe (1); et nous reviendrons nécessairement sur ces différens moyens.

L'attention du lecteur se sera sans doute fixée, comme la nôtre, sur les conséquences nombreuses à tirer des neuvième et dixième observations; et

______

(1) *Christ. Fried. Harles, de Arsenici usu in mediciná*, p. 70 *et* 337. *Nurimberg*, 1811.

quoique la cure de l'imbécillité ne se soit pas soutenue dans la onzième, ce n'en est pas moins un exemple de la puissance des mouvemens fébriles pour changer notre être et agir sur ce qu'on pourrait regarder comme le département de la mémoire (§. 121).

Les neuvième et dixième observations ne sont pas moins en faveur des fièvres d'accès, et nous fournissent un exemple du petit nombre de cas où l'on ne doit pas se presser de les combattre par le fébrifuge.

§. 281. *Deuxième remarque.* La sixième observation m'a laissé quelques doutes, savoir si les symptômes qu'a offert ce jeune chirurgien n'étaient pas dus à l'imminence de quelque fièvre de mauvais caractère, dont l'éclat a été retardé. A bon compte, je saisis cette occasion pour avertir que les maladies dont le système sensitif paraît devoir être le siége principal, telles que les fièvres malignes nerveuses, l'apoplexie, l'épilepsie et la catalepsie, ont fort souvent des prodromes pareils à ceux du délire chronique ; la tête est lourde et le malade y porte souvent la main, comme si elle lui faisait mal quelque part ; les yeux sont rouges et larmoyans ; le regard est fixe et accompagné du clignotement des paupières ; il y a des nuages et des mouches devant les yeux, qu'on cherche à chasser avec les mains, un bruit dans la tête, et un tintement aux oreilles ; la mémoire est plus courte, et le visage plus plein que de coutume ; fréquent écoulement de quelques gouttes de sang par le nez ; veilles opiniâtres, ou sommeil troublé par des rêves ; coucher sur le dos, sans aucune bonne place pour la tête sur le coussin ; esprit noir, inquiet, sans raison ; tension des précœurs, et fréquente émission de vents ; appétit dérangé ; goûts nouveaux ; soupirs fréquens ; froid aux articulations ; urine aqueuse et rendue fréquemment, etc. J'ai éprouvé tout cela plusieurs jours avant d'avoir été pris du typhus des camps, lorsque j'étais médecin des hôpitaux de Nice, dans l'épidémie de 1794 ; et j'ai toujours redouté ces symptômes, comme précurseurs d'un événement sinistre. Le mal est que notre science ne va pas toujours jusqu'à déterminer au juste quel sera cet événement ; alors il ne faut rien précipiter, et se garder d'employer des moyens trop héroïques : le simple usage des secours hygiéniques suffit, et nous prépare à recevoir la maladie qui en sera déjà atténuée ; et si ce doit être la manie, les changemens survenus dans la voix, les gestes, les habitudes, les discours, les procédés, les affections, et autres singularités qui se soutiennent, ne manqueront pas de nous instruire bientôt sur ce que nous avions à redouter.

§. 282. *Les hémorrhagies.* Nous considérerons dans cet article l'hémorrhagie nasale, les hémorrhoïdes et la menstruation.

Douzième observation. Jeune homme de dix-neuf ans, devenu maniaque en se rendant à l'école militaire de Fontainebleau, et confié aux soins de M. Esquirol. Le malade se frappait à chaque instant la tête ; le visage était rouge ; les yeux étaient chassieux, et le nez ainsi que la bouche, toujours pleins de mucosités. Après plu-

sieurs mois de soins inutiles, l'usage des sternutatoires décida, à plusieurs reprises, une hémorrhagie nasale qui termina entièrement la maladie.

Treizième observation. Un père de famille âgé
de trente-huit ans, grand et fort, ayant l'habitude
de se faire saigner tous les ans, pour dissiper des
maux de gorge qui le menaçaient de suffocation,
et qui néglige cette précaution pendant l'été de
1800 : il est inquiet, défiant, timide et soucieux
pendant l'automne et l'hiver; au commencement
d'avril 1801, on le voit distrait, allant et venant
sans raison, s'accusant de ses fautes et en deman-
dant pardon. Enfin, un matin, il se lève agité,
furieux et délirant. — Vomitifs, sangsues aux
pieds, puis à la marge de l'anus, et bains tièdes.
— Calme de trois mois, puis nouveau paroxysme
qui cesse par un bain froid. — Récidive presque
tous les mois ; dans les intervalles lucides, air
d'assurance, et sorte de rire étranger à l'état habituel du malade. — Il est conduit chez M. Esquirol
le 25 février 1802, après plusieurs saignées, purgatifs et bains, employés successivement pendant
un an sans succès. — Cheveux blonds, yeux
brillans, face très-colorée, extérieur d'un homme
fort et jouissant d'une bonne santé. — Tout à
coup, lorsque l'accès doit venir, visage plus rouge,
yeux plus saillans, chaleur à la tête, ardeur brûlante à l'estomac et aux entrailles. — Boissons acidulées, nitrées ; bains tièdes, douches, lotions
d'oxicrat sur la tête, et pédiluves ; successivement, remèdes aloétiques, boissons laxatives,

bains froids, et douches demandées par le malade : aucune rémission. — Au mois d'août suivant, quinquina et aloès administrés pendant le calme; sangsues à l'anus tous les quinze jours ; bains tièdes, et distractions par la culture du jardin. Enfin, il survient un *flux hémorrhoïdal* très-abondant, qui ramène le retour à la santé et à la raison. Les hémorrhoïdes reparaissent tous les mois ; et quand ce tribut n'est pas payé, il y a quelques signes que le délire est imminent, auxquels on pare en provoquant le flux. Il y eut cinq ans d'intervalle entièrement lucide, au bout desquels une vive émotion donna des craintes de récidive, qui furent heureusement dissipées par le secours des bains, des boissons rafraîchissantes et des laxatifs.

Quatorzième observation. Dame de vingt-neuf ans, d'un caractère très-jaloux, issue de parens parmi lesquels il y avait eu des aliénés : un violent accès de jalousie supprime les règles qui coulaient, et provoque un accès de manie : elle fait les jours de quarante-huit heures, déjeunant et dînant le premier jour, goûtant, soupant et se couchant le lendemain. Elle se refuse à tout remède pendant six mois ; enfin M. Esquirol l'oblige à se baigner et à prendre quelques tisanes purgatives : on la fait promener en voiture. — D'abord légère amélioration ; successivement les menstrues reparaissent et coulent abondamment, ce qui amène en même temps le retour à la santé.

Quinzième observation. Demoiselle âgée de trente ans : suppression de menstrues, par suite

de l'abandon de son amant et de la mort de son
enfant ; et en même temps, délire et fureur. —
Elle est conduite à la Salpêtrière le 13 octobre
1801. — Cheveux noirs, peau brune, yeux hagards, visage très-rouge, quelquefois pâle ; haleine
fétide, lèvres noires, agitation extrême, cris,
fureur, menaces, rire convulsif ; elle jure, elle
frappe, elle méconnaît ses parens et ses amis.
Cependant, malgré le désordre de ses idées, elle
est déconcertée de se trouver dans l'hospice, et
elle devient plus calme ; nuit agitée, constipation
opiniâtre. — Bains tièdes. — Le 18, apparition
des menstrues, et amélioration de la raison ; le
19, nouvelle suppression, pour avoir marché
nu-pieds, et retour du délire. — Bains de pieds,
infusion de safran, et autres boissons aromatiques ;
la menstruation reparaît, et continue régulièrement. Guérison (1).

Seizième observation. Une fille âgée de vingt-
cinq ans, est abandonnée de son amant au moment même de la célébration du mariage, et en
devient folle immédiatement. Cet état dura pendant onze mois : une saignée assez copieuse, prati-
quée d'abord, et suivie de bains froids et d'aspersions d'eau froide sur la tête, parut pendant quelques jours avoir rendu la raison ; mais la maladie
ne tarda pas à empirer : cette fille tomba dans une
grande maigreur, et ses règles se supprimèrent.
Au bout de huit mois, la menstruation reparut
spontanément ; et ce seul effort de la nature,

____

(1) Même Journal que dessus.

aidé des consolations prodiguées par le docteur Daquin, auteur de cette observation, suffit pour rendre la malade à la raison et à son premier embonpoint (1).

Dix-septième observation. On doit rapporter aux hémorrhagies la guérison de la manie par la rupture des varices aux jambes, observée par Hippocrate (2), et admise par Galien, Avicenne, Zacutus, Schenckius, Boerhaave, etc., qui ont considéré cette crise comme dépendant de l'évacuation d'une humeur mélancolique : je ne sache cependant pas qu'on en ait des exemples bien certains, du moins sont-ils très-rares. M. Esquirol, qui en parle, dit n'en avoir point observé, mais qu'il connaît un individu qui a été maniaque, et qui, aujourd'hui avancé en âge, a les jambes variqueuses.

§. 283. *Remarques.* Nous croyons devoir faire, sur les hémorrhagies dont il vient d'être question, les réflexions suivantes : 1°. Que la première histoire (*10ᵉ observ.*) n'est pas un exemple parfait de manie ; mais qu'elle paraît appartenir uniquement à une cause locale fixée à la tête, à une espèce, probablement, de coup de soleil ; maladie fréquente dans la jeunesse, et qui se juge souvent par un saignement de nez abondant.

2°. La deuxième histoire (*12ᵉ observ.*) est, ce me semble, un exemple bien concluant de mélancolie et de manie occasionnées par la pléthore, et

______

(1) Philosophie de la Folie, 4ᵉ malade.
(2) *Aphorism.* XXI, *sect.* 6.

qui eussent certainement été prévenues par des saignées générales, au lieu des médications timides, vapides et incomplètes, d'abord tentées par des sangsues et des moyens entièrement disproportionnés à la cause de la maladie.

3°. Les autres histoires démontrent que la suppression des menstrues peut quelquefois être une cause de manie, et celle-ci se juger au retour de l'écoulement; qu'au contraire, la manie, à l'instar d'autres maladies, telles, par exemple, que la phthisie, supprime quelquefois les règles, lesquelles ne reparaissent qu'à la cessation de la manie; souvent aussi la menstruation a lieu régulièrement, sans que pour cela la malade se rétablisse (*5ᵉ observ.*), et même, c'est presque toujours ce temps que la nature semble choisir pour l'apparition des paroxysme (§. 270) : il n'y a donc sur cet article rien d'absolument constant.

4°. Enfin, et ce point est essentiel, il ne faut pas inférer des cas de manie jugés par des hémorrhagies que des évacuations sanguines, provoquées par l'art, soient toujours nécessaires : d'abord elles ne peuvent convenir que dans l'existance d'une vraie turgescence sanguine; et il s'en faut de beaucoup qu'une suppression de règles ou de flux hémorrhoïdal soit toujours un indice de cette turgescence. Combien, en effet, d'individus éprouvent ces flux périodiquement, qui sont plutôt dans un état de vacuité que de plénitude! En second lieu, comme Galien l'a très-bien remarqué, la nature est souvent inimitable dans ses crises; et le bien qu'elle opère par une légère hémorrhagie nasale ou utérine , plusieurs livres de sang tirées par la lancette , n'auraient peut-être pas pu l'opérer.

§. 284. *Évacuations alvines , vermineuses ,* seules ou combinées, pour la crise, avec les hémorrhagies.

Dix-huitième observation. Un étudiant en chirurgie, âgé de dix-huit ans, cheveux crépus et yeux grands et noirs, va se baigner dans la rivière à l'ardeur du soleil, durant les grandes chaleurs de l'été ; il a d'abord une syncope, bientôt suivie d'un délire maniaque, dans lequel il croit voir le pavé de sa chambre hérissé de clous et parsemé de serpens, avec lesquels il se bat. — Saigné quatre fois copieusement, ce qui amène un calme de quelques jours, suivi du retour de la fureur. — Conduit chez M. Esquirol, le 20 août 1801 , il présente les phénomènes suivans : agitation, loquacité, yeux brillans, visage alternativement rouge et pâle, fond du teint jaunâtre, langue couverte de mucosités jaunâtres , haleine fétide, peau brûlante, cris douloureux, sensation de clous enfoncés par tout le corps, soif dévorante, boulimie, syncopes par intervalles, douleur au gosier et à l'épigastre ; le malade porte ses mains au gosier, et frotte continuellement le dessous de son nez ; sentiment de strangulation ; légères hémorrhagies nasales ; urine copieuse, fétide, brune ; selles spontanées , noirâtres. — Les bains , les douches, les lotions d'oxicrat, les boissons acidulées et nitriques , etc., ne produisent que des calmes instantanés. — Le jalap , le mercure doux , l'infusion de fougère mâle, administrés souvent depuis le 9 septembre jusqu'au 10 octobre, amènent un grand nombre de selles bilieuses et muqueuses , ensemble une grande quantité de vers longs et ronds , de vers courts et plats , ce qui décide la convalescence (1).

Dix - neuvième observation. Femme âgée de trente ans , jolie, coquette, sujette aux maux de nerfs , d'une conduite irrégulière, flottant sans cesse entre le devoir et l'attrait des passions ; tourmentée tour à tour par les remords , l'amour et les idées religieuses ; enfin , des accès de manie sont le résultat de cette lutte. — Erreur d'imagination étendue à tout , crainte continuelle de punitions et de châtimens ; érotomanie passagère ; irrégularité de flux menstruel, agitation extrême, visage pâle, yeux fixes, hagards, paupières inférieures comme éraillées , pieds constamment froids , selles supprimées. — Elle est confiée aux soins de M. Esquirol, qui donne les remèdes suivans : boissons acidulées et nitrées , beaucoup d'eau de groseille , et beaucoup de fruits pour aliment ; infusion de safran le matin , émulsion le soir ; demi-bains aromatiques, distractions, promenades en voiture pendant plusieurs heures chaque jour. — Un peu de calme ; mais chaque fois que les règles paraissent, les craintes, l'agitation , les cris , les mouvemens convulsifs , le délire enfin , vont en augmentant. — On se décide pour les

____

(1) Journal génér. de Médec. , tom. XIX, p. 129 et suiv., et tom. L.

boissons laxatives répétées , ce qui procure des selles abondantes , jaunes , des urines foncées , et des sueurs tous les matins : par la continuation de ce traitement , la malade guérit au bout de deux mois (1).

Vingtième observation. Fille juive , âgée de dix-neuf ans , trompée par son amant ; elle se pend de désespoir , et l'on n'a que le temps de lui donner les premiers secours. Revenue à elle , elle est furieuse, et on la conduit à la Salpêtrière. — Regard abattu , visage alternativement très-rouge ou très-pâle , haleine fétide , lèvres noires , effroi , crainte et fureur alternatives , refus de se nourrir, amaigrissement extrême , peau devenue brune comme celle d'une mulâtre , suppression totale de la menstruation. — Après huit mois de délire et de fureur, dévoiement spontané, séreux et abondant , qui cesse de lui-même au bout d'un mois , dont l'effet est déjà que la malade se laisse conduire et qu'elle commence à se nourrir. Au dixième mois , apparition des règles , qui coulent ensuite abondamment au onzième mois ; en même temps , les forces et la raison reviennent progressivement, l'épiderme tombe par écailles , et la malade , déjà convalescente , est employée au service de la maison , pour assurer son rétablissement (2).

Vingt-unième observation. Femme âgée de

----

(1) Journal génér. de Médec. , tom. XIX, p. 129 et suiv., et tom. L.

(2) Ibid., p. 129, 133 et suiv., et tom. L, p. 73, 75 et suiv.

trente-huit ans, devenue maniaque le troisième
jour de ses couches : M. Amard lui administre
le lendemain un purgatif, ce qu'il réitère jusqu'à
cinq fois ; et elle se trouva, dit l'auteur, parfaitement et solidement guérie, au bout d'un mois,
par ce seul remède (1). Le docteur James Hamil-
ton recommande aussi les purgatifs dans l'aliénation à la suite des couches. M. Esquirol assure
que cette espèce se juge très-souvent par les déjections alvines spontanées, ou long-temps provoquées et soutenues par les doux purgatifs (2) ; et
son maître, M. Pinel, déclare ouvertement que
l'expérience la plus constante y démontre l'utilité
des évacuans, mis d'abord en usage, suivis ensuite
de l'application d'un vésicatoire à la nuque (3).

§. 285. *Remarques*. On ne peut douter que la
présence de matières hétérogènes dans l'estomac
et les intestins, telles que des glaires, des mucosités, de la bile altérée, des concrétions biliaires
et des vers, n'aient très-souvent accompagné l'aliénation, à pouvoir en être considérés comme la
cause, et que même elle n'ait été non-seulement
jugée par l'expulsion de ces insectes (§. 213) et
par celle des autres saburres, mais encore souvent
prévenue par l'administration d'un émétique ou
d'un purgatif. La seizième observation prouve que
ces insectes peuvent souvent séjourner dans le
corps sans causer d'incommodités, et qu'ensuite,

---

(1) Traité analyt. de la Folie, p. 79.
(2) Journal génér. de Médec., tom. L, p. 73.
(3) Dictionn. des Scienc. médic., tom. I, *Aliénation*.

réveillés par des accidens particuliers , ils deviennent très-dangereux. Ce qui étonne dans cette histoire, c'est qu'avec des signes aussi saillans de la présence des vers, on n'ait pas recouru plus tôt aux anthelmintiques.

Cependant j'ai quelque regret d'avoir placé la plupart de ces observations sur le compte des crises par évacuations alvines , et je ne l'ai fait que pour montrer les succès des purgatifs dans certains cas. Qui dit *crise* , dit un mouvement naturel , et il n'y a que la dix-huitième observation qui fournisse un exemple de ce genre , c'est-à-dire , une évacuation spontanée. Le lecteur observera pareillement ici , comme pour les hémorrhagies , que nos moyens ne valent pas ceux de la nature , et qu'il faut également que la crise par les selles se prépare ; ainsi, ce ne fut que trois mois après , que le sujet de la seizième observation se trouva propre à être débarrassé par la voie des selles ; de même , quoique nous ne manquions pas de purger nos fous , et quoique la règle ci-dessus pour les femmes en couche , maniaques , soit bonne, il s'en faut extrêmement que l'on réussisse toujours comme dans les livres, et surtout d'abord. Nous ne devons cependant pas nous décourager ; mais lorsque nous avons mis nos soins à bien juger , il faut insister sur ce que l'observation a montré de plus utile , laissant le reste du succès à la nature : c'est ce que montrera le cas suivant.

Vingt-deuxième observation. En 1808 , je fus appelé auprès d'une jeune paysanne de la ville de Martigues , tombée dans une démence maniaque au huitième jour de ses couches. Les lochies coulaient bien, et elle continuait de donner le lait à son enfant. Après un mûr examen, je dirigeai mes vues vers les premières voies, et j'employai, pendant plusieurs jours successivement, des boissons laxatives et émétisées, qui produisirent d'abondantes évacuations. Je fis appliquer des vésicatoires à la nuque et au gras des jambes, et je mis successivement en usage différens anti-spasmodiques : tous ces soins étaient inutiles, et je fus éconduit au bout d'un mois par un chirurgien qui promit guérison. Celui-ci mit encore en usage des purgatifs très-actifs, parmi lesquels la coloquinte ; mais il ne fut pas plus heureux que moi. La malade fut abandonnée à la nature, et il survint, quatre mois après, une diarrhée abondante qui dura plusieurs jours, et qui lui rendit entièrement la raison, qu'elle a conservée depuis : je l'ai vue saine et bien portante en 1814.

Enfin, l'on a pu voir aussi dans ces histoires que la crise par les selles est rarement seule, mais qu'elle s'accompagne d'autres mouvemens critiques, tels que la menstruation, etc. ; la nature mettant en jeu tous les émonctoires à la fois, lorsque le jugement est préparé ; et c'est ce qu'on verra encore dans les histoires suivantes.

§. 286. Les purgatifs agissent-ils dans la folie, comme évacuant spécialement une matière morbifique, ou comme moyens perturbateurs, comme produisant un nouveau centre d'irritation, qui attire pour ainsi dire le principe de vie aux intestins, et qui détourne du *sensorium commune* ses mouvemens tumultueux? Je crois que je puis profiter de ce moment pour aborder cette question, et me conformant à mon système, de ne juger que d'après les faits, je pense pouvoir affirmer qu'ils agissent de ces deux manières. D'abord, l'on ne peut nier l'existence d'une matière morbifique; les selles spontanées dont je viens de parler, et l'évacuation d'humeurs dont nous nous entretiendrons à l'article qui suit, après la sortie desquelles le malade se trouve guéri, en sont une preuve à laquelle je ne saurais résister. Quant au second mode d'opérer, je le crois établi, si un irritant quelconque, dépourvu de toute propriété purgative, spécifique, tel que la chaleur, suffit à produire le même effet; et c'est ce que tend à prouver le fait suivant qui m'a été communiqué par M. le docteur Faure dont j'ai déjà parlé (§. 223).

Vingt-troisième observation. Le 1er mars 1811, un dragon nommé *Jean Goder,* en garnison à *Belmonde,* en Espagne, fut pris d'un accès de folie occasionné par le soleil. Sa manie était de monter sur les toits et de courir sur les maisons. Il fut arrêté et conduit à l'ambulance du 103e régiment dont M. Faure était chirurgien-major. Son visage était turgescent, rouge et enflammé; les yeux étaient hors de la tête, et les artères battaient avec force. Abondante saignée qui ne soulage pas. Le malade se refuse à tout médicament, et cherche à s'échapper, à quoi il réussit pendant trois fois. Rattrapé pour la troisième fois, il réussit encore à trom-

per ses gardiens, en feignant de dormir ; et comme
il trouva la porte de la rue fermée, il entra dans
la cuisine de l'ambulance, où il y avait sur le feu
une marmite d'eau bouillante : il en puisa avec
un pot de terre, de la contenance d'une pinte,
et l'avala d'un seul trait, sans être arrêté par la
chaleur, puis il vint se recoucher ; ce qui eut
lieu le 3 mars. Il resta alors pendant deux jours
sans boire ni manger, et parfaitement docile. Interrogé, il répondit malicieusement, qu'il avait
mangé deux pommes qui lui étaient restées à la
gorge, et qu'il ne pouvait rien avaler. La bouche
ayant été examinée, on la vit enflammée et remplie d'ampoules qui se continuaient aussi loin que
la vue pouvait atteindre, et qui furent rempla-
cées par des escarrhes. Le 8 mars, ces escarrhes
se détachèrent, et il survint spontanément une
diarrhée très-abondante qui dura trois à quatre
jours, avec laquelle le visage reprit sa couleur et
son volume naturels, et tous les symptômes d'aliénation se trouvèrent entièrement dissipés. Ce
dragon était déjà à cheval avec son régiment, le
15 mars.

Vingt-quatrième observation. Jeune homme
de vingt ans, dont tout le côté droit de la poitrine avait été couvert de dartres qui avaient disparu par des remèdes appropriés ; devenu maniaque à la suite d'inquiétudes de la conscription, et
confié aux soins de **M.** Esquirol : ce médecin le
laisse divaguer à son aise ; le malade prend des
bains tièdes, et au bout d'un mois il se manifeste

une dartre sur le pied gauche, qui fait disparaître la folie.

§. 287. *Maladies exanthématiques.*

Vingt-cinquième observation. Élève au Lycée, âgé dix-sept ans, devenu maniaque, on ne dit pas comment, et traité par M. Esquirol. — Bains tièdes qui font sortir une dartre sur le visage, qui disparaît bientôt, et avec elle le délire. Retour du délire et de la dartre au bout d'un mois, à la suite d'une orgie : nouvelle disparition de l'un et de l'autre, au bout de deux mois de bains tièdes et de tisanes amères et sudorifiques. Ces alternatives ont lieu pendant deux ans ; en printemps et en automne, et toujours à la suite des orgies. Elles sont enfin détruites par une vie militaire très-active.

Vingt-sixième observation. Jeune Anglaise, maniaque et en même temps dartreuse, traitée par le même. Vésicatoires, cautères, bains, boissons dites épuratives. Les dartres disparaissent avec le délire ; reparaissent et disparaissent plusieurs fois simultanément ; enfin, guérison de l'une et de l'autre maladie en même temps.

Vingt-septième observation. Chasseur à cheval, conduit à l'hôpital, présentant tous les symptômes d'une fièvre ataxique, et reconnu maniaque par le docteur Roux (§. 281). Les bains tièdes font paraître des boutons de gale, laquelle s'étend bientôt sur tout le corps, par la continuation des bains. La raison revient insensiblement dans la même proportion. La gale, traitée par les moyens les plus doux, se dissipe ;

et vers la fin du deuxième mois, ce militaire reprend son service.

Vingt - huitième observation. Jeune homme de ving-sept ans, d'un caractère bizarre et in-constant, issu d'un père dont l'imagination était désordonnée, ayant eu un oncle et une sœur aliénés. Il avait pris la gale à l'armée, et cette éruption avait disparu en peu de jours. Devenu furieux, après deux mois de constipation, de maux de tête et de diverses vésanies, il est conduit chez M. Esquirol, le 24 janvier 1808. —Cheveux blonds, yeux fixes, visage pâle, haleine fétide, mouvement convulsif de tout le corps, visage parfois rouge et animé, et yeux brillans. Alors, désir aveugle de frapper tout le monde; croyance d'entendre très-distinctement une voix qui or-donne de ne point parler, de ne point marcher, de ne point manger, et de tuer quelqu'un, afin d'être sauvé et libre, sous peine des dangers les plus terribles. — Sangsues, boissons acidulées, émétisées, bains tièdes. — Il sort quelques bou-tons de gale qui deviennent de plus en plus nom-breux par la continuation des mêmes moyens, et l'application des vésicatoires à la nuque : il y a en même temps rémission des symptômes de manie. La gale ayant acquis la plus grande in-tensité, la guérison de la manie est parfaite, un an environ après qu'elle s'était déclarée.

Vingt-neuvième observation. Général, âgé de trente-huit ans, sujet à la masturbation, quoi-que marié; qui a éprouvé des chagrins, et a été en même temps infecté de la gale, dont il se débarrasse en huit jours. D'abord, triste, morose, emporté, puis tout à coup maniaque par l'imprudence d'un de ses amis qui lui dit qu'on l'a dénoncé parce qu'il est fou. — Saignées répétées, bains froids, bains de surprise. Loin de guérir, le malade tombe dans la démence compliquée de paralysie ; et il est confié dans cet état aux soins de M. Esquirol. — Bains tièdes, petit-lait, aloétiques, quinquina, promenades au grand air et en voiture ; ensuite tentatives de redonner la gale ; et pour cela, on fait coucher le malade pendant quinze jours de suite dans des chemises de galeux, et on cherche à inoculer au moyen de plus de quatre - vingts piqûres autour des articulations : vains efforts ! la gale ne reparaît pas, et le malade reste incurable.

Trentième observation. Jeune homme de dix-huit ans, qui, depuis l'âge de treize ans était tombé dans un état de manie qui alternait avec la démence. Des engelures s'étant déclarées aux talons et aux doigts, avec suppuration abondante pendant plusieurs mois, le délire diminua en proportion, et la raison reparaît dans son entier, pour s'éclipser de nouveau à la guérison des engelures. En vain chercha-t-on à les suppléer par des exutoires, le malade resta incurable (1).

Trente-unième observation. Jeune fille devenue folle à la suite de la petite-vérole, par une mé-

---

(1) Journaux cités ci-dessus.

tastase présumée sur le cerveau, et dont la folie
s'annonça par le rire, le chant, des propos gais
et des plus extravagans. M. Daquin la guérit par
des vésicatoires appliqués à la nuque.

Trente-deuxième observation. Fille de vingt-
quatre à vingt-cinq ans, qui tomba dans une
manie furieuse par le transport subit d'une humeur arthritique : elle fut pareillement guérie
par l'application des vésicatoires aux bras et aux
jambes, et sur la fin du traitement, par des purgatifs doux, réitérés deux à trois fois (1).

§. 288. *Remarques*. Quoique ces observations
ne fournissent pas d'exemples de crises spontanées, mais que la sortie des exanthêmes ait toujours été provoquée, j'ai néanmoins voulu les
rapporter, pour faire voir, 1°. que la cause du
délire dépend souvent d'une humeur âcre dont
la sortie suffit pour opérer la guérison : de sorte
qu'il en est souvent de cette maladie comme de
l'épilepsie et de plusieurs autres affections convulsives qui sont entretenues quelquefois simplement par une de ces excroissances appelées
ganglions, placées sur le nerf d'un membre quelconque, et qui disparaissent aussitôt qu'on a
extirpés ces excroissances. L'admission d'une
semblable cause a d'autant plus de poids, que
les observations ont été puisées chez des auteurs
qui font leurs efforts pour ne pas paraître humoristes (§. 56 et 57), et qui néanmoins ont fourni des armes contre leur opinion. C'est ce qui se

____

(1) Philosophie de la Folie, 2ᶜ et 3ᵉ malades.

verra encore dans les paragraphes suivans. 2°. Ces observations ne prouvent pas moins la grande utilité des exutoires dans certains cas, et j'aurais pu les étendre de quelques-unes de M. Amar, et de plusieurs rapportées par M. Wauter (1), et divers autres auteurs.

Il n'y a pourtant rien de fixe ni de constant dans les effets des vésicatoires. Je puis assurer avoir vu plusieurs insensés qui portaient depuis long - temps des dartres humides, croûteuses, ulcéreuses en divers endroits du corps, sans en avoir éprouvé ni diminution ni augmentation de symptômes. Je n'ai pas manqué de recourir maintes fois aux vésicatoires et aux cautères, pour rappeler des raches ou des gales supprimées, et sans aucun succès. La plaie des vésicatoires se cicatrise même très-promptement, ce qui oblige à les rafraîchir fréquemment, et ce qui ne fait souvent que produire une irritation inutile. Après avoir rapporté ses deux succès obtenus avec ces exutoires, M. Daquin parle d'une jeune nourrice qui, ayant cessé tout à coup de nourrir, devint sombre, triste, taciturne, constamment couchée sur la paille, lâchant ses excrémens sous elle, et ne répondant aux questions que par des monosyllabes accompagnés de mouvemens brusques et colériques. En vain, dans la supposition d'une métastase de lait, eut - on recours aux bains tièdes et à de larges vésicatoires placés à différens endroits du corps, le

---

(1) *Wauter.*, *Tractat. de exutor. delectu*, *p.* 162.

mal n'en resta pas moins incurable. C'est qu'il n'est pas toujours aussi facile qu'on le pense de rappeler les humeurs à la peau, et cette réussite est très-chanceuse. L'on a vu, dans la vingt-septième observation, l'inutilité des tentatives pour rappeler la gale et pour l'inoculer : il est vrai qu'il s'agissait d'un sujet usé et dans une sorte d'état paralytique : c'est ce qui fait sans doute que M. Esquirol n'en est pas découragé pour conseiller l'inoculation de la gale, s'appuyant d'une observation de Decostes, relativement à une manie guérie par ce virus, et de l'autorité de Fischer, Riedlin et Gardane, qui assurent que la manie peut être guérie par l'inoculation de la variole ; ce qui tient sans doute aux méthodes perturbatrices dont nous parlerons, à l'exemple de ces auteurs, et malgré les inconvéniens attachés à l'application des vésicatoires. Nous ne laisserons pas de les recommander, avec les restrictions convenables, d'autant plus que ce moyen, qui tient si fort à l'idée de cause et d'effet, est un des remèdes qu'on abandonnera le plus difficilement.

§. 289. *Métastases purulentes, et évacuation d'humeurs morbifiques par les conduits salivaires, l'urètre, etc.*

Trente-troisième observation. Ancien militaire âgé de quarante-sept ans, issu d'un père et d'un oncle aliénés, d'un esprit borné, aimant passionnément les femmes, sujet à diverses vésanies, ayant perdu la mémoire, allant et venant sans dessein, furieux par momens ; et alors menaçant et frappant. Il est confié aux soins de MM. Pinel et Esquirol, en mai 1802. — Les bains, les douches et plusieurs autres remèdes ne procurent que des rémissions momentanées; mais vers le 20 août, il se fait une éruption de plusieurs furoncles qui suppurent abondamment, et depuis ce moment le malade dort, et cesse d'éprouver le besoin de déchirer. La suppuration continue pendant plusieurs mois; on l'aide même par l'application de plusieurs vésicatoires à la nuque, et au mois de décembre, le malade est entièrement rétabli.

Trente-quatrième observation. Dame âgée de vingt-sept ans, cheveux blonds, caractère entier, issu d'une mère à projets et à idées exagérées, et nourrice depuis trois mois. Inquiétude extrême de l'absence de son mari, délire et fureur qui ne peuvent être dissipés par son retour. M. Esquirol, à qui la malade est confiée, met en vain en usage les bains, les purgatifs et les vésicatoires; il n'y a du calme qu'au bout de trois mois, par la sortie d'un furoncle énorme au périnée, qui suppure abondamment pendant quinze jours; la santé renaît avec cet effort naturel.

Trente-cinquième observation. Officier âgé de vingt-cinq ans, d'une constitution faible, d'un caractère triste, et livré à l'onanisme. — Délire maniaque, subit, après de longs chagrins et des craintes exagérées sur sa santé; en même temps, plusieurs névroses, telles que roideur tétanique, yeux fixes, pupilles dilatées, sueur, soubresauts, pouls lent, insensibilité lorsqu'on le pince, urine involontaire. — M. Esquirol, à qui il est confié, emploie des lotions d'eau froide, des frictions avec l'alcool, des bains, des sinapismes, des vésicatoires, etc., ce qui n'amène que quelques rémissions temporaires et imparfaites. — Enfin, des ampoules naissent sur toutes les articulations des doigts et au talon, au lever d'un sinapisme; elles suppurent abondamment; il en découle une sérosité d'une fétidité suffocante et d'une âcreté telle, que quelques gouttes tombées sur le doigt du médecin y occasionnent un panaris. En même temps que les ampoules, paraissent des sueurs, des selles abondantes, et une hémorrhagie nasale, ce qui produit une rémission parfaite de tous les symptômes. Les ampoules se changent en plaies de mauvais caractère, qu'on parvient à cicatriser, et le malade redevient triste et inquiet; mais on supplée aux ampoules naturelles et à l'humeur qu'elles rendent par des vésicatoires et des boissons purgatives; la santé se rétablit entièrement.

Trente-sixième observation. Une femme âgée de quarante-cinq ans, avait depuis trois ans un ulcère à la jambe. Cet ulcère se cicatrise, et aussitôt la malade devient maniaque et éprouve de la difficulté à articuler : on la conduit à la Salpêtrière, où l'on s'attache à rouvrir l'ulcère, ce qui fit que la santé et la raison se rétablirent en même temps.

Trente-septième observation. M. Esquirol rapporte deux exemples de guérison de manie, obtenue par l'extirpation, l'une d'un cancer au sein droit, chez une femme âgée de soixante ans; et l'autre, d'une tumeur sous le bras, chez une autre femme.

Trente-huitième observation. Jeune homme de dix – sept ans, attaqué d'une gonorrhée qui se supprime brusquement après avoir pris tout à la fois deux ou trois onces de liqueur pure de Van-Swieten, et qui est remplacée par une manie furieuse. Il guérit au bout de trois mois : on ne dit pas comment. Nouvelle gonorrhée, aussi supprimée par un grand verre d'eau-de-vie mélangée avec la poudre de trois cartouches. Nouveau délire avec fureur impétueuse, qui le fait conduire chez M. Esquirol, mois de mai 1807. — Après six mois de fureur que rien ne peut calmer, ce malade se livre à l'onanisme pendant quinze jours, et la gonorrhée reparaît. On en favorise l'écoulement, et le malade guérit, mais imparfaitement, de sa manie, au huitième mois. Une nouvelle gonorrhée acquise, et qui coule pendant trois mois, achève la guérison. Deux ans après, troisième gonorrhée qui se supprime encore, et nouvelle manie. Cessation de celle-ci dès que l'écoulement se rétablit, et que les glandes inguinales, qui avaient été engorgées, sont entrées en suppuration (1).

Trente-neuvième observation. Chimiste âgé de

____

(1) Voyez cette observation, ainsi que celles ci-dessus, au tome L du Journal général de Médecine, p. 40 et suiv. On la trouve aussi dans la Nosographie philosophique de M. Pinel.

vingt - sept ans, qui passe son temps entre la chimie et l'amour, devenu maniaque après huit jours d'excès dans ces deux occupations. MM. Pinel et Esquirol lui donnent leurs soins. — Bains tièdes, boissons délayantes, lotions d'oxicrat sur la tête, etc., employés sans succès. — Le soixante-seizième jour de la maladie, il s'établit un ptyalisme extrêmement abondant, qui juge la maladie, et qu'on favorise par l'usage de la pipe. Ce ptyalisme se continue pendant trois mois, époque où le malade est sorti bien portant (1).

Quarantième observation. Brassavola donne l'histoire d'une manie intense chez un jeune Israélite, occasionnée par la délitescence d'une tumeur charbonneuse au cou, qui s'était fait jour, concurremment avec plusieurs autres tumeurs, dans diverses parties du corps, et avait disparu avec elles ; manie qui fut guérie naturellement, au bout de huit mois, par l'apparition soudaine de nouvelles tumeurs (2).

§. 290. *Remarques.* L'on peut ajouter à ces observations l'abcès au cuir chevelu qui jugea l'hallucination de cet Anglais dont il a été question plus haut (§. 159), et l'on ne pourra que rester convaincu de l'existence de cette cause matérielle du délire. L'on a eu ici un exemple bien frappant de manie vénérienne, dont le professeur Petit-

---

(1) Ibid., et Traité de l'Aliénation mentale, 2ᵉ édition.
(2) *Commentar. in Aphorism. Hippocr., aphor. LXV,* sect. 5.

Radel a aussi consigné deux faits dans l'Encyclopédie ; ces crises ont ceci de remarquable, qu'elles ont presque toutes été spontanées ; et la trente-troisième observation est une preuve de ce que j'ai dit plus haut, savoir, que, lorsque la nature prépare un mouvement, tous les couloirs sont ouverts à la fois ; ainsi il y a eu dans ce cas des selles, des sueurs et des hémorrhagies, conjointement avec le dépôt d'une sérosité âcre dans les ampoules.

La crise de la trente-septième observation par le ptyalisme est très-remarquable : elle se lie avec ce que nous avons dit plus haut (§. 270) de la disposition des aliénés à cracher ; et il ne serait point étonnant que la salive pût se charger d'un principe morbifique, ainsi que nous le voyons d'ailleurs spécialement dans la rage. J'ajouterai que l'expuition annonce souvent l'explosion d'un accès, et que quelquefois elle persiste pendant tout le temps de la maladie. D'autres maniaques, au contraire, qui ont la bouche sèche, font tous les efforts et tous les mouvemens d'un homme qui a besoin de cracher, et ne le peuvent pas : dans ces cas, lorsque la sputation se manifeste, elle peut devenir critique, et l'on doit la favoriser. C'est ce que pratique M. Esquirol dans son établissement : il permet à ses malades l'usage de la pipe, autant pour les satisfaire que dans l'espérance de favoriser une crise ; indication qui, sans devenir générale, mérite cependant d'être prise en considération.

Le même auteur, occupé de multiplier les

crises , en a aussi rapporté une par les larmes, et qui est la suivante :

Quarante-unième observation. Une dame âgée de trente-quatre ans, éminemment sensible, et dont la menstruation est irrégulière, éprouve, dit l'auteur, des symptômes de manie, après avoir veillé quinze nuits de suite une amie malade, et après une fâcheuse nouvelle : agitation, tristesse, refus d'alimens, haleine fétide ; constipation, hallucinations. — Saignée, bains de pieds et boissons délayantes, qui calment l'agitation, mais qui ne guérissent pas. Une jeune dame, placée pendant vingt-quatre heures auprès de la malade, et qui lui fait quelques confidences pour l'engager à un épanchement réciproque, réussit à l'attendrir : des larmes coulent en abondance pendant deux jours, et la crise est opérée (1).

Quoique les larmes soient quelquefois âcres au point d'excorier les joues sur lesquelles elles tombent, elles doivent être considérées ici comme l'effet du simple relâchement. Avec la permission de l'auteur, je ne saurais considérer ce cas comme une manie, mais il me paraît purement une affection hystérique. L'écoulement des larmes est souvent observé dans les accès d'hystérie, et il est plus fréquent chez les mélancoliques et chez les hypocondriaques que la manie : les uns et les autres font souvent des efforts incroyables pour pleurer, sans pouvoir verser des larmes ; et ils se sentent extrêmement soulagés quand ils en ont répandu.

---

(1) **Journal** cité ci-dessus, p. 84 et suiv.

§. 291. *Action augmentée ou diminuée du système lymphatique ou absorbant.*

Cette terminaison paraîtra douteuse, et je ne la regarde moi-même que comme systématique : j'en parle, parce que M. Esquirol en fait mention sous le titre de jugement *par la prédominance du système absorbant*, rapportant quatre observations de manie, qu'il dit avoir été terminée par l'amaigrissement ou par l'obésité. Il met sur le compte du premier chef l'observation dix-huitième, que nous avons au contraire placée parmi les crises par l'évacuation alvine et la menstruation ; et il parle des trois autres comme maladies jugées par l'obésité, qu'il ne craint pas d'établir comme la crise la plus fréquente de la manie (1) : c'est ce qu'il était nécessaire d'examiner, et ce que nous ferons après avoir rapporté l'histoire suivante et la plus détaillée.

Quarante-deuxième observation. Dame âgée de vingt-trois ans, fille d'un père sujet à de violentes céphalalgies, épouse d'un général. — Plusieurs secousses morales amènent le délire et la fureur durant ses couches, et on leur oppose infructueusement les saignées, les bains, les calmans et les anti-spasmodiques, ce qui fait qu'au bout de trois mois, le 23 septembre 1806, elle est confiée au soins de M. Esquirol. — Visage pâle, peau terne, yeux fixes, haleine fétide, mouvement convulsif des muscles de la face, délire

___

(1) Journal génér. de Médec., tom. L, et Journal de Médecine de M. Leroux, mai 1814.

général , mussitation continuelle , résistance et désobéissance , inappétence , insomnie , règles supprimées. — Bains tièdes , boissons laxatives , purgatifs, continués plusieurs jours de suite , vésicatoires à la nuque , continués jusqu'au cinquième mois , infusion de safran , bains de pieds, exercice au grand air , et promenades en voiture. — Le calme s'annonce dès le troisième mois de ce traitement, les règles se rétablissent sur la fin du cinquième mois, et avec elles, le teint et la peau s'éclaircissent , et la raison revient progressivement ; cette dame prend en même temps un embonpoint excessif, et sa convalescence est tellement assurée , que la nouvelle de la mort de son mari n'amène point de rechute.

Or, n'est-ce pas d'abord aux évacuations provoquées par les purgatifs, dans une folie par suite de couches (§. 285), et ensuite au retour des règles, que cette guérison est due, plutôt qu'à l'obésité ? Et l'obésité n'est-elle pas une suite du régime relâchant et évacuant que l'on avait employé? L'auteur ne me paraît pas plus heureux pour ses explications dans les deux autres observations : la première, qui concerne une fille de dix-huit ans, est incomplète , puisque l'on ne dit pas si la jeune personne est guérie ; et dans l'autre, où il s'agit d'une manie survenue après une terreur panique, loin d'avoir un bon effet, l'obésité était devenue si considérable, que la malade en éprouvait de la gêne dans la respiration, et qu'elle était tombée dans une sorte de démence.

Quant à l'amaigrissement, je le croirai plutôt

convenir que l'obésité à la solution du délire chronique, parce qu'il suppose une énergie de tous les systèmes, bien entendu qu'il n'y a point de fièvre hectique ; et je me fonde sur les faits suivans : 1°. Sur ce que j'ai connu un grand nombre de femmes qui ont été tourmentées de vapeurs hystériques tant qn'elles avaient de l'embonpoint et qu'elles paraissaient fraîches : ce qui faisait leur désespoir, parce qu'on ne croyait point à leurs maux, dont elles ont été débarrassées dès qu'elles ont maigri ; 2°. sur ce que, dans mes observations, presque tous les maniaques qui devaient guérir maigrissaient beaucoup pendant la durée de leurs accès, tandis que ceux qui étaient menacés de démence maigrirent peu, et devinrent au contraire très-gras.

Pour se faire une idée juste de ce que signifie dans les maladies l'embonpoint ou la maigreur, il faut d'abord en considérer l'origine, qui peut dépendre ou du degré relatif d'activité du système absorbant, ou de l'état maladif des glandes et organes réparateurs, examiné en dernier lieu par les docteurs Darwin et Pemberton (1). Or, dans l'un et l'autre cas, l'embonpoint est un indice de la longueur de la maladie ; il annonce, dans le premier cas, l'inertie des absorbans, qui s'accompagne assez généralement de celle de tout le système ; et dans le second, lorsque l'embonpoint subsiste avec la

---

(1) Observations pratiques sur les Maladies du Bas-ventre, *Londres*, 1806 ; insérées dans les Annales de Littérature médicale étrangère, tom. VIII.

maladie, on doit supposer qu'il y a intégrité dans les fonctions du système réparateur, et qu'il faut chercher ailleurs que dans le bas-ventre le siége de la maladie, ce qui est d'un mauvais augure pour sa guérison.

Je suis tenté de placer sous le domaine des lymphatiques les deux cas suivans, que M. Esquirol a placés ailleurs.

Quarante-troisième observation. Femme de quarante-six ans, traitée à la Salpêtrière, sujette à l'engorgement des glandes maxillaires et sous-maxillaires, et en même temps à la manie : elle recouvre la raison à mesure que ces glandes se dégorgent, par l'usage du mercure ou autrement, et elle la perd de nouveau lorsqu'elles deviennent engorgées. Une autre insensée est très-agitée lorsque les glandes maxillaires s'engorgent et prennent la dureté squirrheuse. Ces faits ont encore un grand rapport avec ce que nous avons dit (§. 290) de l'influence de la salive.

§. 292. *Affections générales produisant un changement dans le système.* On n'ignore pas quels grands changemens appporte dans les maladies, dans les mœurs et dans la manière de voir, la succession des différens âges de la vie ; elle en apporte pareillement dans le caractère et la marche du délire : nous voyons que la manie est quelquefois guérie par l'âge, ou bien qu'elle se change en démence. Les maladies qui surviennent durant le cours de la folie y produisent aussi un changement, et nous leur consacrerons le paragraphe suivant. Pour le moment actuel, j'ai en vue de faire remarquer encore au lecteur une circonstance qui est propre à la femme, savoir : celle de la grossesse et des fonctions qui en dérivent, laquelle met réellement cette moitié du genre humain dans un cas particulier étranger à l'homme. Les phénomènes bizarres que présente la grossesse, la fréquence du délire dans les couches, et cette fièvre particulière dite *puerpérale*, qui n'appartient à aucune des autres espèces du cadre nosologique, sont des choses encore très-obscures, indiquant un grand changement dont la cause mérite toute l'attention des médecins penseurs. Nous avons déjà rapporté précédemment (§. 200) l'exemple d'une femme sage durant sa grossesse, redevenue folle dans ses couches ; de femmes reprenant la santé par la grossesse, et d'autres, devenant maniaques étant enceintes, etc. (§. 268) : nous allons y ajouter deux observations de M. Esquirol, qui dit ailleurs avoir vu fréquemment la grossesse et les couches rendre les maniaques plus calmes ; non que nous voulions entreprendre d'expliquer ces faits, mais seulement pour les faire connaître, parce que, dans l'occasion, ils peuvent avoir leur utilité auprès des praticiens judicieux.

Quarante-quatrième et quarante-cinquième observations. L'auteur ci-dessus a connu une dame qui, pendant cinq grossesses consécutives, était devenue maniaque, et qui guérissait chaque fois par l'accouchement ; et il a donné des soins à une autre dame, fille d'une mère déjà aliénée, qui est devenue maniaque pendant trois fois différentes, au troisième mois de l'allaitement, quoique le lait ne se supprimât pas (1).

§. 293. *Changement du delire en une autre maladie.*

Les recueils de médecine contiennent quelques faits qui annonceraient que des folies plus ou moins invétérées auraient été guéries naturellement par l'apparition d'une maladie générale, telles que la phthisie, l'hydropisie, l'ictère; par des accidens imprévus, par des chutes ou des commotions violentes. Hippocrate avait déjà remarqué ces sortes de conversions, et il est peu d'écrivains anciens qui n'en aient fait mention (2). En voici deux observations que je rapporte spécialement pour appuyer ce que j'ai dit auparavant, que la folie n'exclut pas toujours les autres maladies (§. 274).

Quarante-sixième observation. Un homme âgé de quarante ans, jouissant auparavant d'une bonne santé, se sent tout à coup le sang monter aux précœurs; ses yeux se troublent, et la tête lui tourne. Revenu à lui, il pousse des cris, fait des extravagances, bat tout le monde, et devient enfin maniaque, furieux à devoir être fortement lié. Dodonée, auteur de cette observation, le fit saigner, le purgea, et provoqua le sommeil par le moyen des narcotiques. Le malade parut rétabli, mais il rechuta au bout d'un mois, ce qui arriva

____

(1) Journal génér. de Médec., tom. L, p. 89.

(2) *Hippocrat., aphorism. XXI, sect.* 6; *aphorism. V, sect.* 7. *Avicenna; tract. IV; Savonarola, Pract. major., tract. rI, cap.* 1, *etc.*

par trois fois différentes ; il guérit enfin naturellement, mais à la suite d'un crachement de sang
très-copieux qui devint purulent. Cet homme ne
fut donc débarrassé de sa manie que pour mourir
phthisique : conversion peu heureuse, mais qu'il
n'avait pas été au pouvoir de l'art de rendre différente (1).

Quarante-septième observation. Relativement à
l'hydropisie, on pourrait avoir quelque raison de
rapporter à cette conversion la guérison de cette
fille dont parle Stoll (§. 47), qui ne devint raisonnable que lorsque ses jambes furent œdéma-
teuses, d'autant plus que l'auteur lui-même doute
s'il doit rapporter le rétablissement de sa malade
plutôt aux secours de l'art qu'aux seuls bienfaits
de la nature (2) ; peut-être l'œdème des membres
abdominaux a-t-il aussi contribué à la guérison
naturelle de la malade du docteur Daquin (§. 279,
9e observ.).

§. 294. Je vais terminer cet exposé de quarante-
sept observations par des corollaires qui me pa--
raissent en découler naturellement, et qui sont
les suivans :

1°. Que le très-grand nombre de ces délires a
eu évidemment une cause physique et palpable,
et que tous en général ont eu une terminaison également évidente, physique et matérielle.

2°. Que parmi ceux dont la cause n'a pas paru
de prime abord matérielle, c'est dans les passions
instinctives de l'homme (§. 91 et suiv.) qu'ils ont

---

(1) *Dodonœus, Observat. medic., observat. x.*
(2) *Stoll., Method. med., tom. III, Phrenitis., œger.* 2.

pris naissance, dans l'amour de soi exalté, dans l'orgueil effréné. On aura pu remarquer chez les femmes des combats intérieurs entre le devoir et l'attrait des plaisirs, entre la coquetterie et le respect humain ; luttes très-fréquentes chez ce sexe faible, et qui réagissent presque toujours sur les organes épigastriques et hypogastriques : on aura vu aussi que, nonobstant que cette cause fut en apparence sans matière, la terminaison du délire n'en a pas moins été matérielle.

3°. Que plusieurs de ces délires ont trouvé dans les sujets une prédisposition héréditaire (*observ. 5ᵉ, 12ᵉ, 26ᵉ, 31ᵉ, 32 et 40ᵉ*).

4°. Que quoiqu'il y ait eu quelques-uns de ces délires qui ont été guéris par de simples efforts de la nature, cependant ces cas sont rares en comparaison de ceux où la nature a été secondée par l'art ; qu'ainsi la médecine expectante ne saurait convenir dans le traitement de la folie.

5°. Enfin, que la guérison a été d'autant plus facile et assurée, qu'elle avait été entreprise plus tôt ; ce qui va encore être confirmé par les Chapitres suivans.

CHAPITRE IV.

Tableaux comparatifs des guérisons d'aliénés dans les établissemens bien et mal conduits, et facilité des rechutes.

§. 295. LES phénomènes de la vie ayant fait considérer la tête comme recélant à elle seule le centre commun des sensations, il en est résulté généralement l'opinion, en apparence, incontestable, que l'aliénation consiste en un changement ou lésion d'une partie quelconque de l'encéphale, et l'on y a été en quelque sorte autorisé par les conclusions de plusieurs médecins célèbres qui se sont livrés aux recherches anatomiques (§. 14.). De là, comme nous l'avons déjà dit, le préjugé de regarder la folie comme le plus souvent incurable, puisqu'elle tient à un vice organique, la résolution de séquestrer simplement les aliénés, et la barbare indifférence, encore trop répandue, qui porte souvent à leur refuser les secours que toute infirmité réclame.

Une autre opinion moins fâcheuse, il est vrai, mais dont j'ai reconnu plusieurs fois les dangers, est celle qui considère la folie comme une simple maladie de l'esprit, et qui regarde, en conséquence, les remèdes comme inutiles. Comment en effet, disent ses sectateurs, des choses corporelles pourraient-elles agir sur ce qui est immatériel ? C'est celle de plusieurs moralistes très-respectables, et même de plusieurs médecins ; ils ne recommandent donc et ne reconnaissent comme utiles que les consolations, les conseils, les distractions, les voyages, et autres secours analogues ; mais ces messieurs ne s'aperçoivent pas, 1°. que ce que nous avons d'immatériel est nécessairement de sa nature invulnérable, comme il est impérissable, et que dans tous les cas, lorsque la raison est troublée, ce ne peut être que par le vice d'un intermédiaire ; 2°. que supposer qu'on puisse parvenir, par le raisonnement et la logique, à produire une autre série d'images que celles qui troublent la raison, c'est supposer à l'insensé un avantage sur l'esprit sain : ignorent-ils donc que les peines que nous font éprouver des revers de fortune , la perte des personnes qui nous sont chères , etc. , sont, pour le commun des hommes , au-dessus de tous les raisonnemens, et qu'il est rare que tous ceux que l'on ne manque pas de faire aux fous , pour tâcher de les ramener, ils ne se les soient déjà faits à eux-mêmes , au moment de l'invasion de la maladie? Il en est des délirans comme des vaporeux , deux classes d'hommes entre lesquels je trouve toujours plus de rapports : on croit avoir tout fait et avoir tout dit quand on a répondu à un pauvre hypocondriaque ou à une hystérique , qui souffrent cruellement, *que ce ne sont que des maux de nerfs , que des illusions :* déjà mille fois ils l'avaient pensé avant qu'on le leur eût dit ; mais ce qu'il leur faut , c'est de rechercher la cause réelle de leurs maux, c'est de leur donner des remèdes , et non pas des paroles.

§. 296. Il entre particulièrement dans nos vues de démontrer qu'en général , dans le délire , la tête n'est pas d'abord plus particulièrement affectée que toute autre partie, et qu'elle ne le devient que secondairement; qu'ainsi il s'en faut heureusement de beaucoup que la folie soit une maladie incurable. Nous ne démontrerons pas moins , j'espère , qu'elle n'est pas non plus une simple maladie d'esprit, puisque ce n'est que par le secours du régime , des crises naturelles , et des différens moyens médicamenteux, qu'on peut en triompher dans le plus grand nombre de cas , qui sont , j'ose le dire , comme 90 à 10.

Déjà nous avons donné un assez bon nombre

d'exemples de guérisons, et nous allons confirmer les espérances légitimes que les progrès de notre belle et tutélaire profession nous permettent de concevoir à cet égard, en exposant les tableaux comparatifs des succès obtenus dans les principaux établissemens de l'Europe. Peut-être ces tableaux n'auront-ils. pas toute l'exactitude désirable, parce qu'on aime toujours un peu à s'exagérer ses succès ; mais dût-on y faire quelques corrections, leurs résultats feront toujours beaucoup d'honneur à l'esprit humain , et ils satisferont mes lecteurs, comme ils ont échauffé mon cœur et mes espérances !... Ils sont tirés d'une Dissertation du docteur Blak, publiée dans les premières années de ce siècle, d'un Essai sur les établissemens scientifiques, qui sont relatifs à la médecine , par Alexandre Flajani, professeur de médecine à Rome, publié en 1807, et dont la Bibliothèque britannique a donné plusieurs extraits en 1811; de divers Comptes rendus de l'Administration centrale des hospices de Paris ; de l'Encyclopédie et du Dictionnaire des Sciences médicales ; enfin les tableaux ci-après sont aussi tirés de différens journaux scientifiques , publiés tant en France que dans l'étranger. En publiant les heureux résultats d'une sage médication , c'est faire davantage ressortir la barbarie où se trouvent encore plongés tant d'autres établissemens, et l'obligation où se trouvent les gouvernemens de faire jouir tous leurs sujets des mêmes avantages.

§. 297. *Établissemens anglais.*

1°. Hôpital de Saint-Luke, à Londres, depuis 1751 jusqu'à 1801 :

Nombre des aliénés reçus........	6458
Sortis guéris.......................	3811
Sortis non guéris.................	1991
Morts............................	478
Restés...........................	178

Interrogé en 1807, par un comité de la chambre des Communes, sur le nombre des malades reçus annuellement, le directeur de cet hospice rapporta que, d'après une moyenne de plusieurs années, ce nombre était de 263, savoir : de 110 hommes et de 153 femmes, dont le sort a été ainsi qu'il suit :

Sortis guéris......................	108
Renvoyés comme inadmissibles....	28
Morts............................	27
Restés incurables.................	100.
	263.

Total de 1801 à 1807......... 1578 aliénés.

Il résulte de ce rapport, 1°. qu'on guérit à cet hospice plus du tiers des malades; 2°. une vérité bien effrayante pour l'Angleterre, savoir : que, dans une période de peu d'années, le nombre des aliénés y a augmenté de moitié : en effet, si depuis 1751 jusqu'à 1801, les réceptions annuelles eussent été de 263, il y aurait eu pour ces cinquante ans le nombre total de 13,300 malades ; mais il n'y en a eu que 6,458, donc le nombre des admis annuellement, dans les temps antérieurs à 1801, n'était que la moitié, et peut-être moins encore, du nombre actuel ; 3°. il résulte

encore que les nombres des malades reçus ne sont
pas égaux aux nombres des malades-présentés,
parce que cet hospice, ainsi que beaucoup d'autres en Angleterre, ne reçoit ni les fous incurables, ni ceux dont la maladie est compliquée et
date de plus d'une année.

2°. Hôpital de Bedlam, depuis 1772 à 1787 :

  Malades reçus.................. 3411
  Guéris........................ 934
  Rechutés...................... 533
  Morts......................... 250
  Incurables.................... 1694.

Le même, en 1803, a eu le mouvement suivant :

  Malades reçus.................. 422
  Guéris........................ 204
  Morts......................... 18
  Incurables.................... 200.

3°. Hospice d'Yorck, de 1777 au 1er juin 1807 :

  Malades reçus.................. 1739
  Guéris........................ 746
  Soulagés...................... 410
  Retirés incurables............ 250
  Morts......................... 192
  Restans....................... 141.

4°. Autre hospice, près d'Yorck, dit *la Retraite*, de juin 1796 à fin de 1811 :

  Malades reçus.................. 149
  Guéris sans rechute........... 49
  Soulagés...................... 18
  Renvoyés...................... 9
  Morts......................... 26
  Restans....................... 47 (1).

---

(1) Biblioth. britann., tom. LIX, p. 242.

5°. Hospice de Manchester, de 1766 au 25 juin 1805 :

Malades reçus.	1694
Guéris.	667
Soulagés.	220
Retirés incurables.	524
Morts.	190
Restans.	85 (1).

Il y aurait donc eu en Angleterre, sur 15,451 traitemens d'aliénés, environ 7,042 guérisous, sans compter les soulagés ; ce qui fait une proportion extrêmement consolante : mais d'une autre part, on peut faire sur tous les établissemens de ce pays les mêmes observations d'augmentation annuelle du nombre de réceptions, que nous avons faites pour celui de Saint-Luke, ce qui est sensible pour celui de Bedlam en 1803 ; observations sur lesquelles nous reviendrons à la Section suivante.

§. 298. *Établissemens en Allemagne et en Italie.*

1°. Etablissement de Joseph II, à Vienne, de la fin de 1802 à tout 1803.

Malades reçus.	567
Guéris.	209
Morts.	54
Restans.	304 (2).

Même hospice, de la fin de 1804 à tout 1805 :

Malades reçus.	549
Guéris.	198
Morts.	74
Restans.	277.

---

(1) *Idem*, tom. XLVII, p. 67 et suiv.
(2) Biblioth. britann., tom. LXVII, p. 67 et suiv.

Le rédacteur de cet article observe que la proportion des aliénés , des hommes aux femmes, est la même à Vienne qu'à Berlin , c'est-à-dire, que dans les hôpitaux de ces deux villes il y a environ un dixième de moins de femmes que d'hommes (1).

2°. Hôpital de la Charité de Berlin , 1809.

D'après une notice sur l'état de cet hôpital , publiée en 1810 par les docteurs Hufeland et Hornn, on y a soigné , en 1809, 120 aliénés, dont 59 ont été guéris , soit radicalement , soit d'une manière palliative , 36 ont été renvoyés comme n'ayant pu être rétablis (2).

3°. A l'hôpital de Gênes (année 1816), le total des fous est de 138 , dont 64 hommes et 74 femmes , divisés ainsi qu'il suit :

Furieux..................... hommes,   6, femmes,   9.
Mélancoliques............. hommes,   5, femmes,   8.
En état simple de démence.. hommes, 53, femmes, 57.
Furieux guéris radicalement...   1 sur   57, chaq. année.
Furieux guéris temporairement. 10 sur 100, chaq. année.
Guérisons des autres fous...

D'après les registres de cet hôpital, presque tous les malades qui en sortent sont sujets à des récidives tout le reste de leur vie, et les furieux sont les seuls qui donnent quelque espoir. En se reportant à ce que nous avons dit plus haut (§. 65), du régime et du traitement qui y sont en usage, on verra facilement la raison de ce non-succès , dont nous n'avons d'ailleurs que trop d'exemples dans plusieurs hôpitaux de France.

(1) Journal de Littérat. méd. étrang., tom. VI, p. 293.
(2) Biblioth. méd., tom. XXXIII, p. 238.

§. 299. *Établissemens de Paris.*

1°. Salpêtrière, de 1802 jusqu'à la fin de 1804 :

Malades reçues................ 1002
Guéries....................... 473
Mortes........................ 250
Restées....................... 279.

Idem, en 1806 :

Malades reçues............... 333
Guéries...................... 160
Mortes....................... 33
Restées...................... 140.

Idem, en 1807 :

Malades reçues............... 289
Guéries...................... 136
Mortes....................... 70
Restées...................... 83 (1).

2°. Charenton, en 1806 :

Malades reçus................ 363
Sortis guéris................ 154
Sortis non guéris............ 53
Morts........................ 36
Restés au 31 décembre........ 120 (2).

3°. Pensionnat de M. Esquirol, en 1808 :

Malades reçus................ 66
Guéris....................... 41
Morts........................ 5
Restans...................... 15 (3).

4°. Enfin, le médecin ci-dessus a publié dernièrement le sommaire ci-après des proportions

---

(1) Journal de Physique, année 1808.
(2) Compte rendu de l'Administr. centrale des Secours
publics, en 1807.
(3) Mémoire de M. Esquirol, publié en 1808.

des guérisons aux admissions dans les hôpitaux de France et d'Angleterre.

Hospice de Bedlam, depuis 1748 à 1794 :
     Malades admis.................... 8874
     Guéris........................ 2557.

Idem, en 1813 :
     Malades admis.............. 422
     Guéris..................... 204.

Hospice de Saint-Luke, de 1751 à 1801 :
     Malades admis.............. 6458
     Guéris..................... 2811.

Hospice d'Yorck, 1813 :
     Malades admis.............. 599
     Guéris. .... 286.

Hospice de la Retraite, de 1801 à 1814 :
     Malades reçus.............. 163
     Guéris..................... 60.

Paris, *hospice de Charenton*, du 22 novembre 1798 au 22 juillet 1800 :
     Malades reçus.............. 97
     Guéris..................... 33.

Idem, en 1803 :
     Malades reçus.............. 499
     Guéris..................... 161.

Salpétrière, de 1801 à 1814 :
     Malades reçues......e...... 4429
     Guéries.................... 2424.

Pensionnat de M. Esquirol, de 1801 à 1813 :
     Malades reçus.............. 335
     Guéris..................... 173.

     Total des malades admis dans ces hospices............... 21,846.

     Total des malades guéris........ 8,709 (1)

(1) Dictionn. des Scienc. médic., tom. XVI, p. 204.

5°. Je terminerai cet exposé par un tableau de quatre hospices anglais pour les insensés, et de celui de la Salpêtrière, à Paris, placé par M. Flajani à la fin de son ouvrage (§. 66 et 296), dressé en quatre colonnes, dont la première indique le nombre des malades que chaque hospice peut contenir; la seconde, la mortalité qu'on y observe; la troisième, la dépense d'une année en écus romains (5 fr. 16 sous); et la quatrième, combien de malades sur cent en sortent guéris : tableau, il est vrai, obscur, et peut-être manquant de toute l'exactitude désirable, mais cependant contribuant à indiquer les avantages qu'on retire des établissemens bien tenus.

Nombre des malades.	Mortalité.	Dépense. écus.	Guéris.
Londres.... 300..	1 sur 13..	14,000..	51 sur 100.
Liverpool... 70..	1 sur 15..	15,725..	82.
Manchester.. 80..	1 sur 8..	17,000..	40.
Yorck...... 140..	1 sur 8..	8,803..	47.
Paris....... 800..	1 sur 8..	6,552..	57 (1).

§. 300. Tels sont les résultats obtenus du progrès des lumières, qui, comparés avec le sort de l'aliénation livrée à elle-même, ou soumise aux procédés de l'ignorance, de l'avarice et de l'insouciance, font ressortir les mêmes effets comparatifs que ceux qu'on observe en général parmi les peuples jouissant de la civilisation européenne, et parmi ceux encore livrés à l'état sauvage, ou au despotisme africain et asiatique. Il suffira d'opposer à ces succès l'état déplorable des autres maisons d'aliénés de l'intérieur de la France pour faire

---

(1) Biblioth. britann., tom. LXVII, p. 77.

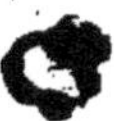

sentir le contraste, et justifier le motif qui m'a poussé à entreprendre et à publier cet ouvrage. En effet, dans tous les établissemens publics que j'ai visités, on y observe presque constamment les mêmes visages ; et c'est tout au plus si un ou deux malades sortent annuellement dans un état de guérison assurée (1). Il serait autant pénible que fastidieux d'offrir au lecteur un relevé de ces hospices ; il nous suffira de présenter celui des deux établissemens du département du Nord, l'un situé à Armentières, pour les hommes ; l'autre à Lille, pour les femmes ; le mouvement, en fait de guérisons, des autres hospices qui sont à ma connaissance, ne ressemble que trop à celui de ces deux établissemens.

Ces deux hospices (ou maisons de détention, comme ils sont nommés) ont reçu, dans l'espace de sept années antérieures à 1811, entre insensés et prisonniers non délirans, 924 personnes du département, dont 411 hommes et 513 femmes.

```
Sortis pendant ces sept ans, hommes....   29
                           femmes. ...   27.
                                       ______
       Total......................   56.

Morts.................. hommes....   38
                      ..femmes....   5o.
                                       ______
    Total...................   88.
```

Les deux maisons renfermaient en 1811, 182 malades, dont 94 dans celle des hommes ; et 88 dans celle des femmes.

---

(1) C'est-à-dire, 2 sur 100.

Sortis, présumés guéris.... hommes.... 3
                            femmes.... 1.

     · Total.................... 4.

Morts................... hommes.... 10
                            femmes.... 12.

     Total.................... 22.

Restans, au 31 décembre 1811........ 156 (1).

§. 301. Toutefois, pour nous maintenir dans les limites du vrai, et inspirer à nos lecteurs cette confiance qui seule détermine à des entreprises utiles, nous devons aussi avouer, d'après notre observation et toutes les recherches auxquelles nous nous sommes livrés, que s'il paraît, par les tableaux ci-dessus, que la guérison des fous est plus facile qu'on ne pense, il paraîtrait aussi que ce n'est souvent qu'une guérison momentanée, et qu'ainsi que dans les fièvres intermittentes, et dans plusieurs autres maladies, rien n'est plus fréquent que les rechutes dans le délire chronique ; objet qui mérite autant d'attention que la guérison de la maladie *in actu.*

Sur les 2,424 aliénées guéries à la Salpêtrière, 292 y furent de nouveau admises pour un second ou un troisième accès, ce qui donne un dixième de rechutes; et nous avons vu (§. 297, n° 2) que, sur 934 guérisons obtenues à l'hôpital de Bedlam, il y a eu 533 rechutes, ce qui donne près des

(1) Annuaire statistique du département du Nord, année 1813, p. 184 et suiv.

I.   38

deux tiers. M. Pinel insiste, à cet égard, pour qu'on ne confonde pas les rechutes produites après la sortie d'un établissement bien conduit, exigées par les parens, malgré les conseils des personnes expérimentées, avec celles qui suivent une sortie revêtue des formes légales : dans le premier cas, dit-il, il n'y avait pas guérison, et ce n'était qu'une trève ; et lorsque les accès se renouvellent après qu'on a mis en œuvre toutes les mesures de prudence, c'est plutôt une nouvelle maladie qu'une rechute. Sur 25 guérisons, continue cet auteur, opérées à Bicêtre, durant 1793, il n'y eut que deux rechutes, causées, l'une par l'ennui et le chagrin, et l'autre, après cinq années de rétablissement, par une tristesse profonde (1).

Il est certain qu'en général plusieurs parens se pressent trop de retirer les convalescens des maisons de traitement, sans attendre qu'on se soit bien assuré par différentes épreuves, et par un temps suffisamment long, que la maladie ne reviendra plus : il est certain aussi que les médecins eux-mêmes ne partagent que trop souvent le même empressemsnt, soit par des condescendances, soit pour mettre sur les listes un plus grand nombre de guéris : de là, le grand nombre de rechutes, et le retour, je pourrais presque dire périodique, des mêmes individus dans les maisons d'où ils étaient sortis présumés guéris, ou leur entrée dans d'autres maisons : ainsi, par exemple, m'étant occupé à compulser les listes des aliénés

---

(1) Encyclop. méthod., art. *Manie.*

admis dans un de ces établissemens depuis janvier 1789 jusqu'au 30 septembre 1813, je n'ai pas été peu surpris que, sur environ six cents admissions, les deux tiers roulaient toujours sur les mêmes sujets, rentrés tous les ans ou tous les deux ans ; de sorte qu'à proprement parler, la maison n'avait réellement reçu, durant cet espace de temps, qu'environ deux cents nouveaux individus.

§. 302. Y a-t-il toute vérité de n'attribuer qu'à cette cause ce grand nombre de rechutes ? et ne devons-nous les considérer, lorsque les mesures de prudence ont été prises, que comme de nouvelles maladies ? Est-il des caractères sur lesquels on puisse établir que la maladie ne reviendra jamais ? ou plutôt, tant de fous que nous voyons revenir chaque année dans les établissemens les mieux dirigés n'indiquent-ils pas qu'à part les cas où la cause du délire est entièrement palpable, et où elle a été expulsée, il est dans ces individus une disposition prochaine, une cause active, qui n'a été qu'assoupie par le traitement reçu, et qui peut de nouveau être éveillée par mille accidens qu'il est au-dessus du pouvoir humain d'éviter, et que nous avons désignés en partie, en traitant de la périodicité (§. 238)?

Et d'abord l'expérience nous apprend qu'il est un certain nombre de fous qu'on ne peut guérir que jusqu'à un certain point ; qui restent d'une susceptibilité telle, que les plus légères causes provoquent des rechutes ; qui ne conservent leur raison qu'en restant dans une maison où nulle

secousse morale, nulle inquiétude, nul événement ne sauraient les exposer à retomber dans
leur premier état ; il en est d'autres aussi dont
les sens internes ont éprouvé une telle atteinte,
qu'ils ne peuvent plus reprendre le rôle qu'ils
remplissaient auparavant dans le monde ; qui
paraissent raisonnables, sans pourtant avoir assez
de tête pour diriger leurs affaires, pour conduire
leur commerce, pour occuper leurs emplois ou leurs
charges. M. Esquirol compte ces individus pour
un vingtième parmi ceux qui recouvrent leur
raison, et je suis persuadé que le nombre en est
beaucoup plus grand ; mais indépendamment de
ces cas, n'avons-nous pas tous les jours des
exemples d'aliénés dont la guérison avait paru
extrêmement solide, et qui sont retombés au moment où l'on s'y attendait le moins, après dix,
vingt, et même trente ans ?

Nous dirons donc que nous sommes parvenus
à trouver le meilleur traitement à opposer aux
éclats de la disposition à la folie, que nous avons
découvert le moyen de faire rentrer, pour un
temps plus ou moins long, dans de justes bornes
le principe où siége cette disposition, mais que
l'art n'est pas encore parvenu à détruire la disposition elle-même : les illustres philanthropes qui
ont déjà atteint ce but, en sont-ils moins dignes
de toute notre reconnaissance ? Une charmante
femme, dont la société faisait les délices de ma première jeunesse, était sujette à de fréquens retours
d'esquinancie inflammatoire, qui chaque fois la
menaçait d'une mort prochaine ; en était-elle

moins aimable durant les intervalles? et l'art bienfaisant qui nous la conservait en était-il moins
un dieu pour nous tous, quoiqu'il ne pût détruire
la disposition ?

§. 3o3. Si l'on ne peut affirmer sans témérité
que la folie ne reviendra plus, du moins l'on
n'aura rien à se reprocher quand on aura pris
toutes les précautions commandées par l'observation et l'expérience, tant pour prévoir les circonstances où les récidives sont à craindre, et
pour les prévenir, que pour s'assurer que la
guérison de la maladie actuelle est solide et confirmée.

Les circonstances connues où les récidives sont
à craindre, sont les suivantes :

1°. Quand la folie est héréditaire ;

2°. Quand le sujet, quoique bien guéri, conserve une certaine originalité ou bizarrerie de
caractère, qu'il reste irritable au moindre stimulus, que ses yeux et son visage ont quelque
chose d'étrange, ou qu'il est triste et réservé plus
qu'il ne l'était long-temps avant que sa maladie
eût éclaté ;

3°. Lorsque la folie a cessé d'elle-même, et que
sa guérison n'a été l'ouvrage, ni de la médecine,
ni d'une saison convenable ; observation qui avait
déjà été faite par Arétée (1). Il est rare en effet
que cette maladie guérisse d'elle-même, sans le
secours d'un traitement méthodique, et l'on doit
peu se fier à une cure qui s'est opérée spontané-

____

(1) *De causis et sign. diuturn. morbor.*, *lib. I. cap.* 6.

ment, et sans aucune des crises qui ont été décrites au Chapitre précédent ; quoique même avec une de ces crises , souvent y a-t-il encore des rechutes , ainsi que j'en ai un exemple sous les yeux en ce moment. Quant à la saison la plus convenable pour assurer la guérison , Arétée disait que c'était le printemps et l'automne où l'on en obtenait le plus, et il n'est pas démenti par les observateurs des temps présens.

Je terminerai ce Chapitre par un cas tiré des écrits de Baillou , qui démontre les dangers de ces guérisons qui arrivent sans raison suffisante, et qui confirme ce qui a été dit plus haut (§. 272), que la folie se trouve souvent jointe à une fièvre cachée , dont elle n'est que le symptôme. — Une demoiselle du Dauphiné , dit-il, âgée de dix-huit ans, d'une famille où il y avait eu plusieurs fous, très-poileuse, d'un tempérament et d'un caractère mélancolique, fut prise dans le mois de mars d'une fièvre rémittente, avec redoublement le soir, et rémission presque entière pendant le jour : il y eut, au bout de quelques jours, hémorrhagie nasale, et apparition de menstrues, jusqu'alors irrégulières. Dans le dessein d'aider la nature (qui n'avait pas besoin de son aide), le médecin fit ouvrir la veine, et aussitôt cessation des menstrues et de l'hémorrhagie ; céphalagie intense, agitations et insomnie, qu'on cherche à calmer avec une décoction de pavots mêlée avec du vin ; fureur plus grande; la malade saute à bas du lit, danse en chemise sur le parquet, et se livre aux actions et aux discours les plus obscènes : pendant trois mois, plainte, dans les momens d'intervalle, d'être piquée à la tête et partout le corps avec des aiguilles, pouls lent, quelquefois fréquent ; pulsation aux temporales ; tête brûlante ; la malade tombe de très-haut et se luxe le pied : depuis cet accident, les paroxysmes de manie sont moins intenses, et ils cessent enfin tout-à-fait spontanément ; santé parfaite en apparence pendant plusieurs mois, puis tout à coup délire obscur, nocturne, dont on ne se méfie pas, parce que la malade est très-raisonnable dès que le jour paraît. A la troisième nuit, elle se lève pendant que les gardes dorment, sort de sa chambre, et met fin à sa vie en se jetant par la fenêtre (1). — Parmi les choses remarquables que présente cette histoire que j'ai fort abrégée, telles que la fatale idée du médecin de troubler la nature en voulant l'aider , et l'épreuve non moins fatale du pavot, etc. , je dois ajouter qu'il y est dit que, dans son retour apparent à la santé , cette fille avait conservé des douleurs de tête, avec une tumeur sur le haut du pariétal gauche; tumeur que nous verrons, au Chapitre suivant, être regardée comme un signe de non-guérison.

---

(1) *Gullielmi Balon., Consilia medica, lib. II, histor. in-4.*

CHAPITRE V.

Probabilités de guérison et de non-guérison; signes et pronostic; précautions dans les renvois.

§. 3o4. Les probabilités de succès, quand on entreprend la cure d'un insensé, se déduisent de la nature de la maladie et de sa durée, de ses causes, de l'âge, du sexe, de l'état des forces et de la qualité du malade.

§. 3o5. De toutes les espèces, la manie est sans contredit celle qui offre le plus de chances de guérison; après vient la mélancolie, puis la démence et l'idiotisme. L'idiotisme de naissance est incurable : quant à l'idiotisme et à la démence acquis, nous avons déjà dit qu'ils ne guérissent qu'autant que le malade acquiert des forces, comme il arrive lorsqu'ils ont succédé aux fièvres malignes, ou à telle autre maladie septique, ou autrement, qu'autant qu'ils peuvent être rappelés au caractère maniaque. En général, les espèces les plus faciles à guérir sont celles qui se sont développées subitement, et qui se manifestent comme une manie parfaite.

Il pourrait pourtant se faire, en plusieurs cas, que ces différences de probabilités de guérison, entre la manie et la mélancolie, dépendissent de la différence de traitement. M. Haslam nous apprend qu'à l'hôpital de Bedlam on guérit beaucoup plus de maniaques furieux que de mélancoliques, et dans la proportion de soixante-deux à vingt-sept sur cent : au contraire, d'après les tableaux de M. Tuke, on guérit à l'établissement de la Retraite , plus de mélancoliques que de maniaques : voici, par exemple, un de ces tableaux :

Nombre des maniaques traités			90
Desquels guéris...	13 hommes,	17 femmes....	30
soulagés.	8 hommes,	5 femmes....	13
morts...	9 hommes,	4 femmes....	13
restans..	11 hommes,	23 femmes....	34.
Nombre des mélancoliques traités.			53
Desquels guéris...	6 hommes,	20 femmes....	26
soulagés.	3 hommes,	2 femmes....	5
morts...	7 hommes,	4 femmes....	11
restans..	6 hommes,	5 femmes....	11.
Nombre des idiots et en démence, traités			9
Desquels guéris...			
morts...	2 hommes,	2 femmes....	4
renvoyés.	1 homme,		
restans..	2 hommes,	2 femmes....	4.

Il est évident, d'après ce tableau, que la moitié des mélancoliques a été guérie , tandis qu'il n'y a eu que le tiers des maniaques dans le même cas : la cause de cette différence peut consister, ainsi que je le remarquerai encore dans la suite, en ce que le régime extrêmement doux, moral et religieux de *la Retraite* convient parfaitement à la guérison de la mélancolie, tandis qu'il n'est pas assez actif pour la manie ; ce qui est l'inverse à l'hôpital de Bedlam. Quant à la démence et à l'idiotisme, il existe un accord dans tous les établissemens pour leur presque incurabilité.

Il m'a paru, au demeurant, que la fureur maniaque, ou *manie sans délire*, offrait moins de chances de guérison parfaite que la manie avec

délire, sans doute parce qu'elle tient beaucoup,
dans plusieurs sujets, à leur organisation première. La manie avec délire général présente
plusieurs exemples de guérison dans les trois premiers mois de son origine : la manie avec délire
partiel en offre un plus petit nombre et de bien
moins assurés, parce que les médecins, séduits par
la longue tranquillité des malades, qui n'ont pas
eu l'occasion de rencontrer dans leur retraite les
objets qui ont de l'affinité avec leur délire, les
croient guéris, et les renvoient sans des épreuves
suffisantes. Dans la manie périodique, celle qui
revient à des époques exactement fixes, sans cause
évidente, est ordinairement incurable.

La manie qui a été précédée d'une longue mélancolie, et qui est remplacée par cette espèce
dans ses intervalles, et après que les paroxysmes
de fureur ont cessé, ne doit presque jamais être
regardée comme complètement jugée, et elle laisse
toujours des craintes pour l'avenir ; elle est même
assez fréquemment terminée par le suicide, dans
le temps où l'on s'y attend le moins. Enfin, d'après
les observations des docteurs Willis, Haslam,
Pinel, Esquirol et les miennes propres, la manie
et la démence qui ont succédé à l'épilepsie sont
ordinairement incurables ; il en est de même de
celles qui sont compliquées de cette maladie, de
la paralysie, du scorbut confirmé, et de la syphilis invétérée. Il y a peu à espérer de la folie
qui succède au mauvais emploi du mercure.

§. 306. Relativement à la durée, quoiqu'on ne
doive pas désespérer d'un délire qui dure depuis
deux ou trois ans, c'est cependant en général dans

la première année qu'on obtient le plus de guérisons, et c'est de fort mauvais augure quand une
année s'est déjà passée sans qu'il y ait du moins
amendement; ce qui doit s'entendre particulièrement quand cette année est passée en traitement;
car s'il n'y a pas eu de traitement, la chance est plus
favorable, quoique toujours douteuse, à cause du
pouvoir de l'habitude (§. 233) et de la crainte qu'il
ne se soit déjà opéré une lésion quelconque dans
l'organisme. Dans les tableaux de guérisons fournis
par M. Samuël Tuke, où les cas récens sont distingués des anciens, on observe que les premiers ont
été de la moitié plus favorables; et cette observation, faite depuis long-temps en Angleterre, est
cause qu'on n'admet guère dans les hospices d'aliénés que ceux dont le mal ne date pas de plus d'un
an, et qu'on a soin de les renvoyer ou de les placer
parmi les incurables, lorsque après ce temps ils
ne donnent pas des espérances bien fondées d'un
rétablissement prochain. M. Haslam nous apprend
qu'on a éprouvé à Bedlam que, sur cinquante-six
malades dont la guérison n'avait pas été effectuée
dans un an, un seul a été renvoyé guéri l'année
d'ensuite, encore a-t-il eu trois rechutes. L'on a
pareillement observé à la maison d'Yorck que les
guérisons ne s'opèrent que parmi ceux qui y ont
été reçus à une époque peu avancée de la maladie;
aussi les malades admis gratuitement doivent-ils
y être conduits le plus tôt possible pour être reçus,
et ne les garde-t-on pas plus d'un an (1). Le fa-

______

(1) Biblioth. britann., tom. VIII; et Moniteur du 20 février 181 .

meux docteur Willis n'avait pareillement de véritables succès qu'avec les aliénés qu'on lui confiait
dans les trois premiers mois de leur maladie, quoique pourtant il crût (et je partage volontiers son
opinion) que le cours d'une seule année , dans le
cas où la méthode la plus convenable aurait été
employée , ne suffit pas pour autoriser à porter
un jugement affirmatif d'incurabilité (1).

On voit effectivement, dans les tableaux de
M. Tuke , des guérisons encore opérées dans la
quatrième et la cinquième année de traitement ;
mais en général , soit d'après ces tableaux , soit
d'après ce qui été longuement observé par MM. Pinel et Esquirol , on peut dire qu'on en obtient le
plus grand nombre dans les deux premières années de la maladie , que le terme moyen des guérisons est un peu moins d'un an, et que, passé la
troisième année , la probabilité des guérisons
n'est guère que d'un trentième (2).

§. 307. Pour ce qui regarde les causes du délire,
auxquelles la Section suivante est consacrée , je
dirai par anticipation , autant que cela est nécessaire au sujet de ce Chapitre , que je les distingue
en causes internes simples , agissant par elles-
mêmes , et en causes internes mises en action par
des causes extérieures.

Il est facile de concevoir que le délire occasionné primitivement par un dérangement quel-

____

(1) Journal génér. de Médecine , juin , 1806.
(2) Biblioth. britann., tom. LIX ; Dictionn. des Science
médical., tom. XVI, p. 200 et suiv.

conque dans l'harmonie des fonctions, sans que les impressions reçues y aient aucune part, est en général plus aisé à vaincre, tant qu'il n'y a point encore de lésion organique, que celui qui, parti en première ligne des objets du dehors, a trouvé dans le corps les conditions déjà préparées à lui donner racine : il ne s'agit que d'appliquer la règle que deux causes sont plus puissantes qu'une seule.

La folie héréditaire fait pourtant une exception, quoique le docteur Willis ait avancé que la guérison de cette espèce n'etait pas rare, bien qu'elle soit difficile : ici la maladie consiste plutôt en une disposition qu'en une espèce bien caractérisée ; c'est pourquoi les récidives sont plus fréquentes, surtout si les individus rétablis se retrouvent dans les mêmes circonstances qui avaient fait autrefois éclater la maladie ; mais comme il est au-dessus du pouvoir de l'homme d'éviter ces circonstances, excepté en vivant isolé ; de là l'impossibilité de donner un pronostic certain en faveur de la guérison constante de la folie héréditaire.

§. 308. Indépendamment de la disposition héréditaire ou acquise, nous comptons parmi les causes qui appartiennent en propre à l'individu, et qui dépendent de quelque altération de ses fonctions, les circonstances de l'accouchement, la pléthore sanguine, les vers et les matières saburrales, les phlegmasies, et les exanthêmes rentrés.

Le délire qui survient durant les couches est

un de ceux que l'on guérit le plus facilement : sur quatre-vingts folles par cette cause, qui ont été conduites à l'hôpital de Bedlam, depuis 1784 jusqu'à 1794, cinquante ont été renvoyées guéries ; et cette observation, faite par M. Haslam, est confirmée par tous les praticiens qui connaissent les bonnes méthodes de traitement.

Le délire par cause sanguine est assez facilement guérissable, soit qu'il dépende de la pléthore, ou d'un mouvement fluxionnaire ; comme aussi lorsqu'on peut présumer une phlegmasie, soit qu'elle ait été provoquée par une cause évidente, telle que le soleil, la chaleur, la fatigue, etc., ou même que la cause en soit inconnue.

Celui qui prend naissance dans un *habitus* maladif du corps, et qui paraît avoir spécialement son siége dans le système digestif, s'est montré à Willis et à tous les observateurs comme présentant plusieurs chances favorables de guérison (§. 285) ; il en a été de même plusieurs fois, à la suite d'exanthêmes rentrés, quoique pourtant il ne soit pas toujours facile de les rappeler à la peau (§. 288).

J'entends par cause interne mise en action par des causes extérieures, la susceptibilité changée en acte par des substances d'une influence directe sur le principe de la vie, ou par des impressions transmises par les sens, qui, remuant les passions, occasionnent un délire plus ou moins durable, plus ou moins étendu.

L'alkool, libre ou engagé, et les plantes narcotiques produisent la première variété ; et quand leur influence s'est exercée plusieurs fois, il en résulte le plus incurable de tous les délires.

Dans la seconde variété, nous avons l'amour, les événemens malheureux, le désir des préférences, la dévotion, et des impressions quelles qu'elles soient, qui produisent le dégoût de la vie et le penchant au suicide : or, les deux premiers sont loin d'être incurables; le temps et l'éloignement ont souvent seuls opéré les plus belles cures. Il n'en est pas de même du désir des préférences, de la soif de commander, que cette passion ait été nourrie par l'éducation, ou qu'elle soit l'effet d'un délire survenu : cet aliment de nos extravagances est inépuisable, et comme il ne nous quitte pas plus que l'ombre quitte le corps, de là vient que cette variété présente le moins de probabilités de guérison.

Le délire religieux, ne s'exerçant que sur des objets qui n'ont point de forme *tangible*, donne peu d'espérance, lorsqu'il dure déjà depuis un temps assez long; mais nous verrons qu'en l'attaquant dès ses commencemens par les moyens qui lui conviennent et qui ne le contrarient pas directement, il n'est pas au-dessus du pouvoir d'un art qui sait faire un heureux mélange des remèdes, et de la connaissance des besoins du cœur humain.

Le penchant au suicide n'est pas absolument incurable, quand on le combat avant qu'il ait jeté de profondes racines et qu'il ait produit des lésions organiques (§. 182); mais lorsqu'il est ancien, il faut presque toujours en désespérer; et comme les malades feignent, pendant un long espace de temps, d'être revenus à la raison et d'avoir horreur de ce crime, ils l'exécuteront certainement tôt ou tard.

Enfin, autre chose est d'avoir des illusions générales, ou de ne délirer que sur un objet fixe : du moins les premiers peuvent avoir des intervalles lucides, au lieu qu'il est impossible aux seconds de se débarrasser dans les momens les plus calmes du sujet qui les occupe ; aussi cette dernière variété, la *monomanie*, est-elle très-difficile à guérir.

L'on pourrait ranger parmi les causes extérieures les *traumatiques* ; mais elles occasionnent plus souvent des affections soporeuses qu'un véritable délire ; et, comme nous le dirons à la Section suivante, lorsqu'à la suite d'une plaie de tête, le délire subsiste avec les autres symptômes, une opération bien pensée et bien conduite pourra très-souvent rendre le malade à la raison avec la même promptitude qu'il l'avait perdue.

§. 309. Relativement aux probabilités tirées de l'âge : les deux extrèmes de la vie, lorsqu'ils sont frappés de délire, peuvent être considérés comme les moins faciles à guérir. Cependant il y a quelques exemples de guérison parmi les vieillards ; au contraire, lorsque le délire chronique se montre avant l'âge de quinze à dix-huit ans, comme il est à craindre qu'il ne tienne à une lésion organique, à un vice héréditaire très-prononcé, il s'ensuit qu'il est rare alors d'amener la maladie à une terminaison heureuse. Les guérisons de l'hôpital de Bedlam se sont presque toutes opérées sur des sujets de vingt-cinq à quarante ans ; et l'on a observé assez généralement, à Paris, que l'âge le plus favorable est depuis vingt jusqu'à trente, c'est-à-dire, à cette époque de la vie où l'on est en droit d'espérer le plus d'efforts de la part de la nature.

§. 310. C'est encore pour moi une question de savoir lequel des deux sexes est le plus susceptible de guérison. On avait admis à l'hôpital de *Bedlam*, depuis 1748 jusqu'à 1794, le nombre de 4,832 femmes, et seulement 4,042 hommes : 1,402 femmes ont été renvoyées guéries, et il n'y a eu que 1,155 hommes dans le même cas (1). En 1795, l'hôpital de *Saint-Luke* reçut 153 femmes, et seulement 110 hommes ; le nombre des guérisons fut, parmi les premières, de 71, et seulement de 37 parmi les derniers (2). Nous avons vu précédemment qu'à la maison des quakers à *la Retraite*, il y a eu un plus grand nombre de femmes guéries que d'hommes, et sur le nombre total de 148, traités à cet établissement depuis sa fondation jusqu'à 1813, celui des guérisons l'a emporté d'un quart chez les femmes, toute proportion gardée (3). Les succès obtenus à la Salpêtrière, où l'on ne traite que des femmes, induiraient aussi à penser que ce sexe est plus facile à guérir.

N'y aurait-il point à craindre qu'on n'ait sou-

---

(1) Biblioth. britann., tom. VIII, p. 300-327.
(2) Journal génér. de Médecine. Novembre 1809.
(3) Biblioth. britann., tom. LIX, p. 240.

vent confondu et envoyé dans les hôpitaux des femmes qui ne sont qu'hystériques et vaporeuses, et non réellement folles? Ces avantages obtenus sur les femmes dans les hôpitaux anglais, ne seraient-ils point dus à ce qu'on y a particulièrement traité des folies par suites de couches, lesquelles sont les plus fréquentes et les moins opiniâtres, ainsi que nous venons de voir (§. 3o8), que M. Haslam lui-même en fait l'aveu? Quoi qu'il en soit (et nous examinerons à la Section suivante la question s'il y a plus de fous parmi les femmes que parmi les hommes), pour les cas qui me sont connus personnellement, je ne puis faire autrement que de dire, qu'en même temps que dans les établissemens que j'ai examinés, les femmes étaient moins nombreuses, elles étaient aussi plus turbulentes, plus criardes, plus désobéissantes que les hommes, et qu'il y avait parmi elles beaucoup moins de guérisons. L'on a pu voir aussi dans les hôpitaux allemands que j'ai nommés (§. 298), que la balance n'y est pas non plus en faveur des femmes. Il est vrai pourtant que je n'ai vu que des établissemens mal conduits, et qu'il est vraisemblable que s'ils avaient été dirigés comme celui de la Salpêtrière, la balance eût pu être égale pour les deux sexes : mais toujours, j'estime, d'après mes observations, que, toutes choses égales d'ailleurs, de deux insensés, l'un femme et l'autre homme, livrés à eux-mêmes, ou mal soignés, il y aura moins d'espoir pour la guérison du premier que pour celle du dernier.

§. 3ı ı. Quoique, ainsi que nous l'avons déjà

remarqué pour la mélancolie, et que nous le re-
marquerons encore ailleurs, la couleur de la peau
et des cheveux ne soit pas tout-à-fait un signe
à rejeter, cependant, en général, cette couleur
doit peu arrêter pour le pronostic, puisque suivant que le climat est chaud ou froid, et qu'il
influe par conséquent sur le coloris, on trouvera
dans les hospices plus de cheveux et de yeux
noirs, et réciproquement plus de cheveux et de
yeux châtains, ou de yeux bleus, etc.; mais on
pourra déduire de grandes probabilités, de l'état
des forces de l'individu, du degré de violence des
symptômes qu'il éprouve, et de l'état de ses fonctions, relativement à la maladie.

Les sujets forts et vigoureux présentent plus de
chances heureuses que les faibles.

Le maniaque qui est le plus furieux, qui crie,
qui déchire le plus, qui paraît le plus terrible à
des yeux non exercés, est souvent plus près de
sa guérison que les fous tranquilles qui paraissent
sages.

Lorsque le délire a succédé à d'autres maladies, l'on a l'espoir, lorsque ces maladies reviennent, de voir, à son tour, disparaître la folie.

Tous les observateurs conviennent que le délire donne d'autant moins d'espoir de guérison,
que le sujet paraît parfaitement sain; d'ailleurs,
il y a, en général, plus de probabilité en faveur,
lorsque le délire se trouve joint avec une légère altération de quelque fonction, et lorsque, avec plusieurs indices de retour à la raison, les fonctions
auparavant viciées commencent à se rétablir; mais
si, avec le rétablissement des fonctions, avec le

retour de l'appétit, du sommeil, de l'embonpoint, avec la régularité des sécrétions et des excrétions, le délire ne diminue pas proportionnellement, la manie devient alors pour ainsi dire constitutionnelle, ou passe à la démence.

En général, la constipation est un état assez ordinaire aux maniaques, et quelque opiniâtre qu'elle soit, fût-elle même de quinze à vingt jours, si elle est sans douleur, elle est plutôt d'un bon augure; la guérison est par contre douteuse, lorsque les selles sont liquides et abondantes sans amendement de la maladie, et l'on doit craindre la démence, la paralysie ou l'apoplexie, ou même la fin prochaine du malade. Les déjections régulières, comme dans l'état de santé parfaite, annoncent l'état chronique et incurable; enfin, les urines constamment limpides sont un mauvais signe, mais il y a espoir lorsqu'elles commencent à se colorer et à se charger.

§. 312. Pour la qualité et la profession des malades, il y aura beaucoup plus de probabilité pour la guérison d'un homme du commun, que pour celle des aliénés distingués par leurs richesses, leur naissance ou leurs dignités; pour celle d'une femme du peuple accoutumée aux règles du ménage, que pour une petite maîtresse gâtée par l'adulation et les prévenances. Les uns et les autres de ces derniers, accoutumés à prendre leurs caprices pour l'éternelle raison, se laissent difficilement gouverner, se refusent aux règles et aux médicamens, et portent dans le sentiment d'orgueil et de vanité, qui est devenu leur chair et leur sang, un obstacle continuel à leur rétablisse_

ment. Il est également notoire aux personnes accoutumées à observer les fous, qu'il est plus difficile de guérir un homme de lettres, un savant,
qu'un paysan ou un artisan, parce qu'il y a souvent dans cette classe d'hommes, un fond d'orgueil égal à celui des grands seigneurs, des princes
et des rois.

§. 313. Les signes de retour à la raison se tirent
des changemens qui se sont opérés dans la personne du malade et dans la forme de ses paroxysmes.

Ce sont de fort bons signes, lorsque le malade
commence à porter sur les objets les mêmes jugemens que les autres hommes ; qu'il reconnaît et
qu'il voit avec plaisir ses proches et ses amis ; qu'il
se dépouille des attributs de sa maladie, pour les
remplacer par ses anciennes habitudes ; qu'il commence à lire et écrire correctement, ou à se servir
des divers instrumens de sa profession ; qu'il connaît son état, et qu'il est tourmenté de la crainte
d'une rechute (§. 249).

M. Esquirol veut que le convalescent ne conserve aucun souvenir pénible de sa maladie, qu'il
en cause indifféremment, qu'il revoie sans répugnance les personnes qui l'ont soigné, et les lieux
où il a été traité ; sans ces conditions, ce médecin
se méfie de la guérison d'un aliéné, et il a vu,
dit-il, rechuter ceux qui ne pouvaient surmonter
le chagrin ou la honte d'avoir été maniaques. Je
ne crois pourtant pas ces dernières conditions indispensables : il faut une grande force d'âme et
être au-dessus de tous les préjugés, pour ne pas
rougir d'avoir été fou, et le commun des hommes

ne sera certainement jamais de cette force. Il semblerait, au contraire, qu'il serait utile dans bien des cas, de s'en rappeler, pour éviter les causes qui peuvent faire rechuter, et pour pouvoir du moins, lorsqu'on ne se sent pas capable d'éviter ces causes, prendre les précautions auxquelles nous avons dit (§. 201) que quelques individus ont eu la sagesse de se soumettre.

L'expérience nous apprend, du côté des paroxysmes, qu'on peut regarder comme des symptômes d'une guérison prochaine, les changemens dans les accès alternatifs d'exaltation et d'abattement; la cessation des premiers, et la permanence de l'abattement, lorsque celui-ci ne rend pas inaccessible au raisonnement et aux consolations. Quelques légers accès, lorsque le malade se rétablit, sont même souvent, à l'instar de ce qui se passe dans les fièvres intermittentes, d'un meilleur augure pour assurer sa guérison, que lorsque le délire disparaît tout à coup, et que le malade paraît rendu de suite à une santé parfaite.

L'on devra, au contraire, toujours se méfier de la sincérité d'une guérison : lorsque la physionomie et les gestes de l'aliéné présenteront encore une certaine saillie, un éclat extraordinaire des yeux, et un certain air impossible à décrire, mais qui est très-différent de celui d'une personne qui n'a jamais été aliénée;

Quand l'haleine et l'habitude du corps du convalescent, malgré qu'il ait été lavé, répandent une mauvaise odeur;

Lorsque dans une partie quelconque des tégumens du crâne, une tuméfaction ou un relâche-

ment, observés durant les accès (§. 194 et 303),
ne sont pas totalement effacés ;

Lorsqu'il y a encore chez le convalescent, douleur de tête, cardialgie, sentiment d'oppression,
de feux, dé chaleur dans les entrailles ; soit qu'il
s'en plaigne, soit que les dissimulant, on recon-
naisse ces symptômes par leurs signes propres ;

Lorsque le prétendu guéri prend néanmoins
des précautions qu'il n'avait pas avant sa folie,
qu'il a des idées singulières et bizarres, qu'il fait
des gestes, des mines, des actions, par lesquelles
ces malheureux se décèlent souvent eux-mêmes.

On a recueilli dans les hôpitaux des fous, grand
nombre d'originalités plus ou moins singulières,
mises à jour après une longue conversation, où
l'interrogé plaignait le sort de ses compagnons,
paraissait doué d'un grand fond de jugement, et
par conséquent être injustement reclus ; puis, arrivé par une route oblique au sujet de sa chimère,
il finissait par se montrer très-digne de son sort.
Qu'il me suffise d'en rapporter un seul exemple,
tiré du mémoire de M. Haslam : un jeune homme
était devenu maniaque en s'abandonnant à tous
les excès de l'ivrognerie : reçu à Bedlam, on fut
obligé de le renfermer et de le garder à vue durant
plusieurs mois. Tout à coup il parut avoir recouvré sa raison, excepté qu'il portait encore dans
ses regards et dans ses manières quelque chose de
suspect. M. Haslam le rencontra un jour boîtant
et s'ôtant ses souliers pour se frotter les pieds ; il
disait seulement qu'il y avait des ampoules. Quelques jours après il déclara au médecin être parfaitement guéri, et cependant, il se frottait tou-

jours les pieds, qu'on trouva parfaitement sains. Il témoigna alors avec embarras, qu'il voudrait bien trouver un ami pour lui confier un secret de la plus haute importance. M. Haslam parvint à persuader qu'il était cet ami, et alors l'insensé lui confia que le plancher sur lequel ils marchaient, était réchauffé par des feux souterrains, sous la direction d'agens invisibles et méchans qui voulaient le faire périr. On conçoit quel fut le résultat de cette confidence.

§. 3:4. Enfin, sans anticiper ici sur les règles que nous donnerons pour la sortie dans la sixième Section, nous dirons qu'il y aura d'autant plus de probabilité de guérison assurée, que le malade aura passé le printemps, l'été et l'automne, sans rechute, ces saisons étant celles qui offrent le plus de récidives, en même temps que l'on obtient le plus de guérisons. En d'autres termes, l'épreuve des convalescens doit durer une année, pendant laquelle on les observe, on leur donne des préceptes d'hygiène, et on fortifie leur esprit et leur raison contre les accidens de la vie et les embûches des passions; car, si même cette précaution est souvent insuffisante, à plus forte raison ne peut-on pas garantir la guérison d'un malade qui n'a qu'un ou deux mois d'épreuves !

FIN DU PREMIER VOLUME.

TABLE

DES SECTIONS ET CHAPITRES

CONTENUS DANS CE VOLUME.

TROISIÈME SECTION.

QUATRIÈME SECTION.

FIN DE LA TABLE DU PREMIER VOLUME.

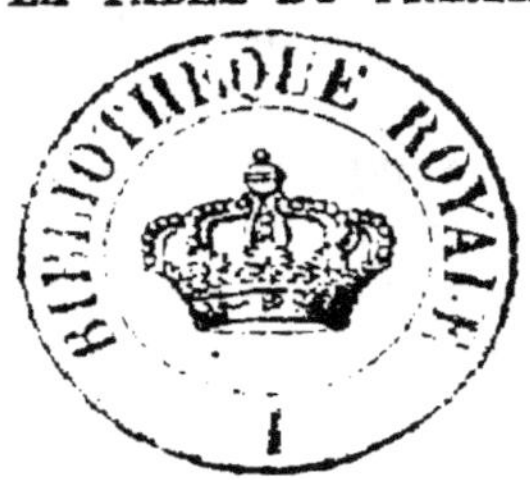